Ingeborg Stadelmann

Aromapflege
Praktische Aromatherapie für den Pflege- und Familienalltag

Allen Kranken, Sterbenden und Pflegenden.
Mögen sie ES annehmen können
in seinem So-Sein.

Ingeborg Stadelmann

Aromapflege Praktische Aromatherapie für den Pflege- und Familienalltag

unter Mitarbeit von

Manuela Härtl-Hiller
Gesundheits- und Krankenpflegerin

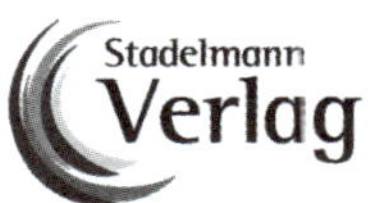

Wichtiger Hinweis
Dieses Handbuch dient der Aufklärung, Information und Selbsthilfe. Jede Leserin und jeder Leser ist aufgefordert, in eigener Verantwortung zu entscheiden, ob und inwieweit die *Original-Stadelmann®-Aromamischungen* und ätherische Öle eingesetzt werden können. Das Buch soll jedoch medizinischen Rat nicht ersetzen. Im Zweifelsfall oder bei bereits bestehender Erkrankung muss für eine korrekte Diagnose und entsprechende Behandlung stets eine Ärztin oder ein Arzt zugezogen werden.
Ätherische Öle sind hochwirksame Substanzen, die falsch eingesetzt oder zu hoch dosiert zu Nebenwirkungen führen können. Beachten Sie bitte unbedingt die Hinweise und lesen Sie das Buch aufmerksam.

4., aktualisierte Auflage 2024
ISBN 978-3-943793-51-2
Dieser Titel ist auch als E-Book oder als App erhältlich.

Nesso 8, 87487 Wiggensbach
Fax: 08370-8896
www.stadelmann-verlag.de
E-Mail: bestellung@stadelmann-verlag.de

Umschlagmotiv: Torill Glimsdal-Eberspacher, Betzigau
Umschlaggestaltung: Eberl & Koesel Studio, Kempten
Lektorat: Marina Burwitz, München
Satz: Eberl & Koesel Studio, Kempten

Aromapflege

Blick auf das »Essenzielle« mit Liebe zum Detail

Der große Erfahrungsschatz und die außergewöhnliche Empathie von Ingeborg Stadelmann für Mensch und Natur machen sich für die Leser/innen und Anwender/innen im wahrsten Sinne wie auch im übertragenen Sinne des Wortes bezahlt. Die Zusammenarbeit mit der Gesundheits- und Krankenpflegerin Manuela Härtl-Hiller erweist sich natürlich gerade bei einem Thema aus dem Bereich der komplementären Pflege als notwendig und sehr bereichernd.

In Zeiten wie diesen, wo die personellen und finanziellen Ressourcen vielerorts und leider auch im Gesundheitsbereich knapp werden, bedarf es Expert/innen, die den individuellen und volkswirtschaftlichen Nutzen von komplementärer Pflege und Medizin all jenen erklären können, die von solchen Methoden profitieren können und all jenen, die in Gesundheitswesen, Wirtschaft und Politik Entscheidungen treffen.

Die Aromapflege bietet Menschen, die der Natur vertrauen, eine zielgerichtete Hilfe in vielen Lebens»schief«lagen. Immer wenn es um unsere Gesundheit geht, stehen Qualitätskriterien an vorderster Stelle. Die perfekte Umsetzung dieser hohen Ansprüche ist mit diesem Werk gelungen. Der klar strukturierte Aufbau ermöglicht ein leichtes Lesen, Suchen, Verstehen und Anwenden. Die Einbindung von Pflanzenheilkunde, Homöopathie und Bach-Blüten erweitert den Horizont. Die Übersichtlichkeit wird durch 13 Anwendungssymbole und Symbole für besondere Tipps, wichtige Hinweise und Querverweise zusätzlich erhöht.

Zu Beginn begeistern mich schon die prägnanten Definitionen von Aromapflege und Aromatherapie. Dabei möchte ich einen Leitsatz aus diesem Buch hier erwähnen, weil ich selten so einfache und treffende Worte gefunden habe: »Das Grundprinzip der Therapie und Pflege ist, für andere da zu sein, ihnen zu helfen und ihnen zu dienen, den kranken oder pflegebedürftigen Menschen mit einer positiven Perspektive auf der Suche nach seinen persönlichen Ressourcen zu begleiten und erreichbare Ziele auszuloten.« Dieser Satz ist eine kurze Zusammenfassung. Er charakterisiert sowohl die Wertvorstellung der Autorin als auch den Charakter dieses Buches.

So schwierig es erscheint, aus einem solchen kompakten Werk Einzelnes herauszuheben, möchte ich, sicherlich auch aus Gründen meiner besonderen Betroffenheit, ein paar Themen »vor den Vorhang« bitten:

Alles rund um Hygiene, Dosierung, Anwendungshinweise, Dokumentation und Evaluation dient der sicheren, zuverlässigen, vorhersagbaren und kosteneffizienten Anwendung. Die »Indikationsbereiche« von Raumbeduftung und Prophylaxe bis hin zu seelischen Beschwerden, psychischen Veränderungen, Palliativ- und Sterbebegleitung bieten ein eindrucksvolles Spektrum an Ansichten, Einsichten und Absichten.

Besonders beeindruckt haben mich auch die »Duftmarken« für Etagen in Pflegeheimen, die Umfeldgestaltung von Demenz-Wohngruppen und die »kleine persönliche Duftwelt« sowie der »Atemtrick« mit der Lippenbremse und der »Atemtrichter« bei Hyperventilation. Dazu kommt noch die Heimatverbundenheit, die man am Kemptener-Öl, dem Allgäuer-Föhn-Öl und der Oberallgäuer Hexensalbe erkennt.

Ich bin Ingeborg Stadelmann für dieses fachlich und menschlich kompetente Aromapflege-Buch sehr dankbar, weil es meine Arbeit bei der Betreuung von Patienten/innen in vielen Lebens»schief«lagen bereichert und es für mich als Arzt ein unbeschreibliches Gefühl ist, Patienten/innen glücklich, zufrieden und mit neuem Lebensmut zu sehen.

Ich wünsche diesem Buch eine weite Verbreitung in den Kitteltaschen und Stationszimmern, auf dem Nachtkästchen, auf dem Schreibtisch – und in den Herzen der Menschen.

Dr. Wolfgang Steflitsch
(Facharzt für Lungenheilkunde
am Otto-Wagner-Spital, Wien)
Wien, August 2015

Worte und Dank vorweg

Es hat ein bisschen gedauert, bis das zweite Handbuch aus unserer Ratgeber-Reihe zur Aromatherapie erscheinen konnte, aber gut Ding will manchmal Weile haben. Im Mittelpunkt stehen diesmal die Pflege von Kranken und Schwerkranken sowie die Begleitung Sterbender. Damit möchte ich gerne die zahlreichen positiven Erfahrungen weitergeben, die ich in all den vergangenen Jahren mit der Anwendung meiner *Original-Stadelmann®-Aromamischungen* sammeln durfte.

Ermutigt, diesen Ratgeber zu schreiben, haben mich insbesondere die vielen Teilnehmerinnen meiner Fortbildungen, sei es in den Ausbildungskursen für Aromatherapeutinnen und -expertinnen oder für Aroma-Fachkräfte in der Palliativpflege oder bei den Schulungen an Senioren- und Pflegeeinrichtungen. Die tägliche Beratung von Betroffenen und Fachleuten und deren Erfolge bei der Anwendung der Aromatherapie haben mich zusätzlich bestärkt.

Die ersten *Stadelmann®-Aromamischungen* für eine wohltuende Pflege von Kranken entstanden bereits vor etlichen Jahren. »Am liebsten würde ich deine Baby-Pflegeöle auf der Station einsetzen, aber das kommt schlecht an, wir pflegen ja keine Säuglinge. Kannst du nicht etwas für die Erwachsenen mischen?«, wünschten sich Krankenschwestern von mir. Gesagt, getan. Beim Entwickeln der Mischungen konnte ich mich auch auf meine eigenen Erfahrungen im Pflegebereich verlassen, denn ich hatte während meiner Zeit als Hebamme auch kranke schwangere Frauen und Wöchnerinnen gepflegt, sie in ihrer Trauer um tote Kinder begleitet. Im privaten Bereich hatte ich natürlich ebenfalls Kontakt zu schwerkranken und sterbenden Menschen. Also traute ich mich schließlich ans Werk. Und hoffe, damit nun auch jenen Pflegefachfrauen gerecht zu werden, die mir auftrugen: »Sagen Sie doch den Apotheken, was den kranken und alten Leuten gut tut, damit die Angehörigen dort richtig beraten werden und für ihre Lieben etwas Ordentliches zur Haut- und Körperpflege besorgen. Denn die Leute wissen oft nicht, was sie als Geschenk für den Krankenbesuch mitbringen sollen. Dabei wären gute Pflegeprodukte so hilfreich.«
Dieses »Kitteltaschenbuch« habe ich für Pflegefachfrauen ebenso geschrieben wie für pflegende Angehörige. Dabei fand ich wertvolle Unterstützung

bei der Krankenpflegefachfrau Manuela Härtl-Hiller. Herzlichen Dank, Manuela, für die vielen Stunden deiner Vorarbeit. Das hat meine eigene Arbeit wesentlich erleichtert und umso mehr angespornt, dieses Buchprojekt zielstrebig zum Ende zu bringen. Deine ermutigende und gleichermaßen zurückhaltende Art ermöglichte mir einen großen Freiraum beim Schreiben. Ich weiß, dass dein Beitrag zu diesem Handbuch neben deinem ganz normalen Arbeitsalltag ziemlich zeitaufwendig war. Nochmals herzlichen Dank!

Meine allergrößte Anerkennung geht an eine weitere Fachfrau: die Palliativkrankenschwester Christa Knedlitschek (†), die mich vor vielen Jahren bat, für ihre Pflegearbeit und vor allem für die Palliativstation am Krankenhaus Kempten entsprechende Pflegemischungen zu entwickeln, und die dort von ihr als Pflegestandard eingeführt wurden. Ein Dank an dieser Stelle auch an alle Klinik-Fachkräfte, die den *Stadelmann®-Aromamischungen* treu geblieben sind und immer wieder bereit waren, bewährte und neue Mischungen im Alltag zu testen.

Ein Dank geht ebenso an alle, die meinen Expertinnenrat einholen und mir entsprechende Rückmeldungen geben. Bei meinen täglichen Telefonberatungen und E-Mail-Anfragen helfen mir meine langjährige Erfahrung, mein Fachwissen auf den Gebieten der Aromatherapie und der Phytotherapie, das ganzheitliche Denken der Homöopathie wie auch das umfangreiche Wissen, das ich während meiner Heilpraktikerausbildung gesammelt habe. Als Mutter dreier Kinder und Großmutter einer Schar von Enkelkindern habe ich zudem im familiären Bereich reichlich Erfahrungen gesammelt bei der Selbstbehandlung von unterschiedlichsten Krankheiten. So kann ich all dieses Wissen wiederum vielen anderen zukommen lassen, die die Naturheilkunde, insbesondere die Aromatherapie, ebenfalls schätzen und anwenden wollen. Vor allem möchte ich Menschen Mut machen, ihr Leben so lange wie möglich selbst in die Hand zu nehmen und selbst zu entschieden, womit Körper und Seele gepflegt werden – dazu gehört aber auch der Rat, die Schulmedizin in Anspruch zu nehmen, wenn es erforderlich ist. Nicht müde werde ich außerdem, alle aufzufordern, das große Potenzial von Apotheken zu nutzen und sich dort wirklich individuell beraten zu lassen.

Der Erfolg der Aromatherapie lässt sich nicht aufhalten. Mit ihm ist aber auch der Markt ständig gewachsen, auf dem Öle sehr unterschiedlicher Qualität angeboten werden. Umso mehr haben Apotheker Dietmar Wolz von der Bahnhof-Apotheke Kempten und ich es uns zur Aufgabe gemacht,

Öle von höchster Qualität zur Verfügung zu stellen. Deshalb geht an dieser Stelle wieder ein ganz besonderer Dank an dich, lieber Dietmar. Ohne deine kontinuierliche Bereitschaft, dich um die aktuellen gesetzlichen Änderungen und die neuesten wissenschaftlichen Erkenntnisse zu kümmern und dich ganz nebenbei auch noch kontinuierlich fortzubilden, stünde mir so manches Wissen nicht aus erster Hand zur Verfügung. Ich wünsche Dir weiterhin so viel Ruhe, Ausdauer und Überzeugung in deinem Tun und Handeln, damit noch viele Menschen von dieser ganzheitlichen Apotheke und deinem Team profitieren können. Ohne dich wäre vieles anders gelaufen in meinem Leben und viele Menschen müssten auf unsere *Stadelmann®-Mischungen* verzichten. Geradezu undenkbar. Danke.

Zum Abschluss möchte ich meinem Sohn Thomas und meiner Lektorin Marina herzlich danken, beide habt ihr zur Entstehung und praktischen Umsetzung dieser Handbuch-Reihe ganz wesentlich beigetragen. Du, Marina, hast es wieder bestens verstanden, alle Dateien lesefreundlich zu sortieren, Fach- und Laiensprache unter einen Hut und in eine kompakte Form zu bringen. Die Themen waren ja nicht immer einfach oder gar erheiternd. Es macht noch immer Freude, mit dir zu arbeiten.

Thomas, du hast auch dieses Handbuch mit deinem stets wachsenden Fachwissen und lobenswerter Verantwortung begleitet. Gut, dass du das Drumherum und die Termine gut im Auge behalten hast, das hat am Ende wesentlich zur pünktlichen Fertigstellung beigetragen. Danke.

Mein Mann Konrad und mein Sohn Ralph haben mir abermals Raum und Zeit gewährt, um auch dieses Projekt erfolgreich zu Ende zu bringen. Die Enkelkinder haben sich mit dem Opa zusammen ums Essen gekümmert, damit die Oma in Ruhe tippen konnte und nicht verhungerte. Mit großer Freude sehe ich auch die wachsende Kompetenz von Sonja und Verena in der Aromaberatung und ganz besonders in der Textilberatung bei Stadelmann Natur, unserem Online-Shop und Ladengeschäft für Naturtextilien. Dass euch meine Ideen und Überzeugungen eine Herzensangelegenheit geworden sind, das tut mir einfach gut. Auch du, Natalie, bist mit deinem großen fachlichen Interesse eine Bereicherung.

Danke an meinen gesamten Familienclan, der meine Begeisterung für die Naturheilkunde teilt. Ich weiß es zu schätzen.

Ingeborg Stadelmann
Wiggensbach, August 2015

Nun halten Sie bereits die 4. Auflage in Händen.

Die Aromapflege etabliert sich immer mehr im deutschsprachigen Raum. Das zeigt auch die Tatsache, dass sich die Pflegewissenschaft – zum Beispiel auf Fachkongressen – eingehend mit der Aromapflege in der Grundpflege wie auch der Aromatherapie in der Behandlungspflege beschäftigt (siehe Literaturverzeichnis [45]). Eine weitere großartige Neuigkeit aus der Pflegewelt ist die Verankerung der Grundlagen für die Aromapflege in § 5 Abs. 3 des deutschen Pflegeberufegesetzes (PflBRefG). Das bedeutet, dass die komplementären Methoden nun auch in die Ausbildungsgänge für Pflegefachkräfte Eingang finden können. In Österreich ist dies auf der Grundlage der §§ 63 und 64 Gesundheits- und Krankenpflegegesetz (GuKG) schon länger der Fall. In hoffentlich naher Zukunft werden also neben der so oft lebensrettenden Schulmedizin auch naturheilkundliche und traditionelle Methoden bei den Patientinnen und Patienten zur Anwendung kommen.

In der vorliegenden erweiterten Ausgabe finden Sie Ergänzungen, die sich aus den praktischen Anwendungen durch Aromapflegekräfte sowie aus Selbstbehandlungen ergeben haben. Wünsche von Leserinnen wurden in neuen *Stadelmann®-Aromamischungen* umgesetzt. Am häufigsten wurde dabei der Wunsch nach einem Massageöl mit dem Extrakt der Tonkabohne geäußert, dem ich gerne nachgekommen bin.

Außerdem möchte ich an dieser Stelle ein Anliegen von Pflegefachkräften an ihre Patientinnen und Patienten weitergeben: »Es wäre wünschenswert, wenn die Menschen dieses Buch zu Hause hätten und vor jeder Krankheit, zumindest aber bei Beginn der ersten Beschwerden, schon darin lesen würden, dann wäre so manches Missverständnis, was die Fachsprache angeht, zu vermeiden, und die Menschen könnten schon zu Hause sowohl bei banalen wie auch bei ernsthaften körperlichen Erkrankungen in Eigenverantwortung mit einer wohltuenden Selbstpflege beginnen.«

Sorgen und achten Sie auf sich und verzagen Sie weder im Kranksein noch im Sterben, alles ist ein Teil des Lebens und dieses ist endlich.

Ingeborg Stadelmann
Wiggensbach im Herbst 2019

Die Pflegetherapeutische Aromakultur (PTAK), die Aromapflege als verbindendes Element zwischen Therapie und Pflege sieht, ist dabei, sich in der Fachwelt zu etablieren. In der häuslichen Pflege dagegen sind Aromamischungen schon lange eine wertvolle Begleitung und Unterstützung – egal ob bei banalen, aber kräftezehrenden Alltagsbeschwerden wie Rückenschmerzen oder Durchblutungsstörungen, ob etwa bei Schlafstörungen aufgrund psychischer Belastungen oder einfach nur bei einer lästigen Erkältung. Krankheit wird mit wohlriechenden Anwendungen leistbarer, bzw. die Beschwerden werden gelindert oder es kann sogar das eine oder andere Medikament reduziert werden, was bei einer umfangreichen Medikation oftmals eine Entlastung für den Stoffwechsel bedeutet.

Sie finden in diesem Buch viele Möglichkeiten, mit einfachen Tees oder auch wissenschaftlich erforschten Phytotherapeutika zusätzlich Gutes zu tun. Aber nicht nur die ergänzenden Empfehlungen aus der Pflanzenheilkunde wurden in dieser Ausgabe erweitert, sondern auch die Hinweise zu homöopathischen Arzneimitteln. Zu dieser 200-jährigen Heilkunde gibt es immer mehr Evidenzen und Forschungsergebnisse. Diese finden Sie auf der Webseite des Deutschen Zentralvereins homöopathischer Ärzte (www.dzvhae.de), ebenso wie Umfragen von 2023, die aufs Neue bestätigen, dass die Bevölkerung die Homöopathie als integrative Medizin befürwortet. Sollte Ihr Arzt das anders sehen, so lassen Sie sich in spezialisierten Apotheken beraten, denn Selbsthilfe ist immer möglich. Homöopathie kann natürlich auch keine Berge versetzen und unheilbare Krankheiten weder abwenden noch ausheilen. Aber sie werden Linderung erfahren und so manches Beschwerdebild nimmt ab – und Sie ersparen sich eine zusätzliche Stoffwechselbelastung durch die nicht zu unterschätzenden Konservierungsmittel in allopathischen Arzneimitteln.
Krankheit ist oft eine neue, fremde Herausforderung im Leben, es gilt, die Signale und Schwäche des Körpers zu verstehen, sich selbst besser wahrzunehmen und diese Sondersituationen anzunehmen. Krankheit kann auch ein Anlass sein, das momentane Leben genau anzuschauen, um vielleicht die Weichen für die Zukunft neu zu stellen, als auch sich damit auseinanderzusetzen, dass das Leben endlich ist.

Mit diesem Buch möchte ich Angehörigen deshalb auch einen Begleiter an die Hand geben, wie sie sich und die Betroffenen auf den letzten Weg des Lebens vorbereiten und mit der einen oder anderen Einreibung Zuwendung schenken oder mit einem Raumduft die letzten Besucher willkommen heißen können. Nur wer sich selbst Gutes tut, kann anderen helfen und ihnen in schweren Stunden zur Seite stehen. Darum finden Angehörige und Fachkräfte nun weitere Hinweise zur Selbstpflege in den entsprechenden Kapiteln.

Ein besonderer Dank geht hier an die Palliativ-Fachfrau Birgit Schneider, stellvertretend für viele ihrer Kolleginnen, die ich bei meinen Seminaren an der Palliativakademie in Würzburg kennenlernen durfte. Sie gaben mir wahre und ehrliche Einblicke in die Welt der letzten Pflege. Ich danke euch allen für die Weiterempfehlung unserer *Stadelmann®-Aromamischungen.*

Ein erneuter Dank geht an die Inhaber der Bahnhof-Apotheke in Kempten im Allgäu, Dietmar und Alexander Wolz. Euer herstellerisches Know-how, die Sorgfalt bei unserem gemeinsamen Einkauf, das umfangreiche Fachwissen bei Neuentwicklungen zusammen mit eurem Team zeigen sich in der Beliebtheit der *Stadelmann®-Aromamischungen.* Unsere Marke besteht nun seit 35 Jahren, aber es kommen immer noch neue Erkenntnisse und damit auch Produkte hinzu, wie die neuen ätherischen Öle Combava und Lärche, die hier im Buch aufgenommen wurden, ebenso das wertvolle fette Pflanzenöl der Borretschsamen. So findet sich die Vielfalt der Natur in unseren Aromamischungen wieder.

Danke, Marina, dass du wieder in bewährter Form meine neuen Buchstaben und Sätze und die Aktualisierungen der Anwendungshinweise in die bereits bestehenden Seiten des Buches eingeordnet hast. Danke, dass wir es auch diesmal wieder geschafft haben, die Textänderungen so auszuzählen, dass keine neuen Seiten benötigt wurden.

Meiner Familie will ich abermals herzlich danken für alle Gemeinsamkeiten und die andauernde Unterstützung, wenngleich die Zeiten nicht einfacher geworden sind. Durchhaltevermögen und Überzeugung sind eben nicht nur in der Geburtshilfe eine wichtige Tugend. Eine wirklich große Freude seid Ihr, meine Enkelkinder, die ihr jetzt schon Interesse an den duftenden Pflanzenwirkstoffen zeigt. Danke. Es ist nicht selbstverständlich, den Respekt innerhalb der Generationen erleben zu dürfen. Macht weiter so, euer Weg ist noch lang, vielfältig und hoffentlich leistbar und zielführend.

Ingeborg Stadelmann, Wiggensbach, August 2024

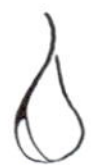

1 Wissenswertes zur ganzheitlichen Aromatherapie und Aromapflege

Die Aromatherapie und die Aromapflege konnten sich in den vergangenen Jahren immer mehr etablieren, davon zeugt unter anderem der nun schon seit 1988 währende Erfolg der *Original-Stadelmann®-Aromamischungen*. Die naturreinen Pflanzenöle und Mischungen stärken das Wohlbefinden und unterstützen damit den Organismus in seiner Selbstheilungskraft. Sie können sowohl im pflegerischen wie im häuslichen Bereich gezielt zur begleitenden Behandlung von Beschwerden eingesetzt werden und damit zur Linderung von körperlichen und seelischen Befindlichkeitsstörungen beitragen. Aufgrund der enormen Vielzahl an Wirkstoffen, die ätherische und fette Pflanzenöle wie auch Hydrolate enthalten, haben sie eine nachweisbare Wirkung, die nicht unterschätzt werden darf.

Während Aromatherapie im weiteren Sinne ganz allgemein für das Arbeiten mit ätherischen und fetten Ölen sowie Pflanzenwässern (Hydrolaten) steht – also die Aromapflege quasi mitbeinhaltet –, hat der Gesetzgeber eine strikte Unterscheidung zwischen Therapie und Pflege vorgesehen. Aroma**therapie** bedeutet demnach, dass ätherische Öle und Ölmischungen gezielt zur Behandlung von Erkrankungen angewendet werden, und zwar ausschließlich von dazu berechtigten Therapeuten. Letztere definiert das Gesetz als Personen, die die Erlaubnis zur beruflichen Ausübung einer Heiltätigkeit besitzen – also Ärzte, Heilpraktiker und Hebammen. Die Aromatherapie ist Teil der Phytotherapie (Pflanzenheilkunde) und zählt zu den komplementärmedizinischen Methoden.

Von Aroma**pflege** wiederum ist die Rede, wenn medizinisches Pflegepersonal ätherische Öle und Ölmischungen entsprechend der Anordung eines Therapeuten oder in Eigenverantwortung im pflegerischen Bereich einsetzt. Die Pflanzenöle können hier gezielt zur Harmonisierung von Befindlichkeitsstörungen und der Linderung von körperlichen Beschwerden angewendet und gezielt in die Grund- und Behandlungspflege integriert werden. Die Grundlagen für die Aromapflege sind in den jeweiligen Pflegegesetzen verankert, in Deutschland in § 53 Pflegeberufegesetz und in Österreich in §§ 63 und 64 Gesundheits- und Krankenpflegegesetz. Erweiternd dazu ist in der Gesundheitspflege immer öfter der Begriff der Pflegetherapeutischen Aromakultur (PTAK) zu lesen, der von Forum Essenzia e.V. eingeführt wurde. Statt einer Trennung von Therapie und Pflege steht hier das Miteinander im Mittelpunkt einer guten »Kultur« für pflegebedürftige Menschen. Im Bereich der **eigenverantwortlichen (Selbst-)Pflege** in den eigenen vier Wänden wiederum, ob nun bei der unterstützenden Pflege von schwer kranken Familienangehörigen oder der Selbstpflege bei leichten oder banalen Krankheiten, können wir selbst entscheiden, was Körper und Seele guttut – z.B. der Duft von naturbelassenen ätherischen Ölen und Ölmischungen wie den *Original-Stadelmann®-Aromamischungen*. Die Aromatherapie bietet eine ganze Palette von Möglichkeiten, um die Lebensqualität von Kranken merklich zu verbessern, etwa mit Raumdüften oder einer liebevollen Körperpflege, die Wohlgeruch und Zuwendung vermittelt. Sollten Sie zum Kreis der professionellen Pflegefachkräfte gehören, so bitten Sie die Angehörigen, Ihnen entsprechende Aromaprodukte zur Verfügung zu stellen. Wenn Sie selbst pflegebedürftig sind, so scheuen Sie sich nicht, sich die aromatherapeutischen Anwendungen zu wünschen, die Ihnen helfen.

Die gebrauchsfertigen *Stadelmann®-Aromamischungen* sind vielfältig einsetzbar: in der Duftlampe oder im Vernebler, als Raumspray, als Körper- oder Massageöle, bei Aromawaschungen und -bädern sowie Wickeln und Auflagen. Aber auch über Reflexzonen oder einfach als punktuelles Duftparfüm können die Wirkstoffe von ätherischen Ölen aufgenommen werden.

Wenn Sie Details über diesen faszinierenden Teilbereich der Naturheilkunde wissen wollen, insbesondere zu den einzelnen ätherischen Ölen, empfehle ich Ihnen mein Buch »Bewährte Aromamischungen« sowie das Fachbuch »Aromatherapie in Wissenschaft und Praxis (siehe Literaturverzeichnis [1],[31]).

1.1 Salutogenese in Pflege und Therapie

Das Grundprinzip der Therapie ist, für andere da zu sein, ihnen zu helfen und ihnen zu dienen (so der griechische Ursprung des Wortes). Für die Pflege gilt das umso mehr, aber auch alle Therapeuten sollten sich dessen immer wieder bewusst sein. Das bedeutet für die Pflegefachkräfte – aber auch für die Angehörigen –, den kranken oder pflegebedürftigen Menschen dort abzuholen, wo er gerade steht, anstatt ihn zu etwas aufzufordern, wozu er nicht bereit ist oder was ihm fremd ist. Das bedeutet auch, möglichst seine Sprache zu sprechen und ihm auf Augenhöhe zu begegnen, anstatt sich hinter Fachchinesisch zu verstecken. Ist jemand ängstlich, dann sollte auf seine Ängste und Sorgen eingegangen werden. Hat die Person sich schon immer der Pflanzenheilkunde oder der Homöopathie oder anderen Methoden zugewandt, dürfen diese nun nicht versagt werden. Das Gleiche gilt auch für die Körperpflege: Ein Mensch, der sich noch nie gern gebadet hat, sollte auch jetzt nicht dazu aufgefordert werden. Und jemand, der sich noch nie eingeölt hat, wird eher von einem Tropfen Naturparfüm zu überzeugen sein als von einer Ganzkörpereinölung, während eine Frau, die schon immer regelmäßig zur Massage gegangen ist, sich auch jetzt gern mit einem Massageöl verwöhnen lässt.

Der Kranke oder die Pflegebedürftige wird also gefragt, was er oder sie in dieser besonderen Situation am liebsten tun möchte, um zur eigenen Genesung beizutragen, und anhand dieser Ideen wird dann gemeinsam nach einer Möglichkeit gesucht, die für den Patienten umsetzbar ist. Diese Blickweise, die den Kranken mit all seinen noch möglichen Ressourcen in den Mittelpunkt stellt, und deren Erkenntnisse sich durch das ganze Buch ziehen, ist die **Salutogenese** (lat.: Gesundheitsentstehung). Sie bedeutet nichts anderes, als den kranken Menschen mit einer positiven Perspektive auf der Suche nach seinen persönlichen Ressourcen zu begleiten, anstatt ständig Defizite zu sehen. Statt Vermeidungsstrategien zu unterstützen, gilt es, erreichbare, naheliegende Ziele für die Kranke oder den Pflegebedürftigen auszuloten. Also nicht eine Bergtour versprechen, die eventuell nie wieder möglich sein wird, sondern einen Spaziergang im Garten, der mit Gehübungen und Motivation in ein paar Tagen erreicht werden kann. Es gilt, die (noch) machbaren Dinge zu erkennen und zu fördern, die der betroffene Mensch sich selbst auch zutraut – nicht zuletzt, um den Fokus in eine positive Richtung zu lenken, weg von den Einschränkungen, die durch die Krankheit verursacht werden, hin zu der Freude schon an kleinen Dingen oder Fortschritten.

Pflegetherapeutische Betreuung heißt in diesem Fall Begleitung auf allen Ebenen, der geistigen, emotionalen, sozialen und körperlichen, um alle Möglichkeiten der systemischen Selbstregulation zu nutzen. Das heißt aber auch, dem Menschen auf dem Weg zu seinem Ziel immer mehrere Alternativen anzubieten. Diese Vorgehensweise mag für alle Beteiligten insgesamt anstrengender sein, aber sie stellt den Menschen mit seinen individuellen Bedürfnissen in den Mittelpunkt, anstatt nach Schema F zu verfahren.

Aus der Psychologie wissen wir, dass Gefühle von erfüllten oder unerfüllten Bedürfnissen ausgelöst werden. Ein einfaches Beispiel: Wenn wir satt sind, sind wir zufrieden, wenn uns aber der Hunger plagt, bekommen wir schlechte Laune und werden aggressiv. Mit ätherischen Ölen und Aromamischungen können Bedürfnisse ganz unterschiedlicher Art befriedigt oder sogar überhaupt erst erkannt werden. Denn die Duftstoffe der Pflanzen können längst vergessene Erinnerungen und möglicherweise damit verbundene, vernachlässigte Bedürfnisse wecken wie beispielsweise den Wunsch nach Nähe und Berührung.

Das heißt, eine Duftanwendung kann so manche Emotion freisetzen. Ist dies allen Beteiligten bewusst, so können Aromatherapie und Aromapflege gezielt eingesetzt werden, um auf diese Weise vielleicht alte, schmerzhafte Erlebnisse in positive zu wandeln und somit die Selbstheilungskräfte anzuregen. Mit einer duftenden Einreibung oder einem Wickel etwa werden Hautrezeptoren aktiviert, die ihre Signale wiederum an das zentrale Nervensystem schicken und, je nach gewähltem Öl, z.B. Entspannung auslösen und so über dieses Wohlgefühl die Selbstheilung stimulieren. Nicht zuletzt auch, weil die wohlriechende Zuwendung der betroffenen Person in ihrer momentanen Situation ein Gefühl des Angenommenseins vermittelt. Sie kann dann vielleicht Frieden schließen mit den noch unbeantworteten Fragen aus der Vergangenheit und frei sein für das, was im Moment ansteht.

1.2 Was sind ätherische Öle?

Ätherische Öle sind die Duftstoffe einer Pflanze, die damit unter anderem Insekten zur Bestäubung anlockt oder Tiere davon abhält, sie zu fressen. Überdies können sich Pflanzen mit ihren Duftmolekülen vor extremer Hitze oder Kälte schützen. In einigen Fällen produzieren die Pflanzen sogar ätherische Öle mit antibiotischer Wirkung. Ebenso kommunizieren Pflanzen über ihre Duftstoffe miteinander. Ein und dieselbe Pflanze kann zu verschiedenen Tages- oder Jahreszeiten unterschiedlichste Duftstoffe produzieren und in unterschiedlicher Menge und Zusammensetzung in den verschiedenen Pflanzenteilen einlagern.

Alles in allem sind ätherische Öle hoch konzentrierte Pflanzenwirkstoffe, deren großes Wirkungsspektrum auf einer Vielzahl von Inhaltsstoffen beruht (so konnten z.B. bei der Rose 550 verschiedene Inhaltsstoffe festgestellt werden). Ätherische Öle haben eine geringere Dichte als Wasser, sind fettlöslich und nur gering wasserlöslich. Um sie hautverträglich zu machen, werden sie in der Regel mit fetten Pflanzenölen verdünnt oder in hautfreundliche Salbengrundlagen eingearbeitet. Höchste naturreine Qualität ist dabei unabdingbar.

1.2.1 Gewinnungsverfahren

Es gibt mehrere Verfahren, den Pflanzen das ätherische Öl zu entziehen: Die am häufigsten angewendeten Methoden sind die Wasserdampfdestillation und die Kaltpressung von Fruchtschalen. Mit diesen Verfahren werden auch die ätherischen Öle für die *Original-Stadelmann®-Aromamischungen* gewonnen.

Die **Destillation** von Kräutern, Blüten, Gräsern, Wurzeln, Rinden und Hölzern mittels Wasserdampf ist nicht nur eine der ältesten, sondern zugleich eine sehr schonende und umweltgerechte Methode zur Gewinnung ätherischer Öle. Die Pflanzenteile werden in einem großen Behälter, dem Alambique, über oder in Wasser gegeben und erhitzt. Der aufsteigende Dampf löst die Duftmoleküle und transportiert sie über ein Rohrsystem in die sogenannte Florentinerflasche. Dort wird das Destillat, das nichts anderes ist als Kondensflüssigkeit, gesammelt, das ätherische Öl trennt sich nun vom Wasser. Meist ist das ätherische Öl leichter und schwimmt deshalb oben, manche Öle sind schwerer und setzen sich dann am Grund ab. Sie werden abgezogen und zurück bleibt das Pflanzenwasser, das Hydrolat.

Hydrolate finden zunehmend mehr Beachtung in der Aromatherapie. Sie enthalten wasserlösliche und sehr wenige wasserdampfflüchtige Bestandteile. Jedoch kann nicht jedes Hydrolat verwendet werden, zum einen, weil der Geruch oft gänzlich anders ist als der des ätherischen Öls, und zum anderen, weil es unbedingt keimfrei sein muss. Dies ist nur dort zu gewährleisten, wo für die Destillation sauberes Quellwasser zur Verfügung steht. Ist dies nicht der Fall, ist das Hydrolat von Anfang an nicht einwandfrei. Auch bei der weiteren Verarbeitung muss auf peinlichste Sauberkeit geachtet werden, denn bereits die geringste Verunreinigung bei der Herstellung oder beim Abfüllen kann zur Verkeimung führen. Bei den *Stadelmann®-Aromamischungen* wird der Herstellungsprozess deshalb sehr genau mit mikrobiologischen Untersuchungen überwacht und nur reinste Qualität unter sterilen Bedingungen verarbeitet. Hydrolate eignen sich nicht nur zur Feuchthaltung von gesunder Haut, sondern auch zur Pflege von Schleimhaut und kranker Haut. Mehr zu den Hydrolaten ab Seite 60.

Die **Kaltpressung** zählt zu den einfachen Gewinnungsverfahren. Dabei wird das ätherische Öl aus den Schalen von Zitrusfrüchten wie Zitrone, Orange, Bergamotte, Limette, Mandarine und Grapefruit gepresst. Bei dieser Methode ist es besonders wichtig, dass Früchte aus biologischem Anbau verwendet werden, um eine Belastung durch Spritz- oder Düngemittel auszuschließen. Im Gegensatz zur Wasserdampfdestillation können bei der Kaltpressung nämlich Schadstoffe mit ins Öl gelangen – ein Risiko, das bei den *Stadelmann®-Aromamischungen* allerdings weitestgehend ausgeschlossen ist, da die Öle für die Duftmischungen ausschließlich aus kontrolliert biologischem Anbau stammen und nur laborgeprüfte Öle enthalten.

1.2.2 Wirkungsweise

Ätherische Öle bzw. Aromamischungen wirken über unser Riechsystem und werden über die Haut oder Nasenschleimhaut aufgenommen.

Es ist bekannt, dass der Riechsinn im Mutterleib als Erstes entwickelt ist und der Embryo bereits einige Wochen nach der Zeugung im Mutterleib Geruch wahrnehmen kann. Der Riechsinn ist nach der Geburt bis etwa zur zwölften Lebenswoche sehr ausgeprägt, lässt bis zum dritten Lebensjahr nach, wird wieder stark aufgebaut, erlebt ein Hoch bis Mitte Dreißig und verringert sich dann bis an unser Lebensende um etwa 30 %.

Unser **Riechsystem** ist fähig, ein Duftmolekül binnen hundertstel Sekunden zu identifizieren, noch ehe wir wahrnehmen, dass uns ein Duft umgibt. Die etwa 30 Millionen Riechsinneszellen, die beidseitig in die Riechschleimhaut in unserer Nase eingebettet sind, leiten die Geruchsinformation unmittelbar an das limbische System in unserem Gehirn weiter. Dort wird ein komplexer Reiz-Reaktions-Mechanismus ausgelöst, über den die ätherischen Öle unseren Körper beeinflussen, Wohlbefinden erzeugen und damit Heilungsprozesse unterstützen können. Ihr Geruch löst die Produktion neurochemischer Stoffe aus, die Einfluss nehmen auf unsere Hormonproduktion, unsere Stimmung und unsere Emotionen. Die Duftmoleküle werden über die Haut innerhalb von Minuten ins Blut transportiert, verstoffwechselt und binnen einiger Stunden wieder ausgeschieden. Aus diesem Grund ist es so wichtig, in der Aromatherapie wie auch in der Aromapflege und Aromakultur nur mit naturreinen Substanzen zu arbeiten.

Ob ätherische Öle nun über die Inhalation oder die **Haut** in den menschlichen Körper gelangen, der Mechanismus der Identifikation erfolgt immer über den Geruchssinn. Dies sollte bei jeder Anwendung bedacht werden, denn die Nase des Menschen ist maßgeblich daran beteiligt, ob eine Anwendung mit Erfolg durchgeführt werden kann. Zusätzlich kommt bei aromatherapeutischen Anwendungen über die Haut neben der psychischen Wirkung die lokale Wirkung einzelner Inhaltsstoffe zum Tragen, die direkt in dem betroffenen Körperbereich z.B. die Durchblutung fördern, den

Schmerz lindern, desinfizieren, wärmen, kühlen oder entspannen können. Ein weiterer wichtiger Faktor ist die menschliche Zuwendung durch die Berührung der Haut, ob es nun der Körper eines anderen Menschen ist, den Sie pflegen, oder Ihr eigener. Jede Berührung der Haut aktiviert unser zentrales Nervensystem und veranlasst dieses, Hormone oder Botenstoffe freizusetzen.

Sollen ätherische Öle als Körper- oder Massageöl verwendet werden, ist die Beigabe von fetten Pflanzenölen erforderlich. Die fettlöslichen ätherischen Öle können in der Vermischung mit fetten Ölen von der Haut gut aufgenommen werden und in deren tiefere Schichten dringen. Dort gelangen sie, von feinsten Blutkapillaren aufgenommen, in das Stoffwechselsystem. Der hohe Gehalt fetter Pflanzenöle an ungesättigten Fettsäuren fördert zudem die Elastizität der Haut, die Zellregeneration sowie die Schutzfunktion. Fette Öle sind nicht nur Radikalenfänger, sondern wirken auch ausgleichend auf den Feuchtigkeitsmantel der Haut, insbesondere, unter Zusatz von Hydrolaten. Fette Pflanzenöle sind den Hautfetten sehr ähnlich, werden gut absorbiert und dringen schnell und tief in die Haut ein. Deshalb sind sie als Trägersubstanz für ätherische Öle bestens geeignet. (Zur Hautpflege mit fetten Pflanzenölen siehe auch Kap. 1.3.3.1, S. 64–66).

1.2.3 Inhaltsstoffe

Bei ätherischen Ölen handelt es sich um Substanzen, deren Inhaltsstoffe je nach Anbauart und -gebiet klima-, ernte- und destillationsbedingten Schwankungen ausgesetzt sind. Sie sind Vielstoffgemische und selbst modernste Analyseverfahren reichen nicht aus, um sämtliche Inhaltsstoffe eines ätherischen Öls zu benennen. Des Weiteren kann die therapeutische Wirkung eines Öls nicht am Nachweis einiger weniger wichtiger Hauptinhaltsstoffe gemessen werden, wie dies meist in wissenschaftlichen Untersuchungen geschieht, sondern vielmehr muss das Gesamtspektrum und Zusammenspiel aller vorhandenen Wirksubstanzen berücksichtigt werden. Auch wenn eine biochemische Substanz nur in geringster Menge vorhanden ist, so ist sie dennoch ein Bestandteil der Pflanze und ihr synergistischer Effekt zusammen mit den anderen Hauptinhaltsstoffen ergibt erst die Ganzheit des Öls bzw. des Dufts. Entspricht ein Öl dieser unveränderten Reinheit, so bezeichnen wir es als genuin – im Gegensatz zu veränderten Ölen, denen Komponenten entzogen werden, um eine Standardisierung zu erreichen, oder gar künstlichen Ölen, die nie alle Inhaltsstoffe enthalten können.

Das Wirkungsspektrum der einzelnen Inhaltsstoffe von ätherischen Ölen kann sehr unterschiedlich sein und reicht von antiseptisch, nervenberuhigend, antiviral, blutdrucksenkend, belebend, stimmungshebend, pilztötend, krampflösend, schleimlösend, entzündungshemmend, antidepressiv, immunstabilisierend, harntreibend, schmerzstillend, hormonregulierend bis zu stark hautreizend, abortiv und neurotoxisch.

1.2.4 Qualität

Bei allen Rezepturen der *Original-Stadelmann®-Aromamischungen* werden ätherische und fette Pflanzenöle sowie Pflanzenfette höchster Reinheit verarbeitet. Da die fetten Pflanzenöle – gerne auch als Basisöl bezeichnet – den Hauptanteil bei allen Körperpflegeölen darstellen, ist es hier genauso wichtig, beste naturreine, d.h. von Rückständen unbelastete Öle zu verwenden. Es werden, soweit es der Rohstoffmarkt zulässt, möglichst fette Öle aus nativer Kaltpressung verarbeitet, also nicht raffinierte Öle, sondern nur gefilterte und gereinigte Öle direkt nach der ersten Pressung (lesen Sie mehr zur Qualität von fetten Pflanzenölen im »Ölbuch« von Sabine Pohl, siehe Literaturverzeichnis [21]). Nur so bleiben die für unsere Haut und unser Immunsystem so wichtigen ungesättigten Fettsäuren und Fettbegleitstoffe im Öl.

Diese Inhaltsstoffe sind auch der Grund für die kurze Haltbarkeit der Aromamischungen (und Letztere wiederum ein Zeichen von reinster naturbelassener Qualität). Dasselbe gilt für die Butter und Fette in den Salben und Cremes der Aromamischungen: Auch diese sind weitestgehend unbehandelt und naturbelassen.

Es gehört zum Selbstverständnis der *Stadelmann®-Aromamischungen*, dass sämtliche Rohstoffe möglichst aus zertifizierter Wildsammlung oder aus kontrolliert biologischem Anbau stammen und die Grundlagen für Duschgels und Shampoos zudem biologisch abbaubar sind. Trotzdem werden Sie keine »Bio«-Auszeichnung auf den Etiketten der Mischungen finden. Das hat einen einfachen Grund: Die Standards, die der Gesetzgeber für »Bio« festgelegt hat, genügen unseren Ansprüchen nicht. Zudem ist es bislang nicht möglich, alle Ausgangssubstanzen auf dem Rohstoffmarkt aus zertifiziertem kontrolliert biologischem Anbau oder aus zertifizierter Wildsammlung zu beziehen. Die *Original-Stadelmann®-Aromamischungen* verzichten deshalb auf die gängigen Bio-Labels und bürgen stattdessen mit dem eigenen Label für höchste naturreine Premium-Qualität.

Von Anbeginn, also seit 1988, war es Apotheker Dietmar Wolz und mir ein großes Bedürfnis, Pflanzenöle zur Verfügung zu stellen, die auch den Anforderungen sensibler Lebensphasen gerecht werden. Denn Pflanzen enthalten neben hervorragenden Wirkstoffen auch kritische Substanzen. Diese gilt es zu kennen und mittels moderner Analytik zu prüfen, sodass beim Einkauf die entsprechende Wahl getroffen werden kann.

So wird z.B. für das beliebte Rosenöl die intensiver duftende Damaszenerrose aus Iran oder Afghanistan verwendet. Für das Lavendelöl in den Aromamischungen wird ausschließlich hochwertiger Berglavendel *(Lavandula angustifolia)* aus Wildsammlung oder Lavendel aus kontrolliert biologischem Anbau in höheren Berglagen verarbeitet, auf keinen Fall wird das billige und campherhaltige Lavandinöl *(Lavandula hybrida)* eingesetzt. Das Fenchelöl stammt stets vom besser verträglichen süßen Fenchel, bei Rosmarin wird der ketonarme Chemotyp Cineol oder Verbenon eingemischt. Beim Thymianöl, das in Kindermischungen Verwendung findet, handelt es sich um das besonders hautverträgliche, sanftere Thymianöl vom Chemotyp Geraniol und Linalool. In Aromamischungen, die Salbeiöl enthalten, findet sich nur ein äußerst niederer Thujongehalt, und bei Ysop wird nur das unkritische Öl von *Ysop decumbens* eingekauft.

Aber auch andere Rohstoffe, wie z.B. Wollwachs, werden vor der Verarbeitung im Labor der Bahnhof-Apotheke getestet (mehr zur Qualitätsprüfung siehe S. 28). So können Sie sich darauf verlassen, dass in allen Salben oder Balsamen der *Stadelmann®-Aromamischungen*, die Wollwachs *(Adeps lanane)* enthalten, selbstverständlich nur pestizidfreie Ware verarbeitet wird, und der verwendete Beinwell frei ist von kritischen Pyrrolizidinalkaloiden.

Zu Ihrer Sicherheit werden die gesetzlichen Vorgaben zum Verbraucherschutz nicht nur durch regelmäßige Kontrollen überwacht, sondern die hauseigenen Qualitätsstandards der Bahnhof-Apotheke reichen weit über das Maß dieser Vorgaben hinaus, sie werden strikt eingehalten und dokumentiert (siehe nächste Seite: Qualitätsprüfung).

Dass die *Stadelmann®-Aromamischungen* sämtlichen gesetzlichen Qualitätsvorgaben entsprechen, erkennen Sie an den Etiketten: Alle ätherischen Öle und Ölmischungen sind nach den gesetzlich vorgeschriebenen Deklarationsanforderungen vollständig deklariert, d.h., Sie finden auf dem Etikett alle erforderlichen Informationen wie Inhaltsstoffe, natürlich enthaltene Einzelwirkstoffe, Verbraucher- und Anwendungshinweise sowie die Chargenbezeichnung, anhand derer der gesamte Herstellungsprozess zurückverfolgt werden kann.

Die für Kosmetika zugelassenen Rohstoffe unterliegen europaweit einheitlichen Bezeichnungen (INCI, International Nomenclature of Cosmetic

Ingredients) und sind auf Englisch bzw. gemäß den botanischen Bezeichnungen aufgeführt.

1.2.5 Qualitätsprüfung

Bei den *Original-Stadelmann®-Aromamischungen* handelt es sich um einwandfreie, naturbelassene Produkte, die möglichst aus kontrolliert biologischem Anbau stammen und frei von jeglichen Konservierungsmitteln sind.

Um eine gleichbleibend hochwertige Qualität dieser Duftmischungen zu garantieren, werden regelmäßig chemische Qualitätsanalysen durchgeführt, die sicherstellen, dass es sich um einwandfreie Ware handelt. Dazu gehört die mehrmalige gewissenhafte Prüfung aller Einzelsubstanzen bei der Auswahl, bei der Anlieferung und während der Lagerung. Diese Kontrolle erfolgt in den hauseigenen Laboratorien des Herstellers, der Bahnhof-Apotheke Kempten, unter anderem durch die so genannte Headspace-Kapillar-Gaschromatografie (einschließlich Massenspektrometer) und mikrobiologische Untersuchungen. Mittels der Gaschromatografie kann jeder einzelne Inhaltsstoff nachgewiesen werden, und sei er auch nur in geringsten Anteilen vorhanden.

Diese hohen Qualitätsstandards gewährleisten Identität und Reinheit der verwendeten Inhaltsstoffe, sodass die *Stadelmann®-Aromamischungen* jederzeit sicher auf der Haut angewendet werden können.

1.2.6 Haltbarkeit und Aufbewahrung

Die *Original-Stadelmann®-Aromamischungen* werden frisch hergestellt und von Hand abgefüllt. Entsprechend dem Etikettenaufdruck sind sie ein bis zwei Jahre haltbar. Die wasserfreien Salben halten zwei bis drei Jahre. Im Grunde sind die Duftmischungen wie Lebensmittel aus dem Naturkostladen zu betrachten. Deshalb ist es wichtig, dass Sie sich an den angegebenen Haltbarkeitsdaten orientieren und sorgsam mit den Ölen umgehen. Nach Anbruch einer Flasche ist die Aromamischung alsbald aufzubrauchen, denn sobald der Sauerstoffanteil in der Flasche größer wird, kann es zu Veränderungen der Ölqualität kommen. Ätherische wie auch fette Öle können in Verbindung mit Luftsauerstoff kritische Inhaltsstoffe (Peroxide) entwickeln, die in reinen ätherischen Ölmischungen leider nicht riechbar sind.

Eine volle, unbenutzte Flasche kann auch noch kurze Zeit nach dem Ablaufdatum verwendet werden, der Inhalt muss dann jedoch umso rascher verbraucht werden. Sollte ein Körper- oder Massageöl auf der Haut ranzig riechen, dürfen Sie es nicht mehr verwenden! Riecht dagegen ein Öl, das bereits wiederholt geöffnet wurde, nur beim Schnuppern an der Flasche ranzig, genügt es, den Tropfeinsatz und den Flaschenhals mit Alkohol zu reinigen, da der Inhalt noch einwandfrei ist (was sich durch einen Riechtest mit einem Tropfen Ölmischung auf der Haut sicher bestätigt). Um die Handhabung zu erleichtern und die Gefahr der Verkeimung zu verringern, ist bei Körper- und Massageölen ein Sprühaufsatz empfehlenswert.

Auch Licht, UV-Strahlung, Temperaturschwankungen und Feuchtigkeit können bei den Ölen chemische Prozesse auslösen, die zu Qualitäts- und Wirkungsveränderungen führen. Deshalb werden die *Stadelmann®-Aromamischungen* in dunklen Flaschen abgefüllt. Alle Produkte sollten außerdem bei Zimmertemperatur und lichtgeschützt aufbewahrt werden, also nicht im Kühlschrank oder im feuchtwarmen Bad. Die ätherischen Ölflaschen müssen nach jedem Gebrauch unbedingt sofort wieder verschlossen werden, damit ein Verdunsten des Öls vermieden wird.

Bedenken Sie auch, dass ätherische Öle nicht in Kinderhände gehören und auch außerhalb der Reichweite von verwirrten Patienten aufbewahrt werden müssen!

1.2.7 Hygienische Entnahme

Besonders bei der Anwendung der *Stadelmann®-Aromamischungen* **im stationären Bereich** ist auf eine hygienische Entnahme der Körper- und Massageöle, Salben und Cremes zu achten. Hierbei gilt:

- Vor Gebrauch des Öls bzw. der Creme oder Salbe am Patienten die Hände hygienisch desinfizieren.
- Vor dem ersten Gebrauch Patientenname und Anbruchdatum auf Flasche bzw. Tube notieren.
- Die gewünschte Menge an Öl aus der Flasche in eine Massageschale oder in die Handfläche geben, dabei niemals die Flaschenöffnung bzw. den -hals berühren.
- Bei Cremes oder Salben ebenfalls die gewünschte Menge aus der Tube in die Handfläche geben, dabei niemals den Tubenhals berühren. Salbenrest mit einem Spatel abtrennen.
- Eventuelle Ölreste an der Flaschenöffnung bzw. Creme- oder Salbenreste am Tubenhals mit einem saugfähigen sauberen Tuch abwischen.
- Flasche oder Tube gut verschließen und an einem dunklen, gleichmäßig temperierten Ort aufbewahren.

Die Öl- bzw. Salbenmischung muss im klinischen Bereich innerhalb von vier Wochen aufgebraucht werden, deshalb ist es notwendig, jede Flasche bzw. Tube mit dem Patientennamen sowie Anbruchdatum zu versehen.

! Wichtig ist, dass die jeweilige Öl-/Salbenmischung immer beim selben Patienten angewendet wird. (Erkundigen Sie sich beim Hersteller nach patientengerechten Abfüllungen für Institutionen.)

1.2.8 Dosierung

Die Beschreibungen der Duftanwendungen in diesem Buch enthalten konkrete Angaben zur jeweiligen Dosierung, die auf jahrelanger Erfahrung beruhen. Selbstverständlich können und müssen diese manchmal individuell angepasst werden. Dabei helfen Ihnen die nachfolgenden neun goldenen Grundregeln von Ingeborg Stadelmann, vor allem, wenn Sie wissen möchten, ob Sie eher mehr oder weniger Öl nehmen oder eine Anwendung eher seltener oder öfter durchführen sollten.

Diese Grundregeln unterstützen Sie dabei, die Aromatherapie im ganzheitlichen Sinn anwenden zu können und das richtige Verhältnis zum ausgewählten Öl zu finden, egal, auf welche Weise dieses Öl nun eingesetzt wird.

Für die zu behandelnde Person gilt:

je jünger – desto sparsamer
je leichter – desto weniger
je sensibler – desto geringer
je älter – desto individueller

Für die Befindlichkeit gilt:

je größer die Schmerzen – desto mehr Öl
je chronischer die Beschwerden – desto länger die Behandlung

Für die Menge eines ätherischen Öls gilt:

je frischer die Note – desto mehr
je schwerer das Öl – desto weniger
je großflächiger die Anwendung – desto sparsamer

Bitte bedenken Sie bei jeder Anwendung: Weniger ist mehr!

Behandelt wird, solange und sooft ein Duft der Nase gefällt und der Körper einverstanden ist. Bei Nichtgefallen oder wenn der Körper nicht mehr danach verlangt, wird die Behandlung bzw. Anwendung abgesetzt – unsere Intuition sagt uns genau, ob eine Aromabehandlung häufiger oder seltener durchgeführt werden sollte.

Bei Schwangeren, Kindern und Säuglingen (ab 6 Monaten) werden die Aromamischungen für die Anwendung am Körper ggf. im Verhältnis 1:2 mit einem Basisöl verdünnt oder äußerst sparsam angewendet.

1.2.9 Anwendungshinweise

Bei jedem Beschwerdebild finden sich in diesem Handbuch Empfehlungen zu *Original-Stadelmann®-Aromamischung* oder Rezepturen und wie diese am besten anzuwenden sind.

Die **erstgenannte Aromamischung** gilt dabei als erste Wahl, sie wurde für das angegebene Beschwerdebild entwickelt und hat sich als Optimum bewährt. Damit Sie diese Aromamischung sofort erkennen, wurde sie farbig unterlegt.

Die **danach folgenden Mischungen** dienen als Alternative. Möglicherweise enthält die erstgenannte Aromamischung auch ein ätherisches Öl, dass die zu pflegende Person im wahrsten Sinn des Wortes nicht riechen kann. Dann greifen Sie zu einem Alternativvorschlag. Letzterer bietet bei einer länger andauernden Anwendung zudem eine willkommene Abwechslung.

Die genauen Anwendungshinweise werden im Folgenden noch näher erläutert. Darüber hinausgehende Informationen zu den verschiedenen Anwendungsmöglichkeiten und vor allem zu den einzelnen ätherischen und fetten Ölen finden Sie in dem Buch »Bewährte Aromamischungen« von Ingeborg Stadelmann (siehe Literaturverzeichnis [31]).

Sagt der Duft einer Aromamischung der kranken oder zu pflegenden Person tatsächlich nicht zu, obwohl diese zur Anwendung angezeigt ist, dann versuchen Sie es kurze Zeit später noch einmal. Lehnt die Nase den Duft dann immer noch ab, sollten Sie sich auf das Urteil des Geruchssinns verlassen und die Aromamischung auch nicht anwenden. Fehlt der pflegebedürftigen Person die Geruchswahrnehmung, was alters- oder krankheitsbedingt möglich sein kann, so entscheiden Sie als Pflegefachkraft auf der Grundlage Ihrer Erfahrungen.

Bei besonders empfindlicher Haut kann vor der erstmaligen Anwendung zuerst ein **Verträglichkeitstest** gemacht werden. Tragen Sie hierzu einen Tropfen der Ölmischung in der Armbeuge auf und lassen Sie sie etwa zehn Minuten oder länger einwirken. Wenn es zu Hautreaktionen kommt, muss auf diese Ölmischung verzichtet werden (siehe auch Kap. 1.2.10, S. 47–49). Da es sich bei den Aromamischungen um kosmetische Fertigprodukte handelt, liegt eine entsprechende Sicherheitsbewertung vor. Bei den Rezepturvorschlägen muss die Verträglichkeit ebenfalls geprüft werden, da es sich um nicht geprüfte Rezepturen handelt.

Es hat sich im Übrigen bewährt, hilfreiche Maßnahmen wie z.B. Aromabäder, Einreibungen oder Wickel frühzeitig zu beginnen und lieber mehrmals zu wiederholen.

Wie Sie die empfohlenen Aromamischungen anwenden können, erkennen Sie auf den ersten Blick anhand der folgenden **Symbole**:

 Raumbeduftung mit Duftlampe/Vernebler

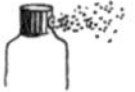 Raumspray/Hautspray

 Riechfläschchen/Riechstift

 Duftfleckerl

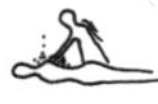 Einreibung/Massage mit Körper- und Massageölen

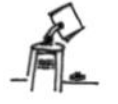 Einreibung mit Salben und Balsamen

 Waschung/Spülung

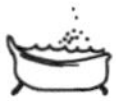 Voll- oder Teilbad

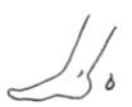

Fußanwendung

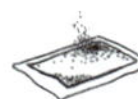

Kompressen/Auflagen/Wickel

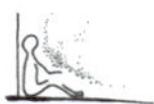

Sauna

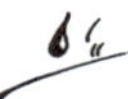

Punktuelle Anwendung mit Naturparfüms

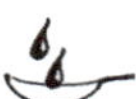

Mundpflege

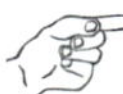

Besonderer Tipp

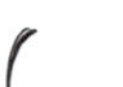

Wichtiger Hinweis

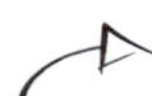

Querverweis

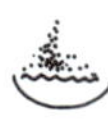

1.2.9.1 Raumbeduftung mit Duftlampe/Vernebler

Ob eine herkömmliche Duftlampe mit **Kerze** oder ein **elektrisches Gerät** benutzt wird, hängt davon ab, wo das Ganze zum Einsatz kommt. In Pflege- und Klinikeinrichtungen dürfen keine Kerzen benutzt werden. Privat hingegen können Sie verwenden, was gerade zur Verfügung steht. Werden jedoch Kinder gepflegt oder Erwachsene mit Demenz, sollte selbstverständlich auch hier jedes Risiko, wie z.B. offenes Feuer, vermieden werden. Greifen Sie in diesem Fall besser auf gut funktionierende und unkomplizierte elektrische Vernebler oder Duftlampen zurück.

Die Wirkung eines ätherischen Öls über die elektrische Duftlampe oder einen Vernebler hängt von mehreren Faktoren ab: zum einen von der Qualität des Geräts, zum anderen von der Raumgröße und der Anzahl der darin anwesenden Personen. Wird die Lampe bzw. der Vernebler zu therapeutischen Zwecken verwendet, sollte bedacht werden, dass das ätherische Öl auf alle anwesenden Personen einwirkt.

In der Regel genügt es, die Duftlampe oder das Gerät für etwa eine Stunde aktiv einzusetzen, die Duftmoleküle können sich in dieser Zeit ausreichend verflüchtigen und den Raum füllen. Das Nachfüllen der Lampe bzw. des Verneblers mit ätherischen Ölen sollte in den darauffolgenden ca. zwei bis vier Stunden besser vermieden werden. Bei den elektrischen Geräten ist es sinnvoll, eine Zeitschaltuhr anzubringen, um so eine Intervallschaltung einzurichten. So kann immer wieder ca. 30 Minuten lang beduftet und dann wieder für längere Zeit eine Pause gemacht werden. Je kürzer die Beduftungszeit ist, desto kürzer ist auch die Pause.

Die Vernebler funktionieren teils auf Ultraschallbasis, teils werden die Öle einfach nur mikrofein mittels Luftstrom vernebelt. Moderne Geräte schalten sich automatisch ab, sobald der Behälter leer ist, oder verfügen über Intervallschaltungen. Eine ganze Reihe von Modellen dient gleichzeitig als farbige Lichtquelle, die den Duft sehr gut ergänzt und zudem einen schönen Blickfang bietet. Achten Sie bei der Anschaffung eines Verneblers auf qualitativ hochwertige Geräte, die eine sichere Duftanwendung ermöglichen. Für große Räume in Einrichtungen lohnt sich die Anschaffung eines Großraumgeräts, bei dem Beduftungsdauer und -intensität gesteuert werden können und das längere Zeit in Betrieb sein kann, ohne dass es nachbefüllt oder gewartet werden muss.

Ist es nicht möglich, einen Vernebler oder eine Duftlampe aufzustellen, dann können Raumdüfte auch im praktischen Pumpzerstäuber zur Anwendung kommen. Das ist insbesondere dann ideal, wenn eine rasche Vitalisierung oder Reinigung der Raumluft notwendig ist (siehe rechts).

! Vor jeder Beduftung muss der betroffene Raum gelüftet werden.

! Werden Naturparfüms (siehe S. 47) in die Duftlampe bzw. den Vernebler gegeben, bleiben durch das enthaltene Jojobawachs Wachsrückstände zurück, die entfernt werden müssen.

! Alle Raumbeduftungsgeräte müssen regelmäßig mit Essig, einem Duftlampenreiniger (AromEx Primavera®) oder mit hochprozentigem Alkohol gereinigt werden.

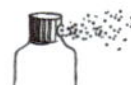

1.2.9.2 Raumspray/Hautspray

Einige Aromamischungen stehen in Sprühflaschen zur Verfügung. Ein solches Spray ist praktisch und benötigt im Gegensatz zu einer Duftlampe oder einem Vernebler weder Kerze noch Strom und kann direkt dort versprüht werden, wo es gebraucht wird. Auch ist es ideal für unterwegs, egal ob für den Kranken selbst oder die Fachkraft in der ambulanten Pflege.

Bei **Raumsprays** kann der Alkoholgehalt bis zu 30 % betragen, deshalb sind sie nicht für die Haut geeignet. Die Aromamischung kann einfach in den Raum gesprüht werden oder aber auf ein Papiertuch, das dann am Krankenbett oder Auto befestigt wird. Es kann auch am Arbeitsplatz aufgehängt oder einfach als Riechtüchlein in die Brusttasche gesteckt werden (siehe auch S. 36). Das Papiertüchlein wird bei jeder Anwendung erneuert.

Um als **Hautspray** verwendet werden zu können, enthalten die Sprühmischungen einen geringeren Alkoholgehalt von maximal 12 %. Sprays ohne Alkohol können zur feuchten Behandlung einer Wunde sowie des Windel- oder Intimbereichs direkt aufgesprüht werden. Dasselbe gilt auch für alle Hydrolate.

! Wegen des meist höheren Alkoholgehalts dürfen Raumduftsprays nicht auf die Haut aufgesprüht werden. Hautsprays können dagegen sehr wohl auch als Raumduft verwendet werden.

! Raumsprays nicht in Reichweite von alkoholkranken Personen aufbewahren!

1.2.9.3 Riechfläschchen oder Riechstift

Mit jedem Atemzug gelangt ein Strom von Duftmolekülen in die Nasenhöhle und wird über die Riechschleimhaut verteilt. Durch kurzes und stoßweises Einatmen (Schnüffeln) wird dieser Duftstrom um ein Vielfaches gesteigert. Daher reicht es oftmals schon, wiederholt an einem Fläschchen mit einem ätherischen Öl bzw. einer Aromamischung oder an einem Riechstift (Aromastick) zu riechen, der das Öl enthält. Dazu werden zwei bis vier Tropfen auf das Vlies des Stiftes gegeben und nach Bedarf angewendet. Achten Sie darauf, dass immer ausreichend Nachfüllvlies vorhanden ist. Das Vlies muss bei längerem Einsatz ca. alle drei Tage erneuert werden, ansonsten vor jedem erneuten Einsatz.

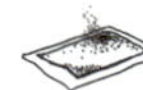

1.2.9.4 Duftfleckerl

Eine einfache Art, dem kranken Menschen einen wohltuenden Duft buchstäblich nahe zu bringen, ohne eine Duftlampe oder einen Vernebler aktivieren zu müssen, ist ein Stück Papier- oder Stoff-Taschentuch, oder Klebefilzplättchen, auch Duftfleckerl genannt. Dazu werden ein bis drei Tropfen einer reinen ätherischen Ölmischung oder fünf bis sieben Tropfen eines Naturparfüms auf ein Stück Papier, Stoff oder Heilwolle oder eine hübsche Filzblume geträufelt und in die Nähe des Kranken oder Pflegebedürftigen gelegt. Ist die Person mobil und geistig fit, kann das Duftfleckerl auch in eine Blusen- oder Hemdtasche gesteckt werden. So ist der Duft in Nasennähe, wird wahrgenommen, und das Tüchlein kann selbstständig wieder entfernt werden, wenn es ausgedient hat. Bei dementen Personen kann ein Antirutsch-Filzaufkleber zum Duftaufkleber umfunktioniert werden.

Bei Bettlägerigen kann es ans Kopfkissen gelegt werden oder an der Aufrichthilfe über dem Bett angebracht werden. Mit etwas Ideenreichtum fallen den Pflegekräften hier sicher praktikable Lösungen ein, z.B. ein hübsches Geschenkband, das in einer Schlinge an dem Haltegriff festgemacht wird, um mit Wäscheklammern ein beduftetes Stück Papier daran aufzuhängen.

Alte Menschen freuen sich ebenso wie Kinder über ein »Kuschelkissen« oder Duftsäckchen, in dem ein Stückchen Papiertaschentuch mit ihrem ganz persönlichen Duft steckt.

In Einrichtungen wird gerne eine »Duftdose« verwendet: Zwei bis fünf Tropfen ätherisches Öl bzw. Aromamischung werden auf einen Baumwolltupfer geträufelt, dieser wird in einen Medizinbecher mit Deckel gegeben. Bei Bedarf kann die Person daran riechen.

! Es muss darauf geachtet werden, dass verwirrte und desorientierte Menschen dieses Tüchlein nicht greifen können und womöglich aus Versehen in den Mund stecken. Auch muss das »Fleckerl« mit jedem neuen Beträufeln ausgetauscht werden, denn ätherische Öle durchlaufen einen Alterungsprozess. Bislang ist noch nicht untersucht worden, welche neuen chemischen und somit eventuell auch unbekannten kritischen Verbindungen entstehen können, wenn frisches, neues Öl und alte Restbestandteile sich verbinden, aber wir legen ja auch kein frisches Obst zu altem, verfaultem. Denken Sie daran: ätherische Öle sind aktive und verderbliche Bestandteile von Pflanzen.

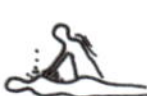

1.2.9.5 Einreibung/Massage mit Körper- und Massageölen

Bei den Körper- und Massageölen der *Original-Stadelmann®-Aromamischung* sind die ätherischen Öle immer in ein oder mehrere fette Pflanzenöle eingemischt, damit sie überhaupt durch die Haut wirken können (siehe dazu auch S. 25 und 64f.). Je höher der Anteil ungesättigter Fettsäuren in diesem Trägeröl und je wärmer die Haut, desto schneller verläuft der Aufnahmeprozess. Bei empfindlicher, geschädigter oder verletzer Haut sowie bei Babys und älteren Menschen ist die Resorption von ätherischen Ölen durch die Haut ebenfalls erhöht.

Über die fetten Pflanzenöle werden die ätherischen Öle durch alle Hautschichten bis hin zu den kleinsten Blutkapillaren transportiert. Von dort gelangen sie aufgrund ihrer (geringeren) Molekulargröße weiter in den Stoffwechsel. Ein ätherisches Öl wirkt meist innerhalb weniger Minuten, spätestens jedoch nach zwanzig Minuten, im Organismus.

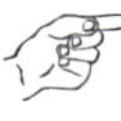

Alle »Körperöle« eignen sich zur regelmäßigen Hautpflege. Insbesondere bei alleinstehenden Pflegebedürftigen ist dies eine Verbesserung ihrer Lebensqualität, da sie oft die einzige Hautberührung darstellt – empathische Hautkontakte fördern die Ausschüttung von Glücksbotenstoffen.

Im Finalstadium wiederum ist gut zu überlegen, ob Hautpflege noch angebracht ist, da mit dieser Sterbende womöglich in ihrem Gehen aufgehalten werden.

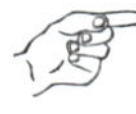

Wählen Sie bei allen Hautölen die Ölmenge so, dass sie gänzlich in die Haut einziehen kann. Zuvor die Haut mit einem Hydrolat anfeuchten – oder Hydrolat und Öl vor dem Auftragen in einem Massageölschälchen vermischen.

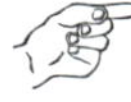

Beruhigende Einreibungen werden vom Herz körperabwärts und auch auf Armen und Beinen ausgeführt. Bei **anregenden** Einreibungen hingegen findet die Öleinstreichung immer körperaufwärts statt, also von der Peripherie zum Körperstamm und den Rücken aufwärts bis zum Hals.

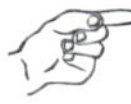

Alle Körper- und Massageöle eignen sich auch für eine Reflexzonenmassage.

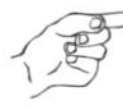

Eine **Baucheinreibung** wird immer mit flach aufgelegten Händen ausgeführt und zwar kreisförmig im Uhrzeigersinn (!) von der Mitte nach außen. Soll explizit die Darmtätigkeit angeregt werden, wird diese Einreibung mit jedem Kreis intensiver und endet beim letzten großen Kreis immer mit einem abschließenden kräftigen S-förmigen Abstrich mit der Handkante in Richtung linke Hüfte und dann zum Schambein. Diese Einreibung wird bis zu 5 Mal in Folge ausgeführt. Die Grenze der Intensität dieser **verdauungsanregenden Bauchmassage** gibt der Patient an. Anschließend den Bauch mit einem warmen Wolltuch oder einem Hüftwärmer aus Wolle umhüllen oder einen *Woll-fühl®-Wickel* (Bezugsadresse im Anhang) anlegen und für eine Ruhepause sorgen.

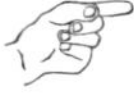

Eine besonders bewusste und wohltuende Form der Einreibung sind **Rhythmische Einreibungen** nach Wegmann/Hauschka. Hierbei fließen die ganzheitlichen Gedanken des Begründers der Antroposophie, Rudolf Steiner, mit ein, d.h. die Patientin und ihr Behandler werden als ein Ganzes gesehen. Eines der wichtigsten Elemente ist, dass eine Einreibung auch tatsächlich als »Be*hand*lung« stattfindet, das bedeutet, die Hände des Einreibenden sind mit der Patientin im Einklang. Während der Behandlung wird auf eine regelmäßige und bewusste Atmung geachtet, der Behandler wendet sich gänzlich der Kranken zu. Folgende Literatur sei Interessierten und Fachleuten empfohlen: »Praxishandbuch Rhythmische Einreibungen nach Wegmann/Hauschka« von Monika Layer und »Heilpflanzen in der Pflege« von Ursel Bühring und Annegret Sonn (siehe Literaturverzeichnis [3], [18]).

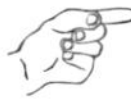

Eine **Teil- oder Ganzkörpereinreibung mit reichlich gut temperiertem Wasser** kombiniert Hautpflege und Flüssigkeitszufuhr. Stellen Sie dazu eine Schüssel heißes Wasser an das Krankenbett, es darf allerdings nur so heiß sein, dass Sie die Hand noch eintauchen können. Greifen Sie mit der einen, hohlen Hand immer wieder Wasser aus der Schüssel, geben Sie 1–2 TL Öl mit der anderen hinzu und ölen Sie den Kranken wiederholt so ein.
Ob eine Ganzkörpernasseinölung durchgeführt werden soll oder eine partielle ausreicht, muss von Fall zu Fall entschieden werden.

Die Einreibung sollte bei der täglichen Körperpflege und tagsüber mehrmals nach Bedarf wiederholt werden, bis der Patient anderweitig wieder ausreichend Flüssigkeit erhält. Achten Sie darauf, dass der Raum gut warm ist und die Körperpartien, die nicht eingeölt werden, gut zugedeckt sind.
Auf diese Weise werden über die Haut außerdem das zentrale Nervensystem, der Kreislauf und das Immunsystem aktiviert. Die nassen Einölungen haben sich bewährt bei Fiebernden und auch bei Menschen mit Durchfall, aber auch bei Sterbenden, die jede Form von Flüssigkeit ablehnen. Hier muss genau geprüft werden, ob eine solche nasse Einölung wirklich noch angebracht ist oder trotz Trockenheit von Haut, Mund und Lippen besser unterbleibt (siehe hierzu Kap. 16.3.4, S. 464).

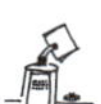

1.2.9.6 Einreibung mit Salben und Balsamen

Ätherische Salbenmischungen sollten immer dünn und sparsam aufgetragen werden. Auch hier tragen die ausgewählten naturbelassenen Grundsubstanzen (siehe Kap. 1.3.4, S. 71–75) dazu bei, dass die ätherischen Öle gänzlich durch die Hautschranke dringen können. Salben haben den Vorteil, dass das ätherische Öl seine volle Wirkungskraft am Einsatzort entfalten kann, da das Eindringen in die Tiefe langsamer geschieht und somit auch nachhaltiger wirkt. Die Naturbelassenheit der Salben ist z.B. daran erkennbar, dass die darin enthaltene Sheabutter bei Temperaturschwankungen zu Agglomeratbildungen neigt. Diese kleinen Körnchen lösen sich jedoch auf der körperwarmen Haut sofort wieder auf.

Die Haltbarkeit der Salben ist sehr gut, da sie wasserfrei sind und weder Luft noch Licht in die Tuben dringen können. Manche Körperöle lassen sich auch gut mit einer Salbe vermischen. Falls es angebracht ist, können Salben und Balsame ebenfalls zur Unterstützung einer Reflexzonentherapie verwendet werden.

1.2.9.7 Waschung/Spülung

Waschen heißt nicht nur, Schweiß und Schmutz zu entfernen. Vielmehr bedeutet eine Waschung für einen Pflegebedürftigen auch Erfrischung, Stärkung sowie Entspannung und im Zusammenspiel von Wasser, Waschzusatz und Berührung auch wohltuende Zuwendung. Deshalb braucht es für eine Waschung immer ausreichend Zeit und einen geschützen, intimen Rahmen.

Eine Waschung mit Aromapflegeprodukten kann zum einen zur Immunstärkung nach den Kneippschen Regeln (siehe Kap. 14.1, S. 390–392) angewendet werden und zum anderen zur Aktivierung und Erfrischung von (kranken) Menschen, die das Bett nicht oder nur kurz verlassen dürfen. Dabei wird ein milder Reiz auf die Haut ausgeübt, der das Immunsystem stärkt, die Herz-Kreislauf-Funktionen anregt und das vegetative Nervensystem harmonisiert. So können Kreislaufschwäche, Abgeschlagenheit und Müdigkeit oder Einschlafprobleme begleitend behandelt werden.

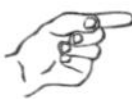

Bei einer **Oberkörperwaschung** wird der Oberkörper vom Hals über das Dekolleté, Schultern und Oberarme bis zur Hüfte gewaschen. Eine Oberkörperwaschung fördert die Durchblutung des Brustkorbs, der Atemorgane und stärkt das Herz. Wichtig dabei ist, dass die Haut bei einer Waschung gleichmäßig befeuchtet, aber nicht nass wird. Jede zu waschende Hautstelle wird 3 bis 4 Mal mit dem nassen Waschlappen achtsam und dennoch zügig überstrichen. Während der Waschung sollte auf eine gleichmäßige Atmung bei der kranken Person geachtet werden. Im Zweifel wird eine Atemanleitung gegeben.

Vor einer Waschung muss der Körper unbedingt warm sein, auf kalter Haut oder am fröstelnden Menschen darf eine Waschung nicht durchgeführt werden.

Der gewaschene Körperteil wird nicht abgetrocknet, vielmehr soll die körpereigene Wärme die Haut trocknen. Deshalb wird es sofort mit einem warmen Handtuch bedeckt. Ist die Waschung beendet, wird die kranke Person schnell wieder ganz angezogen oder im Bett gut zugedeckt, am besten mit einer atmungsaktiven Bett- oder Wolldecke, zusammen mit einer Bettflasche oder einem warmen Moorkissen an den Füßen. Wenn der Gewaschene sich nicht ins Bett legt, ist leichte Bewegung das Beste, um möglichst bald ganz warm zu werden.

Ätherische Öle und Mischungen daraus sowie die Körper- und Massageöle der *Original-Stadelmann®-Aromamischung* müssen mit einem Emulgator vermengt werden, ehe sie ins Waschwasser gegeben werden. Am schnellsten lösen die Öle sich auf, wenn sie vorher mit etwas Pflanzenöl-

oder flüssiger Neutralseife vermischt werden. Eine Ausnahme bilden hier Lavendel-, Rosmarin Ct. Cineol oder Ct. Verbenon und Pfefferminzöl, denn von diesen wird oft nur ein Tropfen benötigt, der sich unproblematisch mit dem Wasser vermischt.

Mit der entsprechenden Wahl der ätherischen Öle können unterschiedliche Ziele verfolgt werden: Eine **anregende Waschung** kann Antriebslosigkeit entgegenwirken, eine **beruhigende Waschung** hilft Verkrampfungen und Angst bei schwerer Krankheit zu lösen. Bei Fieber verschafft eine beruhigende und **fiebersenkende Waschung**, egal ob morgens oder abends, dem Kranken ein wohltuendes Körpergefühl. Außerdem werden auf diesem Weg ausgeschwitzte Giftstoffe entfernt.

! Beachten Sie die korrekten Streichrichtungen bei der Waschung (siehe Einreibung, S. 37 f.).

Zur Wundreinigung sind **Spülungen** mit ätherischen Ölen und Meersalz eine einfache und hilfreiche Anwendung. Die Salzmenge sollte jedoch nicht über einer für den Körper verträglichen isotonischen 0,9 %igen Dosierung liegen. Für große Körperregionen wird ein Teelöffel einer fertigen Aromamischung auf Meersalzbasis mit einem Liter entsprechend temperiertem Wasser vermischt, bei kleinen Wunden reicht eine Prise auf ca. 100 ml. Wird reines ätherisches Öl verwendet, finden sich die entsprechenden Angaben bei dem jeweiligen Beschwerdebild.

Mit diesen Spülungen wird z.B. eine frische Verwundung ausgepült, um sie von Schmutz zu reinigen, oder eine Wunde befeuchtet, auch die Wundheilung kann auf diese Weie gefördert werden. Im Zweifel eignet sich natürlich auch eine Flasche Mineralwasser oder eine Infusionflasche mit Ringerlösung.

Spülungen sind auch gut geeignet für regelmäßige Intim- oder Genitalbehandlungen.

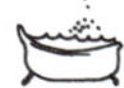

1.2.9.8 Voll-/Teilbad

Eine wohltuende und auch wirkungsvolle Anwendung ist das Baden mit Aromamischungen. Der Vorteil dabei ist, dass die gesamte Hautoberfläche die Wirkung der ätherischen Öle aufnehmen kann. Allerdings dürfen reine ätherische Öle niemals pur ins Badewasser gegeben werden, sondern müssen mit einem geeigneten Emulgator vermischt werden. Für den Privatbereich eignen sich z. B. Honig Kondensmilch, Sahne, Neutralseife, Molke oder Meersalz. Klinisch, aus Haftungsgründen, bitte nur Seife oder Meersalz verwenden. Insbesondere für trockene und strapazierte Haut sind solche Ölbäder eine Wohltat. Ein zusätzliches Einölen nach dem Bad erübrigt sich dann. Eine ganze Reihe der Bademischungen sind bereits als fertiges **Ölbad** erhältlich. Diese enthalten Sesamöl, sodass auch bei ihnen ein Einölen nach dem Bad überflüssig wird. Die Ölbäder eignen sich zudem gut für die Haarwäsche bei trockenem Haar, das Haar wird geschmeidig und zart glänzend.

Bei Pflegebedürftigen oder Menschen mit eingeschränkter Selbstkontrolle muss bedacht werden, dass bei einem **Ölbad** leicht Rutschgefahr in und vor der Wanne besteht. Bei Aromabademischungen mit **Meersalz** sollten Sie nach dem Bad ein gründliches Abduschen folgen lassen, da sonst auf der Haut zurückbleibende Salzkristalle Juckreiz auslösen können.

Bei Aromabädern wird das Wirkungspotenzial von ätherischen Ölen gleich mehrfach genutzt, denn neben der Körperreinigung kann je nach Wahl der Öle ein entspannender, kreislaufstärkender oder immunstimulierender Effekt erzielt werden.

1.2.9.9 Fußanwendung

Ein **Fußbad** mit ätherischen Ölen entspannt nicht nur und fördert die Durchblutung, es ist außerdem eine besonders schnell umsetzbare und wohltuende Anwendungsmöglichkeit. Benötigt wird dafür eine große Schüssel oder ein entsprechender Eimer und Sie sollten darauf achten, dass das Wasser mindestens über die Knöchel reicht, besser bis ca. zehn Zentimeter unterhalb des Knies. Allerdings dürfen ätherische Öle auch bei einem Fußbad nicht pur ins Wasser gegeben werden, sondern müssen mit einem geeigneten Emulgator vermischt werden (siehe vorausgehend Voll-/Teilbad). Bei den einzelnen Beschwerdebildern finden Sie entsprechende Hinweise und häufig finden sich auch entsprechende gebrauchsfertige Aromamischungen, die die Anwendung schnell und unkompliziert machen.

Das Wohlempfinden kann noch gesteigert werden, indem der Patient oder Pflegebedürftige im Anschluss an das Fußbad mit einer professionellen Fußreflexzonenmassage oder einer liebevollen intuitiven **Fußmassage** verwöhnt wird. Grundsätzlich gilt aber auch wieder daran zu denken, dass keine Anwendung ohne Einverständnis gemacht wird. Noch längst nicht alle alte Menschen haben in ihrem Leben je eine Fußmassage erhalten und könnten es verwunderlich finden, wenn ihnen jetzt jemand an die Füße will!

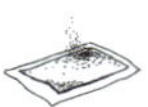

1.2.9.10 Kompressen, Wickel und Auflagen

Eine sehr hilfreiche und heilsame Anwendung sind Wickel, Auflagen und Kompressen. Auch sie stärken das Abwehrsystem, unterstützen die Herz-Kreislauf-Funktion und regen den Entgiftungsmechanismus an. Ihre Wirkung lässt sich durch die Zugabe von Aromamischungen noch verstärken. Durch die Wickelschichten kann das ätherische Öl nicht so leicht nach außen abdunsten und wirkt nachhaltig und lange über die Haut ein. Reine ätherische Öle müssen auch hier immer mit einem Emulgator vermischt werden. Welcher am besten geeignet ist, wird bei den Anwendungen in diesem Buch explizit genannt.

Ob kalter oder warmer Wickel, ist ebenfalls immer angegeben. Feuchtwarme Wickel oder Auflagen wirken weitaus intensiver als trockene warme Auflagen. Der Erfolg hängt auch von der richtigen Stoffwahl ab, die einen großen Einfluss auf die Wirksamkeit und den Wohlfühlfaktor eines Wickels hat. Wichtig ist, hierfür hochwertige Naturmaterialien zu verwenden wie Leinen, Baumwolle, Seide oder Wolle. Im Apothekenhandel gibt es fertige Wickel, die die Arbeit angenehm erleichtern.

Im Buch finden sich, dem jeweiligen Beschwerdebild entsprechend, kühlende, feuchtwarme bis -heiße und temperierte Auflagen bzw. Wickel wie auch Ölkompressen:

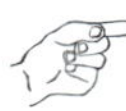

Für eine **kühlende** Auflage wird je nach Körperregion und Pflegeziel die entsprechende Aromamischung mit **Quark oder Heilerde** vermischt. Die Quark- oder Heilerdemasse wird dann messerrückendick auf Verbandsmull oder ein dünnes Baumwolltuch aufgestrichen, anschließend wird das Tuch eingeschlagen und auf die betroffene Körperregion gelegt. Darüber kommt eine Lage temperaturausgleichende Heilwolle oder eine Lage Baumwollvlies, die gleichzeitig Schutz gibt.

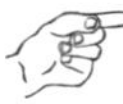

Grundlage für eine **temperierte Ölkompresse** sind ein dreifach zusammengelegtes Baumwolltuch oder ein, zwei ES-Kompressen, auf die die entsprechende Aromamischung gegeben wird. Die getränkte Auflage wird dann in eine Haushalts-Plastik- oder Brotzeittüte gegeben und zwischen zwei Wärmflaschen angewärmt. Anschließend kommt die Auflage direkt auf die betroffene Körperregion und wird zum Schluss mit Heilwolle oder einem speziellen, dafür geeigneten Wickel abgedeckt. Anstatt die Ölkompresse mit Plastikfolie und Wärmflaschen zu erwärmen, kann sie auch mit einem Gel-, Kräuter- oder Moorkissen abgedeckt werden, das zuvor in heißem Wasser, am Kachelofen oder auf einer heißen Heizung erwärmt wurde. Die Kompresse nimmt sofort die Wärme des Kissens an, das die Wärme zudem lange aufrechterhält. Allerdings muss die Patientin oder der Pflegebedürftige das zusätzliche Gewicht akzeptieren. Diese Methode ist einfach und weniger aufwendig.
Die temperierte Ölkompresse speichert die Körperwärme und kann als entspannende Auflage für einige Stunden liegen bleiben, idealerweise über Nacht.

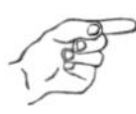

Ein **feuchtwarmer bis feuchtheißer Wickel** wird folgendermaßen angelegt: Zunächst wird ein Leinentuch in heißes Wasser eingetaucht, anschließend gut ausgewrungen (bei feuchtheißen Wickeln das getränkte, heiße Wickeltuch in ein Handtuch legen und dann auswringen) und dann auf eine zuvor aufgelegte Ölkompresse gelegt. Alternativ zur Ölkompresse kann die betroffene Körperstelle mit der jeweils angegebenen Aromamischung eingerieben werden, bevor das feuchte Leinentuch aufgelegt wird. Das Ganze wird dann mit einem vorgewärmten Handtuch abgedeckt. Ein fertiger Bauchwickel, ein Woll-Fühl®-Wickel (Bezugsadresse im Anhang) oder ein Wollhüftwärmer sind ebenso hilfreich und werden bei mobilen oder unruhigen Menschen bevorzugt. Den Wickel so lange einwirken lassen, wie er warm ist und als angenehm empfunden wird.
Um die Wärme länger zu erhalten, kann auf die feuchtheiße Auflage noch ein erwärmtes Gel-, Kräuter- oder Moorkissen aufgelegt werden.

Ehe das gut feuchtwarme oder gar feuchtheiße Tuch aufgelegt wird, muss immer erst vorsichtig die Verträglichkeit der Temperatur an der Haut des Kranken geprüft werden.

Der Temperaturunterschied zwischen Haut und Wickel muss individuell gewählt werden. Bei Personen, die aufgrund ihrer Konstitution oder Erkrankung auf starke Reize nicht reagieren können, darf die Differenz zur Körpertemperatur nur zwei bis drei Grad betragen.

Bei Bauch- oder Brustwickeln wird die Person nach dem Anlegen des Wickels gut zugedeckt. Sie sollte immer um Hilfe bitten können, wenn die Auflage unangenehm wird oder sich andere Unbefindlichkeiten einstellen, also eventull eine Glocke oder Ähnliches in Griffweite legen. Wichtig ist auch, dass die Füße warm sind. Nach Abnehmen des Wickels wird noch eine Zeitlang Nachruhe eingehalten.

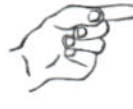

Wird die Auflage an Armen oder Beinen gemacht, wird sie abschließend mit einem Schlauchverband oder Ähnlichem fixiert. Alternativ kann auch ein fertiger Wickel – es gibt Bauch-, Gelenk-, Hals-, Venen- sowie Waden-Wickel (Bezugsadresse im Anhang) – angelegt werden.

Dass Wickel oder Auflagen nur mit Einverständnis der betroffenen Person angewendet und in klinischen Einrichtungen auch dokumentiert werden, dürfte selbstredend sein. Ob ein Wickel oder eine Auflage wiederholt werden muss, wird zum einen von der Krankheitssituation, zum anderen von der behandelten Person selbst bestimmt, die meist spürt, was ihr gut tut. Zur korrekten Ausführung von Wickeln und Auflagen lesen Sie Ursula Uhlemayrs Ratgeber »Wickel & Co. – Bärenstarke Hausmittel für Kinder« oder ihr Fachbuch »Wickel und Auflagen«, das in Zusammenarbeit mit Apotheker Dietmar Wolz erschienen ist. Gerne empfehle ich auch das Praxisbuch »Heilpflanzen in der Pflege« von Ursel Bühring und Annegret Sonn (siehe Literaturverzeichnis [3], [42]).

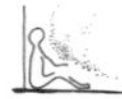

1.2.9.11 Sauna

Eine schöne und wirksame Methode der Anwendung von ätherischen Ölen und Aromamischungen ist die Sauna. Dabei ist zu beachten:

- Je nach Saunagröße genügt es, für einen Aufguss zwischen fünf und zehn Tropfen ätherische Öle in die Wasserkelle zu geben.
- Der Aufguss bewirkt ein schnelles Ansteigen der Luftfeuchtigkeit, das kann bei ungeübten Saunagängerinnen den Kreislauf belasten. Wird der Aufguss zu früh gemacht, täuscht der Dampf, der sich als Wasser auf der Hautoberfläche niederschlägt, einen falschen Schwitzprozess vor.
- In der Trockensauna können die ätherischen Öle in eine Wasserschale gegeben oder in eine Schale mit Sand gefüllt werden. Stellen Sie die Schale mit Wasser oder Sand und ca. sieben bis zehn Tropfen ätherischem Öl wegen der Verbrennungsgefahr so auf, dass sich niemand daran stoßen kann, am besten im unteren Sitzbereich.
- In der sogenannten »Bio-Sauna« sollte die Duftschale wegen der niedrigeren Temperatur (ca. 60 °C) etwas höher stehen oder hängen, damit das Öl wirklich »verduften« kann.
- In öffentlichen Saunen kann statt Aufguss ein Körperöl vor dem zweiten Saunagang auf den nassen Körper aufgetragen werden. Eine weitere Möglichkeit ist das Einreiben mit Salz oder duftendem Honig ebenfalls vor dem zweiten Saunagang. Dazu einen Esslöffel Salz oder guten Imkerhonig mit drei bis fünf Tropfen ätherischem *Saunaöl* mischen und dieses Gemisch auf der schweißfeuchten Haut verteilen. Honig klebt entgegen aller Erwartungen überhaupt nicht, sondern macht eine wunderbare Haut und unterstützt den Entgiftungsvorgang.

! Herz-Kreislauf-Kranke, Menschen mit akuten Venenentzündungen oder Infekten sowie grundsätzlich schlechtem Allgemeinzustand müssen auf die Sauna verzichten. Bei Unklarheiten sollte zuvor immer eine Ärztin oder ein Arzt zu Rate gezogen werden.

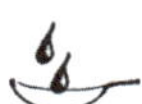

1.2.9.12 Punktuelle Anwendung mit Naturparfüms

Eine schnelle und ideale Möglichkeit, die Wirkung von ätherischen Ölen mit geringem Aufwand zu erreichen, ist die punktuelle Anwendung der 7–10 %igen Aromamischungen oder Naturparfüms auf Schläfe, Puls, Handgelenk oder Brustbein. Insbesondere sanfte Ausstreichungen der Handgelenke und/oder Stirn werden als sehr wohltuend empfunden. Auch über die Reflexzonen können die – je nach Wahl der Ölmischung – ausgleichenden oder aktivierenden Wirkstoffe aufgenommen werden. In Kombination mit einer wärmenden Auflage, z.B. mit Heilwolle, einem Wärmekissen oder einem Pulswickel, wird die Wirkung des Öls noch verstärkt.

1.2.9.13 Mundpflege

Zur Mundschleimhautpflege oder auch ganz gezielt für eine Ölziehkur kann die entsprechende *Aromamischung* verwendet werden. Für eine Mundraumspülung wird knapp ein Esslöffel der Mischung verwendet. Weitere Anwendungshinweise finden Sie bei den jeweiligen Beschwerdebildern (siehe Kap. 3.5, S. 104–107 und Kap. 8.3.2, S. 230–244).

! Diese Anwendung dürfen nur Patienten und Pflegebedürftige mit klarem Geisteszustand eigenständig durchführen.

1.2.10 Gegenanzeigen und Wechselwirkungen

In den Einführungen zu den einzelnen Kapiteln sind die Wechselwirkungen und Gegenanzeigen verschiedener ätherischer Öle ausführlich genannt. Diese können von Lebensphase zu Lebensphase unterschiedlich sein.

Ein Ausrufezeichen bei den einzelnen Ölmischungen weist Sie u.a. darauf hin, auf welche Wechselwirkungen Sie besonders achten müssen. Grundsätzlich sind auch Wechselwirkungen mit allopathischen Arzneien trotz äußeren Anwendungen und entsprechend niederen Dosierungen nicht auszuschließen, bislang jedoch unbekannt.

Die wichtigste Kontraindikation zur Benutzung eines ätherischen Öls bzw. einer Aromamischung ist immer die ablehnende Haltung der Nase. Auch wenn sonst nichts gegen die Nutzung eines Öls spricht, aber die Nase des Patienten oder Pflegebedürftigen das Öl als unangenehm empfindet, sollte es sicherheitshalber nicht angewendet werden.

Vermeiden Sie außerdem, zu viele Aromamischungen gleichzeitig zu verwenden, um Nase und Körper nicht zu überfordern. Eindeutig zu viel des Guten ist es z.B., wenn Sie die Haut mit einem Körperöl wie dem *Körperöl trockene Haut* pflegen, außerdem noch das *Pflegewohl-Öl* auftragen, um ein Wundsein zu vermeiden, die Beine mit dem *Lavendel-Zypressen-Öl* einreiben, dann noch den *Hamamelis-Myrten-Balsam* zur Analpflege nehmen und überdies im Anschluss zur Beruhigung *Lavendel 10 %* auf die Schläfe auftragen. Hier können Sie auf das *Körperöl trockene Haut* verzichten und benutzen stattdessen das *Pflegewohl-Öl* auch zur Körperpflege. Für die Venenstauungen genügt entweder das *Lavendel-Zypressen-Öl* oder der *Hamamelis-Myrte-Balsam.* Ob Sie das *Lavendelöl 10 %* wirklich benötigen, sollten Sie ebenfalls prüfen. Möglicherweise genügen die Inhaltsstoffe des *Pflegewohl-Öls,* um eine Entspannung zu erreichen. Es hat sich gezeigt, dass es sinnvoll ist, nicht mehr als drei Aromamischungen zur gleichen Zeit anzuwenden.

1.2.10.1 Ungeeignete Öle beim Sonnenbad und bei Allergien

Bei der Verwendung eines Körperöls, das Zitrusöle, Citronella, Französisches Eisenkraut, Melisse, Angelikawurzel oder Schafgarbe enthält, ist es besser, sich in den vier Stunden nach der Einreibung nicht der Sonne auszusetzen, da diese Öle die Lichtempfindlichkeit der Haut erhöhen und es zu sogenannten Lichtflecken bzw. Pigmentstörungen kommen kann.

Diese photosensibilisierenden Öle können bei Allergikern auch zu Hautreizungen führen. Da die Aromamischungen jedoch alle ein Sicherheitszertifikat aufweisen bzw. dermatologisch getestet wurden, sind diese Hinweise reine Vorsichtsnahmen, denn es gibt immer individuelle, nicht vorhersehbare Reaktionen. Wenn Sie zu den hautempfindliche Menschen zählen, können Sie vor der ersten Anwendung einen Hauttest machen, indem Sie das ätherische Öl oder die Aromamischung mit wenig fettem Öl vermischt in der Ellbeuge auftragen und etwa zehn Minuten oder länger einwirken lassen. Sollten Juckreiz oder Bläschenbildung eintreten, so müssen Sie auf dieses Öl verzichten.

1.2.10.2 Ungeeignete Öle für Epileptiker und Asthmatiker

Menschen mit chronischen Krankheiten sollten bei allen Substanzen vorsichtig sein. Gerade für sie ist es unerlässlich, zuerst an einer ätherischen Ölflasche zu riechen. Epileptiker und Asthmatiker sollten dabei unbedingt darauf achten, die Flasche mit gebührendem Nasenabstand zu prüfen.

1.2.10.3 Hautreaktionen bei ätherischen Ölmischungen

Sollten trotz aller Vorsichtsmaßnahmen Hautreaktionen auftreten, so muss die Anwendung sofort abgebrochen werden. Gegenmaßnahme ist dann, sich kräftig mit Seife zu waschen. Sollte das Öl bereits länger angewendet worden sein, ist es insbesondere bei verlangsamtem Stoffwechsel hilfreich, abführende Maßnahmen zu ergreifen.

1.2.10.4 Ätherische Öle in den Augen

Sollte ein ätherisches Öl in die Augen geraten sein, so muss das Auge sofort mit reichlich körperwarmem Wasser intensiv gespült werden. Anschließend unbedingt einen Arzt oder eine Ärztin kontaktieren.

1.2.10.5 Homöopathie und Aromatherapie

Campheröl vom Holz des Kampherbaumes soll nicht unmittelbar zusammen mit einem homöopathischen Arzneimittel eingesetzt werden, so das Lehrbuch der Homöopathie. Auch werden oftmals die Öle Lavandin, Rosmarin Chemotyp Borneon und Salbei officinalis als Antidot genannt, sie weisen einen hohen Campheranteil auf. Diese sind in den *Stadelmann®-Aromamischungen* nicht enthalten. Pfefferminze hingegen enthält nur sehr geringe Mengen. Wichtig zu wissen ist, dass die Problematik eines Atemwegsspasmus mit dem Einatmen der ätherischen Öle zusammenhängt und nicht mit Hautanwendungen. Bei den hier im Buch genannten Ätherisch-fett-Ölgemischen liegt der ätherische Ölanteil meist unter 5 %, so lassen sich beide Heilmethoden gut miteinander ergänzen. Mehr dazu lesen Sie in der »Homöopathischen Haus- und Reiseapotheke« von Ingeborg Stadelmann sowie in der Fachzeitschrift F·O·R·U·M (siehe Literaturverzeichnis [9], [19], [20], [32]).

1.2.11 Implementierung und Dokumentation

Falls Sie Informationen zur Implementierung der PTAK (Aromapflege) in Ihrem Haus benötigen, finden Sie entsprechende Informationen beim Verein FORUM ESSENZIA e. V. sowie in dessen Fachzeitschrift F.O.R.U.M. In Institutionen muss die Aromapflege grundsätzlich in der Bewohner- bzw. Patientendatei dokumentiert werden. Sinnvollerweise wird bereits im Aufnahmeformular die Anwendung von Aromapflege erwähnt. Für therapeutische Anwendungen sind Einverständniserklärungen erforderlich.

1.3 Das kleine ABC der Pflanzenöle, Hydrolate und Salbengrundlagen

1.3.1 Ätherische Öle von Alant bis Zypresse

Die in diesem Buch empfohlenen Aromamischungen enthalten eine Vielzahl ätherischer Öle, die im Folgenden mit den botanischen Bezeichnungen der Herkunftspflanzen, einer Duftbeschreibung und den in der Literatur beschriebenen Eigenschaften ihrer Inhaltsstoffe vorgestellt werden.

Die Duftbeschreibungen können nur eine allgemeine Orientierung geben, zum einen, weil Duft immer individuell erlebt wird, zum anderen, weil ätherische Öle Vielstoffgemische sind – so enthält die Rose beispielsweise mehr als 500 verschiedene Inhaltsstoffe –, die unsere Nase gar nicht differenziert erfassen kann. Letztendlich reicht auch unser Wortschatz nicht wirklich aus, um einen Duft präzise in Worte zu fassen.

Bei den Wirkungsbeschreibungen wiederum verhält es sich genau andersherum: Hier existieren nur Grundlagenforschungen zu einzelnen Inhaltsstoffen des jeweiligen ätherischen Öls. Zu den tagtäglich gemachten Erfahrungen in der Aromatherapie und -pflege gibt es allerdings immer mehr klinische Beobachtungsstudien, die eine sicht- und spürbare Veränderung durch den Einsatz von ätherischen Ölen und Aromamischungen belegen. Eine Besserung des Befindens findet auf gleich mehreren Wirkungsebenen statt: Über die Geruchswahrnehmung werden die ätherischen Öle nicht nur identifiziert, sondern auch das zentrale Nervensystem und somit die Selbstregulation des Organismus angeregt.

Durch Berührungen und menschliche Zuwendung, z.B. bei Aromamassagen oder Einreibungen, wird dieser positive Einfluss auf das zentrale Nervensystem verstärkt. Forschungen haben belegt, dass die Haut einen direkten Zugang zum Immunsystem des Menschen hat. Durch Einstreichungen wird das zentrale Nervensystem aktiviert, es werden vermehrt Botenstoffe wie etwa Serotonin freigesetzt, die erheblich zur Entspannung und gar Schmerzreduzierung beitragen. So wird das Wohlbefinden des Patienten unterstützt. Zusätzlich kommt bei Anwendungen über die Haut die lokale Wirkung einzelner Inhaltsstoffe zum Tragen. Diese können direkt in dem betroffenen Körperbereich beispielsweise die Durchblutung fördern, den Schmerz lindern, desinfizieren, wärmen, kühlen oder entspannen.

Die hervorragenden Pflegeeigenschaften der fetten Pflanzenöle (siehe S. 64–71) und Salbengrundlagen (siehe S. 71–74), in die die ätherischen

Öle für die Haut- und Körperpflege eingemischt werden, tun ein Übriges für eine erfolgreiche Anwendung. Die wässrigen und zart duftenden Hydrolate (siehe S. 60–63) führen der Haut auf erfrischende Weise Feuchtigkeit zu und stellen damit eine wunderbare Ergänzung dar.

Alant duftend (*Inula graveolens*)

- frisch, herb-würzig, süßlich
- schleimlösend

Angelika (*Angelica archangelica*)

- kräftig, aromatisch
- immunstimulierend, entschlackend, abschwellende Wirkung auf Nasenschleimhäute, psychisch anregend

Anis (*Pimpinella anisum*)

- süßlich-würzig
- milch- und verdauungsfördernd, beruhigend, entkrampfend, galleanregend, hormonell wirksam

Atlaszeder (*Cedrus atlantica*)

- warm, holzig, süßlich
- beruhigend, kräftigend, angstlösend, antiseptisch, entzündungshemmend, lymphflussanregend

Benzoe Siam (Harz) (*Styrax tonkinensis*)

- weich-samtig, balsamisch, vanilleähnlich
- beruhigend, entzündungshemmend, zellerneuernd, schleimlösend, bei Blasenbeschwerden

Bergamotte (*Citrus aurantium* ssp. *bergamia* [= *C. bergamia*])

- frisch-herb
- stimmungsaufhellend, antidepressiv, entkrampfend, hypophysenwirksam

Berglavendel (*Lavandula angustifolia*)

- krautig, klar
- klärend, beruhigend, schmerzlindernd

Cajeput (*Melaleuca cajuputi* [= *M. leucadendra* var. *Cajuputi*])

- mild-aromatisch, krautig, eukalyptusartig
- antibakteriell, antiviral, antimykotisch, krampflösend, durchblutungsfördernd, belebend, nervenstärkend, lindert Muskelschmerzen

Cistrose (*Cistus ladanifer*)

- warm-würzig, leicht lederartig
- antibakteriell, antiviral, blutstillend, gewebestraffend und -regenerierend

Citronella (*Cymbopogon nardus* [*Typ Ceylon/Sri Lanka*]; *Cymbopogon winterianus* [*Typ Java*])

- zitronig, frisch
- entzündungshemmend, krampflösend, anregend

Combava/Kaffernlimette *(Citrus x hystix)*

- zitronig-fruchtig-frisch, leicht würzig
- antibakteriell, antifungal, antioxidativ, entzündungshemmend

Douglasie (*Pseudotsuga menziesii*)

- frisch, zitrusartig
- schleimlösend, krampflösend, antiseptisch

Edeltanne sibirisch *(Abies sibirica)*

- aromatisch, erfrischend bis leicht bitter und etwas kratzend
- leicht schleimlösend, entspannend, entzündungshemmend

Eichenmoos (*Extrakt*) (*Evernia prunastri*)

- waldig, erdig, moosartig
- ausgleichend, entspannend

Eisenkraut (*Aloysia citriodora* [= *Lippia citriodora* = *Aloysia triphylla*])

- zitronenartig, fein-krautig
- beruhigend, schmerzstillend, konzentrationsfördernd, ZNS-stimulierend, blutdrucksenkend

Engelwurz siehe *Angelika*

Eukalyptus globulus (*Eucalyptus globulus*)
- intensiv, leicht stechend
- schleimlösend, antibakteriell, antiviral

Fenchel süß (*Foeniculum vulgare* ssp. *vulgare* var. *dulce*)
- süß, warm
- blähungswidrig, krampflösend, östrogenähnlich, nierenanregend

Grapefruit (*Citrus × paradisi*)
- fruchtig, leicht herb
- erfrischend, erheiternd, belebend

Ho-Sho *(Cinnamomum champhora Ct. Linalool) [Blätteröl]*
- weich, fein-holzig, rosenartig
- entspannend, ausgleichend
- frei von Campherbestandteilen

Immortelle (*Helichrysum italicum*)
- süß-herb, leicht holzig
- adstringierend, antirheumatisch, antiallergisch, wundheilend, zellerneuernd

Ingwer (*Zingiber officinale*)
- scharf, feurig
- blähungswidrig, verdauungsfördernd, schmerzstillend, prostaglandinwirksam, erwärmend

Iris (*Iris germanica* [*auch: I. pallida, I. florentina*])
- fein-blumig, elegant-pudrig
- psychisch stärkend, schutzgebend, hautpflegend

Jasmin (*Jasminum grandiflorum*) (*Extrakt*)
- blumig-schwer, süß
- entspannend, schmerzstillend

Johanniskraut (*Hypericum perforatum*)
- krautig, leicht würzig warm
- entzündungshemmend, nervenstärkend, Milz anregend

Kamille deutsch (*Matricaria recutita* [= *M. chamomilla* = *Chamomilla recutita*])

- herb, krautig, warm
- wundheilend, entzündungshemmend, fiebersenkend

Kamille römisch (*Chamaemelum nobile* ([= *Anthemis nobilis*])

- süßlich, fruchtig, warm
- entspannend, beruhigend, schmerzstillend

Karottensamen (*Daucus carota*)

- erdig, fruchtig, wurzelig
- krampflösend, blutbildend, leber- und galleanregend, bei Ödemen

Kampher (*Cinnamomum camphora*)

- frisch, kamphrig
- stimulierend, stark schmerzlindernd, antirheumatisch, antiseptisch, schleimlösend

Kiefernadel (*Pinus sylvestris*)

- harzig-frisch
- entzündungshemmend, antiallergisch, entkrampfend

Koriander (*Coriandrum sativum*)

- warm, kräftig-aromatisch
- magenberuhigend, verdauungsfördernd, entblähend

Kreuzkümmel (*Cuminum cyminum*)

- leicht süß, würzig
- verdauungsfördernd, entblähend, schmerzstillend, entkrampfend

Lärche *(Larix decidua)*

- holzig-waldig, fein frisch bis zart weich
- atemerleichternd, entzündungshemmend, antibakteriell, hautpflegend

Latschenkiefer (*Pinus mugo* [= *P. pumilio*])

- waldig, frisch holzig
- schleimlösend, atmungsvertiefend, entzündungshemmend

Lavendel siehe *Berglavendel*

Lavendelsalbei = *Salbei spanisch* (*Salvia officinalis ssp. lavandulifolia*)
- krautig, frisch, campherartig
- antibakteriell, entspannend, tonisierend

Lemongras ostindisch (*Cymbopogon flexuosus*)
- frisch, süßlich, zitrusartig
- beruhigend, konzentrationsfördernd, gefäßerweiternd

Liebstöckel (*Levisticum officinale*)
- würzig (Maggi-artig)
- spasmolytisch, verdauungsanregend, wassertreibend

Limette (*Citrus aurantiifolia*)
- frisch, leicht süßlich-exotisch
- aufheiternd, konzentrationsfördernd, appetitanregend, fördert die Nierentätigkeit

Litsea (*Litsea cubeba*)
- frisch, fruchtig, zitronenähnlich
- bei Nervosität und Unruhe, beruhigend, konzentrationsfördernd, antidepressiv

Majoran (*Origanum majorana*)
- warm, krautig-würzig
- entspannend, krampflösend, anaphrodisisch, antibakteriell

Mandarine (*Citrus reticulata*)
- süß, spritzig, fruchtig
- aufmunternd, entspannend

Manuka (*Leptospermum scoparium*)
- warm, krautig, holzig, streng
- antibakteriell, antimykotisch, antihistaminisch, schleimlösend, schmerzstillend

Melisse (*Melissa officinalis*)

- zitronenartig, frisch, krautig
- antiviral, entzündungshemmend, beruhigend, ausgleichend, krampflösend, fiebersenkend

Muskatellersalbei (*Salvia sclarea*)

- warm, krautig, süß, streng
- euphorisierend, entspannend, östrogenartig, hypophysenwirksam, blutdrucksenkend, entzündungshemmend

Myrte (*Myrtus communis*)

- frisch, klar, krautig
- adstringierend, entstauend, hautpflegend, hautstraffend, leberanregend, schleimlösend, krampflösend bei Reizhusten

Nanaminze (*Mentha viridis* var. *nanah*)

- weich, voll, sanft-süß
- erfrischend, kühlend, adstringierend

Narde (*Nardostachys jatamansi*)

- warm, erdig
- stark beruhigend, entspannend, beruhigt das Atemzentrum, hormonell stimulierend

Nelkenknospe (*Syzygium aromaticum* [= *Eugenia caryophyllata*])

- kräftig, warm, würzig-scharf
- erwärmend, antibakteriell, antiviral, anregend, nervenstärkend, schmerzstillend, durchblutungsfördernd, stimulierend

Neroli (*Citrus aurantium* ssp. *Aurantium*)

- intensiv, zart blumig, süßlich
- beruhigend, antidepressiv, ausgleichend, bei Angstzuständen, stimmungsaufhellend

Niaouli (*Melaleuca quinguenervia, Synonym: viridiflora*)

- frisch-krautig, sanft
- antibakteriell, schleimlösend, auswurffördernd

Orange (*Citrus sinensis*)

- frisch, rund, weich
- erheiternd, leicht entspannend

Palmarosa (*Cymbopogon martinii*)

- blumig, leicht grasig
- antibakteriell, antimykotisch, antiviral, lymphentstauend, immunstärkend

Pfeffer schwarz (*Piper nigrum*)

- typisch pfeffrig, ohne Schärfe
- schmerzlindernd, anregend, antibakteriell, antiviral, entgiftend

Pfefferminze (*Mentha × piperita*)

- frisch, leicht scharf
- erfrischend, belebend, kreislaufanregend, kühlend, schmerzlindernd, fiebersenkend, gefäßverengend

Ravintsara (*Cinnamomum camphora* Ct. Cineol)

- frisch, scharf
- antiviral, antibakteriell, antimykotisch, schleimlösend, stärkend

Rose damaszener (*Rosa damascena*)

- blumig-weich, intensiv
- antibakteriell, antiviral, antimykotisch, entkrampfend, schmerzlindernd, harmonisierend, hormonell ausgleichend, entzündungshemmend, wundheilend, schmerzlindernd, zellerneuernd

Rosengeranie (*Pelargonium graveolens*)

- rosig, zart blumig, krautig
- harmonisierend, ausgleichend, stärkend, adstringierend, antibakteriell, antimykotisch, wundheilend

Rosenholz (*Aniba rosaeodora* var. *amazonica* [= *A. parviflora*])

- warm, fein, leicht rosig-blumig bis zart holzig
- ausgleichend, entspannend

Rosmarin (*Rosmarinus officinalis*)

- krautig, feurig
- stärkend, konzentrations- und durchblutungsfördernd, krampflösend, entgiftend, bei Leber-, Gallen-, Nierenschwäche, blutdrucksteigernd

Salbei *Salvia officinalis ssp. lavandulifolia [= spanischer Salbei, französischer Typ])*

- würzig-krautig
- antibakteriell, antiviral, antimykotisch, schleimlösend, adstringierend, klärend, konzentrationsfördernd

Sandelholz neukaledonisch *(Santalum austrocaledonicum)*

- weich, balsamisch-warm, holzig
- harmonisierend, beruhigend, antidepressiv, entzündungshemmend, entstauend, hautpflegend

Schafgarbe (*Achillea millefolium*)

- krautig, warm, leicht süßlich, erdig
- entzündungshemmend, zellerneuernd, wundheilend, schmerzstillend, psychisch stärkend und anregend, leber- und galleanregend

Teebaum (*Melaleuca alternifolia*)

- scharf, leicht stechend, campherähnlich
- antibakteriell, antiviral, antimykotisch, entzündungshemmend, immunstimulierend, vitalisierend, wundheilungsfördernd

Thymian (*Thymus vulgaris*)

- krautig bis würzig-warm
- antiviral, antibakteriell, schmerzstillend, nervenstärkend, immunstimulierend

Tonka (*Dipteryx odorata*)

- balsamisch, süß, warm
- entspannend, beruhigend, erwärmend

Vanille (*Extrakt*) (*Vanilla planifolia*)

- balsamisch, lieblich, weich
- entspannend, beruhigend

Vetiver (*Vetiveria zizanioides*)

- erdig, moosig, süßlich-balsamisch
- beruhigend, stimmungsaufhellend, durchblutungsfördernd, parasympatikoton, endokrin

Wacholder (*Juniperus communis*)

- holzig, krautig, fruchtig
- adstringierend, entkrampfend, harntreibend, bei Leberschwäche, blähungswidrig

Weihrauch indisch (Harz) (Boswellia serrata)

- weich, harzig, süß
- angstlösend, entspannend, beruhigend, entzündungshemmend, blutdrucksenkend

Weißtanne (*Abies alba*)

- weich, waldig-würzig
- antiseptisch, schleimlösend, durchblutungsfördernd, erwärmend

Wintergrün (*Gaultheria procumbens*)

- sehr intensiv aromatisch (nach Kaugummi)
- stark entzündungshemmend, schmerzstillend, entkrampfend

Ylang-Ylang (*Cananga odorata – forma genuina*)

- süß, schwer
- beruhigend, entspannend, blutdrucksenkend, ausgleichend, senkt die Atemfrequenz, hypophysenwirksam, schmerzstillend

Ysop decumbens (*Hyssopus officinalis* var. *decumbens*)

- würzig, leicht süßlich, kräftig
- schleimlösend, entzündungshemmend, antiviral, kreislaufanregend, konzentrationsfördernd

Zimtrinde (*Cinnamomum zeylanicum* [= *C. verum*])

- warm, würzig, süß
- erwärmend, durchblutungsfördernd, schmerzlindernd, leicht gerinnungshemmend

Zirbelkiefer (*Pinus cembra*)

- rein, frisch, holzig
- antibakteriell, schleimlösend, durchblutungsfördernd, schmerzlindernd

Zitrone (*Citrus limon*)

- spritzig, frisch
- erfrischend, belebend, konzentrationsfördernd, antibakteriell, antiviral

Zypresse (*Cupressus sempervirens*)

- herb, harzig, holzig, klar
- venenstärkend, adstringierend, blutstillend, entstauend, bindegewebsstärkend, beruhigend, konzentrationsfördernd, kräftigend, lymphanregend

1.3.2 Hydrolate

Hydrolate sind Pflanzenwässer, die als »Nebenprodukt« bei der Destillation von ätherischen Ölen entstehen und frei von jeglichen Zusätzen sind (Ausführliches dazu siehe Literaturverzeichnis [44]). Manche Pflanzen, wie die Rosenblüten der *Rosa alba,* werden eigens nur zur Gewinnung des Rosenhydrolats destilliert, während viele andere Hydrolate gar nicht verwendet werden können, trotz der enormen Mengen, die anfallen, da sie verunreinigt sind (zur Herstellung siehe S. 23).

Hydrolate enthalten über 99% wasserlösliche Wirkstoffe und nur 0,001 bis 0,1% ätherische Öle, wie Forschungsergebnisse der Bahnhof Apotheke (2021) zeigen, und sind somit äußerst gut hautverträglich. Sie besitzen einen entzündungshemmenden Effekt und werden als angenehm erfrischend auf der Haut empfunden. Sie sind alkoholfrei und durch ihren schwach sauren pH-Wert von 4,0–5,5 bestens geeignet zur Anwendung bei der Hautpflege, denn hier liegt der normale pH-Wert bei 5,5, also ebenfalls im schwach sauren Bereich. Wie die Angaben aus dem Labor der Bahnhof-Apotheke (Stand: 2021) zeigen, unterliegt dieser Wert natürlichen Schwankungen.

Die Pflanzenwässer können also ohne Weiteres auch im Bereich der Schleimhäute eingesetzt werden, beispielsweise zur Augen- und Intimpflege. Bei der Wundpflege konnten ebenfalls sehr gute Erfahrungen damit gemacht werden.

Hydrolate stellen demnach eine hervorragende Ergänzung zu den Aromamischungen dar und tragen mit dazu bei, dass der Feuchtigkeitsmantel der Haut aufgefüllt wird oder stabil bleibt. Sie können als Haut-, Augen-, Mund-, Intim-, Wund- oder Rachenspray sowie zur Befeuchtung von Wundauflagen und Schleimhäuten angewendet werden. Allerdings sind Hydrolate empfindlich und müssen sorgsam behandelt werden, sie sollten innerhalb von sechs Monaten nach Anbruch verbraucht werden.

Bei den empfindlichen Wässern ist sauberste und einwandfreie Qualität erst recht Voraussetzung für das Gelingen der Pflege. Verwenden Sie niemals ein Hydrolat unbekannter Qualität zur Wundversorgung und im Schleimhautbereich!

Ignorieren Sie als pflegender Angehöriger den neuen, aber zweifelhaften Trend, Hydrolate selbst herstellen zu wollen. Sie können im Hausgebrauch mit Pflanzen aus dem Garten niemals dasselbe Ergebnis erzielen wie ein erfahrener Destillateur, der in mühsamer, jahrelanger Arbeit mit der Unterstützung von Chemikern lernt, wie saubere, keimfreie Hydrolate produziert werden. Auch dürfen mit Alkohol stabilisierte Pflanzenwässer niemals in eine Wunde oder auf kranke Schleimhaut geraten!

Immortellenhydrolat (pH: 3,5–4,6)

Ein herb-krautig duftendes Pflanzenwasser. Unterstützend bei Prellungen, Hämatomen und Zerrungen. Zur Wundpflege geeignet. Regenerierend bei entzündeter und geschädigter Haut.

Lavendelhydrolat (pH: 3,6–4,4)

Ein zart krautig duftendes Pflanzenwasser, bei dem die meisten Menschen jedoch den typischen Lavendelgeruch vermissen. Es kann prinzipiell eingesetzt werden, wenn auch Lavendel als ätherisches Öl verwendet werden würde. *Lavendelhydrolat* ist gut geeignet zur Wundpflege und -reinigung, zur Intimpflege und zur Hautbefeuchtung bei Verbrennung sowie während und nach einer Strahlentherapie.

Melissenhydrolat (pH: 3,9–4,8)

Ein krautig-grasig duftendes Pflanzenwasser, das gereizte, empfindliche und entzündete Haut beruhigt. Es empfiehlt sich bei Juckreiz und Herpesinfektionen sowie bei den ersten Anzeichen einer Venenentzündung.

Myrtenhydrolat (pH: 3,6–4,3)

Ein klärend-frisch duftendes Pflanzenwasser, welches das Gewebe belebt und strafft sowie einen guten adstringierenden Effekt hat. *Myrtenhydrolat* ist in Kombination mit *Lavendel-Zypressen-Öl* ideal zur Venenpflege und hat sich als Gesichtswasser bei erweiterten Poren und Äderchen, wie sie sich bei der Rosacea zeigen, sowie bei überreizten Augen bewährt. Menschen, die den rosigen Duft von Rosenhydrolat nicht mögen, greifen gerne zum Myrtenhydrolat.

Nerolihydrolat (pH: 3,8–4,8)

Ein blumig, meist frisch duftendes Pflanzenwasser, das sich gut zur regelmäßigen Hautpflege eignet, insbesondere bei fettiger und alternder Haut. Die ältere Generation benutzt es gerne im Wechsel mit Rosenhydrolat. Nerolihydrolat eignet sich insbesondere, wenn Körperöle benutzt werden, die ätherisches Neroliöl enthalten. Sowohl Hydrolat wie Öl werden aus den Blüten des Wildorangenbaums gewonnen.

Pfefferminzhydrolat (pH: 4,5–6,0)

Ein krautig-frisch duftendes Pflanzenwasser, das kühlend, erfrischend und belebend wirkt. Empfehlenswert ist es bei gestauten Venen und Krampfadern, bei Brechreiz und Übelkeit sowie an heißen Sommertagen zur Erfrischung. Gerne wird es zur Mundpflege bei entzündeter, schmerzhafter Mundschleimhaut verwendet.

Rosenhydrolat (pH: 4,2–5,7)

Ein blumig-weich duftendes Pflanzenwasser. Es eignet sich für jede Art der Hautpflege, ob als Gesichts- oder Wund- oder Intimwasser, zur Beruhigung von gereizter oder entzündeter Haut und Schleimhaut, bei Verbrennungen, nach Strahlenbehandlungen oder Sonnenbrand sowie zum Reinigen von Wunden. Zur Linderung von gereizten Augen und Bindehautentzündungen wird einfach ein Wattepad mit Rosenhydrolat besprüht und auf die geschlossenen Augenlider gelegt. Und manchmal ist es einfach ein wohltuendes duftendes Wasser, einfach so zum Erfrischen.

Rosmarinhydrolat (pH: 3,5–4,9)

Ein krautig duftendes Pflanzenwasser. Seine anregende Wirkung tut gut bei Übelkeit und Kreislaufschwäche. Bei Letzterem wird es immer körperaufwärts, also zum Herz hin eingerieben. Auch als Erfrischungsspray wird es als angenehm und anregend empfunden. Zudem bindet es unangenehmen Fußschweiß. Wird es zur Kopfhautmassage eingesetzt, stärkt es das Haar und wirkt der Schuppenbildung entgegen.

Salbeihydrolat (pH: 3,7–5,3)

Salbeiduft – wer ihn kennt und liebt, mag auch das Hydrolat dieses Gartenkrautes. Sein krautig-frischer ist Duft ist entsprechend typisch. Es hat sich bereits bewährt zur Hautpflege von Menschen, die zu Schwitzen (Hyperhidrose) neigen. Wie alle naturheilkundlichen Maßnahmen werden die Schweißattacken nicht weggezaubert, aber sie werden deutlich reduziert. So eignet es sich immer zu allen Körperölanwendungen, aber auch als Mundwasser bei übermäßigem Speichelfluss.

Teebaumhydrolat (pH: 3,4–4,5)

Ein erdig-krautig duftendes Pflanzenwasser. Es hat sich als Gesichtswasser bei fetter und unreiner Haut bewährt sowie zur Hautpflege bei entzündeter Haut und zur Pflege bei Problemhaut und Schleimhautreizungen, z.B. im Windelbereich oder zur Intimpflege.

Thymianhydrolat (pH: 5,0–6,3)

Das Hydrolat mit dem typischen krautig-herben Duft eignet sich als präventive Maßnahme in der Fußpflege, aber ebenso zur Hautpflege für Menschen, die zu Pilzerkrankungen neigen oder einer Keimbesiedelung vorbeugen wollen. In der Erkältungszeit hilft es zur Befeuchtung des Naseneingangs.

Weihrauchhydrolat (pH: 3,3–4,0)

Ein überraschend frisch duftendes Wasser mit einem krautig-herben Nachgeruch. Es eignet sich bei antibakteriellen und pilzhemmenden Maßnahmen sowie bei großporiger, fetter und juckender Haut. In der Altenpflege wird es gerne als geruchsbindendes Raumspray genutzt.

Weißtannenhydrolat (pH: 3,8 – 4,2)

Ein waldig-harzig und doch frisches, hautpflegendes Hydrolat, das von älteren Menschen gern bevorzugt wird. Es befeuchtet trockene und pflegebedürftige Haut und kann bei Brusteinreibungen zusätzlich eingesetzt werden, da es das Durchatmen anregt.

1.3.3 Fette Pflanzenöle

1.3.3.1 Hautpflege mit fetten Pflanzenölen

Damit ätherische Öle von der Haut vollständig aufgenommen werden und auf diesem Weg wirken können, werden sie für Körper- oder Massageöle in native fette Pflanzenöle eingemischt. Letztere fungieren quasi als Träger für die ätherischen Öle, denn im Gegensatz zu Mineralölprodukten, die an der Oberfläche bleiben, werden fette Pflanzenöle von der Haut absorbiert und zeichnen sich durch ihre Tiefenwirkung aus. Da ätherische Öle fettlöslich sind, werden sie von den fetten Ölen quasi Huckepack genommen und können so bis in die tieferen Hautschichten dringen.

Fette Pflanzenöle und pflanzliche Fette wirken ausgleichend auf den Feuchtigkeitsmantel der Haut und sind den Hautfetten sehr ähnlich. Sie sind besonders reich an einfach und mehrfach ungesättigten Fettsäuren, wirken sehr hautpflegend, teilweise auch epithelisierend wie auch regenerierend, und eignen sich besonders gut zur Pflege von strapazierter und kranker Haut. In klinischen und Pflegeeinrichtungen ist die Anwendung von fetten Pflanzenölen zur Hautpflege oft ein erster wichtiger Schritt in Richtung Aromapflege. Viele Funktionen der ungesättigten Fettsäuren sind noch unerforscht, bekannt ist jedoch, dass sie für unser Immunsystem lebensnotwendig sind und die Fähigkeit besitzen, Körperzellen vor schädigenden Substanzen wie den Freien Radikalen zu schützen. Der Körper kann insbesondere die mehrfach ungesättigten Fettsäuren, wie Linol- und Linolensäure, nicht selbst herstellen, deshalb ist es unerlässlich, diese Fette zuzuführen, weshalb sie auch essenziell, also lebensnotwendig genannt werden.

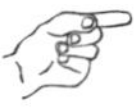

Native Pflanzenöle enthalten für den Organismus unverzichtbare essenzielle Fettsäuren und empfehlen sich innerlich eingenommen auch zur Nahrungsergänzung. Mehrmals täglich einen Teelöffel Macadamia- oder Haselnussöl pur auf der Zunge zergehen lassen oder das Gemüse auf dem Teller damit verfeinern ist ein wahrer Genuss, nicht nur für kranke Menschen.

Die Wirkungsweise von fetten Pflanzenölen und pflanzlichen Fetten ist abhängig von dem Fettmuster und den Fettbegleitstoffen der einzelnen Öle und Fette. Allen gemeinsam ist, dass sie die Barriere- und Diffusionsfunktionen der Haut positiv unterstützen. Die Eigenschaften der Pflanzenöle wirken Barrierestörungen entgegen und stärken die hauteigene Regeneration. Pflanzenfette (Pflanzenbutter) besitzen einen höheren Anteil an gesättigten Fettsäuren und bieten ebenfalls einen guten Haut- und Barriereschutz. Um die Vielfalt der Wirkeigenschaften der einzelnen fetten Pflanzenöle und -fette zu nutzen, können sie auch miteinander gemischt werden.

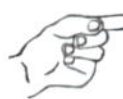

Wenn Sie ein fettes Pflanzenöl auf die feuchte Haut auftragen, kann sich das Öl mit den natürlichen Hautemulgatoren verbinden und besser einziehen. So wird der natürliche Feuchtigkeitsmantel der Haut zusätzlich unterstützt.

Zu beachten ist, dass es bei einer Umstellung von konventionellen Pflegeprodukten auf Mineralölbasis (Paraffine oder Vaseline) zu fetten Pflanzenölen bis zu vier Wochen dauern kann, bis sich die Haut umstellt und den »Entzugsprozess« überwunden hat. Durch die vermehrte Zellaktivität schuppt sich die Haut verstärkt in dieser Zeit. Wenn sie sich von diesem »Fellwechsel« erholt hat, wird sie widerstandsfähiger und geschmeidiger.

Fette Pflanzenöle aus nativer Kaltpressung können selbstverständlich auch ohne den Zusatz von ätherischen Ölen zur Hautpflege benutzt werden. Einige dieser Öle entfalten allerdings einen unangenehmen Geruch auf der Haut, wie z.B. Rapsöl, andere wiederum riechen und schmecken so gut auf der Haut, dass ihr Duft gar appetitsteigernd wirken kann, wie z.B. Haselnussöl. Manche Öle dagegen sind schlichtweg zu teuer, um sie als alltägliches Körperpflegeöl zu benutzen, wie z.B. Nachtkerzensamen-, Granatapfelsamen- oder Calophyllum-inophyllum-Öl. Letzteres wird auch als Tamanuöl bezeichnet, konnte sich aber im Handel und in der Aromaszene unter diesem Namen nicht durchsetzen. Ähnlich verhält es sich mit Wildrosenöl, das eigentlich ein Hagebuttenkernöl ist, jedoch unter seinem botanisch korrekten Namen keine Liebhaber fand, und deshalb als Wildrosenöl firmiert. Sein Gehalt an ungesättigten Fettsäuren macht es besonders wertvoll.

Eines haben fast alle nativen Pflanzenöle gemein: Sie sind nur kurz haltbar – auch bei sachgemäßer Lagerung. Die Haltbarkeit der verschiedenen kaltgepressten Öle ist ohne den Zusatz von ätherischen Ölen sehr unterschiedlich und wird klassifiziert in:

sehr gut haltbar > 1 Jahr
gut haltbar – bis zu 1 Jahr
mäßig haltbar – bis 6 Monate
gering haltbar – bis zu 3 Monate

Dies ist mit ein Grund, zu Hause wie in der professionellen Pflege fertige Aromamischungen zu verwenden, denn durch den Zusatz von ätherischen Ölen werden diese haltbarer und in der Mehrzahl als nasenfreundlicher empfunden. Das Mischen von verschiedenen Pflanzenölen ermöglicht, Duft, Preis und Haltbarkeit unter einen Hut zu bekommen, ohne auf die guten Wirkeigenschaften verzichten zu müssen.

Im Folgenden sind die in der Aromatherapie und -pflege am häufigsten verwendeten Pflanzenöle und ihre wichtigsten hautpflegenden Eigenschaften aufgeführt. Wenn Sie mehr über fette Pflanzenöle wissen möchten, empfehle ich Ihnen »Das Ölbuch« von Sabine Pohl und »Pflanzenöle« von Ruth von Braunschweig (siehe Literaturverzeichnis [2], [21]).

1.3.3.2 Fette Pflanzenöle von Aprikosenkernöl bis Wildrosenöl

Aprikosenkernöl (*Prunus armeniaca*)

Ein gut haltbares Öl mit mildem, leicht marzipanartigem Geruch, dem Mandelöl ähnlich. Wird in der Literatur und im Handel auch als Marillenöl geführt. Ideal als Massageöl, schützt und pflegt irritierte, schuppige und rissige Haut. Geeignet als Basispflege der empfindlichen und reifen Haut.

Baobaböl (*Adansonia digitata*)

Ein sehr gut haltbares Öl aus der Savanne Afrikas. Es wird aus den Samen des wild wachsenden Baobabbaums – bei uns auch als Affenbrotbaum bekannt – gewonnen und ergibt ein wunderbares, schnell einziehendes Massageöl, das in der traditionellen afrikanischen Heilkunde als fiebersenkend und entzündungshemmend gilt. Baobaböl eignet sich für trockene, kranke und rissige Haut sowie zur Haarpflege.

Borretschsamenöl *(Borago officinalis)*

Das gut haltbare Öl aus den Samen der europäischen Borretschpflanze mit seinem leicht nussigen, eher gurkenähnlichen Geruch zählt zu den besonders pflegenden Hautölen, da es den höchsten Gehalt an Gamma-Linolensäure aufweist. Der Gehalt ist gut doppelt so hoch wie beim Nachtkerzensamenöl, daher eignet es sich bestens zur Pflege bei gereizter, neurodermitischer Haut sowie bei allen chronischen Hauterkrankungen.

Calophyllum-inophyllum-Öl (*Calophyllum inophyllum*)

Ein sehr gut haltbares Öl mit intensivem würzigem kräuterartigem Geruch. Es zählt zu den klassischen Pflegeölen. Eine Anwendung in geringen Mengen hat sich bewährt bei entzündlichen Hauterkrankungen, Hautverletzungen, schlecht heilenden Wunden, zur Schmerzlinderung bei Ischias und rheumatischen Beschwerden.

Granatapfelsamenöl (*Punica granatum*)

Ein nur gering haltbares Öl mit süßlichem Geruch. Das Öl ist einzigartig reich an Punicinsäure, einer hoch ungesättigten Omega-5-Fettsäure, und wie das Nachtkerzensamenöl (siehe S. 69) hilfreich bei vielen Hautproblemen. Granatapfelsamenöl fördert die Neubildung von Zellen und regeneriert das Gewebe, enthält Phytoöstrogene und wirkt pflegend bei trockenem Intimbereich. Es zählt zu den teuersten fetten Pflanzenölen.

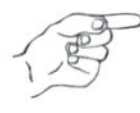

Granatapfelsamenöl zählt zu den wenigen Ölen, die im Kühlschrank aufbewahrt werden können. Dadurch verlängert sich seine Haltbarkeit.

Hanfsamenöl (*Cannabis sativa*)

Ein mäßig haltbares Öl mit krautig-nussigem Geruch, das rasch einzieht und gut geeignet ist zur Pflege von rauer, entzündlicher und schuppender Haut. Es macht Haut und Haare weich und übt einen positiven Einfluss auf chronische Schmerzzustände aus. Ein noch »junges Öl«, das selbstverständlich THC-freie Öl steht sicher erst am Anfang seiner Karriere.

Haselnussöl (*Corylus avellana*)

Ein mäßig haltbares Öl mit angenehm mild-nussigem Geruch. Ideal als Massageöl, da es nur langsam einzieht. Als Basisöl bei der Pflege von trockener, spröder und reifer Haut schützt und pflegt es angenehm.

! Die häufig gehörte Warnung, dass Nuss-Allergiker auf Haselnussöl verzichten sollen, gilt nur für die innere Einnahme und trifft bei der äußeren Anwendung nicht zu.

Jojobawachs (*Simmondsia chinensis*)

Eigentlich zählt dieses Öl, das in fester Form ein Wachs ist, korrekterweise nicht zu den Pflanzenölen, sondern zu den Wachsen. In der Hautpflege aber ist es ein wichtiger Bestandteil. Das flüssige Wachs ist etwa drei Jahre haltbar. Sein Geruch ist fast neutral bis zart nussig. Das pflanzliche Wachs stabilisiert und reguliert den Feuchtigkeitsmantel der Haut und stärkt das Bindegewebe. Die pflegenden Wachse dringen leicht ein und schützen sie. Jojobawachs ist ein ideales Basisöl für Naturparfüms.

! Es darf nur äußerlich angewendet werden, da Wachse nicht verstoffwechselt werden können.

Lorbeeröl (*Laurus nobilis*)

Das gut haltbare, dunkelgrüne, sehr aromatisch krautig-stechend riechende Öl wird selten in der Aromapflege eingesetzt. Die Kosmetikverordnung lässt es in Reinform überhaupt nicht zu, da es einen unterschiedlich starken Allergengehalt aufweisen kann. In geringen Mengen und in Kombination mit anderen fetten Ölen ist es in der Schmerztherapie bewährt, da es eine starke schmerzhemmende Wirkung aufweist. Zudem ist es bakterizid, entzündungshemmend und durchblutungsfördernd. Diese Wirkungen sind auf den hohen Ätherisch-Öl-Anteil (2–3 %) im fetten Öl zurückzuführen. Sein Einsatzgebiet sind hauptsächlich rheumatische und neuralgische Beschwerden.

Macadamianussöl (*Macadamia ternifolia*)

Ein gut haltbares Öl mit mildem Nussaroma Es eignet sich hervorragend als Massageöl, da es nur langsam einzieht, besonders hautpflegend und gut verträglich ist. Es hat sich bewährt bei der Pflege von trockener, spröder und reifer Haut, wirkt regulierend bei Verhornungsprozessen, schützt und pflegt angenehm. Es ist auch gut geeignet als Haarkur bei sprödem Haar und Haarspliss.

Mandelöl (*Prunuis dulcis* var. *dulcis*)

Ein gut haltbares Öl mit mildem nussigen Mandelgeruch. Es zählt zu den beliebtesten Massageölen, dringt gut ein und durchfettet die Haut. Durch seine reizlindernde und schützende Eigenschaft ist es gut verträglich und findet bei der Pflege von trockener, spröder und reifer Haut Verwendung.

Die häufig gehörte Warnung, dass Nuss-Allergiker auch auf Mandelöl verzichten sollen, gilt nur für die innere Einnahme und trifft bei der äußeren Anwendung nicht zu.

Marulaöl *(Sclerocarya birrea)*

Der zart fruchtige, manchmal leicht süßliche Geruch des afrikanischen Öls erscheint nur kurz auf der Haut und verblasst dann fast zur Geruchlosigkeit. Es dringt gut in die Haut ein, pflegt und glättet sie. Aufgrund seines Fettsäurenverhältnisses zählt es zu den gut haltbaren Ölen. Marulaöl steht noch am Beginn seiner Karriere in der Aromapflege.

Nachtkerzensamenöl (*Oenotherae biennis*)

Ein nur gering haltbares Öl mit intensiv nussigem Geruch. Da es reich an Gamma-Linolensäure ist, kann es bestens innerlich angewendet werden, um das Immunsystem zu stärken und das Hormonsystem zu regulieren. Reizempfindliche Haut findet mit Nachtkerzensamenöl Linderung, zudem zieht es sehr rasch ein, hat entzündungshemmende Eigenschaften und ist bewährt bei Neurodermitis und Ekzemneigung.

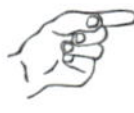

Nachtkerzensamenöl zählt zu den wenigen Ölen, die im Kühlschrank aufbewahrt werden können. Dadurch verlängert sich seine Haltbarkeit.

Olivenöl (*Olea europaea*)

Ein altbewährtes, gut haltbares Öl mit intensivem fruchtig-olivigen Geruch. Ideal als Massageöl, da es nur langsam einzieht. Wirkt erwärmend, ist sehr hautpflegend und regenerierend. Für die Pflege von trockener, schlecht durchbluteter, spröder, rissiger und schuppender Haut ist Olivenöl sehr gut geeignet, ebenso zur Reinigung der Haut und zum Entfernen von Krusten und Borken.

Sanddornfruchtfleischöl (*Hippophae rhamnoides*)

Ein mäßig haltbares Öl mit saurem, fruchtigem Geruch und intensiv oranger Farbe. Es hat sich bestens bewährt zur Behandlung von strahlengeschädigter Haut, bei Verbrennungen und bei schlecht heilenden Wunden zur Zellregeneration. Es stärkt die Abwehr- und Schutzmechanismen der Haut.

! Sanddornöl färbt sehr stark, deshalb entweder sparsam anwenden und gut einziehen lassen oder entsprechende Kleidung tragen.

Sesamöl (*Sesamum indicum*)

Ein gut haltbares Öl mit dezent nussigem Geruch. Es eignet sich bestens zur Basishautpflege und Massage, unterstützt die Entgiftungsprozesse der Haut und wirkt leicht erwärmend. Es wird von vielen hochgeschätzt und ist das wichtigste Öl in der ayurvedischen Heilkunde. Dort wird es für Massagen, Güsse und Ölziehkuren eingesetzt.

Sonnenblumenöl (*Helianthus annuus*)

Ein gut haltbares Öl mit angenehm mildem Geruch, das rasch in die Haut einzieht. Das Öl baut den Barriereschutz auf, ist regenerierend und geeignet bei trockener, aber auch fetter und entzündeter Haut sowie hilfreich bei Neurodermitis. Es ist Bestandteil in vielen Naturkosmetikprodukten.

Walnussöl (*Juglandis regia*)

Ein mäßig haltbares Öl mit intensivem, etwas bitterem nussigen Geruch. Es fördert die Regeneration der Haut, verbessert den Zellstoffwechsel und hat pilzhemmende Eigenschaften. Sein Einsatzgebiet ist u.a. auch die reife und irritierte Haut.

Weizenkeimöl (*Triticum aestivum*)

Ein mäßig haltbares Öl mit kräftigem Getreide-Geruch. Es zieht sehr rasch ein und beugt vorzeitigen Alterungsprozessen der Haut vor, hilft das Bindegewebe zu stärken, zu festigen und sorgt dennoch für eine gesunde Elastizität der Haut. Aufgrund seiner Fähigkeit, den Zellerneuerungsprozess zu beschleunigen, ist das Weizenkeimöl ein hervorragendes Öl zur Unterstützung von Heilvorgängen.

Wildrosenöl (*Rosa rubiginosa*)

Ein mäßig haltbares Öl mit herbem Geruch, das durch Pressung von Hagebuttenkernen gewonnen wird. Das Öl ist hervorragend zellstoffwechselaktiv und zieht rasch in die Haut ein. Es weist entzündungshemmende, wundheilende und hautregenerierende Eigenschaften auf und ist bewährt bei reifer Haut, bei Narben und Ekzemen und irritierter Haut, zudem reguliert es den Verhornungsprozess.

1.3.3.3 Mazerate

Mazerate sind Pflanzenöl-Zubereitungen. Dabei werden Heilpflanzen für einige Wochen in einem fetten Öl eingelegt, sodass ihre fettlöslichen Wirkstoffe in das Öl übergehen.

Aloe-Vera in Rapsöl (*Aloe barbadensis* oder *capensis/Brassica napus*)
Ein gut haltbares, beinahe geruchloses Öl, das sich zur Hautpflege und Massage eignet. Es wirkt kühlend, beruhigend, glättend und feuchtigkeitsspendend.

Arnika in Olivenöl (*Arnica montana/Olea europaea*)
Ein gut haltbares Öl mit kräftig-krautigem Geruch. Es wirkt durchblutungsfördernd und erwärmend, lindert Verspannungen, Prellungen, Verstauchungen, Muskel- und Gelenkschmerzen.

Johanniskraut in Olivenöl (*Hypericum perforatum/Olea europaea*)
Ein gut haltbares Öl mit kräftig-würzigem Geruch. Es wird eingesetzt zur Wundheilung und zur Pflege bei gereizter und geröteter Haut. Es fördert die Durchblutung, wirkt erwärmend und schmerzlindernd. Bewährt bei Ischialgien, Nervenentzündungen und rheumatischen Beschwerden.

Ringelblumen in Mandelöl oder in Olivenöl (*Calendula officinalis/ Prunus dulcis/Olea europaea*)
Ein gut haltbares Öl mit krautig-würzigem Geruch bei Mazeration in Olivenöl. Mazerate in Mandelöl haben einen angenehmeren, milderen Geruch und eignen sich besonders für die Pflege von Baby- und Altershaut. Ringelblumenöl hilft bei geröteter, entzündeter Haut und schlecht heilenden Wunden.

1.3.4 Creme- und Salbengrundlagen

Ätherische Öle können auch in Salben und Cremes eingearbeitet werden. Dazu werden Salbengrundlagen benötigt, die lipophil, also fettlöslich sind. Um die Naturreinheit zu gewährleisten, werden für die Cremes, Salben und Balsame der Stadelmann®-Aromamischungen nur natürliche Grundlagen wie etwa Bienenwachs, Sheabutter und Wollwachs gewählt. Diese werden mit fetten Pflanzenölen weich gerührt, bei den wasserhaltigen Salben werden ausschließlich Hydrolate hinzugefügt.

Für die Fachfrauen der Galenik, die die *Stadelmann®-Aromamischungen* herstellen, bedeutet dies jeden Tag aufs Neue Fingerspitzengefühl bei der

Temperaturwahl, um die Bestandteile sorgsam auf dem optimalen Schmelzpunkt so lange zu rühren, bis die Salben und Cremes eine angenehme und krümelfreie Konsistenz erhalten. Da keinerlei Emulgatoren verwendet werden, ist dies eine kontinuierliche Herausforderung, insbesondere bei wechselnden Außentemperaturen, die das Rohmaterial ebenfalls beeinflussen.

Da den Cremes und Salben weder Konsistenzbildner noch Konservierungsmittel beigefügt werden, liegt die Haltbarkeit zwischen einem und zwei Jahren.

Bienenwachs (*Cera flava*)

Das Bienenwachs, mit dem die Honigbienen ihre Waben bauen, ist ein bewährter natürlicher Grundstoff zur Salben- und Kosmetikherstellung. Produziert bzw. ausgeschieden wird es von Wachsdrüsen an der Körperunterseite der Arbeitsbienen. Die durch Ausschleudern entleerten und zunächst mit kaltem Wasser gereinigten Waben werden anschließend in heißem Wasser geschmolzen und von festen Bestandteilen und Verunreinigungen gesäubert. Das so gewonnene, fein nach Honig duftende Wachs wird in Pastillenform gegossen. Seine typisch honiggelbbraune Farbe verleiht dann auch den Cremes und Salben eine entsprechend gelbliche Färbung.

Bienenwachs gibt Salben, Cremes und Balsamen eine angenehme halbfeste Konsistenz. Auf der Haut erzeugt es eine leicht kühlende Wirkung, da es Wasser verdunsten lässt. Seine gute Hautverträglichkeit und die Fähigkeit, ätherische Öle zu binden, machen es zu einem wertvollen Emulgator und einer Grundsubstanz in der Herstellung von Aromamischungen.

Kakaobutter (*Theobroma cacao*)

Der Kakaobaum mit seiner Frucht hat seinen Ursprung in den Tropen Zentralamerikas und wurde dort schon vor vielen Jahrhunderten kultiviert, später auch in asiatischen Ländern. Die Kakaobutter wird aus den Kernen der Kakaofrucht wie auch aus der Fruchtmasse gewonnen. Sie ist blassgelb, riecht schwach angenehm kakaoartig und ist gut zwei Jahre haltbar. In der Aromatherapie wird sie in Apotheken zur Herstellung von »Bio-Zäpfchen« (Suppositorien) und »Bio-Vaginalovula« verwendet. Wird für Zubereitungen jedoch Wasser benötigt, kann sie schlecht verarbeitet werden, weil sie kaum Flüssigkeiten aufnimmt. Deshalb kommt Kakaobutter in Naturkosmetikprodukten so gut wie nicht vor. Dabei ist sie grundsätzlich gut hautverträglich und eignet sich bestens für die Altershaut, allerdings bleibt immer ein Fettglanz zurück.

Kokosöl (Kokosfett) (*Cocus nucifera*)

Die Kokospalme hat ihre Heimat im malaiischen Archipel und ist heute in allen tropischen Ländern zu finden. Das Öl der Früchte, aus dem das weißgelbliche Fett gewonnen wird, enthält bis zu 90% gesättigte Fettsäuren. Dadurch ist das Fett sehr temperaturstabil und kann deswegen in der Küche auch hocherhitzt werden. Allerdings wird es bereits bei Raumtemperatur fest bzw. schmilzt bei ca. 23 °C zu Öl. Sein Geruch reicht von der typischen Kokosnote bis leicht ranzig. Es ist gekühlt bis zu zwei Jahre stabil. Seine mittelkettigen Fettsäuren, wie die Laurin- und Caprinsäure, machen das Öl zu einem wichtigen Lebensmittel, zudem haben diese keinen negativen Einfluss auf den Cholesterin- und Triglyceridspiegel im menschlichen Stoffwechsel. Sogar schädliche Darmbakterien, wie der Helicobacter pylori, oder Viren können in ihrem Wachstum gehemmt werden. Kokosfett wird auch als Energieträger bei der parenteralen Ernährung von Schwerkranken verwendet, z.B. nach Darmoperationen. Manche Menschen reagieren auf den Genuss von Kokosöl allerdings mit Bauchschmerzen und Durchfall.

In der Naturkosmetik hinterlässt es auf der Haut keinen Fettfilm, zieht schnell ein und kühlt angenehm. Es ist hilfreich nach Verbrennungen, also auch bei Strahlenschäden, und ist beliebt bei der Haarpflege. Kokosöl hat jedoch den Nachteil, dass viele Menschen seinen Geruch nicht mögen, der den feinen Duft so mancher ätherischer Öle zudeckt, außerdem weist das fertige Aromaprodukt aufgrund des niedrigen Schmelzpunktes von Kokosöl eine schwankende Konsistenz auf. Aus diesen Gründen wird es in die *Stadelmann®-Aromamischungen* nicht eingearbeitet. Wer Kokosöl liebt und es dennoch verwenden möchte, kann es zu gleichen Teilen mit anderen Fetten mischen.

Sheabutter (*Vitellaria paradoxa*)

Die afrikanische Sheabutter wird auch Karitébutter genannt und stammt aus Zentralafrika. Premiumqualität liefert Uganda unter der Bezeichnung Nilotica-Sheabutter. Sie weist eine feste, butterartige Konsistenz auf und ist in zwei Varianten im Handel erhältlich: zum einen die geruchsintensive, hellgelbe Bio-Rohbutter, zum anderen die gereinigte, weiße, fast geruchsneutrale Sheabutter. Die Butter wird aus dem Fruchtfleisch der Nüsse des Sheabutterbaums hergestellt. Sie weist eine gute feuchtigkeitsbindende Eigenschaft auf, bietet einen angenehmen Hautschutz und pflegt die Haut. Sie enthält reichlich Fettbegleitstoffe, Vitamin E sowie Provitamin A und Allantoin. Ihre feste Konsistenz wird mit fetten Ölen weichgeschmolzen und ergibt einen hervorragenden Pflegebalsam. Sheabutter hat in den letzten drei Jahrzehnten einen festen Platz in der Naturkosmetik eingenommen. Durch ihre gute Haltbarkeit und Verträglichkeit hat sie sich bestens in der Hautpflege bewährt.

Wollwachs (*Adeps lanae*)

Wollwachs zählt zu den natürlichen Grundlagen von Salben. Die ungereinigte Vorstufe des Wollwachses wird aus Schafvliesen gewonnen und dann durch mehrere aufwendige Reinigungsverfahren zu »Adeps Lanae SP« verfeinert. Als Salbengrundlage entspricht es den höchsten Ansprüchen, da Wollwachs sowohl auf Reinheit geprüft als auch frei von Rückständen und Pestiziden ist. Die im Wollwachs vorhandenen Wollwachsalkohole verleihen ihm eine gute Emulgatoreigenschaft und tragen dazu bei, dass es reichlich Wasser speichern kann. Zudem ist es bestens geeignet, zusammen mit fetten und ätherischen Ölen verarbeitet zu werden. Um eine wirklich gute, wasserfreie, geschmeidige Salbe herzustellen, die frei von Konservierungsmitteln und Paraffinölen ist, wird das Wollwachs für die *Stadelmann®-Aromamischungen* je nach Rezeptur mit Hydrolaten, Jojobawachs oder anderen fetten Pflanzenölen zu einer geschmeidigen Konsistenz verarbeitet. Deshalb sind die Salben, Balsame und Cremes sehr gut verträglich und ziehen schnell in die Haut ein.

Wichtig zu wissen ist, dass **Lanolin** zwar ebenfalls aus der Grundsubstanz Wollwachs besteht, aber oft mit billigen Paraffinölen verflüssigt wird. Wollwachs ist gut wasseraufnahmefähig und durch den Zusatz von Paraffin kann eine sehr lange haltbare Salbe hergestellt werden. Lanolin enthält meist 15 % dickflüssiges Paraffin und 20 % Wasser. Trotz dieser Tatsachen wird es mit der Bezeichnung »Naturprodukt« beworben. Auch die europäische Kosmetikverordung hält den Verbraucher im Unklaren, da sie nur die lateinische Bezeichung Lanolin vorgibt, unabhängig davon, ob mit Pflanzenölen oder mit Paraffin gearbeitet wird.

1.3.5 Bäder auf der Basis von Meersalz

Meersalz ist eine der wichtigsten Grundsubstanzen in der Aromatherapie. Ätherische Öle lassen sich hervorragend in Salz einarbeiten, sie haften gut an den Kristallen und ihre Duftnote entfaltet sich beim Auflösen des Salzes in Wasser. Salz aus dem Meer zeichnet sich durch seinen Gehalt an wertvollen Mineralien und Spurenelementen aus. Neben seiner sehr guten Eignung für Teil- und Vollbäder eignet es sich auch als Trägersubstanz für Spülungen, feuchte Wickel, Waschungen und Gurgellösungen. Ebenso ist das Salz in manchen Aromasalben eingearbeitet, allerdings zu einem sehr geringen Anteil.

Eingesetzt wird das Meersalz hauptsächlich bei Hauterkrankungen wie Neurodermitis und Schuppenflechte. Aber auch bei rheumatischen Erkrankungen und Entspannungsbädern ist es äußerst hilfreich. Es dient nicht nur als Emulagtor mit Entspannungsfaktor, sondern ist hervorragend geeignet für Schmerzpatienten. Im Salzwasser wird so mancher Schmerz erträglich und lassen sich kranke und schmerzende Gelenke und Körperteile viel besser bewegen. Die tragende Eigenschaft des Salzes gibt Sicherheit und ermöglicht eine optimale Entspannung, sie gibt den Patienten Halt und fördert die Kreislaufstabilität. Nicht zu unterschätzen ist die Erleichterung für die Pflege, da das Personal die doch oft schweren Menschen im Wasser besser bewegen kann. Zu beachten ist allerdings, dass nach einem Therapiebad in Meersalz ein Abduschen notwendig ist, da auf der Haut zurückbleibende Salzkristalle ansonsten einen Juckreiz auslösen können. Der Zusatz von Jojobawachs in den Salzbädern der Aromamischungen unterstützt die hautpflegenden Eigenschaften zusätzlich.

1.4 Weitere Therapiempfehlungen

Im Buch finden sich Therapieempfehlungen aus der **Pflanzenheilkunde** (wissenschaftlich: Phytotherapie), der **Homöopathie** und Hinweise zu **Bach-Blüten.** Es wird hier nicht näher auf die Einzelheiten dieser komplementären Methoden eingegangen, das würde den Rahmen dieses Buches sprengen. Die Angaben dienen denjenigen, die sich mit den Spezialgebieten bereits auskennen, als Anhaltspunkte, und jenen, die sich näher damit beschäftigen möchten, als Hinweis, dass es zusätzliche Möglichkeiten aus der Schatztruhe der Naturheilkunde gibt.

In der **Homöopathie** ist es sicher sinnvoll, dass Unerfahrene immer besser mit den kleinen Tiefpotenzen wie D 12 oder C 6 Erfahrungen sammeln, es werden fünf Globuli maximal dreimal täglich eingenommen. Eine Ausnahme ist C 30, diese Potenz wird nur als einmalige Gabe eingesetzt. Holen Sie sich am besten Hilfe bei Menschen, die mit dieser doch eher komplizierten Heilmethode Erfahrung haben, sei es bei der Ärztin, beim Heilpraktiker oder bei der Apothekerin.

Bei Tees aus **Heilpflanzen** halten Sie sich an die übliche Dosierung von drei Teelöffeln auf drei Tassen pro Tag, die lauwarm getrunken werden. Die

Kurdauer liegt bei maximal drei Monaten. Bei Pflanzenpräparaten (Phytopharmaka), die nur in Apotheken erhältlich sind, handelt es sich um Pflanzenkonzentrate mit entprechend hohen Dosierungen. Halten Sie sich hier unbedingt an die auf der Packung angegebenen Dosierungsempfehlungen. Wenn Sie sich selber informieren möchten zu nachgewiesenen Wirkungen und Einsatzbereichen von Heil- und Arzneipflanzen, nutzen Sie entsprechend anerkannte Literatur oder seriöse Internetadressen, siehe S. 492.

Weniger kritisch ist der Umgang mit **Bach-Blüten,** die auf seelischer Ebene für Ausgleich sorgen. Hier werden üblicherweise maximal drei Blüten gewählt und davon je zwei Tropfen in ein Wasserglas gegeben und im Verlauf einer halben Stunde schluckweise getrunken.

(Entsprechende Fachliteratur zu diesen Naturheilmethoden finden Sie im Anhang auf S. 487–491.)

2 Raumbeduftung und Aromasticks

Reine ätherische Ölmischungen sind ideal zum Beduften von Krankenzimmern. Je nach Anlass können sie eine anregende oder beruhigende Raumatmosphäre schaffen und für eine angenehme Raumluft sorgen. Entscheidend bei der Auswahl der Ölmischung ist, dass sie den Bewohnern als auch den Pflegefachkräften bzw. den pflegenden Angehörigen gefällt.

Steht vor allem die **Verbesserung der Raumluft** im Vordergrund, so empfiehlt es sich, desinfizierend wirkende ätherische Öle in die Duftlampe oder einen Aroma-Vernebler (siehe Kap. 1.2.9.1, S. 33 f.) zu geben, denn sie können zur Keimverminderung beitragen. Unangenehme Gerüche, die durch Ausscheidungen oder beim Verbandswechsel von infizierten Wunden entstehen, können auch mit einem Aroma-Raumspray gemildert oder gar neutralisiert werden. Mit wenigen Sprühstößen lässt sich so auf schnelle Art und Weise eine angenehmere Luft schaffen.

Raumdüfte steigern das Wohlbefinden auf vielfältige Weise. So lässt sich Einsatz von Duftlampen und elektrischen Zerstäubern sowohl im stationären wie auch im häuslichen Bereich der **Duft der Jahreszeiten** vermitteln, was vor allem immobile Patienten schätzen. Kranke Menschen, egal ob sie nur kurzfristig oder schon seit Langem pflegedürftig sind, können nicht mehr in der von ihnen gewohnten Weise am Jahreszeitengeschehen teilnehmen. Oft sind sie sogar davon abhängig, dass jemand für sie ein Fenster öffnet, was ohnehin jeder Raumbeduftung vorzuziehen ist. Aber genau dieses von den Patienten oft gewünschte Langzeit- oder Dauerlüften ist wetterbedingt nicht immer möglich.

Ein weiterer, nicht zu unterschätzender Aspekt der Raumbeduftung ist die Tatsache, dass sich **desorientierte Menschen** mithilfe von Düften in einer Einrichtung besser zurechtfinden können. Allerdings sollte die Duftnote innerhalb einer Etage oder Abteilung immer gleich oder zumindest sehr ähnlich sein. In diesem Fall können anstelle von Mischungen auch ätherische Einzelöle gewählt werden und diese ab und zu variiert werden. So kann beispielsweise ein Stockwerk mit Zitrusfrüchten beduftet werden, indem regelmäßig zwischen Orange, Zitrone, Limette oder Grapefruit abgewechselt wird. Soll es vor allem nach Wald duften, kann der Duft von Fichtennadeln mit dem der Douglasie, Zirbelkiefer, Latschenkiefer oder Zypresse mit Wacholder ersetzt werden. In der nächsten Abteilung wiederum können Gräser dominieren, mal duftet es nach Lemongras, mal nach Citronellgras. Allerdings sollte das für die Beduftung zuständige Personal gerade bei Gräsern unbedingt Aromakenntnisse besitzen. Palmarosaöl beispielsweise lässt sich nicht einfach durch das Öl aus Vetivergras austauschen, denn Letzteres wird nicht aus dem Gras, sondern aus den Wurzeln gewonnen und weist einen sehr intensiven und dominant erdig-schweren Duft auf. Es wird nur in Mischungen benutzt und dient dort als Basisnote. Das schwere Öl würde sich in einem Beduftungsgerät am Boden absetzen und somit auch seinen wahren Duft nicht entfalten.

In der geriatrischen Pflege können durch eine Raumbeduftung Beschäftigungsangebote bei **Gedächtnisstörungen** und verminderter Konzentrationsfähigkeit positiv unterstützt werden. Eine ganz elementare Rolle spielt der Raumduft bei den sogenannten **Snoezelenräumen,** die in immer mehr Seniorenheimen zu finden sind. »Snoezelen« ist eine Wortschöpfung aus dem Niederländischen und verbindet die beiden Worte »snoezen« (= dösen, schlummern) und »snuffelen« (= schnuppern) zu einem Wohlfühlkonzept: Im Snoezelenraum können sich die Heimbewohner auf bequemen Liege- oder Sitzmöglichkeiten entspannen und umgeben von wohligen Farben in ihre Lieblingsmusik und ihren Lieblingsduft eintauchen. Auch bei **Demenz-Wohngruppen** können Düfte zur Verbesserung des Wohlbefindens und zum Abbau von Ängsten, Trauer, Wut und anderen negativen Gefühlen beitragen. Allerdings kann es auch passieren, dass die Emotionen mit einem WG-Bewohner »durchgehen«, dann nämlich, wenn mit einem Duft bestimmte emotionale Lebensmomente verbunden werden, denn das menschliche Riechsystem ist eng mit dem Langzeitgedächtnis verknüpft. Achten Sie also bei neuen WG-Bewohnern genau auf die Reaktionen.

Eine **kleine persönliche Duftwelt mit dem individuellen Lieblingsöl** lässt sich mit den immer beliebter werdenden **Aromasticks** schaffen. Damit kann auch das persönliche Wohlbefinden auf vielfältige Weise gesteigert werden. Die Riechstifte eignen sich vor allem für Menschen, die sich selbst versorgen können. Gut bewährt haben sich die Sticks darüber hinaus als Duftbegleiter in der Psychotherapie.

Ideal sind sie auch für all diejenigen, die Kranke oder Pflegebedürftige in stationären Einrichtungen versorgen. Ein kurzes Schnuppern am Riechstift vor dem Betreten eines Zimmers, in dem belastender Krankheitsgeruch das Arbeiten erschwert, kann hilfreich sein. Tragen Sie diesen Stift in Ihrer Tasche bei sich, denken Sie aber daran, diesen alle drei vier Tage unbedingt zu erneuern (siehe Hinweise S. 35).

Ebenso gut lässt sich mit einem Papiertüchlein oder einem **Duftsäckchen** eine individuelle Duftwelt schaffen (siehe auch Kap. 1.2.9.4, S. 36). Ob jung oder alt: Alle Menschen lieben solche kleinen Aufmerksamkeiten, die viel bewirken können, im hektischen Alltag jedoch allzu oft vergessen werden. Auf das Papiertüchlein (das regelmäßig erneuert werden muss), wird ätherisches Öl geträufelt. Zusätzlich kann das Tüchlein in ein mit Hirsekernen gefülltes Stoffsäckchen gesteckt werden. Statt mit Hirse und Tuch kann das Säckchen ebenso mit naturbelassener Schafwolle gefüllt werden, auf die zuvor ein paar Tropfen ätherisches Öl gegeben wurde. Im Sommer kann das Duftsäckchen auch mit frischen Kräutern befüllt werden.

Dieses Säckchen oder nur das Tüchlein kann die kranke Person in den Händen halten und immer wieder daran schnuppern. Bei bettlägerigen Personen wird es in Kopfnähe ins Bett gelegt oder – bei Klinik- oder Pflegebetten – am Haltegriff über dem Bett festgebunden. Hält der Pflegebedürftige das Säckchen oder Tüchlein direkt in den Händen, wirkt es gleich doppelt, denn zum einen wird die Beweglichkeit der Finger gefördert und zum anderen der Duft durch die Körperwärme besser verströmt.

Am **Lebensende** und zur Unterstützung der **Trauerarbeit** ist in vielen Einrichtungen eine Duftbegleitung schon obligatorisch. Hier werden vor allem die kostbaren ätherischen Öle von Rose, Melisse und Iris geschätzt.

Im Folgenden finden Sie eine umfangreiche Auswahl an Aromamischungen für eine individuelle Duftnote oder für die Raumdbeduftung, sie können je nach Auswahl aktivierend oder beruhigend wirken. Ob dafür ein Riechstift, ein Naturparfüm oder ein Beduftungsgerät eingesetzt wird oder ob ein Spray oder ein Riechstift besser ist, muss von Fall zu Fall und je nach Erfahrung entschieden werden. Ein Riechstift oder Naturparfüm ist sicher vorteilhaft, wenn es um eine einzelne Person geht, während in Gruppenzimmern Beduftungsgeräte ideal sind. Eine Duftlampe zaubert eine persönliche Atmosphäre ins Einzelzimmer, bei dementen Personen allerdings kann eine Duftlampe mit Kerze oder Stromkabel zur Gefahrenquelle werden.

Wechseln Sie bitte die Aromamischungen immer wieder, damit weder beim Personal noch bei den Patienten, Bewohnern oder Angehörigen eine Gewöhnung eintritt. Aus diesem Grund finden Sie in den nachfolgenden Kapiteln 2.1 bis 2.3 auch keine Angaben zu einem Favoritenöl.

Viele der Aromamischungen, die in dem nun folgenden Kapitel beschrieben werden, eignen sich auch zur Verbesserung des Raumklimas.

2.1 Anregen, stimulieren, vitalisieren

Das Öl der fruchtig-frischen **Grapefruit** findet sich in einer ganzen Reihe der folgenden Ätherisch-Öl-Mischungen. Sie steht stellvertretend für die vielen ätherischen Öle, die anregend, stimulierend sowie vitalisierend wirken und deshalb als sogenannte Kopfnoten bezeichnet werden. Zum besseren Verständnis: Um eine harmonische Mischung zu erreichen, werden die ätherischen Öle in Kopf-, Herz- und Basisnoten eingeteilt – eine Zuordnung, die aus der Parfümerie stammt. Während die Basisnoten ausgenommen erdend und beruhigend wirken und die Herznoten für eine ausgeglichene Stimmung sorgen, sind die frischen Kopfnoten, zu denen auch die Grapefruit zählt, richtiggehende Wachmacher. Die dafür verantwortlichen Inhaltsstoffe sind alle Monoterpene, insbesondere aber auch die Gruppe der Monoterpenaldehyde und -oxide.

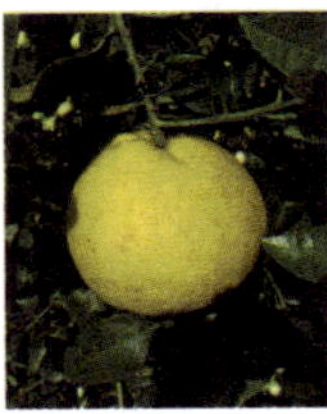

Andensonne

Atlaszeder, Eisenkraut Anden, Eukalyptus, Grapefruit, Limette, Myrte, Weihrauch (Raumduft: Myrten-, Rosenhydrolat; Ethanol)

Der frische, zitronige und dennoch klärende Duft bringt Klarheit, Lebensfreude und regt die Konzentration an. Er verzaubert stickige Räume.

Bewohnern und Pflegebedürftigen, die sich selbst versorgen können, kann es als Riechfläschchen zur Verfügung gestellt werden, damit sie nach Bedarf daran schnuppern können.

Je nach Raumgröße und Befindlichkeit 5–7 Tr. in der Duftlampe oder im Zerstäuber verdampfen.

2–3 Tr. auf ein Papiertüchlein tropfen und evtl. in ein Säckchen (siehe Kap. 1.2.9.4, S. 36) geben, 2–3 Mal täglich erneuern.

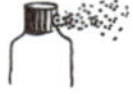

1–2 Sprühstöße des Raumduftsprays an der Zimmertür oder am gewünschten Ort im Raum verteilen. Bei Bedarf nach 3–4 Stunden wiederholen.

Früchtekorb

Grapefruit, Lemongras, Limette, Mandarine, Orange, Zitrone (Hautspray: Neroli-, Rosenhydrolat; Ethanol)

Die fruchtig-prickelnde Aromamischung stimuliert den gesamten Organismus und weckt die Lebensgeister. Ihr Duft passt vor allem an düsteren Tagen und verhilft zu einer positiveren Stimmung. Vielleicht regt der duftende Früchtekorb auch den Appetit an. Er passt in allen Aufenthalts- und Arbeitsräumen.

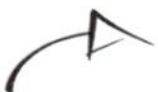

Anwendungen siehe *Andensonne*.

Grapefruit

Der fruchtige, leicht herbe und volle Duft der Grapefruitschalen erfrischt, erheitert und wirkt anregend. Als Riechfläschchen wird Grapefruit gerne eingesetzt bei morgendlicher Müdigkeit, bei Depressionen und Ängsten. Auch zur Raumluftverbesserung in stickigen Räumen ist er eine Wohltat.

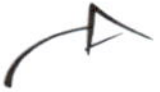

Anwendungen siehe *Andensonne*.

Bergamotte-Neroli

Grapefruit, Bergamotte, Neroli (Raumspray: Ethanol)

Der fruchtig-frische Duft der Schalenpressungen und der blumige Duft von Neroli bringen gute Stimmung an dunklen Tagen, nehmen Ängste und lösen Depressionen. Auch zur Raumluftverbesserung in stickigen Räumen oder unterwegs auf Reisen ein Genuss.

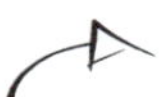

Anwendungen siehe *Andensonne*.

Hallo-Wach-Öl

Angelikawurzel, Karottensamen, Limette, Litsea, Rosmarin, Wacholderbeere

Der interessante, frisch-krautige und doch herbe Duft wirkt anregend, aufmunternd und entschlackend. Besonders morgens und an besonders müden und trüben Tagen hilft er Kranken wie Gesunden, in die Gänge zu kommen.

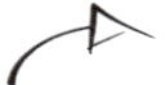

Anwendungen siehe *Andensonne.*

Konzentrationsöl frisch

Ho-Sho, Myrte, Nanaminze, Pfefferminze, Rosenholz (Hautspray: Pfefferminz-, Rosenhydrolat; Ethanol)

Ein frischer, minziger Geruch steigt beim Riechen in die Nase und weckt alle müden Geister. Er ist hilfreich bei starker Übelkeit und Kreislaufschwäche. Besuchern und natürlich auch den Kranken vermittelt der frische Minzduft Sauberkeit und Frische. An heißen Tagen wirkt ein Sprühstoß in die Kniekehlen oder im Nacken wie ein kleiner »Gletscherschock«. Das lässt vor allem den Pflegenden die Arbeit etwas leichter von der Hand gehen.

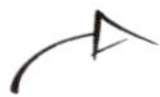

Anwendungen siehe *Andensonne.*

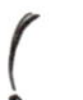

Bei Hypertonie und Epilepsie nur unter Rücksprache anwenden

Motivationsduft

Atlaszeder, Grapefruit, Ingwer, Koriander, Rosmarin (Naturparfüm in Jojobawachs)

Ein frischer und doch würziger, anregender Duft, der die Konzentration fördert. Ideal auch zur Beduftung von Gruppenräumen während der Beschäftigungstherapie. Wer in der ambulanten Pflege tätig ist, schätzt den Duft auf dem Duftvlies im Auto auf der Fahrt von Besuch zu Besuch und für die Büroarbeit.

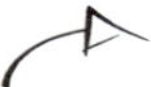

Anwendungen siehe *Andensonne.*

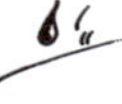

Als Naturparfüm: 1–2 Tr. mehrmals täglich nach Bedarf auf die Schläfe, hinters Ohr, den Nacken, in der Herzgegend, der Kniekehle oder auf den Pulsbereich am Handgelenk auftragen.

Sommerfrische

Bergamotte, Eichenmoos, Eisenkraut Anden, Grapefruit, Lavendel, Limette, Mandarine, Melisse, Orange, Zitrone

Die Mischung duftet anhaltend fruchtig und frisch. Ihr sonniges Aroma wirkt trotz seiner Frische beruhigend.

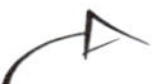

Anwendungen siehe *Andensonne*.

Waldfrische

Atlaszeder, Douglasfichte, Edeltanne sibirisch, Lärche, Sandelholz, Weißtanne, Zirbelkiefer

Eine klare, frisch-klärende Duftnote. Sie belebt und regt zugleich das Durchatmen an und weckt Erinnerungen an einen Waldspaziergang.

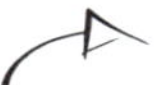

Anwendungen siehe *Andensonne*.

Starke Sieben

Angelikawurzel, Combava, Douglasfichte, Limette, Muskatellersalbei, Neroli, Vetiver; Jojobawachs

Der erdige und doch waldig-frische Duft wird gerne in Erkältungszeiten und zu Regenerationszwecken eingesetzt, damit das Immunsystem wieder auf Trab kommt.

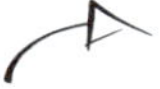

Anwendungen siehe *Andensonne*.

Zitruskorb

Grapefruit, Limette, Orange, Pfefferminze, Zitrone (Hautspray: Pfefferminzhydrolat; Ethanol)

Der minzig-frische, fruchtige Duft muntert auf, belebt müde Geister und beseitigt unerwünschte Gerüche.

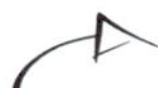

Anwendungen siehe *Andensonne*.

2.2 Ausgleichen, beruhigen, entspannen

Bei den folgenden Aromamischungen findet sich, wie schon im vorigen Kapitel, ebenfalls kein Favorit, auch hier dürfen Ihre Vorlieben entscheiden und sollten möglichst abwechseln, damit keine Gewöhnung eintritt. Um eine ausgleichende, beruhigende und entspannende Wirkung zu erreichen, sind hier die blumig-runden Herznoten betont, die zu einem geringen Teil von eher schweren Basisnoten unterstützt werden. Eine beliebte Basisnote ist der Extrakt der südamerikanischen **Tonkabohne,** deren balsamisch-süßlicher, warmer Duft an Marzipan erinnert. Grund für die ausgleichende und entspannende Wirkung ist hier der hohe Gehalt an Cumarinen. Bei anderen ätherischen Herznoten sind dagegen meist Sesquiterpene verantwortlich, insbesondere Sequiterpenpenole und -ester, wie z.B. Santalol im Sandelholz, Vetiverol in Vetiver, beta-Himachalen in Melisse und Atlaszeder.

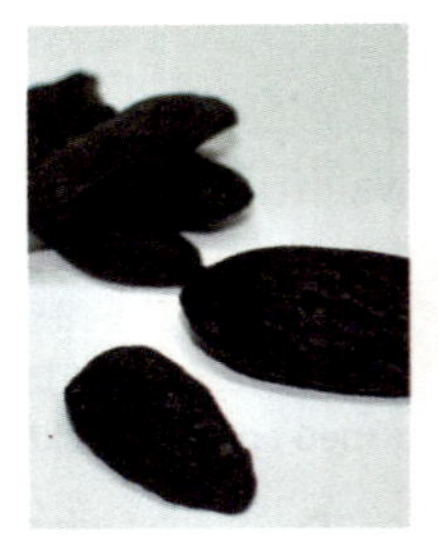

Geborgenheit

Benzoe Siam, Iris, Jasmin, Lemongras, Melisse, Orange, Vanille (Naturparfüm in Jojobawachs

Der blumige, samtig-einhüllende Duft wirkt beruhigend, ausgleichend und stärkend. Dieser kostbare Duft ist für Menschen gedacht, die Sehnsucht nach Zuhause, nach Geborgenheit und Frieden haben, aber auch für Personen, die das Gefühl haben, ausgelaugt und ausgebrannt zu sein.

Ob das reine ätherische Öl oder das Naturparfüm, beide eignen sich als Riechfläschchen. Kranken, Bewohnern und Pflegebedürftigen, die sich selbst versorgen können, kann es zur Verfügung gestellt werden, um nach Bedarf daran zu schnuppern. Dem Fachpersonal hilft es an schwierigen Arbeitstagen, dennoch mit Ruhe den Aufgaben gerecht zu werden.

Je nach Raumgröße und Befindlichkeit 5–7 Tr. des reinen ätherischen Öls in der Duftlampe oder im Zerstäuber verdampfen.

2–3 Tr. auf ein Papiertüchlein tropfen und evtl. in ein Säckchen (siehe Kap. 1.2.9.4, S. 36) geben, 2–3 Mal täglich erneuern.

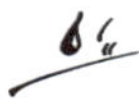

1–2 Tr. des Naturparfüms mehrmals täglich nach Bedarf auf die Schläfe, hinters Ohr, den Nacken, in der Herzgegend, der Kniekehle oder auf den Pulsbereich am Handgelenk auftragen.

2

Heimkommen

Orange, Sandelholz, Tonkabohne, Ylang-Ylang (Naturparfüm in Jojobawachs)

Fruchtig-süßer, balsamischer, weiblicher Duft zum Entspannen, Abschalten und Sich-Wohlfühlen.

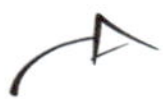

Anwendungen siehe *Geborgenheit.*

Lavendelhain

Bergamotteminze, Combava, Ho-Sho, Lavendel, Zypresse

Eine weiche und doch frisch-lavendelige Duftwolke entführt die Gedanken in die Heimat des Lavendels rund ums Mittelmeer. Trotz der zarten Frische der Combavafrucht vermitteln Lavendel und die ihm duftverwandten anderen ätherischen Öle Ruhe und Entspannung.

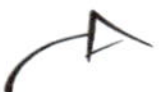

Anwendungen siehe *Geborgenheit.*

Mandarinzauber

Mandarine, Rose, Sandelholz, Vanille; Jojobawachs

Ein wohliger Duft zum Entspannen, schenkt Geborgenheit und Beruhigung.

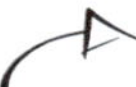

Anwendungen siehe *Geborgenheit.*

Rosenhain

Cistrose, Rosengeranie, Rosenholz, Rose

Der erdige, waldig-frische Duft wird gerne in Erkältungszeiten und zur Regeneration eingesetzt, damit das Immunsystem wieder auf Trab kommt.

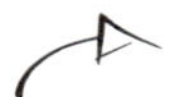
Anwendungen siehe *Geborgenheit*.

Rosen-Spray

Rose, Rosenhydrolat, Ethanol

Der Duft eines Rosenmeers schenkt inneren Frieden. Er ist Balsam für wunde, einsame, gekränkte und kranke Seelen, die Rosenduft lieben.

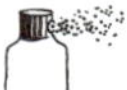
1–2 Sprühstöße in ca. 20 cm Entfernung von der Nase in den Raum geben oder die Bettwäsche besprühen.

Ruheoase

Atlaszeder, Muskatellersalbei, Neroli, Sandelholz, Tonkabohne, Vetiver, Weihrauch

Die balsamische bis würzige und doch zart-krautige Duftmelodie wird den Raum erfüllen. Sie vermittelt Ruhe und hilft vielleicht, dem Leben mit mehr Gelassenheit zu begegnen.

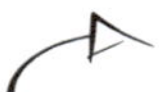
Anwendungen siehe *Geborgenheit*.

Wald & Wiese

Citronella, Douglasfichte, Ho-Sho, Kamille römisch, Karottensamen, Palmarosa, Rosenholz (Naturparfüm in Jojobawachs)

Ein grasig-holziger Duft, der eine ausgleichende und harmonisierende Stimmung verbreitet, um die Seele baumeln zu lassen, und der zudem Gerüche neutralisiert.

Je nach Raumgröße und Befindlichkeit 5–7 Tr. des reinen ätherischen Öls in der Duftlampe oder im Zerstäuber verdampfen.

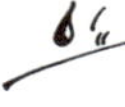
1–2 Tr. das Naturparfüms mehrmals täglich nach Bedarf auf die Schläfe, hinters Ohr, den Nacken, in der Herzgegend, der Kniekehle oder auf den Pulsbereich am Handgelenk auftragen.

2.3 Verbesserung der Raumluft/ Keimreduzierung/Raumreinigung

Ätherische Öle mit einem hohen Anteil an Monoterpenen wie etwa Grapefruit, Zitrone, Latschenkiefer, **Thymian** Ct. Thymol u.a. besitzen desinfizierende Eigenschaften. Sie können gezielt zur Verbesserung der Raumluft und zur Keimreduzierung eingesetzt werden. Auch die gefürchteten multiresistenten (MRSA-)Keime (siehe Kap. 14.4, S. 402–408) lassen sich mittels Raumbeduftung bekämpfen.

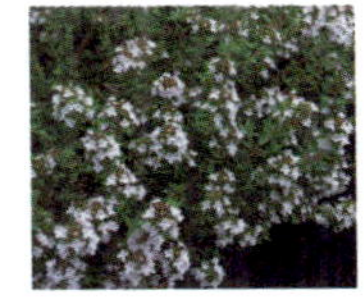

Optimal ist, zur Verringerung der Keime die Beduftung mit einer entsprechenden Raumreinigung zu kombinieren. Dazu werden die ausgewählten ätherischen Öle bzw. Mischungen mit einem Putzmittel als Emulgator ins Putzwasser gegeben. Insbesondere in Einrichtungen, wenn Zimmer schnell wieder mit neuen Bewohnern bzw. Patienten belegt werden, hat sich die Reinigung mit ätherischen Ölen bewährt.

Räumen, die lange Zeit Schwerkranke beherbergt haben oder in denen jemand gestorben ist, nehmen die ätherischen Öle die atmosphärische Schwere und bringen Leichtigkeit und Lebendigkeit zurück.

Raumduft Iris-Weihrauch

Benzoe, Iris, Rose, Weihrauch; Myrten-, Weihrauchhydrolat; Ethanol

Der rosig-herbe Duft verbreitet eine liebe-, aber auch respektvolle Stimmung. Als Geruchsbinder ebenfalls gut geeignet.

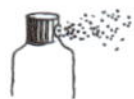

5–7 Sprühstöße am Eingang des Zimmers und/oder am gewünschtem Platz im Raum, z. B. am und über dem Bett, versprühen.

Raumduft Kräutergarten

Angelikawurzel, Grapefruit, Lavendel, Manuka, Niaouli, Thymian, Vetiver; Myrten-, Rosenhydrolat; Ethanol

Die frisch-krautige und doch leicht herbe Duftnote eignet sich besonders gut zur Keimreduzierung in stark keimbelasteten Räumen sowie zur Verbesserung der Raumluft bei unangenehmen und belastenden Gerüchen.

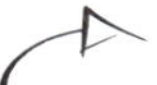

Anwendung siehe Raumduft *Iris-Weihrauch*.

Raumduft Thymian-Zitrone

Angelikawurzel, Atlaszeder, Douglasfichte, Lavendel, Thymian, Zitrone (Raumspray: Myrten-, Rosenhydrolat; Ethanol)

Herb-krautige Mischung, ideal zur Verbesserung der Raumluft in der Erkältungszeit sowie zur Keimreduzierung in stark keimbelasteten Räumen.

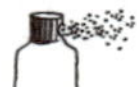

5–7 Sprühstöße am Eingang des Zimmers und/oder am gewünschtem Platz im Raum, z.B. am und über dem Bett, versprühen.

Verweilt die betroffene Person im Raum, je nach Raumgröße 5–15 Tr. der reinen ätherischen Ölmischung in der Duftlampe oder im Vernebler verdampfen.

Zur atmosphärischen Raumreinigung des leeren Zimmers je nach Raumgröße 15–30 Tr. der reinen ätherischen Ölmischung in der Duftlampe verdampfen. Erst gut lüften, dann für 20–30 Minuten beduften, dann wieder lüften.

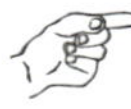

15–30 Tr. der reinen ätherischen Ölmischung mit Putzmittel mischen und zur Oberflächen- und Fußbodenreinigung in einen Putzeimer mit gut warmem Wasser geben.

Waldspaziergang

Atlaszeder, Douglasfichte, Johanniskraut, Latschenkiefer, Tonkabohne, Vetiver, Weihrauch, Weißtanne (Hautspray: Myrten-, Rosenhydrolat; Ethanol. Naturparfüm in Jojobawachs)

Eine intensiv erdig, holzig und leicht krautig duftende Mischung, die Erinnerungen an einen Waldspaziergang wach werden lässt. Der intensive Duft wirkt entspannend, ausgleichend und atmungserleichternd. Er hat sich bereits vielfach als Geruchsbinder bei störenden Gerüchen bewährt.

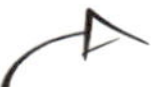

Anwendungen siehe *Raumduft Thymian-Zitrone*.

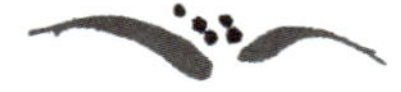

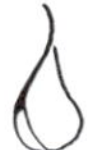

3 Prophylaxe: Vorbeugende Anwendungen mit ätherischen Ölen sinnvoll unterstützen

Zu den vordringlichsten pflegerischen Tätigkeiten gehört die Prophylaxe (Vorbeugung), denn ihr Ziel ist, die Gesundheit zu bewahren bzw. die Verschlechterung einer Krankheit aufzuhalten. Regelmäßigkeit, Sorgfalt und das Beachten individuell angepasster Maßnahmen und Mittel sind neben der üblichen Hygiene wichtige Voraussetzungen für eine gelungene Prophylaxe. Hinzu kommt, mögliche Gefährdungen zu (er)kennen, sowie ein wachsames Auge.

Im Pflegealltag geht es vor allem darum, Dekubitus (Wundliegen), Kontrakturen (Muskel- und Gelenksteife), Obstipation (Verstopfung), Pneumonie (Lungenentzündung) und Thrombosen (Venenverschluss) vorzubeugen. Auch der Mundpflege kommt in diesem Zusammenhang eine besondere Bedeutung zu. Viele prophylaktische Pflegemaßnahmen können mit Aromamischungen durchgeführt werden.

3.1 Dekubitus-Prophylaxe

Ein Dekubitus ist ein Druckgeschwür, das durch Druckeinwirkung von außen durch Matratzen, Falten in der Bett- oder Nachtwäsche, Lagerungshilfen, Katheter, Sonden oder auch durch ein Herunterrutschen im Stuhl oder Bett begünstigt wird. Der Volksmund spricht vom »Wundliegen«. Eine Druckeinwirkung von innen nach außen ist bei sehr dünnen Menschen aufgrund fehlender Fettpolster ebenfalls möglich. Hier entsteht der Dekubitus in der Tiefe bei zunächst äußerlich intakter Haut.

Besonders druckstellengefährdete Körperstellen sind in der Rückenlage: Hinterkopf, Schulterblätter, Ellbogen, Wirbelsäule, Kreuzbein, Steiß und Fersen. In der Seitenlage sind in erster Linie Ohren, Wangenknochen, Beckenkamm, Oberschenkelaußenseiten, Knie und Knöchel exponiert.

Das Dekubitusrisiko steigt mit herabgesetzter Schmerzwahrnehmung, Bewusstseinsstörung, Mobilitätseinschränkung und wenn die Haut durch Schwitzen oder Inkontinenz ständig feucht ist. Eine nachlassende Regenerationsfähigkeit der Haut im Alter sowie eine schlechtere Durchblutung, hervorgerufen durch Veränderungen im Stoffwechsel begünstigen das Wundsein ebenfalls. Ein Dekubitus ersten Grades ist bereits erreicht, wenn eine Hautrötung zu beobachten ist, die sich nach Entlastung nicht zurückbildet, die Haut aber noch intakt ist. Die wichtigste Maßnahme, um diesem Wundsein vorzubeugen, ist, den Druck im wahrsten Sinn herauszunehmen. Dies geschieht durch Bewegung, Mobilisation (d.h. Bewegungsförderung, z.B. mit physiotherapeutischen Übungen) sowie richtiges und regelmäßiges Umlagern.

Eine weitere Wundproblematik in der Pflege ist der Intertrigo. Gemeint sind hier meist nässende Hautdefekte an eng aneinanderliegenden Hautflächen (z.B. Achseln, Oberschenkel), die durch Feuchtigkeit, Wärme oder Reibung bedingt sind. (Mehr dazu siehe Kap. 5.1, S. 162–167.)

Ganzheitliche Empfehlungen

Sowohl zur Dekubitus- wie auch zur Intertrigo-Prophylaxe sind in erster Linie Pflegemaßnahmen erforderlich, die eine intakte Haut fördern und erhalten (siehe Aromapflege unten).

Atmungsaktive, saugfähige **Kleidung und Bettwäsche** aus Naturtextilien (siehe S. 115) ergänzen eine solche Hautpflege optimal. Achten Sie darauf, dass die Kleidung passt und es nicht zur Faltenbildung kommt.

Bei der Hautpflege nicht zu vergessen ist der Hautkontakt, der dem Kranken auf diesem Weg zuteil wird. Mit jeder **Berührung** wird das vegetative Nervensystem aktiviert, das nicht nur für die Vitalfunktionen zuständig ist, sondern auch die Seele nährt. Längst ist bekannt, dass durch Berührungen und Streicheln Glücksbotenstoffe ausgeschüttet werden, die entspannen, Schmerzen reduzieren und das Immunsystem anregen. Pflegende Angehörige und Freunde müssen zuweilen zu dieser für sie oft neuen Form der Zuwendung motiviert werden, zumal wenn sich durch den Pflegealltag die Rollen innerhalb einer Familie verändern. Es ist für alle ein gänzlich neuer Lernprozess, der sehr viel mit Annehmen und Loslassen sowie einer neuen Form der Liebe zu tun hat. Aber es muss auch respektiert werden, wenn manche Menschen Zuwendung und Berührung weder gewähren noch zulassen können, aus welchen Gründen auch immer.

Aromapflege

Zur Dekubitus- und Intertrigo-Prophylaxe ist insbesondere die Hautreinigung und -pflege mit Aromamischungen auf der Basis von hochwertigen nativen fetten Pflanzenölen aus kontrolliert biologischem Anbau zu empfehlen, denn auf diese Weise wird der natürliche Säureschutzmantel der Haut stabilisiert. Die fetten Pflanzenöle mit ihren essenziellen Fettsäuren wirken rückfettend, bieten einen optimalen Hautschutz und helfen der Haut zu regenerieren.

In der Pflege am beliebtesten sind die eigens für diesen Zweck entwickelten Mischungen *Pflegewohl-Öl* und das *Pflegeöl zum Hautschutz*. Ersteres enthält Cistrose, Immortelle, Manuka und Lavendel, das zweite Lavendel, Teebaum und Palmarosa. Diese ätherischen Öle zählen zu den Ölen mit guten hautpflegenden Eigenschaften, die von den fetten Pflanzenölen, in die sie eingemsicht sind, noch intensiviert werden. Hierzu zählt insbesondere das **Calophyllum-inophyllum**-Öl. Das fette Öl wird aus den Nüssen des über zehn Meter hohen Tamanubaums gepresst, dessen Heimat die Pazifikregionen um Polynesien sind. Aber auch in Afrika, Asien und Indien ist er verbreitet. In Indonesien schwören die Einheimischen auf die pure Verwendung des gelb-grünen, intensiv würzig nach Maggikraut riechenden Öls. Im reifen Zustand besitzen die Nüsse eine gelbe Farbe und schmecken nach Äpfeln.

Pflegefachkräfte berichten, dass sowohl das *Pflegewohl-Öl* als auch das *Pflegeöl zum Hautschutz* eine ausreichende Pflege darstellen.

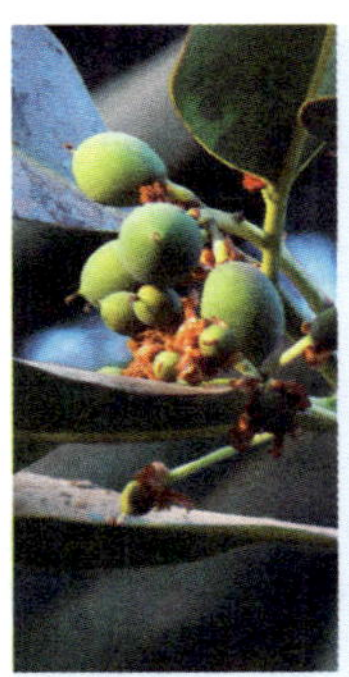

Pflegewohl-Öl

Cistrose, Immortelle, Lavendel, Manuka;
Johanniskraut in Oliven-, Mandelöl;
Calophyllum-inophyllum-Öl

Das krautig, zart lavendelig duftende Massage- und Körperpflegeöl entstand aus dem Wunsch von Pflegefachkräften, ein Öl für die Hautpflege ihrer Patienten zur Hand zu haben, mit dem das Wundwerden vermieden werden kann. Das *Pflegewohl-Öl* stärkt die Hautfunktionen und ist in vielen Einrichtungen bereits fester Bestandteil der Pflegeroutine.

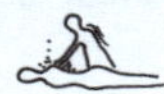

Mindestens 2 Mal täglich auf die gefährdeten Stellen auftragen und einmassieren.

Pflegeöl zum Hautschutz

Lavendel, Teebaum, Palmarosa; Jojobawachs

Das Hautschutzöl mit dem grasigen, typischen Geruch des Teebaumöls eignet sich insbesondere zur Intertrigo-Prophylaxe. Aber auch Bewohner oder Patienten mit wunder, irritierter Haut profitieren von der Haupflege mit diesem Öl.

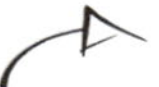

Anwendung siehe *Pflegewohl-Öl*

Beinwellsalbe

Johanniskraut in Oliven-, Ringelblumen in Mandelöl; Bienenwachs, Sheabutter, Wollwachs; Beinwelltinktur

Die seit Jahrzehnten bewährte balsamische Salbe wirkt heilungsunterstützend bei allen tieferen und schlecht heilenden Wunden. Sie wird häufig verwendet zur Pflege von empfindlichen Körperstellen, zur Hautabdeckung bei nässegefährdeter Haut, um hier der Gefahr der Hautaufweichung entgegenzuwirken, sowie bei bereits geröteter, aber intakter Haut. Sie kann mit der Ringelblumensalbe (siehe S. 93) im Wechsel angewendet werden.

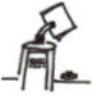

Mindestens 2 Mal täglich dünn auf die gefährdeten Stellen auftragen.

Pflegecreme mit Baobab

Benzoe Siam, Litsea; Rosenhydrolat; Baobab-, Sesam-, Mandelöl; Woll-, Bienenwachs, Sheabutter

Die zart nach Rosen duftende Creme mit dem afrikanischen Baobaböl eignet sich für die regelmäßige Hautpflege nicht nur von Pflegebedürftigen. Sie schützt die Haut und ist insbesondere bei empfindlicher, gereizter und beanspruchter Haut als regelmäßige Pflege zu empfehlen. Auch Haut und Hände der Betreuungspersonen schätzen die Creme.

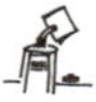

Mindestens 2 Mal täglich dünn auf die gefährdeten Stellen auftragen und einmassieren.

Ringelblumensalbe

Ringelblumen in Mandelöl; Bienenwachs, Wollwachs; Ringelblumentinktur

Die traditionelle Salbe mit Ringelblumenextrakt pflegt empfindliche Haut und eignet sich zur Hautabdeckung bei nässegefährdeter Haut, um der Gefahr der Hautaufweichung entgegenzuwirken. Auch bereits gerötete Haut kann mit Ringelbumensalbe gepflegt werden. In vielen Haushalten ist die Salbe schon von Kindheit an bekannt.

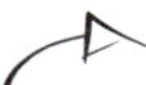

Anwendung siehe *Beinwellsalbe*.

3

Hydrolate

Die Pflegewirkung der empfohlenen Öle und Salben wird durch die Kombination mit einem Hydrolat noch verstärkt. Dank ihrer sanften Wirkungsweise sind Hydrolate auch allein angewendet ein ideales Hautpflegemittel und können darüber hinaus zur Desinfektion von Hautdefekten und an den Schleimhäuten eingesetzt werden. Zu empfehlen sind:

- Immortellenhydrolat
- Lavendelhydrolat
- Rosenhydrolat

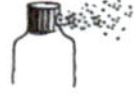

Vor dem Einölen oder -cremen die entsprechenden Hautpartien mit Hydrolat einsprühen.

3.2 Kontrakturen-Prophylaxe

Eine Kontraktur ist eine Einschränkung der Beweglichkeit, die auf einer Verkürzung der gelenkumgebenden Muskeln und Sehnen oder auf einer Veränderung der Gelenkflächen beruht (lat. contrahere: zusammenziehen). Es kann zu einem teilweisen bis vollständigen Verlust der Bewegungsfähigkeit in diesem Gelenk kommen, weshalb eine Kontraktur auch als Gelenksteife bezeichnet wird. Zumeist gehen Kontrakturen mit Schmerzen einher.

Ursache können schlaffe oder spastische Lähmungen sein, andauernde Mangelbewegung, Schonhaltungen und Bewegungsvermeidungen infolge von Schmerzen, Gelenkentzündungen, Narbenbildungen, Verkürzungen und Verwachsungen von Sehnen und Bändern.

Grundsätzlich ist das am häufigsten betroffene Gelenk das Kniegelenk, gefolgt von Ellbogen-, Schulter-, Hand-, Finger- und Hüftgelenk. Bei Pflegebedürftigen jedoch wird fast immer das Fußgelenk von einer Kontraktur in Mitleidenschaft gezogen, die sich durch unzureichende Mobilisation des Bettlägerigen einstellt.

Ganzheitliche Empfehlungen

Bei noch ausreichend vorhandener Beweglichkeit lassen sich Kontrakturen im Wesentlichen verhindern oder lindern. **Bewegungsübungen** wie Kreisen, Strecken und Beugen der Gelenke sind wirksam und für die Pflegebedürftigen zudem noch wohltuend.

Je eingeschränkter die aktive Beweglichkeit ist, desto mehr Hilfe wird benötigt. Das heißt, die Gelenke des Pflegebedürftigen müssen dann teilweise oder vollständig passiv, also von einer anderen Person, bewegt werden. Sinnvollerweise werden diese Bewegungsübungen von geschulten Physiotherapeuten durchgeführt. Aber auch pflegende Angehörige können einfache Übungen erlernen und sollten diese dann möglichst täglich umsetzen. Dabei geht es nicht um einen möglichst perfekten Trainingsablauf, sondern das regelmäßige Bewegen des Pflegebedürftigen an sich.

Zusätzlich kann die unterstützende Wirkung von warmen **Wannenbädern** genutzt werden, denn durch den Auftrieb im Wasser kommt es zu einer Gewichtsentlastung und die Wärme sorgt für eine Entspannung der Muskulatur. Auch **Teilbäder** wie Fuß- und Handbäder haben eine wohltuende Wirkung. Sämtliche **Wasseranwendungen** sind meist willkommene Angebote, denn Wasser bedeutet auch eine Form von Streicheleinheiten.

Aromapflege

Mit wärmenden Anwendungen wie Wickel, Auflagen und Einreibungen können die schmerzenden und beeinträchtigten Gelenke auf die Bewegungsübungen vorbereitet werden. Eine besonders hilfreiche Aromamischung ist in diesem Fall das *Massageöl Tonka*, neben dem seit Jahrzehnten bekannten *Kemptener-Öl* sowie dem *Muskel- und Gelenkbalsam*. Aromapflegefachkräfte bevorzugen Aromaanwendungen mit dem Extrakt der Tonkabohne als auch Wintergrünöl. Sein dominanter Geruch wird von der Tonkabohne in Schach gehalten. Beide Öle sind bewährt bei Schmerzpatienten. Die ebenfalls enthaltenen ätherischen Öle von Atlaszeder, Bergamotte, Cajeput und Kamille römisch unterstützen die Wirkung und verbreiten zudem einen angenehmen, beruhigenden Duft, der diesen betroffenen Menschen etwas Ruhe in den Alltag bringt mit ihren meist erheblichen Muskel- und Knochenschmerzen. Die Öle haben sich seit alters her bewährt. Eingemischt in Mazerate (siehe Kap. 1.3.3.3, S. 71) von Arnika und Johanniskraut tun sie auch über die Haut ihre Wirkung.

Arnika zählt zu den beliebtesten und wissenschaftlich sehr gut untersuchten Heilpflanzen. Ihre durchblutungsfördernde und entzündungshemmende Wirkung hat sich vor allem bei Muskel- und Gelenkschmerzen seit Jahrhunderten bewährt. Allerdings sollten Öle, die Arnika enthalten, nur auf einer intakten Haut eingerieben werden, da es ansonsten zu Unverträglichkeiten kommen kann.

Bei allen Anwendungen kann die betroffene Körperstelle im Anschluss mit einem trockenen Handtuch – besser und temperaturausgleichender wirkt ein Stück Heilwolle – abgedeckt werden. Ebenso hilfreich und beliebt sind Auflagen mit einem warmen Moorkissen. Diese Kissen werden im Warmwasserbad erwärmt und noch feucht in eine Leinen-Baumwoll-Hülle gesteckt. Die leicht feuchte Wärme ist enorm wohltuend, das Kissen schmiegt sich gut an die Körperform an und hält den Körper lange warm. Bei Handbeschwerden eignet sich das Kissen zusätzlich zu Knetübungen. Besonders empfehlenswert sind auch die *Woll-fühl®-Wickel* von *Wickel & Co®*, die je nach Gelenk, das behandelt werden soll, in verschiedenen Ausführungen zur Verfügung stehen (Bezugsadresse im Anhang). Sie lassen sich einfach und gut fixieren und halten warm. Gestrickte Hand- oder Beinstulpen sowie Hüftwärmer aus Wolle erfüllen den gleichen Zweck. Alle Wickelmaßnahmen eignen sich nicht nur zur Durchwärmung vor Bewegungsübungen, sondern auch an Tagen, an denen die Gelenke besonders schmerzen, weil sich z.B. ein Wetterwechsel ankündigt.

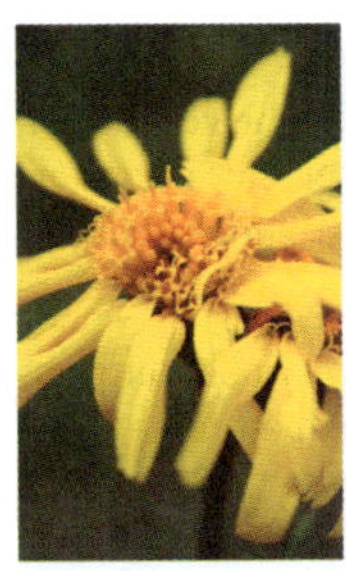

Massageöl Tonka

Atlaszeder, Bergamotte, Cajeput, Kamille röm., Tonkabohne; **Arnika** in Olivenöl, Johanniskraut in Oliven-, Sonnenblumenöl

Das intensiv krautig-balsamisch duftende Massageöl eignet sich für eine wärmende und zugleich entspannende Massage bei Gelenken, die sich steif anfühlen und schmerzen. Zur Ausstreichung der Hand bei beginnender Beugekontraktur der Fingergelenke infolge einer Parkinsonerkrankung.

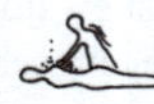

Nach Bedarf, mindestens jedoch 1–2 Mal täglich die betroffenen Gelenke damit einölen.

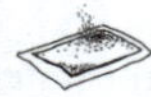

Je nach Größe der betroffenen Körperstelle 1–3 ml bzw. 30–50 Tr. für eine temperierte Ölkompresse. Auf das schmerzende Gelenk auflegen. Das Öl zieht innerhalb 2–3 Stunden gänzlich in die Haut ein und die erwärmte Kompresse kann entsprechend lange liegen bleiben, zumal sie die Körperwärme speichert.

Kemptener-Öl

Eukalyptus, Latschenkiefer, Lavendel, Rosmarin, Wacholderbeere; Arnika in Oliven-, Johanniskraut in Olivenöl; Calophyllum-inophyllum-, Sonnenblumenöl

Das intensiv krautige Massageöl ist ideal für Einreibungen, um die Muskulatur und Bindegewebe zu lockern und zu entspannen. Seine durchblutungsfördernde, erwärmende Wirkung ist schnell spürbar und wohltuend.

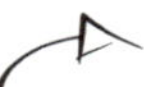

Anwendungen siehe *Massageöl Tonka*.

Muskel- und Gelenkbalsam

Cajeput, Ingwer, Tonkabohne, Weihrauch, Wintergrün; Myrten-, Rosen-, Weihrauchhydrolat; Johanniskraut in Olivenöl, Marulaöl, Jojobawachs; Wollwachs, Bienenwachs, Sheabutter

Der Geruch von Wintergrün und Tonkabohne erinnert manche vermutlich an »BubbleGum«-Kaugummi und andere an Marzipan. Der Balsam unterstützt die Durchblutung, zieht langsam ein und hinterlässt zudem ein angenehmes Hautgefühl.

Nach Bedarf oder 1 – 2 Mal täglich die mit einem Hydrolat befeuchteten schmerzenden Körperareale mit dem Balsam einreiben. Bei Wärmebedürfnis mit Heilwolle abdecken und fixieren.

Entspannungsbad

Atlaszeder, Kamille römisch, Lavendel, Mandarine, Rosengeranie, Sandelholz (Badesalz: Jojobawachs; Meersalz. Ölbad: Sesamöl)

Die beruhigende, krautig-blumige Salzmischung entspannt die Muskulatur ebenso wie das hautpflegende Ölbad, der Duft gibt Halt und Zuversicht. Wohltuend auch als Fuß- und Handbad, sowohl als Vorbereitung auf eine passive Bewegungsübung als auch als Einzelanwendung.

Eine einigermaßen mobile Person ist trotz Pflegebedürftigkeit immer noch ein ganzes Stück weit autark und kann selbst entscheiden, ob und wie lange ein Bad oder ein Teilbad gemacht werden soll.

3–4 EL für ein körperwarmes Aromabad.

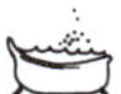
1 TL auf 1 Liter temperiertes Wasser für ein Teilbad.

Nach einem Salzbad mit klarem Wasser abduschen, um Salzreste auf der Haut zu vermeiden.

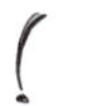
Nach einem Ölbad kann der Körper leicht ölig sein – es besteht Rutschgefahr.

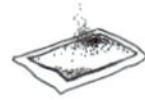
Kompresse (Baumwollvlies) oder Leinentuch in dem zuvor oder eigens (1 TL auf 1 Liter Wasser) dafür angesetzten Badewasser tränken, gut auswringen und als feuchtwarme Auflage auf das betroffene Gelenk legen. Zusätzlich kann darauf dann noch eine ölgetränkte Kompresse mit *Massageöl Tonka* oder *Kemptener-Öl* aufgelegt werden, oder das Gelenk zuvor mit dem *Muskel- und Gelenkbalsam* einreiben. So wird den Zellen benötigte Flüssigkeit zugeführt, was das Gewebe elastischer werden lässt.

Hydrolate

Zur anregenden, zart krautig duftenden Hautpflege empfehlen sich:

- Lavendelhydrolat
- Rosmarinhydrolat
- Weihrauchhydrolat

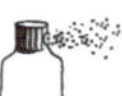
Vor dem Einreiben mit Öl das Hydrolat auf die Haut aufsprühen oder im Verhältnis 1:2 mit dem Massageöl mischen.

3.3 Obstipations-Prophylaxe

Bei manchen Menschen reagiert die Verdauung empfindlich, Veränderungen im Tagesablauf und der Ernährung können bereits zu einer Obstipation (Verstopfung) führen. Insbesondere zu geringe Zufuhr von Flüssigkeit und Ballaststoffen, unzureichende körperliche Bewegung, Scham und fehlende Privatsphäre, Störung der persönlichen Stuhlganggewohnheiten, Angst vor Schmerzen z.B. nach Operationen und Einwirkungen von Medikamenten können eine Veränderung der Stuhlausscheidung bewirken wie z.B. seltenen, harten oder trockenen Stuhlgang.

Von einer Obstipation wird gesprochen, wenn der Patient länger als drei Tage keinen Stuhlgang mehr hatte (siehe auch Kap. 11.7, S. 328–330).

Ganzheitliche Empfehlungen

Es gibt viele Möglichkeiten, die Verdauung zu unterstützen. Neben **Bewegung, faserreicher Kost** wie frisches Gemüse, Vollkornbrot, Müsli etc. hilft auch, täglich einen Esslöffel Lein- oder Flohsamen zusammen mit mindestens einem Viertel Liter Wasser zu trinken. Getrocknete Pflaumen oder deren Saft regen ebenso die Darmtätigkeit an wie **Teemischungen,** die Fenchel-, Kümmel- oder Anissamen und Mariendistelfrüchte enthalten. Grundsätzlich gilt es, ausreichend Flüssigkeit zu sich zu nehmen und am besten bereits morgens den Tag mit einem Glas lauwarmem Wasser zu beginnen. Beim Essen zusätzlich regelmäßig ein bis zwei Teelöffel **natives Pflanzenöl,** wie z.B. Raps-, Lein- oder Walnussöl, auf die Speisen zu geben, bringt die Verdauung ebenfalls in Gang und stärkt das Immunsystem. (Mehr dazu siehe Kap. 11.7, S. 329.)

Menschen, die wissen, dass sie schnell mit Verstopfung reagieren, machen auch gerne einen **Einlauf.**

Aromapflege

Äußere Anwendungen mit Aromamischungen haben sich zur Prävention bestens bewährt. Vor allem das beliebte *Fenchel-Kümmel-Öl* ist in vielen Einrichtungen bereits fester Bestandteil der Pflege. Es enthält das eher unbekannte, intensiv würzig riechende Öl des **Liebstöckels,** den der Volksmund als Maggikraut kennt. Die allseits bekannte Maggi-Würze hat übrigens nichts mit der Pflanze zu tun, sondern ist ein reines Laborprodukt.

Liebstöckelöl zählt zu den wenigen in Deutschland produzierten Ölen. Die anderen Öle der Aromamischung, nämlich Anis, Fenchel, Kümmel und Koriander, sind seit dem Altertum als Verdauungsanreger bekannt. Bei Fenchelöl gilt es zu wissen, dass der lebertoxische Einzelstoff Estragol nur im Bitterfenchel nenneswert enthalten ist. Die Laboranalysen der Bahnhof-Apotheke Kempten bestätigen, dass bei dem hier eingemischten Süßfenchelöl der Estragolgehalt unter 0,01% liegt und damit absolut unkritisch ist (siehe auch S. 322 f.).

Vorbeugende Einreibungen mit dem Öl sollten so früh als möglich erfolgen, d.h., sobald deutlich wird, dass die betroffene Person einige Tage das Bett hüten muss. Umso eher der Bauch massiert wird, desto schneller treten die erwünschten Wirkungen ein.

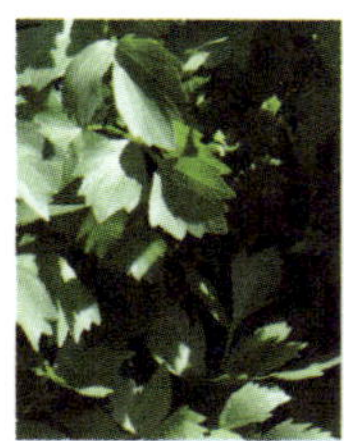

Fenchel-Kümmel-Öl

Anis, Fenchel, Koriander, Kreuzkümmel, **Liebstöckel;** Borretschsamen-, Mandel-, Nachtkerzensamenöl

Die Würze von Anis, Fenchel, Kümmel und Koriander, eingemischt in fette Pflanzenöle, regt die Verdauung an, idealerweise mit einer Baucheinreibung im Uhrzeigersinn (siehe Kap. 1.2.9.5, S. 38).

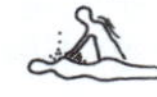

2–3 EL Öl für eine wohltuende Baucheinreibung mit kreisenden, kräftigen Bewegungen und warmen Händen.

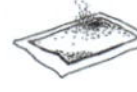

Die Wirkung der Aromaeinreibung kann mit einem feuchtwarmen Wickel oder einer feuchtwarmen Auflage intensiviert werden. Das Ganze ca. 30 Minuten einwirken lassen.

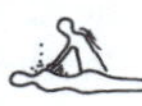

2–3 EL Öl für eine Kolonmassage. Bei Darmträgheit und Verstopfung bringt eine Massage des Dickdarms wohltuende Linderung der Beschwerden. Dabei wird die Bauchdecke an fünf Stellen des Dickdarms in kreisenden Massagebewegungen, synchron mit der Atmung und vom oberen Abschnitt des Dickdarms in Richtung Darmöffnung, massiert.

Eine Kolonmassage darf nur von professionellen Pflegekräften mit Fachkenntnissen angewendet werden.

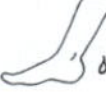

1–2 TL, vermischt mit 1 EL neutrale Seife oder Honig, für ein anregendes Fußbad am Morgen weckt den Pflegebedürftigen innerlich und äußerlich.

Hallo-Wach-Bad

Angelikawurzel, Limette, Litsea, Rosmarin, Wacholderbeere; Jojobawachs; Meersalz

Der interessante, frisch-krautige und doch herbe Duft der ätherischen Ölmischung wirkt anregend, aufmunternd und entschlackend.

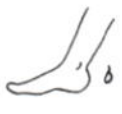

Für ein Fußbad 1 TL auf 1 Liter temperiertes Wasser geben. Nach dem Bad mit klarem Wasser abduschen, um Salzreste auf der Haut zu vermeiden.

3.4 Pneumonie-Prophylaxe

Die Gefahr einer Lungenentzündung (Pneumonie) besteht bei Pflegebedürftigen, in besonderem Maße, aber auch allen älteren Menschen, die plötzlich bettlägerig werden.

Menschen, die viel liegen und wenig Bewegung haben, belüften ihre Lungen nur oberflächlich. Rauchen, Abwehrschwäche, Bewusstseinsstörungen, Schluckstörungen, chronisch obstruktive Lungenerkrankungen (siehe Kap. 9.6, S. 267–270) und Herzminderleistung (siehe Kap. 10.3, S. 283 f.) sind zusätzliche Risikofaktoren.

Ganzheitliche Empfehlungen

Wirkungsvolle Pflegemaßnahmen zur Pneumonie-Prophylaxe sind neben der **(Früh-)Mobilisation** auch **atemstimulierende Einreibungen,** die idealerweise sitzend mit kreisenden Aufwärtsbewegungen beidseits der Wirbelsäule durchgeführt werden. Zum anderen sind entsprechende **Lagerungsmaßnahmen** wichtig, durch die verschiedene Lungenareale gedehnt und somit besser belüftet werden. Gezielte **Atemübungen,** die gleichzeitig die Atemmuskulatur trainieren, verbessern ebenfalls den Atemfluss und senken, wenn sie täglich angewendet werden, das Risiko, an einer Pneumonie zu erkranken. Sollten Sie ein Familienmitglied zu Hause alleine pflegen, so bitten Sie Fachleute um entsprechende Anleitungen. Eine empfehlenswerte Lektüre zu diesem Thema ist übrigens das »Praxishandbuch Rhythmische Einreibungen nach Wegmann/Hauschka« (siehe Literaturverzeichnis [18]).

Sekretlösende Maßnahmen können durch Einreibungen, Waschungen und Brustauflagen unterstützt werden. Ein besonderes Augenmerk muss bei Pflegebedürftigen, Alten oder sehr schwer Kranken auf die orale **Nah-**

rungsaufnahme gelegt werden, um Schluckstörungen und die damit verbundene Aspirationsgefahr (Gefahr des Verschluckens) frühzeitig zu erkennen. Bei Patienten, die die Nahrung nicht selbst zu sich nehmen können, ist durch das Fehlen der Kau- und Schlucktätigkeit die Selbstreinigungsfunktion der Mundhöhle eingeschränkt. Eine Keimansammlung in Mund- und Rachenraum ist die Folge. Durch eine intensive **Mundpflege** von Zähnen, Gaumen und Zunge kann das Pneumonierisiko ebenfalls gesenkt werden (mehr dazu siehe Kap. 8.3.2, S. 230–235).

Bei der häuslichen Versorgung sollten die pflegenden Angehörigen professionelle Unterstützung für die Pneumonie-Prophylaxe suchen, um keine Fehler zu machen. Zur Vorbeugung von Lungenerkrankungen gehören auch so einfache Maßnahmen wie das mehrmals tägliche **Durchlüften** des Krankenzimmers und die Befeuchtung von zu trockener Heizungsluft (mehr zur Raumbeduftung siehe Kap. 2.3, S. 87 f.).

Aromapflege

Es steht eine ganze Reihe von Ätherisch-Öl-Mischungen für die Pneumonie-Prophylaxe zur Verfügung. Eine davon, die Aromamischung *Allgäuer Atemöl,* entstand auf speziellen Wunsch von Pflegefachfrauen. Die beliebten Badesalz- und Dusch-Aromamischungen der *Waldfrische* regen das tiefe Atmen an. Der frische Waldduft bietet den Kranken und Pflegebedürftigen als auch deren Betreuerinnen und Angehörigen eine willkommene Abwechslung. So kann auch einer Gewöhnung vorgebeugt werden. Werden Frischoperierte, Bettlägerige oder Pflegebedürftige täglich damit eingerieben, regt der krautig-frische Duft das Durchatmen an. Dadurch wird die Lunge bis in die unteren Lungenflügelspitzen gut belüftet. In dieser Mischung auf Jojobawachsbasis finden das eher unbekannte, frisch-herbwürzige Alantöl, das eine gewisse Süße aufweist, und die fernöstlichen Exoten Cajeput und Ravintsara zu einer neuen Duftharmonie zusammen. Letztere bringen vor allem die atemanregende Frische in das Öl. Hinzu kommt das traditionelle **Zirbelkiefer**öl aus den österreichischen und Südtiroler Alpen. Das balsamische, holzig-harzige Öl der mächtigen Zirbelkiefer wird gerne mit anderen Nadelholzölen wie Latschenkiefer, Weißtanne und Fichtennadel gemischt und ist bei vielen Menschen als »Bergwaldduft« beliebt. Das Holz der Zirbe, wie die Südtiroler den Baum nennen, wird auch gerne zur Herstellung von Schlafzimmermöbeln verwendet. Der entspannende Duft des Bergholzes erfüllt den Raum über viele Jahre hinweg und tut der Lunge gut.

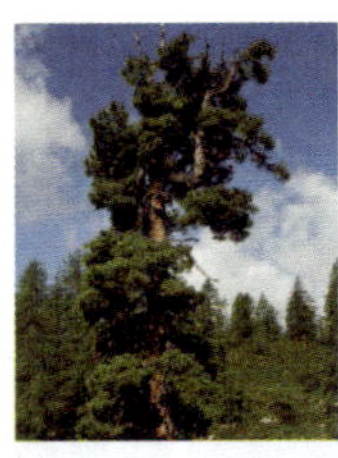

Allgäuer Atemöl für Erwachsene

Alant, Cajeput, Ravintsara, **Zirbelkiefer;**
Jojobawachs

Diese krautig-frisch riechende Aromamischung eignet sich ganz besonders für atemstimlierende Einreibungen, der Duft der ätherischen Öle regt das tiefe Durchatmen an.

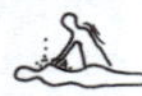

1–2 TL für eine Rückeneinreibung vor dem Zubettgehen, die bei Bedarf während der Nacht wiederholt werden kann, wenn Atemnot den Patienten oder Pflegebedürftigen nicht schlafen lässt.

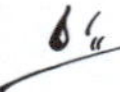

2–3 Tr. in die Handfläche des Erkrankten reiben und ihn in seine Hände atmen lassen. Dies kann vorbeugend mehrmals täglich wiederholt werden. Vor allem mit Menschen, die zu Panikattacken mit zu heftiger, kurzer Atmung (Hyperventilation) neigen, sollte dieses forcierte Ausatmen geübt werden, damit es im Akutfall unmittelbar angewendet werden kann.

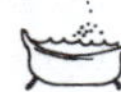

Für ein Aromabad 2 TL in 2 EL Honig oder Sahne vermischen.

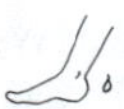

7–10 Tr. für eine Fußmassage vor dem abendlichen Zubettgehen.

Erkältungsöl wärmend

Benzoe Siam, Ho-Sho, Lavendel, Lavendelsalbei, Melisse, Ravintsara, Rosenholz, Salbei, Thymian (Raumspray: Myrten-, Rosenhydrolat; Ethanol)

Die balsamisch duftende, wärmende und schleimlösende ätherische Ölmischung ist ideal für sensible Personen. Sie wirkt angenehm befreiend auf die Atemwege, wohltuend und keimvermindernd.

Zur Befeuchtung und Anreicherung der Raumluft mit ätherischen Ölen etwa 1,5 Liter heißes Wasser in eine Schüssel geben und je nach Raumgröße 7–9 Tr. der Ölmischung, vermischt mit einer Prise Salz oder Zucker, hinzufügen und im Zimmer aufstellen.

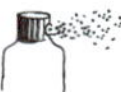

1–2 Sprühstöße des Raumsprays ca. 20 cm von der Nase des Bettlägerigen entfernt in den Raum oder auf die Bettdecke geben.

Thymian-Angelika-Öl

Angelikawurzel, Cajeput, Muskatellersalbei, Thymian, Zirbelkiefer; Ringelblumen in Mandelöl; Mandel-, Sesamöl; Jojobawachs

Die Aromamischung mit dem würzigen, intensiven Duft hat sich längst als Hals- und Brustöl bewährt. Sie stärkt das Immunsystem, beruhigt die Bronchien und erleichtert die Atmung.

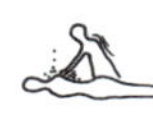

Mit 1–2 ml bzw. 20–30 Tr. oder 1 TL zur Vorbeugung und bei Erkältungsneigung morgens und abends die nasse Haut im Bereich von Hals und Brust sowie des oberen Rückens einölen.

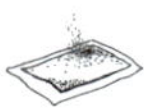

In Kombination mit einem Bienenwachswickel (Bezugsadresse im Anhang) als Brustauflage. Dazu das Bienenwachstuch erwärmen und auf den eingeölten Brustbereich legen und mit einem wärmebewahrenden kleinen Kräuter- oder Moorkissen oder mit Heilwolle abdecken. Diese warme Brustauflage vermittelt eine angenehme (Tiefen-)Wärme und wohltuenden Duft. Sie beruhigt und hilft, zähem Schleim vorbeugen.

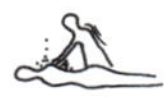

In Kombination mit einer Rhythmischen Einreibung zur Vertiefung der Ein- und Ausatmung.

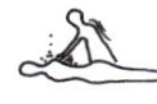

Ca. 10 Tr. für eine sanfte Fußeinreibung oder Fußreflexzonenmassage, der ein erwärmendes Fußbad, entweder mit *Waldfrischebad* (siehe unten) oder einfach nur in warmem Wasser, vorausgegangen ist.

Waldfrischebad, - Dusch & Shampoo

Atlaszeder, Douglasfichte, Edeltanne sibirisch, Sandelholz, Weißtanne, Zirbelkiefer; Jojobawachs; Meersalz bzw. neutrale Dusch- und Shampoogrundlage

Dieser frisch und klar duftende Badezusatz auf der Basis von Meersalz regt das Durchatmen an und erinnert an einen Spaziergang durch den Wald. Als Fußbad angewendet, kann es auf den ganzen Körper Einfluss nehmen, die Bademischung stärkt das Abwehrsystem. Die Dusch & Shampoo-Mischung wiederum eignet sich bestens als Handseife, zum Waschen, Duschen oder auch zum Baden.

1 TL auf 1 Liter temperiertes Wasser für eine anregende Waschung bei Erkältungsneigung und Kältegefühl. Die Bewegungen werden kreisförmig zum Herzen hin ausgeführt.

1 TL des Salzbades auf 1 Liter temperiertes Wasser für eine abwehrsteigernde Waschung nach Kneipp: Dazu den ganzen Körper »flüchtig« waschen, d.h. mit einem Waschhandschuh wird ein dünner Wasserfilm auf der Haut aufgetragen. Danach nicht abtrocknen, sondern sofort warm zudecken, damit der Körper sich gut wieder erwärmen kann.

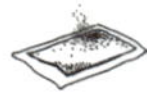

Zur Sekretlösung 1 TL des Salzbades in 1 Liter heißem Wasser lösen, ein Leinentuch darin eintauchen, auswringen und als feuchtwarme Brustauflage verwenden. Mit einem vorgewärmten Außentuch abschließen und für die Dauer von ca. einer ½ Stunde belassen.

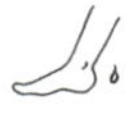

1–2 TL vom Salzbad oder Dusch- und Shampoo auf 1 Liter temperiertes Wasser für ein Fußbad. Nach dem Bad mit klarem Wasser abduschen.

3.5 Soor-/Parotitis-Prophylaxe (Mundpflege)

Soor- und Parotitis-Prophylaxe werden oft gleichzeitig genannt, weil die Pflegemaßnahmen zur Vorbeugung beider Erkrankungen ähnlich sind. Dennoch handelt es sich um zwei verschiedene Krankheiten mit unterschiedlichen Ursachen. Die **Soorinfektion** (Candidose) ist mit Abstand die häufigere der beiden. Hier kommt es zu einer Störung der natürlichen Bakterien und Pilzbesiedelung im Mund (Mundflora). Die Risikofaktoren einer Candidose sind Mundtrockenheit durch Nahrungskarenz (Nahrungsverzicht), schlechter Allgemeinzustand, Abwehrschwäche, Antibiotikaeinnahme (mehr zu Mundsoor siehe Kap. 8.3.2.4, S. 242–244).

Eine **Parotitis** (Entzündung der Ohrspeicheldrüse) entsteht bei längerer Nahrungskarenz oder erheblichem Flüssigkeitsmangel, die den natürlichen Speichelfluss sehr reduziert. Dadurch kann es zur Keimbesiedelung in den Ausführungsgängen der Speicheldrüsen kommen. Eine stark schmerzende Entzündung der Ohrspeicheldrüse ist die Folge.

Ganzheitliche Empfehlungen

Die Gefahr, an Soor und Parotitis zu erkranken, wird gerne unterschätzt. Dabei können sie schon drohen, sobald Antibiotikatherapien erforderlich sind, zumal wenn das Immunsystem bereits durch eine Grunderkrankung geschwächt ist. Es lohnt sich also, schon frühzeitig an eine **gründliche Mundpflege** zu denken, denn gerade im häuslichen Bereich wird die tägliche Körperhygiene bei anfangs noch banal erscheinenden Erkrankungen gerne vernachlässigt. Diese Laxheit kann sich dann bald böse rächen, denn ein geschwächter Organismus hat überall »Lücken im System«.

Nicht nur eine geschmackliche Abwechslung, sondern eine gute Ergänzung stellen Pflanzenaufgüsse der Teemischung **Mundpflegetee** dar. Das traditionell bekannte Heilkraut Gundelrebe wie auch die wissenschaftlich bestätigten und bekannten Heilpflanzen Odermennigkraut, Kamillenblüten, Ringelblumen und Thymiankraut werden aufgrund ihrer entzündungshemmenden und schleimhautpflegenden Eigenschaften als Gurgelmittel verwendet. Zudem sind sie gut verträglich. Im privaten Pflegebereich wird es sicher einfacher sein, einen Tee aufzugießen, der je nach Pflegegrad selbstständig als Gurgelmittel entweder morgens und abends eingesetzt wird oder auch mehrmals täglich. Selbstverständlich kann die kranke Person diesen Tee dann auch schlucken oder tagsüber trinken. Jedoch bitte keine Langzeitanwendung als Getränk, denn alle Menschen, auch Kranke, brauchen und lieben Abwechslung im Geschmack. Teetrinken soll ein Genuss sein.
In Pflegeeinrichtungen ist es oftmals schwierig, so einfache Anwendungen zu implementieren, da dort leider wirkungslose Billigteebeuteln bevorzugt werden und dazu dann noch mit einer Kostenrechnung argumentiert wird. Letztere ist aber sicher kein gutes Argument, denn Medikamente zur Soorbehandlung sind allemal teurer. Angehörige können jedoch immer wieder mal eine Thermoskanne mit diesem Tee mitbringen. Hin und wieder ist mehr als nie.

Aromapflege

Aromamischungen zur Mundpflege regen den Speichelfluss an, halten die Mundhöhle feucht und fördern eine intakte Mundschleimhaut. Hier sind Hydrolate die optimalen Partner für wenige Tropfen ätherisches Öl. Wenn die Mischungen dann auch noch einigermaßen wohlriechend sind, nimmt die kranke Person diese Pflegemaßnahme gerne an.

Gut verträglich ist z.B. **Ravintsara**, das eukalyptusartige Öl aus den Blättern des madegassischen Kampherbaums (*Cinnamomum camphora* Ct.

Cineol). Zwar wird allenthalben vor Campher gewarnt, weil er unbedacht dosiert toxisch wirken kann, im Gegensatz zu seinen Verwandten in Taiwan und China hat der in Madagaskar heimisch gemachte Kampherbaum jedoch die Fähigkeit, Campher zu produzieren verloren. So steht nun mit Ravintsara ein Öl zur Verfügung, das reich an 1,8-Cineol ist – ein Monoterpenoxid, das auch im Eukalyptus enthalten ist, deshalb der ähnliche Geruch. Leider kommt es immer wieder zu Verwechslungen mit dem Öl Ravensara (auch Ravensare geschrieben). Dieses jedoch hat mit Ravintsara nichts gemein, vielmehr stammt Ravensara-Öl vom ebenfalls auf Madagaskar wachsenden Nelkennussbaum (*Ravensara aromatica* Sonnerat), riecht süßlich-terpentinig und wird als sehr hautreizend bis toxisch beschrieben. Hier zeigt sich einmal mehr, dass der Umgang mit ätherischen Ölen nicht nur Fachwissen, sondern vor allem auch eine gute Qualitätssicherung bei der Herstellung erfordert, um sicherzugehen, dass das richtige Öl in der Flasche ist.

Ravintsara ist gut hautverträglich und wie alle Öle, die reich an 1,8-Cineol sind, wird es bei Atemwegserkrankungen eingesetzt, da es schleimlösend wirkt und bei viralen wie bakteriellen Erkrankungen hilfreich ist. Der frische, leicht würzige Duft von Ravintsara wird im *Mundpflegespray* ergänzt vom zartkrautigen Duft von Niaouli. Dritter im Bunde ist Manuka, dessen kräftiges Aroma jedoch von den anderen beiden Ölen in den Hintergrund gedrängt wird, sodass eine angenehme Aromamischung auf der Basis von Aloe-Vera-Öl zur Verfügung steht. Um vor allem bei Langzeitpatienten ab und zu für eine Abwechslung zu sorgen, empfiehlt es sich, die Aromamischung zu wechseln, wenn die Flasche aufgebraucht ist.

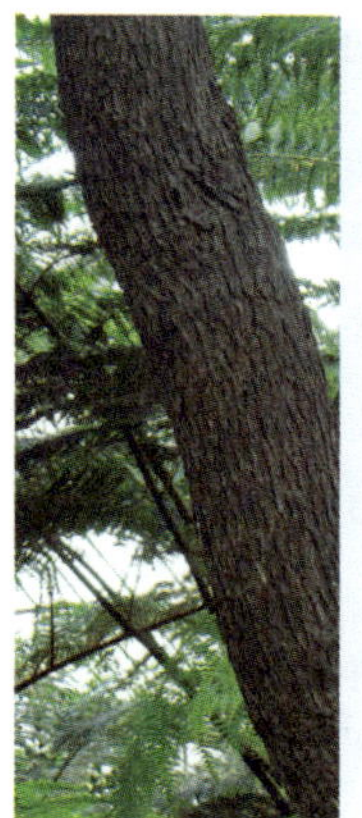

Mundpflegespray

Manuka, Niaouli, **Ravintsara;** Rosenhydrolat; Aloe-Vera in Rapsöl

Das zart krautig duftende, wässrige, nur leicht ölige Mundwasser ist ideal zur Befeuchtung und Pflege trockener Schleimhäute. Es wirkt bakterieller Besiedlung entgegen, schützt die Schleimhaut vor Infektionen, regt ihre Regeneration an, stabilisiert die Mundflora und stärkt das Zahnfleisch. Mobile und sich selbst versorgende Menschen kostet es anfangs eine gewisse Überwindung, sich das Öl in den Mund zu sprühen, was die einfachste Form der Anwendung ist. Aber es kann natürlich auch auf entsprechende Watteträger aufgesprüht und dann im Mund aufgetragen werden.

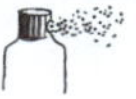

Je nach Bedarf die Mundschleimhaut mehrmals täglich einsprühen oder mit einem getränkten Watteträger pinseln.

Mundpflegespray Myrte

Immortelle, Melisse, Myrte, Zitrone; Myrten-, Rosenhydrolat; Aloe-Vera in Rapsöl

Das zitronig-frische, wässrige, nur leicht ölige Mundwasser ist ideal zur Befeuchtung und Pflege trockener Schleimhäute und von empfindlichem Zahnfleisch. Durch die Befeuchtung werden entzündliche Prozesse in der Mundhöhle gehemmt und die Selbstheilung bei Schleimhautläsionen unterstützt. Zudem wird die Speichelsekretion angeregt.

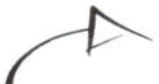

Anwendung siehe *Mundpflegespray*.

Mundpflegeöl St. Elisabeth

Nelkenknospe, Rose, Zitrone; Mandelöl

Das leicht erfrischende und doch würzig-rosig duftende Mundöl nach der Rezeptur der Krankenschwester und Heilpraktikerin Gabi Dorner ist für Pflegebedürftige eine Wohltat. Es stimuliert die Speichelsekretion, weicht Borken auf, wirkt Zungenbelägen entgegen, ist lindernd und unterstützt desinfizierende Maßnahmen bei Entzündungen der Mundschleimhaut, des Zahnfleisches und bei Schleimhautläsionen.

Je nach Zustand der Mundhöhle werden die Mundschleimhäute mehrmals täglich mit einem ölgetränkten Watteträger bepinselt.

Ölziehkur Zitrone

Nanaminze, Wacholder, Zitrone; Sonnenblumenöl

Das regelmäßige Ölziehen mit der minzig-frischen Ölmischung ist Menschen nach einer anstrengenden Krankheit zu empfehlen. In der Alten- und Schwerkrankenpflege eignet es sich zur Mundpflege bei noch mobilen Patienten, um Mundgeruch und Karies vorzubeugen, die Zähne und das Zahnfleisch zu stärken sowie bei bestehenden Mundschleimhauterkrankungen eine intakte Mundflora zu fördern.

Indem das Öl aktiv durch die Mundhöhle gezogen, gesaugt und geschlürft wird, wird der Speichelfluss in besonderem Maße angeregt. Ölziehen gilt als stoffwechselaktivierend und entschlackend.

1 EL der Aromamischung wird im vorderen Teil des Mundes wie ein Bonbon gelutscht und durch die Zähne gezogen. Nach ca. 10 Minuten wird das stark aufemulgierte Öl ausgespuckt. Danach den Mund gründlich ausspülen und die Zähne putzen. Diese Prozedur sollte 1 Mal am Tag, am besten morgens und nüchtern, durchgeführt werden, sie ist aber auch vor dem Schlafengehen möglich. Um das anfangs manchmal auftretende unangenehme Würgegefühl zu vermeiden, beginnen viele Menschen das Ölziehen zunächst mit 1–2 Minuten und steigern die Dauer von Tag zu Tag in Minutenschritten auf schließlich 10 Minuten.

3.6 Thrombose-Prophylaxe (Venenpflege)

Bettlägerige, frisch operierte und alte Menschen sind besonders gefährdet, eine Thrombose zu entwickeln. Dies bedeutet, dass sich Blutgerinnsel an den Venenwänden festlegen können und dadurch der Blutrückfluss zum Herzen gestaut werden kann. Zu den Risikofaktoren gehört alles, was den Blutfluss verlangsamt: lange Bettruhe, Immobilität, Varizen (Krampfadern), verminderte Herzleistung, Veränderungen an den Gefäßwänden durch Verletzungen, Infektionen und Alterungsprozesse sowie eine Veränderung in der Blutbeschaffenheit vor allem durch Flüssigkeitsmangel. (Mehr dazu siehe Kap. 10.5, S. 291–299.)

Ganzheitliche Empfehlungen

Vorbeugende Maßnahmen haben das Ziel, die Strömungsgeschwindigkeiten des Blutes in Bein- und Beckenvenen zu erhöhen und so den Rückfluss zu fördern. So hilfreich wie wichtig sind **Mobilisations- und Gymnastikübungen,** die gezielt die Muskelpumpe der Beine anregen. Durch **entstauende Lagerungen** von bettlägerigen Patienten wird der Rückstrom des Blutes ebenfalls unterstützt. Hier ist zu beachten, dass über Leisten und Knie ein freier Abfluss möglich sein muss. Auch das Anlegen von Anti-Thrombose-Strümpfen oder **Kompressionsstrümpfen** stellt eine Maßnahme dar, die bei einer entsprechenden Gefährdung notwendig ist. Kompressionsstrümpfe weisen verschiedene Kompressionsstärken auf und müssen von Fachkräften passgenau angepasst werden. Anti-Thrombose-Strümpfe, wie sie in Kliniken verwendet werden, sind lediglich Liegestrümpfe. Sie schaffen keine Kompression beim Stehen oder Gehen.

Das **Ausstreichen der Beine herzwärts** steigert ebenfalls den venösen Rückfluss und gilt als eine effektive Methode zur Thrombose-Prophylaxe, es sollte deshalb zwei- bis dreimal täglich durchgeführt werden. Dabei umschließen die Hände das Bein vom Fußrücken aus und streichen herzwärts. Um den Wadenbereich auszustreichen, wird von der Ferse zum Knie hin ausgestrichen. Die Fußsohlen werden mit den Fingerknöcheln kräftig von den Zehen Richtung Fersen ausgestrichen. Das Ausstreichen darf nicht bei entzündlichen Venenerkrankungen, bei Beinödemen oder ausgeprägter Herzinsuffizienz angewendet werden. Bei Schmerzen muss die Maßnahme abgebrochen werden.

Die Pflanzenheilkunde hat einiges zu bieten, wenn es um Prophylaxe- oder begleitende Maßnahmen bei Venenproblemen geht. Empfehlenswert ist der **Venentee**. Der Tee enthält die Heil- und Arzneipflanzen Buchweizenkraut, Mäusedorn, Rosskastanienblätter, Steinklee und Zitronenschale. Sie können die Beschwerden nicht wegzaubern, haben sich aber mit ihrer entzündungshemmenden und stoffwechselanregenden Wirkung längst bewährt. Trinken ist bei Venenthemen ohnehin wichtig und so bietet es sich an von dem Heilkräutertee idealerweise 3 Tassen täglich zu trinken.

Der Arzneitee wird in einer spezialisierten Apotheke wie der Bahnhof-Apotheke in Kempten frisch zubereitet. Bei diesem saponinhaltigen Tee ist es wichtig, dass er über mehrere Wochen getrunken wird, damit er seine volle Wirkung entfalten kann. Ebenfalls hilfreich sind **Phytopharmaka**, also Pflanzenfertigpräparate zur äußerlichen und/oder innerlichen Anwendung, die Rosskastanienextrakt oder rotes Weinlaub enthalten. Lassen Sie sich in einer Apotheke beraten, und fragen Sie Ihren Hausarzt, ob er diese verordnen kann.

Aromapflege

Die Ausstreichungen lassen sich gut mit dem Waschen und/oder dem Auftragen einer Aromamischung verbinden. Hier hat sich seit den 1980er Jahren eine der ersten *Stadelmann®-Aromamischungen,* das *Lavendel-Zypressen-Öl* bewährt. Es enthält die ätherischen Öle von Lavendel, Myrte, Schafgarbe, Wacholder und **Zypresse,** die aufgrund ihrer adstringierenden und entzündungshemmenden Wirkungen zur unterstützenden Venenpflege besonders geeignet sind. Insbesondere das ätherische Öl der Zypresse mit seinem herb-harzigen und doch holzig-klaren Duft ist bekannt für seine venenstärkenden Eigenschaften. Beheimatet ist die Koniferenart rund ums Mittelmeer. Das enthaltene Lemongras verleiht dem Lavendel-Zypressen-Öl einen krautigen und dennoch freundlichen Duft. Als Basisöl für die Mischung dient ein Ringelblumen-Mazerat, dessen pflegende Eigenschaften nicht zu unterschätzen sind. Die Ringelblumen wurden in Mandelöl ausgezogen, so werden der Haut wertvolle ungesättigte Fettsäuren zugeführt. Was den Venen gut tut, kann für die Haut nur recht sein.

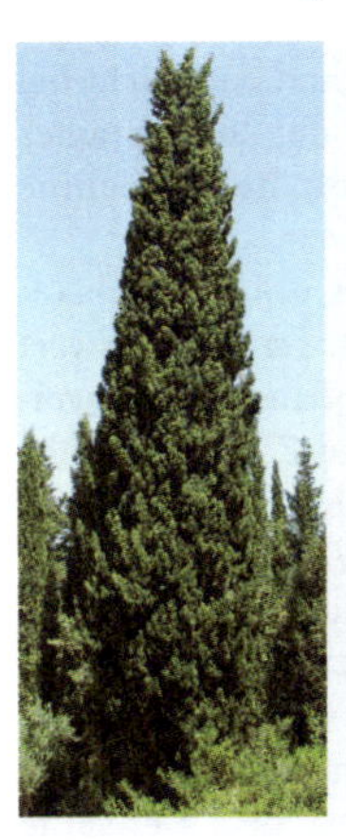

Lavendel-Zypressen-Öl

Lavendel, Lemongras, Myrte, Schafgarbe, Wacholderbeere, **Zypresse;** Ringelblumen in Mandelöl (Hautspray Schüttel-Emulsion: Myrten-, Rosenhydrolat)

Das »Venenöl« mit dem krautigen Duft beruhigt schmerzhafte Venen. Anwendungen mit der Duftmischung haben sich bei durchblutungsfördernden, gefäßstabilisierenden und entschlackenden Maßnahmen bewährt und sind eine Wohltat bei schweren und dicken Beinen. Alternativ steht auch das *Lavendel-Zypressen-Öl kühlend* zur Wahl, dem zusätzlich das kühlende Öl der Pfefferminze zugegeben wird, in der Schüttelemulsion ist außerdem Pfefferminzhydrolat enthalten.

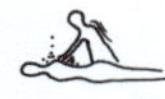

Mit ca. 1–2 TL 2–3 Mal täglich die Beine wie oben beschrieben herzwärts ausstreichen. Bei berührungsempfindlichen Venen entsprechend vorsichtig vorgehen.

Wichtig ist, die Haut unbedingt vorher mit Wasser oder Hydrolat anzufeuchten bzw. die Ölmischung mit entsprechend befeuchteten Händen einzustreichen. Oder Wasser und Hydrolat im Verhältnis 1:2 in einer Schale mischen und dann die Beine einölen.

3

Hallo-Wach-Bad

Angelikawurzel, Limette, Litsea, Rosmarin, Wacholderbeere; Jojobawachs; Meersalz

Die intensiv krautig riechende Badesalzmischung ist sehr vielseitig einsetzbar. Als Fußbad und bei einer Beinwaschung angewendet wirkt sie anregend, entschlackend und steigert die Durchblutung.

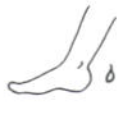

1–2 TL auf 1 Liter warmes Wasser für ein Fußbad am Morgen und/oder am Nachmittag. Im Anschluss daran die Füße und Unterschenkel von unten nach oben mit kaltem Wasser abduschen.

Pfefferminz-Litsea-Hydrolat

Litsea, Nanaminze, Pfefferminze, Rosmarin; Pfefferminz-, Rosmarinhydrolat

Das zitronig-minzige, frische Hydrolat mit den anregenden ätherischen Ölen erfrischt und aktiviert. Es belebt neben den Venen ebenso den Kreislauf und macht müde Beine wieder munter – auch bei den Menschen, die sich den ganzen Tag um all die Kranken und Pflegebedürftigen kümmern.

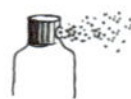

Die hautfreundliche Aromamischung vor dem Ausstreichen der Beine aufsprühen. Das Hautspray ist frei von Alkohol und kann daher auch zwischendurch beliebig oft angewendet werden.

Hydrolate

Die zart duftenden und hautpflegenden Pflanzenwässer eignen sich immer zur anregenden Hautpflege und sind meist eine willkommene Erfrischung. Sie erleichtern zudem das Anlegen von Anti-Thrombose- und Kompressionsstrümpfen. Zu empfehlen sind:

- Melissenhydrolat
- Myrtenhydrolat
- Pfefferminzhydrolat
- Rosmarinhydrolat
- Salbeihydrolat
- Weißtannenhydrolat

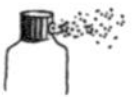

Vor dem Einreiben der Beine mit Öl das Hydrolat aufsprühen oder im Verhältnis 1:2 in einem Schälchen mit dem *Lavendel-Zypressen-Öl* (siehe S. 110) mischen.

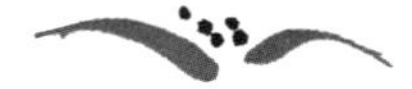

4 Haut- und Körperpflege/ Hautprobleme

Die Pflege von Haut und Haaren gehört beim gesunden Menschen ganz selbstverständlich zum Tagesablauf. In Krankheitszeiten werden diese Bedürfnisse jedoch anfangs oft verdrängt von Schmerz, Schock, den Umständen einer Klinikeinweisung oder Aufnahme in eine Pflegeeinrichtung.

Der betroffene Mensch ist zwar medizinisch gut versorgt, aber er fühlt sich durch eine plötzliche Krankheit oder einen Unfall unversehens ans Bett gefesselt, ungepflegt und ist mitten aus einem selbstbestimmten Leben hinein in die Bedürftigkeit geraten. Eine einfache Körperpflege scheint in einer solchen Situation ein fast unmöglicher Akt zu sein, denn das Personal in den Kliniken ist meist überlastet und die Angehörigen trauen sich nicht zu helfen, weil sie Sorge haben, dem Bettlägerigen durch falsche Handgriffe Schmerzen zuzufügen.

Aber nicht nur Krankheit, auch das Altwerden lässt Menschen körperlich so gebrechlich werden, dass bei der Körperpflege nicht mehr alles wie gewohnt von der Hand geht. Vor allem Menschen, die noch geistig fit sind, brauchen Zeit, bis sie sich eingestehen, dass sie die einfachste Körperpflege nicht mehr selbst erledigen können und Hilfe brauchen. Mancher Frau bricht es das Herz, wenn sie dann der Einfachheit halber die Haare kürzen soll, obwohl sie immer langes, hübsch frisiertes Haar trug, oder regelmäßig beim Frisör war und sich nun für ihr Befinden »ungepflegt« und ungeschminkt den Mitmenschen zeigen soll. Kein Wunder also, wenn viele Kranke mit der Pflegebedürftigkeit auch psychische Probleme entwickeln.

Ganzheitliche Empfehlungen

Familienangehörige oder Pflegefachkräfte können durch eine **fürsorgliche Körperpflege** täglich dafür sorgen, dass sich die bettlägerige oder bedürftige Person in ihrer Haut buchstäblich wieder wohl fühlt, sich gern im Spiegel betrachtet und dann der Welt und den Besuchern mit einem Lächeln auf den Lippen begegnen kann. Wenn Sie ein pflegender Angehöriger sind, dann denken Sie daran, dass Beklagen und Bemitleiden den Wenigsten hilft, aber mit Waschen, Kämmen, Zähneputzen und einer liebevolle Körperpflege tun Sie der oder dem Pflegebedürftigen sehr viel Gutes.

Wenn der Kranke stationär untergebracht ist: Trauen Sie sich und werden Sie selbstständig, suchen Sie eine Waschschüssel und ein Handtuch. Das Pflegepersonal ist Ihnen nur dankbar, denn Zeit ist nach wie vor in vielen Einrichtungen Mangelware. Gepflegt und »schön« gemacht zu werden, also berührt zu werden, ohne darum bitten zu müssen, ist Gold wert und gehört zum Wertvollsten, das Sie schenken können: Zeit und Zuwendung.

4.1 Haut- und Intimpflege

Die Haut ist das größte Organ des Menschen. Sie schützt den gesamten Organismus vor Hitze, Kälte, Schadstoffen und vielem mehr, da sie ein eigenes Immunsystem besitzt. Unsere Haut ist gleichzeitig auch unser größtes Sinnesorgan, jeder Quadratmillimeter steht in direkter Verbindung mit dem zentralen Nervensystem. Wenn uns also manche Erlebnisse sprichwörtlich unter die Haut gehen oder uns die Haare zu Berge stehen lassen, ist das keinesfalls nur so dahingesagt. Zum »Wunderwerk Haut« und seiner ganzheitlichen Pflege empfehle ich insbesondere »Das große Buch für die gesunde Haut« von Ruth von Braunschweig.

Eine gesunde Hautpflege steht auch kranken und alten Menschen zu. Es ist nie zu spät, auf die Haut achtzugeben und sie gut zu versorgen. Wie ein großer Mantel schützt sie nicht nur, sondern versorgt auch die darunterliegenden Organe

Bei Menschen mit eingeschränktem Bewusstsein stellt Hautkontakt das wichtigste Kommunikationsmittel dar: Zum einen können wir ihnen durch Berührungen mitteilen, dass wir da sind, zum anderen auch ihren Zustand »erfühlen«. Die Haut verrät nämlich auch, wie es jemandem geht. So kann ein errötetes Gesicht Scham bedeuten, aber auch Ärger oder Anstrengung. Ist eine Person ungewöhnlich blass und die Haut kalt, so ist ihr unwohl oder aber Angst und Schrecken sind ihr in die Glieder gefahren, vor allem, wenn ihr dann noch der Angstschweiß auf der Stirn steht. Eine gelbliche Hautverfärbung ist ein Hinweis, dass Leber oder Niere schwer erkrankt sind und ihre Aufgaben nicht mehr erfüllen.

Ganzheitliche Empfehlungen

Die Haut freut sich über **Streicheleinheiten und Berührungen,** sie lösen regelrechte Glücksgefühle aus. Es ist mittlerweile wissenschaftlich erwiesen, dass Streicheleinheiten so beglücken, dass die Schmerzrezeptoren im Gehirn vermehrt Endorphine, das sind körpereigene Schmerzopiate, ausschütten. Berührungen lassen also auch den Schmerz besser aushalten. Leider hat gerade in den Pflegeeinrichtungen das Fachpersonal kaum Zeit für solche extra Zuwendungen.

Solange Sie geistig und körperlich fit sind, nutzen Sie immer wieder die Möglichkeit, sich von Kopf bis Fuß selbst zu berühren und zu streicheln. Wenn das nicht mehr geht, fordern Sie Ihre Streicheleinheiten bitte von Ihren Angehörigen ein. Wenn jemand seinen Partner verliert, dann schenken Sie Gutscheine für Massagen und Wellnesseinreibungen. Wenn nahestehende Menschen pflegebedürftig werden, achten Sie darauf, dass sie liebevoll gepflegt und nicht einfach nur gesäubert werden. Gerade für Bettlägerige sind eine liebevolle Einreibung und anschließend das warme, feste Einpacken entspannender als jedes Beruhigungsmittel. Wenn es das Wetter erlaubt, sollten sie im Stuhl oder im fahrbaren Bett für eine Stunde auf den Balkon oder in den Garten gebracht werden, um die frische Luft zu genießen und sie auf der Haut zu spüren.

Neben einer hochwertigen Hautpflege (siehe unten) spielen auch **Kleidung und Bettwäsche** eine nicht zu unterschätzende Rolle, denn schließlich berühren und bedecken sie die Haut fast 24 Stunden täglich. Insbesondere bei gereizter und kranker Haut sollte darauf geachtet werden. Die Textilien sollten atmungsaktiv und aus Naturmaterialien hergestellt sein, außerdem keine kritischen Farbstoffe enthalten und mit Waschmitteln, die frei von chemischen Reizstoffen sind, gewaschen werden. Auf Weichspüler sollte wegen ihrer oft hautreizenden Wirkung verzichtet werden. Ein guter Rat ist auch, Bett- oder Unterwäsche aus Seide zu tragen. Sie ist zwar zunächst teuer in der Anschaffung, da Seidenwäsche aber nicht so häufig gewaschen werden muss, schnell trocknet und insbesondere juckreizgeplagten Menschen eine enorme Linderung verschafft und dazu noch aufgrund ihrer tierischen Eiweißfasern entzündungshemmend wirkt, sind die Investitionen schnell vergessen.

Aromapflege

Die Körperöle der *Stadelmann®-Aromamischungen* enthalten native Pflanzenöle als Grundlage und bieten natürliche Hautpflege auf höchstem Niveau (mehr dazu siehe S. 64 – 66). Mit ihren reinen ätherischen Ölen duften sie nicht nur angenehm, sondern sie wirken auch auf Körper, Geist und Seele: sie können erfrischen und anregen oder beruhigen und entspannen, sie können Nervenstärke, Ausdauer und Durchhaltevermögen schenken oder körperlich und seelisch stabilisieren. Bei der Anwendung über die Haut

4

kommen auch die lokalen Wirkeigenschaften einzelner Inhaltsstoffe zum Tragen. Die Anwendungsvielfalt der einzelnen Aromamischungen ermöglicht, dass die Duftmischungen nicht nur zur täglichen Körperpflege, sondern darüber hinaus auch unterstützend und lindernd eingesetzt werden können, z.B. zur Hautberuhigung und Hautregeneration bei entzündlichen Prozessen, bei Besiedelungen durch pathogene Keime und Pilze oder Parasiten, zur Kühlung und Schmerzlinderung oder zur Stoffwechselanregung und Aktivierung des Lymphflusses.

In den Einrichtungen freut sich das Pflegepersonal ganz sicher über mitgebrachte naturreine Aromamischungen, denn die hochwertigen Pflegeprodukte sind noch längst nicht auf jeder Station Standard.

Alle Körperöle werden sinnvollerweise auf die nasse Haut aufgetragen, dadurch wird der Haut zusätzlich Feuchtigkeit zugeführt und außerdem ziehen die Pflanzenöle schneller in die Haut ein. Insbesondere bei älteren und kranken Menschen sowie Fiebernden ist das nasse Einölen eine bewährte Methode. Anstelle von Wasser eignen sich auch Hydrolate besonders gut, zudem sind sie angenehm hautpflegend und bei strapazierter Haut juckreizstillend (siehe Kap. 1.3.3, S. 60–63). Bei extrem berührungsempfindlichen Patienten empfiehlt sich die Verwendung von Hautsprays. Dazu benötigen Sie lediglich einen Fettöl-Sprühaufsatz, der gegen den normalen Verschluss ausgewechselt wird.

4.1.1 Alternde Haut

Die reife Haut ist dünner und trockener und ihre Elastizität schwindet. Ebenfalls typisch sind das Nachlassen des Hautturgors (Spannungszustand der Haut) und die Abnahme der Talg- und Schweißsekretion. Dadurch verliert die epidermale Schutzschicht nach und nach ihre Barrierefunktion. Die Haut fängt an zu spannen, sie juckt und reagiert sehr viel intensiver auf chemische und physikalische Einflüsse. Altersbedingt verändern sich auch das Immunsystem der Haut und ihre Fähigkeit zur Wundheilung.

Ganzheitliche Empfehlungen

Eine der einfachsten Pflegemöglichkeiten ist, darauf zu achten, dass beim Waschen **echte Seifen** statt Syndets verwendet werden. Letztere bilden mehr Schaum (was auf den ersten Blick allerdings als sehr angenehm erscheint) und sie enthalten waschaktive Substanzen, die den Säureschutzmantel der Haut schädigen und sie entfetten. Dadurch können auch krankmachende Keime viel schneller in die tieferen Schichten der Haut eindringen.

Werden dagegen überfettete Pflanzenölseifen benutzt, die z.B. Sheabutter und Olivenöl enthalten, wird das Wachstum der »guten«, weil schützenden Hautbakterien angeregt, die Fettsäuren der Seife nähren die menschliche Haut und der Säureschutzmantel wird wiederhergestellt.

Aromapflege

Hochwertige, naturbelassene Körperpflegeprodukte aus der Aromatherapie garantieren eine hochwertige Haut- und Körperpflege. Dazu werden ätherische Öle in fette Pflanzenöle und Fette wie Sheabutter und Wollwachs eingemischt. Diese enthalten essenzielle und andere Nährstoffe, die für eine gesunde Haut von vitaler Bedeutung sind. (Mehr dazu siehe Kap. 1.3.3, S. 64–71, und Kap. 1.3.4, S. 71–74.)

Empfehlenswert sind hier die reichhaltigen Emulsionen der *Stadelmann®-Aromamischungen*, deren nährende Hautpflege schnell spürbar ist. Achten Sie bei der Anwendung unbedingt auf die zusätzliche Feuchtigkeitszufuhr von Hydrolaten, denn dann erst entfaltet die Emulsion ihre volle Wirkung. Da die Emulsionen ohne Stabilisatoren hergestellt werden, kann der Feuchtigkeitsgehalt bei der Herstellung nicht erhöht werden, da sonst die Gefahr einer Verkeimung zu groß würde. Vielmehr muss die Feuchtigkeit von außen zugeführt werden: dazu einfach die Haut vorher nass machen oder noch besser mit einem Hydrolat Ihrer Wahl befeuchten.

Beispielhaft weise ich hier auf die fruchtig-frisch und doch krautig-lavendelig duftende *Körperemulsion Lavandula* hin. Wird diese auf die Haut aufgebracht, steigt ein frischer Geruch der noch eher unbekannten Zitrusfrucht der Kaffernlimette in die Nase. Das kalt gepresste ätherische Öl wird aus den Schalen gewonnen und ist unter **Combava** bekannt geworden. Zudem enthält die Aromamischung noch das Öl der Bergamotteminze, der Blätter des Ho-Sho-Baumes und der Zypresse. Nicht nur das zusätzlich enthaltene Lavendelöl, sondern auch der Inhaltsstoff Linalool der drei ersteren ätherischen Öle dominieren dann auf der Haut und sind zuständig für die ausgleichende und entspannende Wirkung, trotz des frischen Duftes. Die zellregenerierende und hautpflegende Wirkung wiederum ist den Trägersubstanzen zu verdanken, vorneweg die afrikanische Sheabutter (siehe S. 73), die mit Mandel- und Sonnenblumenöl weichgerührt wird.

Bitte denken Sie daran, dass Sie auch die Aromaemulsion im Laufe des Jahres immer wieder einmal wechseln, um die Haut mit neuen Reizen anzuregen. Dabei stehen Ihnen verschiedene Duftrichtungen zur Verfügung wie z.B. die beruhigende *Körperemulsion Benzoe-Vanille* sowie die *Körperemul-*

4

sion blumig mit ihrem zart rosigen Duft oder aber die *Körperemulsion Salbei* für diejenigen, die eher einen krautig-herben Duft bevorzugen. Während eines akuten und absehbaren Pflegezeitraums ist es allerdings sinnvoll, bei einem Produkt zu bleiben.

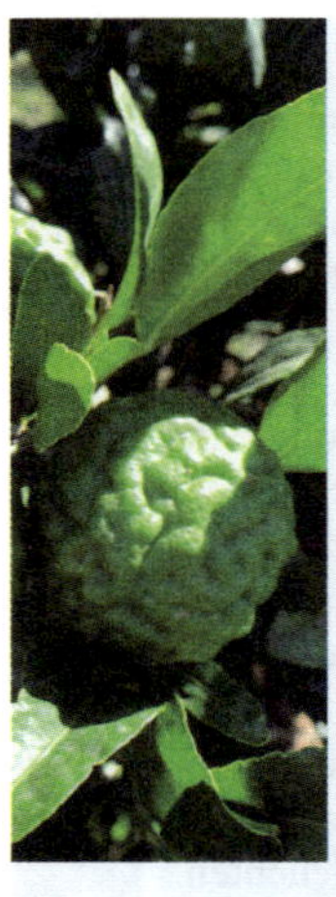

Körperemulsion Lavandula

Bergamotteminze, **Combava**, Ho-Sho, Lavendel, Zypresse; Neroli-, Rosenhydrolat; Mandel-, Sonnenblumenöl; Sheabutter, Wollwachs

Diese fruchtig-frisch und doch krautig-lavendelig duftende Emulsion pflegt die Haut von Kopf bis Fuß und eignet sich besonders für trockene und empfindliche oder gereizte Haut. Sie ist auch idealer Fett- und Feuchtigkeitsspender bei empfindlicher Pergamenthaut, die besonders dünn und trocken ist. Um den Feuchtigkeitsmantel (Hydrolipidmantel) aufzufüllen, sollte die Haut zuerst mit einem Hydrolat befeuchtet werden. Der pH-Wert von Hydrolaten liegt durchschnittlich zwischen 4,0 und 5,5 und bringt so auch gleich den Säureschutz der Haut wieder ins Gleichgewicht.

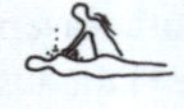

Morgens und abends die Haut mit der Emulsion pflegen. Für eine Ganzkörperpflege genügen 2–3 TL.

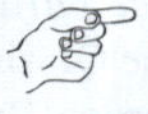

Pflegen Sie die betroffenen Hautstellen (meist Unterarme, Hände und Schienbeine) mindestens 1–2 Mal täglich und befeuchten Sie die Haut vorher stets mit einem Hydrolat.

Körperöl Harmonia

Cistrose, Lavendel, Myrte, Tonkabohne; Aprikosenkern-, Mandel-, Sonnenblumenöl

Das Körperöl mit seiner krautig-herben und doch weichen Duftnote wirkt hautpflegend und harmonisierend. Inspiration dafür war der Wunsch, ein ausgleichendes Körperöl für ältere Menschen herzustellen. Die leicht erwärmende Mischung eignet sich zur täglichen Hautpflege, insbesondere auch bei leicht frierenden Menschen. Sie ist feuchtigkeitsspendend und unterstützt die Hautregeneration bei reifer und angegriffener Haut.

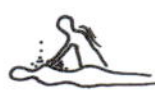

Morgens und abends den Körper mit der Ölmischung einreiben. Die Haut zuvor mit Wasser oder einem passenden Hydrolat befeuchten.

2–3 TL in Honig, Sahne oder neutrale Seifenbasis einrühren und ins Waschwasser mischen.

1–2 EL in Honig, Sahne oder neutrale Seifenbasis für ein Aromabad mischen und dem Badewasser zugeben.

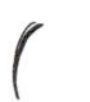

Nach einem Ölbad kann der Körper leicht ölig sein – es besteht Rutschgefahr.

Körperöl für den Mann

Benzoe Siam, Litsea, Sandelholz, Thymian, Vetiver; Mandel-, Sesam-, Sonnenblumenöl; Jojobawachs

Der eher männliche Duft des Körperöls wirkt stärkend und ausgleichend. Frauen finden den Duft ebenfalls angenehm. Das Öl eignet sich zur Anwendung in jedem Alter.

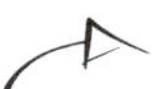

Anwendungen siehe *Körperöl Harmonia*.

Körperöl Lavendel

Douglasfichte, Lavendel, Palmarosa; Aprikosenkern-, Sesam-, Sonnenblumenöl; Jojobawachs

Zur Ganzkörperpflege für Lavendelliebhaber. Das Körperöl mit dem frischkrautigen Duft wirkt ausgleichend, pflegt und verwöhnt strapazierte und angegriffene Haut. Hier passt *Lavendelhydrolat* gut zur Hautbefeuchtung, aber auch andere Hydrolate sind geeignet.

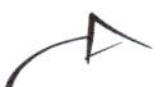

Anwendungen siehe *Körperöl Harmonia*.

Pflegecreme mit Baobab

Rose; Rosenhydrolat; Baobab-, Mandel-, Sesamöl; Bienen-, Jojobawachs, Sheabutter, Wollwachs

Zarter Rosenduft schützt empfindliche und leicht gereizte Hautstellen, aber auch empfindliche Hände. Auch für die regelmäßige Hautpflege von Pflegebedürftigen ist die Duftmischung geeignet, idealerweise in Kombination mit Rosenhydrolat.

Täglich 1–2 Mal täglich dünn auf gefährdete Stellen auftragen und einmassieren.

Pflegeöl angegriffene Haut

Kamille römisch, Rose; Borretsch-, Nachtkerzensamenöl, Ringelblumen in Mandel-, Sonnenblumenöl

Ein hautpflegendes, äußerst zart und sanft-weich duftendes Körperöl für jedes Geschlecht. Borretsch- und Nachtkerzensamenöl versorgen die alternde Haut mit ihren reichhaltigen ungesättigten Fettsäuren. Wird das Hydrolat immer wieder gewechselt, so ändert sich auch der Duft bei der täglichen Hautpflege.

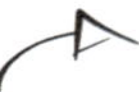

Anwendungen siehe *Körperöl Harmonia.*

Rose Dusch & Shampoo

Rose, Rosengeranie; Sesamöl; Jojobawachs; neutrale Grundlage

Der rosig-blumige Duft ist eine sinnlich ausgleichende Wohltat und angenehm beruhigend.

1 Spritzer für die tägliche Waschung ins Waschwasser geben. Auch als schäumender Badezusatz und Shampoo geeignet.

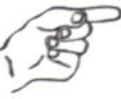

Bei allen Rosenölmischungen kann mit der Zugabe von 3–5 Tr. Rose 1 % (1 % Rosenöl in 99 % Jojobawachs) der Duft intensiviert werden.

Waldfrische Dusch & Shampoo

Edeltanne sibirisch, Douglasie, Weißtanne, Zirbelkiefer; Sesamöl; Jojobawachs; neutrale Grundlage

Das erfrischende und atemanregende Duschgel ist trotz des frischen Duftes angenehm ausgleichend und erinnert an frisch geschlagenes Holz. Es wirkt pflegend und leicht hautdesinfizierend.

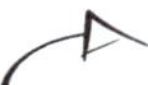

Anwendung siehe *Rose Dusch & Shampoo.*

4.1.2 Intimpflege

Egal ob gesund oder krank, die Intimpflege gehört zur täglichen Körperpflege wie Waschen, Kämmen und Zähneputzen. Jedoch ist diese recht individuell. Manche Frauen sind seit Jahren gewohnt, sich täglich am Bidet zu waschen, andere haben so ein Frauenwaschbecken in ihrem Leben noch nicht gesehen. Ebenso unterschiedlich sind die Pflegemittel, die von Mann und Frau benutzt werden. Während die einen einfach nur Wasser nehmen, greifen die anderen zu den in einer großen Auswahl angebotenen Intimpflegeprodukten, wieder andere rasieren diesen Körperbereich regelmäßig bzw. lassen die Schamhaare entfernen. Eines aber ist sicher bei den meisten Menschen gleich: dieser Körperbereich ist mit Scham und Tabus behaftet.

4

Ganzheitliche Empfehlungen

Schwierig kann die Intimpflege vor allem werden, wenn Töchter den Vater und Söhne die Mutter pflegen. In dieser veränderten Familiensituation benötigen alle Beteiligten Zeit und neues Vertrauen, um sich damit zurechtzufinden. Aber auch weibliches Fachpersonal hat es nicht immer leicht mit kranken und pflegebedürftigen Männern und umgekehrt Pfleger mit Frauen. Entscheidend ist, die **Intimsphäre** des anderen zu **respektieren** und zu achten.

Wichtig ist auch, die Geschlechtsorgane beim anatomischen Namen zu nennen und als Pflegender vorher zu fragen, ob es in Ordnung ist, wenn diese nun gewaschen und gereinigt werden. Benennt die zu betreuende Person ihre Intimorgane mit Kosenamen, können nur pflegende Angehörige aus dem engsten Beziehungskreis dies übernehmen, ansonsten niemand. Weil es wichtig ist, gerade hier die notwendige Distanz zu wahren, verwenden professionelle Pflegerinnen und Pfleger stattdessen die korrekten anatomischen Begriffe, sprechen also von den Schamlippen und der Vagina bzw. vom Penis und den Hoden, ebenso von den Pobacken, der Analregion und dem Anus.

Geben Sie der kranken oder pflegebedürftigen Person nach Möglichkeit die Gelegenheit, sich selbst zu pflegen. Ist dies nicht möglich, so sorgen Sie beim Waschen und Pflegen des Genitalbereichs immer für **Sichtschutz.**

Solange Pflegebedürftige sprechen können, können sie ja ganz einfach nach ihren Wünschen und Vorlieben beim Waschen und Pflegen gefragt werden. Auch was den täglichen Toilettengang angeht, sollte geklärt werden, inwieweit hier Hilfe oder Hilfestellung erforderlich ist. Bei der Pflege zu Hause steht entsprechendes Pflegefachpersonal gerne mit Rat und Tat zur Seite und klärt auch über alle zur Verfügung stehenden Hilfsmittel auf.

Beim Thema Intimsphäre und -pflege liegt naturgemäß das Thema **Sexualität** nicht fern. Vor allem bei Personen, die gerade erst pflegebedürftig geworden sind, sollten sich die Angehörigen bewusst darüber sein, dass es wichtig ist, mit den Betroffenen über deren Bedürfnisse zu reden anstatt sie aus falscher Scham totzuschweigen. Trotz Krankheit und mitunter schwerwiegenden körperlichen Veränderungen besteht auch bei den Pflegebedürftigen eine große Sehnsucht nach Nähe und Berührung. Im Alter geht es dabei seltener um Sexualität im Sinne von Geschlechtsverkehr, sondern vielmehr um körperliche Nähe. Sind dagegen junge Menschen erkrankt, steht die Frage nach der Sexualität oft unausgesprochen im Raum. Ermöglichen Sie der kranken Person, ihre Sexualität zu leben. Besprechen Sie in der Familie und mit dem Fachpersonal Ihre Sorgen und Nöte und klären Sie, wer mit der kranken Person über dieses oft heikle Thema redet. Tabus machen alles nur schlimmer. Offene Gespräche erleichtern vieles.

Aromapflege

Grundsätzlich ist die Reinigung mit Wasser im Intimbereich das Beste. Aber gegen einen wohlriechenden Duft hat niemand etwas einzuwenden. Die einfachste Variante aus dem Fundus der Aromatherapie ist die Befeuchtung und Reinigung der empfindlichen Geschlechtsorgane mit Hydrolaten, egal ob bei Frau oder Mann. Hydrolate führen den Schleimhäuten Feuchtigkeit zu und schützen aufgrund ihres hautfreundlichen pH-Wertes den Säureschutzmantel der Haut. Für die Intimpflege hat sich insbesondere das *Rosenhydrolat* bewährt, aber auch *Lavendel-*, *Melissen-* und *Nerolihydrolat* bieten sich an (siehe Kap. 1.3.2, S. 69 f.). Pflanzenölseifen mit hochwertigen ätherischen Ölen eignen sich ebenfalls hervorragend.

Frauen mit trockenen Schleimhäuten, meist also ältere oder betagte Frauen, aber auch Frauen nach Vaginaloperationen oder Chemotherapie, leiden meist sehr unter Trockenheit im Intimbereich, die sogar zum Wundsein führen kann. Es tut ihnen sehr gut, wenn ihre Schamlippen und der Vaginaleingang mit einem hochwertigen Öl wie dem *Frauen-Granatapfelöl* verwöhnt werden. Artikel in Fachzeitschriften zeigen, dass Aromatherapeutinnen und Gynäkologinnen bei Frauenkrankheiten gute Erfahrungen mit der Aromatherapie machen (siehe Literaturverzeichnis [46], [47]). Dasselbe gilt für die empfindliche Vorhaut der Männer, hier kann die Aromamischung ebenfalls verwendet werden. Sollte der zart-blumige und dennoch nussige Geruch allerdings nicht zusagen, kann auch ein anderes reines fettes Pflanzenöl (siehe Kap. 1.3.3.2, S. 66–61) oder die Aromamischung *Körperöl für den Mann* gewählt werden.

Was das *Frauen-Granatapfelöl* so besonders macht, ist sein Anteil an Borretsch-, Nachtkerzen- und **Granatapfelsamen**öl und deren hoher Gehalt an ungesättigten Fettsäuren, während das ebenfalls beigemischte Sonnenblumenöl neben den ätherischen Ölen aus Ho-Sho, Kamille, Rose und Sandelholz in der Aromamischung für die notwendige Stabilität sorgt. Granatapfelsamenöl ist das empfindlichste – und damit auch im wahrsten Sinn des Wortes das kostbarste – fette Pflanzenöl überhaupt. Es ist bei Raumtemperatur nur wenige Wochen und gekühlt maximal drei Monate haltbar. Gemischt mit anderen fetten Ölen bleibt es länger stabil.

Ursache für die schnelle Verderblichkeit ist sein hoher Anteil an mehrfach ungesättigten Fettsäuren, unter denen die seltene Punicinsäure, eine Omega-5-Fettsäure, mit 60 % bis 81 % den Hauptanteil ausmacht. Die Punicinsäure weist starke antioxidative Eigenschaften auf. Ist das Öl wie im *Frauen-Granatapfelöl* kaltgepresst, enthält es zudem verschiedene Östrogenkomponenten wie das Phytoöstrogen Coumestrol und das Steroid Estron. Diesen natürlichen Hormonen ist es zuzuschreiben, dass das Öl die Neubildung von Zellen und die Geweberegeneration fördert sowie generell als sehr hautpflegend gilt. Wichtig zu wissen ist, dass Pflanzenöstrogene dem menschlichen Östrogen zwar sehr ähnlich, aber eben nicht mit ihm identisch sind. Allerdings gibt es in der Wissenschaft kontroverse Ansichten, und Frauen mit östrogenabhängigen Tumoren wird von jedweder Form von Östrogenzufuhr abgeraten. Dabei ist bekannt, dass im Granatapfelsamenöl das 17-alpha-Estradiol enthalten ist, aber nicht das als krebserregend geltende 17-beta-Estradiol. Es gibt sogar Studien, die belegen, dass die genannten Pflanzenöstrogene (Phytohormone) den Körper der Frau vor einer Krebserkrankung schützen. Der Saft des Granatapfels wiederum, der reich an Polyphenolen ist, wird erfolgreich bei Prostatakrebspatienten eingesetzt. Es lohnt sich also immer, sich über die Details kundig zu machen. Sollten Sie übrigens gerne Granatäpfel essen, werden Sie vom Öl leider nichts abbekommen, denn unser Organismus kann die kleinen Samen, die das Öl enthalten, nicht aufspalten.

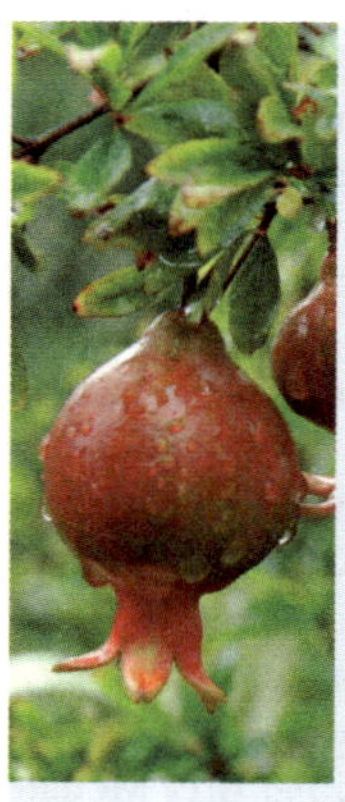

Intimpflegecreme

Immortelle, Lavendel, Palmarosa; Lavendel-, Rosenhydrolat; Borretschsamen-, Granatapfelsamen-, Mandel-, Nachtkerzensamen-, Sonnenblumen-, Wildrosenöl; Bienenwachs, Sheabutter

Die zart rosig, leicht krautig duftende Intimpflegecreme ist wohltuend und pflegend zugleich, nicht nur für Frauen, auch Männer wissen eine Hautpflege ihrer Genitalorgane zu schätzen.

Zur pflegenden Prophylaxe, um einer weiteren Vaginalinfektion vorzubeugen oder auch während einer Chemotherapie, um den empfindlichen Genitalbereich zu pflegen. Bei bestehender Trockenheit ist eine Kombination mit dem Intimpflegehydrolat sehr zu empfehlen.

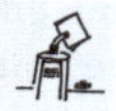

1–2 Mal täglich die Creme nach dem Aufsprühen eines Hydrolates anwenden. Bei bestehenden Problemen oder trockener Haut regelmäßig anwenden.

Frauen-Granatapfelöl

Ho-Sho, Kamille römisch, Rose, Sandelholz; Borretschsamen-, Granatapfelsamen-, Nachtkerzensamen-, Sonnenblumenöl

Die zart-blumig und doch nussig duftende, ölige Aromamischung ist wohltuend und pflegt den trockenen Intimbereich, insbesondere nach einer Chemotherapie. Überhaupt eignet sich das Öl bestens zur Pflege von trockener sowie geschädigter Haut und fördert deren Regeneration. Die ätherischen Öle bringen Entspannung und bleiben mit ihrem Duft im Hintergrund. Die Kombination mit *Rosenhydrolat* ist sehr empfehlenswert.

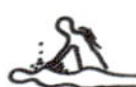

Wenige Tropfen genügen für das Einölen der Genitalorgane.

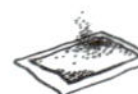

1 TL auf eine mit *Rosenhydrolat* befeuchtete ES-Kompresse geben, wenn die Schleimhaut der Geschlechtsorgane verletzt, extrem trocken oder gar rissig ist, auflegen und solange liegen lassen, bis das Öl von der Schleimhaut aufgenommen wurde.

Intimpflegehydrolat

Palmarosa, Lavendel, Immortelle; Rosenhydrolat

Das zart rosig, leicht krautig duftende Hydrolat bietet sich ideal für die tägliche Intimpflege an, insbesondere zur Prophylaxe wie ergänzend bei bestehenden Erkrankungen. Ideal auch als Pflegezusatz im Windelbereich.

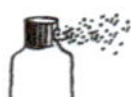

1–2 Mal täglich den Intimbereich besprühen. Bei akuten Beschwerden auch häufiger.

Intimpflegecreme Neroli-Ylang

Neroli, Rose, Ylang-Ylang; Neroli-, Rosenhydrolat; Borretschsamen-, Mandel-, Nachtkerzensamen-, Sonnenblumen-, Wildrosenöl; Bienenwachs, Sheabutter

Die Creme mit ihrem blumig-süßen Duft verwöhnt und pflegt den Intimbereich der Frau.

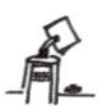

1–2 Mal täglich die Creme anwenden, bei trockenem Scheidenmilieu bietet *Neroli-Ylang-Hydrolat* (siehe unten) eine hervorragende Ergänzung.

Neroli-Ylang-Hydrolat

Neroli, Ylang-Ylang, Rose; Rosen-, Nerolihydrolat

Das Hydrolat eignet sich für Frauen, die einen süßen, blumig-rosigen Duft bevorzugen. Seine stimmungsaufhellende Wirkung tut an traurigen oder einsamen, tristen Tagen gut.

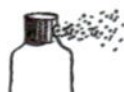

1–2 Mal täglich den Intimbereich besprühen.

Sandelholz-Sitzbad

Bergamotte, Lavendel, Rose, Schafgarbe, Sandelholz; Jojobawachs; Meersalz

Der krautige, balsamische Duft entspannt Körper und Seele. Die Bademischung kann einfach zur Intimpflege oder aber bei Beschwerden im Genitalbereich eingesetzt werden. Auch eignet sie sich zur Unterstützung von entzündungshemmenden Maßnahmen jedweder Art im Genitalbereich und kann regelmäßig beim Toilettengang benutzt werden.

 1 TL auf 1 Liter Wasser für eine Spülung des Intimbereichs.

Rose Dusch & Ölbad

Rose, Rosengeranie; Sesamöl; neutrale Grundlage

Der rosig-blumige Duft ist eine sinnlich ausgleichende Wohltat und angenehm beruhigend.

 1 Spritzer für die tägliche Waschung ins Waschwasser geben; auch als schäumender Badezusatz und Shampoo geeignet.

Rosenhydrolat

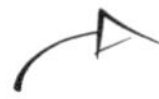 1–2 Mal täglich den Intimbereich besprühen. Das zart nach *Rosa alba* duftende Pflanzenwasser ist wohltuend und entspannend. Bei Bedarf können Vaginalduschen mit purem oder 1:1 mit Wasser verdünntem Hydrolat durchgeführt werden. Entsprechendes Zubehör gibt es in der Apotheke.

4.1.2.1 Vaginalovula

Eine gute Möglichkeit zur aufbauenden Vaginalpflege oder zur Behandlung von **Vaginalentzündungen** sind **Vaginalovula,** die in einer auf Aromatherapie spezialisierten Apotheke auf der Basis von Shea- und Kakaobutter angefertigt werden. Diese Ovula pflegen die gereizten und trockenen Schleimhäute auf sanfte und angenehme Art und sollten insbesondere bei Chemotherapien immer begleitend empfohlen werden. Denn die entzündungshemmenden, antimykotischen Wirkungen der ätherischen Öle wie Rose, Palmarosa, Rosengeranie, Niaouli und Lemongras sind ebenso bekannt wie die pflegenden Eigenschaften von Kakao- und Sheabutter. Um die Feuchtigkeit der Vagina wieder herzustellen, kann äußerlich wie innerlich *Rosenhydrolat* jederzeit zusätzlich verwendet werden.

Empfehlenswert sind z.B. folgende Rezepturen:

Rezeptur zur Pflege

70 % Kakaobutter

25 % Sheabutter

5 % Nachtkerzensamenöl oder/und Granatapfelsamenöl

3 Tr. Rosenöl (*Rosa damascena*)

ad 30 g/10 Ovula

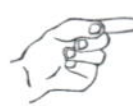

1 – 2 Mal täglich ein **Vaginalovulum,** das vorher mit *Rosenhydrolat* besprüht wurde, zur Vaginalpflege in die Scheide einführen. Die Anwendung sollte mindestens 1 Woche dauern und kann bei Bedarf über einen längeren Zeitraum fortgesetzt werden.
Liegt eine Infektion vor, 10 Tage lang 2 Mal täglich ein Ovulum einführen. Die Anwendung kann bei Bedarf verlängert werden. Danach ist es wichtig, den Vaginalbereich weiterhin regelmäßig mit *Rosenhydrolat* zu pflegen.

Rezeptur bei Infektionen

70 % Kakaobutter

20 % Sheabutter, bei Kokosfettverwendung entsprechend weniger

10 % Kokosfett oder 5 % Nachtkerzensamenöl/Granatapfelsamenöl/ Calophyllum-inophyllum-Öl

3 % Ätherisches Öl aus folgender Grundmischung

- 5 Tr. *Cymbopogon flexuosus* (Lemongras)
- 2 Tr. *Melaleuca viridiflora* (Niaouli)
- 3 Tr. *Cymbopogon martinii* (Palmarosa)
- 5 Tr. *Pelargonium graveolens* (Rosengeranie)

ad 30 g/10 Ovula

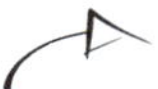

Anwendung siehe *Rezeptur zur Pflege*.

4

4.2 Hautjuckreiz

Hautjuckreiz ist im gesunden wie im kranken Zustand im wahrsten Sinn des Wortes zum aus der Haut fahren. Die Ursachen dafür sind vielfältig und reichen von Flüssigkeitsmangel über Unverträglichkeiten, Autoimmunerkrankungen bis zum Leberschaden (Näheres dazu lesen Sie in den folgenden Abschnitten). Vor allem aber ist die Haut auch ein Spiegelbild der Seele. Sie zeigt direkt und unverhüllt, wenn es ihr und uns schlecht geht und zückt als erste die »rote Karte«, wenn unsere Gesundheit gefährdet ist. Insbesondere kann sich auch Stress in Hautjuckreiz oder einem neurodermitischen oder psoriatischen Schub äußern, während wir noch gar nicht gemerkt haben, dass uns etwas zu viel wird.

Schnelles Handeln mittels einer entsprechenden Hautpflege sowie Stressabbau bzw. das Klären von Unverträglichkeiten bringt bei vielen Problemen alles bald wieder ins Lot. Bei sehr schweren Erkrankungen geht es allerdings meist nur noch darum, Linderung zu verschaffen, was aber für die Betroffenen eine nicht zu unterschätzende Erleichterung bedeuten kann.

4.2.1 Entzündete, gereizte Haut

Bei verschiedenen Hauterkrankungen wie Neurodermitis und Ekzemen bekannter wie unbekannter Natur oder auch bei Diabetes ist die Haut extrem trocken, sie juckt, spannt und neigt zu Entzündungen. Auch Tumorerkrankungen, Stoffwechselstörungen, und Nebenwirkungen von Medikamenten wie auch eine Strahlentherapie können zu einem solcherart gestörten Hautbild führen (siehe auch Kap. 6.1 und 6.2, S. 197–204). Hinzu kommen oft nässende Hautareale, Krustenbildung und gesteigerte Verhornung (siehe auch Kap. 5.4, S. 176–179). Es ist also selbstredend, dass hier ein besonderes Augenmerk auf die tägliche Hautpflege gelegt werden muss.

Ein zunächst trocken wirkendes, schuppendes Hautareal mit kreisrunden Wachstumsringen, das an den Rändern rötliche Pusteln oder Pappeln aufweist, kann ein Hinweis auf eine **Hautflechte** sein. Auslöser sind Pilze, die auch als Mykosen bezeichnet werden (siehe auch Kap. 4.2.4, S. 142–146). Diese Flechten breiten sich bei einem angegriffenen Immunsystem immer weiter aus. Hinzu kommt dann meist noch unangenehmer Juckreiz. Eine solche Flechte ist für die Betroffenen neben den körperlichen Beschwerden auch mit einem hohen psychischen Leiden verbunden, denn sie sieht nicht schön aus.

Ganzheitliche Empfehlungen

Eine **gesunde und vollwertige Ernährung** spiegelt sich auch in der Haut wider. Ist diese nicht möglich, weil keine ausreichende Frischkost zur Verfügung steht oder aber aufgrund einer Krankheit nicht alles gegessen werden darf, so kann eine individuelle, auf die eigenen Bedürfnisse abgestimmte **Mikronährstoffmischung** aus der Apotheke enorm hilfreich sein. Sie besteht aus Aminosäuren, Antioxidantien, Ballaststoffen, Vitaminen, Mineralien und Spurenelementen. Eine solche Nahrungsergänzung ist vor allem auch dann angezeigt, wenn dem Stoffwechsel wichtige Substanzen fehlen, die auch durch eine noch so hochwertige Ernährung nicht mehr aufgenommen werden können.

Kleiden Sie die Haut zudem in **Naturtextilien,** sie wird es Ihnen danken.

Innerlich bietet sich ein **Heilpflanzentee** an, der sich zusammensetzt aus Birkenblätttern, Cistrosenkraut, Holunderblüten, Odermennigkraut, Rosenblüten, Stiefmütterchenkraut und Zitronenverbene. Er ist bekannt unter dem Namen »Samt und Seide«. Juckreizlindernd sind Waschungen oder feuchtwarme Auflagen mit dem Teeaufguss.

4

Aromapflege

Eine wohltuende Pflege mit fetten und ätherischen Pflanzenölen nährt die gereizte und kranke Haut von außen. Bei Hautjuckreiz empfehlen sich vor allem **Cistrose**-Mischungen mit Immortelle. In diesen Aromamischungen vereint sich die warm-würzige, fast lederartig duftende Cistrose mit der süß-herben, eher holzigen Immortelle und dem klärenden, krautigen Lavendel zu einem harmonischen Duft-Trio. Dagegen bleibt die herbe und strenge Nuance des ebenfalls enthaltenen Manukaöls den meisten Nasen verborgen. Diese vier ätherischen Öle sind eingemischt in eine Basis aus hochwertigem Nachtkerzensamenöl, das reich an mehrfach ungesättigten Fettsäuren (Gamma-Linolensäure) ist, und dem hervorragend hautpflegenden afrikanischen Baobaböl. Beide stärken die körpereigene Hautbarriere und lassen die Haut widerstandsfähiger werden.

Cistrosen kennen viele bestimmt aus dem Urlaub am Mittelmeer. Allerdings wird in der Aromatherapie nicht die häufig anzufindende *Cystus incanus* mit ihren roten oder gelben Blüten verwendet, die aussehen wie zerknitterte Röslein. Diese Cistrosenart wird – zu Tee verarbeitet – vornehmlich bei Viruserkrankungen eingesetzt. Für das ätherische Öl dagegen werden die jungen Triebe der hübschen *Cystus ladanifer* destilliert, die nur auf der Iberischen Halbinsel und in Südfrankreich vorkommt. Beide Cistrosenarten können übrigens auch in einem deutschen Garten gedeihen, wenn sie einen gut geschützten sonnigen Platz finden.

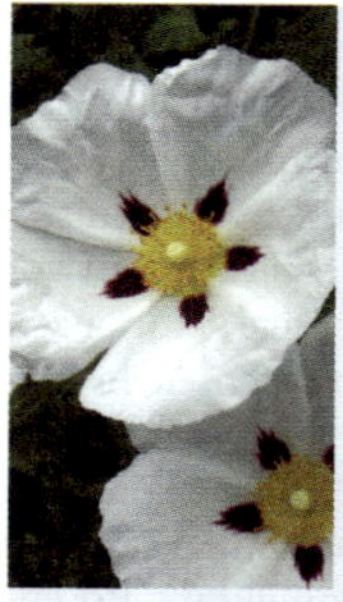

Cistrosenöl

Cistrose, Immortelle, Lavendel, Manuka; Baobab-, Borretschsamen-, Nachtkerzensamenöl

Die herb riechende Ölmischung ist eine echte Wohltat in der Hautpflege, sie trägt zur Entspannung der Haut bei und lindert den Juckreiz bei ekzematischer und neurodermitischer Haut. Bei diesem Hautbild ist es besonders wichtig, mit dem Zusatz von Hydrolaten zu pflegen, denn diese führen der Haut die notwendige Feuchtigkeit zu.

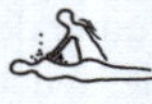

1–2 Mal täglich mit dem Öl die mit einem passenden Hydrolat (siehe S. 133 f.) befeuchtete Haut einölen. Diese Hautpflege regelmäßig durchführen.

1–2 EL in Honig, Sahne oder neutrale Seifenbasis mischen und dem Badewasser zugeben.

Nach einem Ölbad kann der Körper leicht ölig sein – es besteht Rutschgefahr.

Cistrosenbad

Cistrose, Immortelle, Lavendel, Neroli (Badesalz: Jojobawachs; Meersalz. Ölbad: Sesamöl)

Das intensiv krautig-herb duftende Bad beruhigt den Hautjuckreiz und wirkt wohltuend bei ekzematischer und neurodermitischer Haut. Menschen mit gereizter oder juckender Haut sollten sich allerdings nicht täglich duschen oder baden. Hier genügen bei Kranken (aber auch bei durchschnittlicher körperlicher Tätigkeit) 2 Mal pro Woche. Steht ein Bad oder eine Dusche an, kann entweder das Salz- oder das Ölbad benutzt werden. In Phasen akuter Hautprobleme ist es sinnvoll, auf das Salzbad zurückzugreifen, zur kontinuierlichen Hautpflege eignet sich das Ölbad, vor allem für Menschen, die sich ungern einölen. Eine weitere Zugabe von Meersalz (500–3000 g für ein Körperbad) tut der Haut gut. Bei Teilbädern entsprechend weniger verwenden.

1 TL auf 1 Liter temperiertes Wasser geben, dem zusätzlich noch 1 EL Meersalz hinzugefügt werden kann, und damit die betroffenen Hautpartien waschen. 1–2 Mal täglich mit einem Teilbad pflegen.

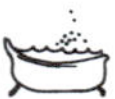

3–4 EL für ein Vollbad anwenden. Bei sehr starkem Juckreiz oder entzündeten Hautpartien geben Sie am besten noch 500–1000 g Meersalz zusätzlich in das Vollbad.

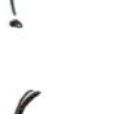

Nach dem Salzbad mit klarem Wasser abduschen, um Salzreste auf der Haut zu vermeiden.

Nach einem Ölbad kann der Körper leicht ölig sein – es besteht Rutschgefahr.

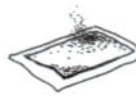

1 TL auf 1 Tasse kaltes Wasser für einen kühlen Aromawickel. Dazu ein Leinen-, Seiden- oder Baumwolltuch in die Aroma-Wasser-Mischung eintauchen, anschließend gut auswringen und auf die betroffenen Hautstellen auflegen. Bei Bedarf mit einem leichten Außentuch aus Baumwolle fixieren. So lange einwirken lassen, wie der Wickel gut tut.

4

Cistrosencreme

Cistrose, Immortelle, Lavendel, Manuka; Rosenhydrolat; Baobab-, Borretschsamen-, Nachtkerzensamenöl; Wollwachs; Meersalz

Die herb-krautig riechende Creme wirkt entspannend, klärend und heilend. Sie wird von Menschen bevorzugt, die nicht gerne Öl anwenden.

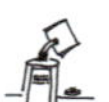

1–2 Mal täglich die Creme auf die mit einem passenden Hydrolat (siehe S. 133 f.) befeuchtete Haut dünn auftragen und sanft einstreichen. Diese Pflege muss regelmäßig erfolgen.

Immortelle-Akut-Spray

Immortelle, Lavendel; Immortellen-, Lavendel-, Rosenhydrolat

Das herb-lavendelig duftende Hautspray hat sich zur Pflege bei **akut entzündlichen** Hautveränderungen bewährt. Es lindert und unterstützt entzündungshemmende Maßnahmen und regt die Hautregeneration an. Die kühlende Wirkung beim Aufsprühen ist eine Wohltat.

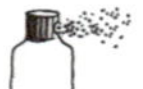

Mehrmals täglich direkt auf die betroffenen Hautareale aufsprühen.

Melissenbalsam

Melisse; Melissen-, Rosenhydrolat; Aloe-Vera in Rapsöl; Sesamöl; Bienenwachs, Jojobawachs, Sheabutter

Der angenehm krautig duftende Balsam eignet sich für kleine sehr trockene Hautbezirke, er pflegt und stärkt gereizte Hautpartien. Melisse eignet sich immer dann, wenn Ängste im Vordergrund stehen. Sie beruhigt und gleicht aus.

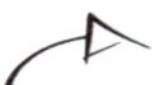

Anwendung siehe *Cistrosencreme*.

Melissen-Teebaum-Öl

Lavendel, Manuka, Melisse, Teebaum; Aloe-Vera in Rapsöl (Hautspray Schüttel-Emulsion: Melissen-, Teebaumhydrolat)

Der lavendelige, leicht frische Geruch des pflegenden Hautöls hat sich bei allen Hautthemen bewährt, die von Nervosität und Ängsten begleitet werden, wie z.B. Herpes-zoster-Erkrankungen. Es beruhigt und entspannt die durch Keimbesiedlung gereizte und entzündete Haut.

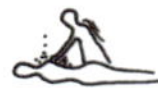

1–2 Mal täglich auf die mit *Melissenhydrolat* befeuchtete Haut auftragen.

Pflegeöl HFS

Immortelle, Palmarosa, Rose; Johanniskraut in Olivenöl, Borretschsamen-, Hanfsamen-, Nachtkerzensamenöl

Das leicht herbe und doch krautig-frische Pflegeöl kann auch als Hautpflege bei sehr empfindlicher und gereizter Haut eingesetzt werden. Diabetiker benutzen es gerne zur Fußpflege. Am besten wird es auf die mit einem Hydrolat (siehe rechts) befeuchtete Haut aufgetragen.

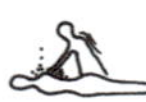

1–2 Mal täglich die betroffenen Hautareale oder die Füße intensiv mit der Aromamischung einreiben. Idealerweise vorher *Melissen-* oder *Rosenhydrolat* aufsprühen.

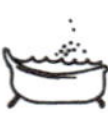

2–3 TL der Aromamischung, eingemischt in Honig, als Zusatz für ein kühlendes Teil- und Fußbad bzw. 3–4 EL für ein Vollbad. Ebenso können Sahne oder neutrale Seifenbasis als Emulgator benutzt werden.

Nach einem Ölbad kann der Körper leicht ölig sein – es besteht Rutschgefahr.

4

Rosenbalsam

Rose; Rosenhydrolat; Aloe-Vera in Rapsöl; Sesamöl; Bienen-, Jojobawachs, Sheabutter

Der Balsam eignet sich für kleine, sehr trockene Hautareale, er bietet eine zarten Schutz für empfindliche und gereizte Haut, auch ist er ideal geeignet zur Augenlid- und Lippenpflege. Rosenduftfans lieben den Balsam und tragen ihn immer griffbereit bei sich.

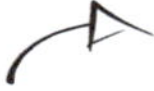

Anwendung siehe *Cistrosencreme*.

Hydrolate

Die zart duftenden Pflanzenwässer eignen sich bestens zur beruhigenden Hautpflege. Zudem bieten sie die Möglichkeit, den Feuchtigkeitsmantel der Haut aufzufüllen. Die Hydrolate weisen einen der Haut ähnlichen, schwach sauren pH-Wert durchschnittlich zwischen 4,0 und 5,5 auf (der pH-Wert von normaler, gesunder Haut liegt bei 5,5), sie sind somit ideal für eine feuchte Hautpflege.

Kombinieren Sie ein Körperöl oder eine Salbe immer mit einem Hydrolat. Zu empfehlen sind:

- Immortellenhydrolat
- Lavendelhydrolat
- Melissenhydrolat
- Rosenhydrolat
- Weihrauchhydrolat
- Weißtannenhydrolat

Vor dem Einölen oder -cremen die betroffene Hautpartie mit dem Hydrolat einsprühen.

Vor dem Einreiben mit Öl das Hydrolat aufsprühen oder im Verhältnis 1:2 in einem Schälchen mit dem Massageöl mischen.

4.2.2 Trockene, juckende Haut

Trockene Haut spannt und juckt. Die Ursachen für diesen Hautzustand sind vielfältig. Zum einen neigen manche Menschen anlagebedingt zu eher trockener Haut. Zum anderen verliert die Haut durch fieberhafte Krankheiten und dann mit zunehmendem Alter an Feuchtigkeit. Im Winter kann trockene Luft – ob drinnen oder draußen –, sowie kalkreiches Leitungswasser die Symptome verstärken. Hauttrockenheit ist außerdem eine typische Begleiterscheinung bei Diabetes, aber auch nach Strahlentherapien (siehe Kap. 6, S. 195–205) und bei hormonellen Veränderungen. Allein der ganz natürliche Vorgang der schwindenden Geschlechtshormone in den Wechseljahren und danach lässt die Haut trockener werden.

Besonders häufig spannt und juckt die Haut an den Füßen, Schienbeinen, Händen, Ellbogen und Unterarmen. Wenn der Haut anhaltend Fett und Feuchtigkeit fehlen, zieht sie sich pergamentartig zusammen, daher die Bezeichnung Pergamenthaut. Erhält sie dann nicht ausreichend Schutz und Pflege, kann sie vermehrt schuppen, rissig werden und dadurch auch entzünden. Verletzungen, auch noch so kleiner Art, entzünden sich schnell und heilen extrem langsam. Sie benötigen deshalb sofort gute Pflege. Daher bitte immer wieder den ganzen Körper aufmerksam in Augenschein nehmen.

Ganzheitliche Empfehlungen

Der **Verzicht auf Syndets,** wie er bei der alternden Haut bereits beschrieben wurde (siehe Kap. 4.1.1, S. 116), ist hier ganz besonders angezeigt.

Trockene Haut ist auch ein Hinweis, dass der Körper nicht genug Flüssigkeit erhält. Selbst wenn es banal klingen mag, aber das effektivste Mittel ist, täglich ausreichend zu **trinken** und zwar am besten einfaches Leitungswasser. Junge und gesunde Menschen müssen ebenso daran erinnert werden, genug zu trinken wie kranke und alte.

Bei Schwerkranken wird Flüssigkeitsmangel durch eine ausreichende Zufuhr mittels Infusionen ausgeglichen. Sind Infusionen nicht (mehr) möglich, können bei Juckreiz und trockener Haut einfach **feuchtwarme oder feuchtkühle Tücher** – je nach Bedürfnis – auf die Beine und/oder Arme gelegt oder um diese gewickelt werden. Werden diese Tücher anstatt in Wasser in einem **Kräuter**aufguss getränkt, der zu gleichen Teilen aus Malvenblüten, Ringelblumen und Stiefmütterchen bereitet wird, so wirken diese Pflanzen bei trockener und juckender Haut lindernd (siehe auch Tee auf S. 129). Um den Stoffwechsel zusätzlich anzuregen, empfiehlt sich eine Teemischung aus Boldoblättern, Löwenzahnwurzel und Mariendistel. In der Apotheke können Sie sich außerdem beraten lassen, welche **phytotherapeutischen Fertigpräparate** für die innere Anwendung zur Stoffwechselanregung zur Verfügung stehen.

Aromapflege

Bei Menschen mit trockener Haut ist der sogenannte transepidermale Wasserverlust (TEWL), also der natürliche Feuchtigkeitsverlust der Haut, doppelt so hoch wie bei jenen mit einer gesunden, stabilen Hautbarriere. Eine nährende Pflege mit Körperölen oder Aromaemulsionen (siehe S. 115 f.) ist bei trockener Haut also genau das Richtige, da diese ausgleichend auf den Feuchtigkeitsmantel der Haut wirken und auf diese Weise Pergamenthaut oder andere Hautschäden vermieden werden können. Zudem ist der TEWL bei der Anwendung fetter Pflanzenöle geringer als bei Kosmetikprodukten auf der Basis von Paraffin und Vaseline, die aus Erdöl gewonnen werden, denn im Gegensatz zu den Erdölprodukten können Pflanzenöle verstoffwechselt werden (siehe dazu auch Kap. 1.3.3; S. 64–66).

Wie bei Babys, so ist auch bei betagten Personen und Menschen mit trockener und kranker Haut die Gefahr des Austrocknens schnell gegeben. Eine natürliche Hautpflege mit Aromaemulsionen (siehe S. 117) oder Körperölen, die dem entgegenwirken, ist also überaus sinnvoll und wird umso wichtiger, je kranker ein Mensch ist.

Um die Haut nicht an eine bestimmte Aromamischung zu gewöhnen und sie aktiv zu halten, ist es sinnvoll, das Pflegeprodukt alle paar Monate bzw. wenn eine Flasche aufgebraucht ist, zu wechseln. Bei allen Körperpflegeölen spielen die darin enthaltenen nativen, kaltgepressten Pflanzenöle wie z.B. das Haselnussöl im *Körperöl trockene Haut* die Hauptrolle. Sie sind reich an ungesättigten Fettsäuren, die von der trockenen Haut dankbar aufgenommen werden wie ein Schwamm.

Das **Körperöl trockene Haut** enthält zudem das ätherische Öl **Ho-Sho**. Es wird in China und Taiwan aus den Blättern des Kampherbaums gewonnen, ist jedoch gänzlich frei von dem Einzelwirkstoff Campher, dieses ist nur im Holzöl enthalten. Ergänzt wird Ho-Sho von dem ähnlich duftenden Öl aus südamerikanischem Rosenholz. Die internationale CITES-Verordnung schützt übrigens diese Holzart – ebenso wie das kaum noch erhältliche Linaloeholz – vor Raubbau. Die ätherischen Öle werden ausschließlich aus Bruch- und Abfallholz gewonnen. Ho-Sho, Rosen- und Linaloeholz haben gemein, dass sie reich an dem Wirkstoff Linalool sind und dieser den Ölen den typisch frisch-süßlichen Duft verleiht und für die sehr entspannende und hautpflegende Eigenschaft verantwortlich ist.

Zunächst wird sich auf der Haut jedoch der typisch, fast marzipanartigen Geruch des Haselnussöls entfalten, der dann mit dem zarten Duft des nur in geringer Menge enthaltenen kostbaren Rosenöls eine balsamische Verbindung eingeht. Nach ein- bis zwei Minuten entfalten sich dann die frischen, leichtflüchtigen Duftnoten der anderen ätherischen Öle.

Zur Pflege von trockener, juckender Haut stehen neben dem *Körperöl trockene Haut* noch weitere Aromamischungen zur Auswahl.

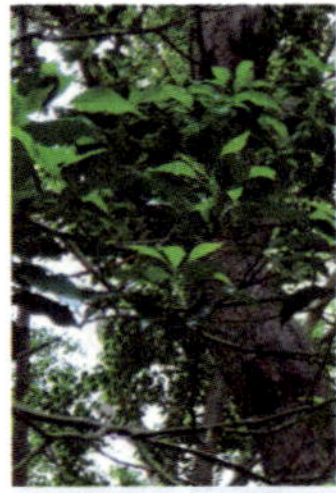

Körperöl trockene Haut

Ho-Sho, Rose, Rosenholz; Haselnussöl

Die leicht blumig und zart frisch duftende Ölmischung ist Nahrung und Entspannung zugleich für die trockene, unelastische Haut. Sie eignet sich bestens zur täglichen Körperpflege. Ihre Marzipannote weckt den Appetit und stärkt kranke Lebensgeister.

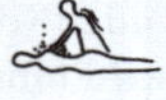

Morgens und abends den Körper mit der Ölmischung einreiben. Die Haut unbedingt zuvor mit Wasser oder einem passenden Hydrolat (siehe S. 133 f.) befeuchten.

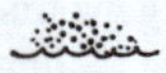

2–3 TL in Honig, Sahne oder neutrale Seifenbasis mischen und ins Waschwasser geben.

1–2 EL in Honig, Sahne oder neutrale Seifenbasis mischen und ins Badewasser geben.

Nach einem Ölbad kann der Körper leicht ölig sein – es besteht Rutschgefahr.

Körperöl Harmonia

Cistrose, Lavendel, Myrte, Tonkabohne; Aprikosenkern-, Mandel-, Sonnenblumenöl

Das eher krautig-herbe, aber dennoch weich duftende Körperöl wirkt hautpflegend und harmonisierend. Die leicht erwärmende Mischung eignet sich zur täglichen Hautpflege insbesondere bei älteren Menschen. Sie spendet Feuchtigkeit und unterstützt die Hautregeneration bei sehr trockener und zu Juckreiz neigender, angegriffener Haut.

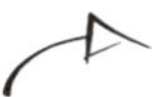

Anwendungen siehe *Körperöl trockene Haut*.

4

Rosen-Körperöl

Rose, Rosengeranie; Granatapfelsamen-, Sesam-, Wildrosenöl; Jojobawachs

Der unverwechselbare Duft des echten Rosenöls wirkt sinnlich-ausgleichend und hormonell unterstützend. Er hüllt schützend ein und stabilisiert die Psyche.

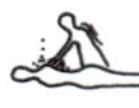

Morgens und abends den Körper mit der Ölmischung einreiben.

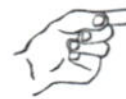

Wenn der Rosenduft verstärkt werden soll, können pro Anwendung noch 3–4 Tr. *Rose 1 %* hinzugefügt werden.

Siehe *Körperöl trockene Haut*.

Siehe *Körperöl trockene Haut*.

Nach einem Ölbad kann der Körper leicht ölig sein – es besteht Rutschgefahr.

Cistrosenbad/Cistrosencreme/Melissenbalsam/Hydrolate

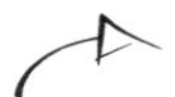

Anwendungen siehe Kap. 4.2.1, S. 128–134.

4.2.3 Gereizte Kopfhaut/Parasitenbefall

Hautjuckreiz kann auch am Kopf auftreten. Ursache ist neben Stoffwechselstörungen, einer Schuppenflechte (siehe Kap. 4.2.5.1, S. 150–152) meist eine trockene und gereizte Kopfhaut. Zu den Auslösern zählen neben zu häufigem Haarewaschen und Föhnen auch falsche Pflegeprodukte sowie Nebenwirkungen von Medikamenten und Veränderungen im Hormonhaushalt.

Ein weiteres Thema bei juckender Kopfhaut ist **Parasitenbefall.** Kopfläuse finden sich nicht nur auf Kinderköpfen, sondern auch bei Menschen, die lange Zeit unversorgt und entsprechend ungepflegt waren und quasi von der Straße ins Krankenhaus oder Pflegeheim eingewiesen werden. Hier helfen dann nur Schere, Rasierer, Wasser, viel Shampoo und ganz viel Öl.

Aromapflege

Ob gereizte Haut oder Parasiten, hier helfen geeignete Pflegeprodukte mehr als alles andere. Vor allem das *Teebaum-Haaröl* eignet sich bestens zur Haar- und Kopfhautpflege. Teebaum, Lavendel und Rosmarin bilden in dieser Aromamischung ein Kräuterdufttrio, das eine besondere Synergie schafft und sich im Duft außerdem ergänzt. Hinzu kommt noch Manuka, dessen herber schwerer Duft allerdings hinter der zart-rosig blumigen Duftnote der Rosengeranie zurücktritt und so eine erträgliche krautige Note erhält.

Die ätherischen Öle im *Teebaum-Haaröl* sind allesamt durchblutungsfördernd und pflegen zusammen mit dem Mazerat aus Olivenöl und **Ringelblumen** die empfindliche Kopfhaut. Für das Mazerat werden Ringelblumenblüten in Olivenöl angesetzt und ziehen ca. drei Monate aus, sodass die fettlöslichen entzündungshemmenden Wirkstoffe ins Olivenöl übergehen. Das Haaröl wirkt nicht zuletzt auch deswegen angenehm beruhigend auf die Kopfhaut. Auch Hydrolate, die als Tonikum ins Haar gesprüht und in Haare und Kopfhaut einmassiert werden können, kräftigen das Haar und unterstützen eine gesunde Kopfhaut.

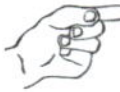

Kopfmassagen mit Haaröl oder Hydrolat sorgen für eine bessere Durchblutung der Kopfhaut und Versorgung der Haarwurzeln mit Nährstoffen. So geht es: Die Hände mit einem Hydrolat oder Haaröl benetzen, dann die Haare nah an den Wurzeln fassen und leicht daran ziehen. Mit den Händen über den ganzen Kopf wandern und dabei stets leicht an den Haaren ziehen. Anschließend mit gespreizten Fingern am Scheitel ansetzen und mit den Fingerkuppen 1–2 Sekunden lang Druck ausüben. Massieren Sie so den ganzen Kopf.

!

Bei Parasitenbefall müssen sämtliche Kleidungsstücke, die getragen wurden, sowie Bettwäsche und Handtücher bei mindestens 60 °C gewaschen werden, und zwar nicht nur jene der betroffenen Person, sondern auch von allen, die näheren Kontakt mit ihr hatten, also in erster Linie Familienmitglieder, insbesondere Geschwisterkinder, die sich ja gerne buchstäblich in den Haaren liegen. Die Wäsche muss ebenfalls solange regelmäßig gewechselt werden, bis keine Nissen mehr nachweisbar sind.

4

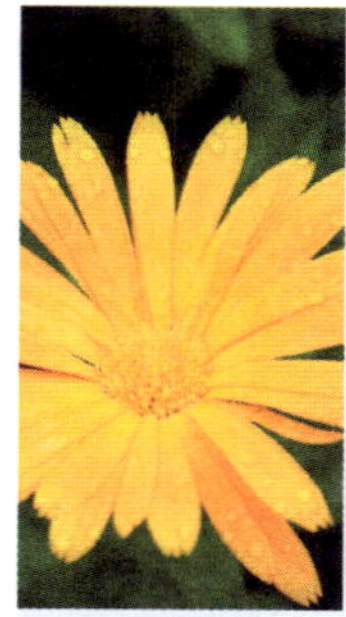

Teebaum-Haaröl

intensiv, krautig

Lavendel, Manuka, Rosengeranie, Rosmarin, Teebaum; Ringelblumen in Olivenöl

Das intensiv krautige und leicht durchblutungsfördernde Öl beeinflusst die Ernährung der Haarwurzeln positiv. Es wirkt außerdem reinigend und klärend und eignet sich zur Intensivbehandlung bei gereizter und entzündeter Kopfhaut ebenso wie bei Läusebefall.

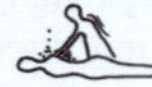

1–3 ml bzw. 20–50 Tr. des Haaröls (Dosierung variiert je nach Haarmenge) in die Kopfhaut einmassieren, danach ein warmes Handtuch um den Kopf wickeln und mindestens 1–2 Stunden einziehen lassen. Danach mit einem milden Shampoo gründlich auswaschen.

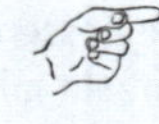

Bei **Kopfläusen** hat sich folgende Behandlung bewährt: Nach dem Waschen mit dem *Teebaum Dusch & Shampoo* das Haar strähnchenweise mit dem Haaröl einölen, lange Zeit einwirken lassen und mit einem Läusekamm auskämmen. Die Prozedur wird meist 2 Mal, aber mindestens so lange wiederholt, bis keine Nissen mehr sichtbar sind.

Zeder-Haaröl

Atlaszeder, Lavendel, Palmarosa, Rosmarin; Mandel-, Sesamöl; Jojobawachs

Ein frischer und doch holziger Duft entströmt der Flasche des Haaröls, das für die regelmäßige Haar- und Kopfhautpflege auf die Kopfhaut einmassiert wird.

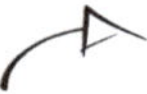

Anwendung siehe *Teebaum-Haaröl*.

Zeder Dusch & Shampoo

Atlaszeder, Lavendel, Palmarosa, Rosmarin; Sesamöl; Jojobawachs

Das holzig-frische Shampoo ist eine ideale Ergänzung zum Haaröl, im Anschluss daran anwenden. Es wirkt stärkend und pflegend.

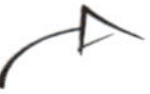

Anwendung siehe *Teebaum-Haaröl*.

Citronella-Rosengeranie

Citronella, Eukalyptus citriodora, Lemongras, Rosengeranie, Virginiazeder; Melissen-, Rosenhydrolat; Aloe-Vera in Rapsöl

Die frisch, stark krautig und doch grasig duftende Pumpspray-Schüttelemulsion bietet sich zum Schutz von Haut- und Kopfhaut als prophylaktische Maßnahme ebenso an wie zur Pflege, um weitere Irritationen durch Stiche oder Bisse zu vermeiden.

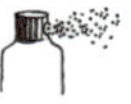

2 Mal täglich Kopfhaut sowie Nacken, hinterm Ohr und die Halspartie einsprühen. Das Haar wird nach den ersten öligen Maßnahmen dann noch einige Tage prophylaktisch mitbehandelt.

Teebaum Dusch & Shampoo

Lavendel, Manuka, Rosengeranie, Teebaum; Sesamöl; Jojobawachs; neutrale Grundlage

Das intensiv krautig riechende, reinigende und klärende Shampoo ist auch bei Läuse- oder Parasitenbefall geeignet. Ideale Ergänzung zum Haaröl.

Für die regelmäßige Haarwäsche. Die Kopfhaut gut einmassieren, dann gründlich auswaschen.

Hydrolate

Die zart duftenden, hautpflegenden Pflanzenwässer eignen sich hervorragend zur Befeuchtung der Kopfhaut und für die Kopfmassage (siehe S. 139). Bei Parasitenbefall kann das Teebaumhydrolat aufgrund seines Geruchs auch vor einer Neuansteckung schützen. Zu empfehlen sind:

- Lavendelhydrolat
- Melissenhydrolat
- Nerolihydrolat
- Rosenhydrolat
- Rosmarinhydrolat
- Teebaumhydrolat

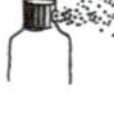

Täglich morgens und abends das Hydrolat auf das möglichst angefeuchtete Haar geben und mit den Fingerspitzen in die Kopfhaut einmassieren, nicht ausspülen. Bei trockener Kopfhaut können einige Tropfen *Zeder-Haaröl* und bei Parasitenbefall *Teebaum-Haaröl* hinzugegeben werden.

Rezepturen bei Parasitenbefall

Bei Parasitenbefall kann der Arzt auch hoch dosiert rezeptieren, z. B.:

Haaröl

110 Tr. *Rosmarinus officinalis* (Rosmarin Ct. Cineol)
50 Tr. *Pelargonium graveolens* (Rosengeranie)
70 Tr. *Melaleuca alternifolia* (Teebaum)
70 Tr. *Aniba rosaedora* (Rosenholz)
ad 50 ml Aloe-Vera-Öl

Diese Rezeptur entspricht einer 20 %igen ätherischen Ölmischung und riecht entsprechend intensiv.

4

Duschgel/Shampoo

68 Tr. *Rosmarinus officinalis* (Rosmarin Ct. Cineol)
30 Tr. *Pelargonium graveolens* (Rosengeranie)
44 Tr. *Melaleuca alternifolia* (Teebaumöl)
34 Tr. *Aniba rosaedora* (Rosenholz)
ad 50 ml Shampoogrundlage

Diese Rezeptur entspricht einer 12 %igen ätherischen Ölmischung und riecht entsprechend intensiv.

4.2.4 Haut- und Nagelpilz

Ein häufiges Thema in der Pflege sind Pilzinfektionen der Haut und Nägel. Bei einem **Pilzbefall der Haut** zeigen sich relativ scharf begrenzte, schuppende und gerötete Stellen mit Juckreiz. Hautpilz kann sich an allen Körperstellen ausbilden, tritt jedoch bevorzugt in Hautfalten, Achselhöhlen, Zehen- und Fingerzwischenräumen auf. Greift die Erkrankung auf den **Nagel** über, so verfärbt sich die Nagelplatte gelb-bräunlich.

Pilzinfektionen sind die Folge eines gestörten Hautmilieus und ein Zeichen von Immunschwäche. Ursache der Milieustörung kann z.B. mangelnde Luftzirkulation sein, wie sie von nichtatmungsaktiven Textilien oder Schuhen begünstigt wird und im pflegerischen Bereich auch bei Verbänden vorkommt. Ebenso können andauernde Feuchtigkeit wie Schweiß oder Ausscheidungen das Hautmilieu belasten. Chronische Krankheiten (z.B. Diabetes), Mangeldurchblutung bei Bettlägerigen, Bestrahlungen, Antibiotika und Chemotherapeutika sind ebenfalls Auslöser für Pilzerkrankungen. Auch durch den Einsatz von reichlich Desinfektionsmitteln, z.B. bei schwerkranken Menschen auf der Intensivstation, wird der Pilzbefall begünstigt, zumal in Situationen, in denen viel desinfiziert werden muss, das Immunsystem und mit ihm das Hautmilieu ohnehin schon gestört sind.

Ganzheitliche Empfehlungen

Bei Hautpilz, egal wo er auftritt, ist neben einer guten und konsequenten Hautpflege (siehe S. 114–121) wichtig, für eine gute Luftzirkulation und Trockenheit an den betroffenen Hautstellen zu sorgen. Dazu tragen insbesondere **atmungsaktive Textilien** bei, die zudem **frei von hautreizenden Chemikalien** sind. Sämtliche Körperpartien sollten immer gut warm und trocken sein, Kälte ist so wenig förderlich wie Schwitzen. Vor allem bei

Baumwollwäsche muss darauf geachtet werden, dass sie nicht feucht ist, denn sonst bietet sie einen idealen Nährboden für das Wachstum von Keimen. Sorgen Sie dafür, dass die Wäsche an der Sonne getrocknet wird, so werden Pilzsporen auf natürliche Weise vernichtet. Besser als Baumwollwäsche sind **Textilien aus einem Wolle-Seide-Gemisch oder reiner Seide,** denn sie verhindern aufgrund der darin enthaltenen tierischen Eiweißfasern ein Keimwachstum. Bei hartnäckigem Fußpilz hat es sich bewährt, Socken aus reiner Seide zu tragen. Im Winter und bei Menschen, die zu kalten Füßen neigen, wird ein zweites Paar Socken aus reiner Wolle über den Seidensocken getragen.

Aromapflege

Juckreiz und Trockenheit bei **Hautpilz**erkrankungen lassen sich gut mit einer konsequenten Hautpflege auf der Basis von Aromamischungen mit nativen fetten und ätherischen Pflanzenölen lindern. Die meisten Nasen gewöhnen sich schnell an die eher medizinischen Gerüche der verwendeten ätherischen Öle und freuen sich über deren Wirkung. Vom Pilz befallene **Nägel** benötigen etwas mehr Zeit zur Regeneration, aber die Pflege mit ätherischen Ölen funktioniert auch hier.

Die »Renner« in der Aromatherapie bei Pilzerkrankungen sind Lavendel, Teebaum, Rose und Manuka, kongenial vereint in der *Rose-Teebaum-Essenz.* Die Aromamischung mit dem besonderen Duftquartett hat sich in vielen Bereichen der Aromapflege, egal ob zur Haut-, Schleimhaut- oder Wundpflege (siehe Kap. 5, S. 159–173), seit Jahrzehnten bewährt. Das namengebende australische Teebaumöl beschreiben viele Nasen als »medizinisch riechend«, und auch der zwar warme, holzige, aber doch strenge Duft des **Manuka**öls aus Neuseeland ist nicht gerade beliebt, trotzdem sind beide Öle bei Hautproblemen unverzichtbar. Was das Manukaöl so unentbehrlich bei Hautleiden macht, ist sein relativ hoher Anteil an seltenen Triketonen. Diese Inhaltsstoffe gelten als antimykotisch und epithelisierend, sind also ideal zur unterstützenden Hautpflege bei Pilzerkrankungen.

Mindestens ebenso unverzichtbar ist bei Hautproblemen der europäische Lavendel, der im Gegensatz zu den beiden Ölen von der Südhalbkugel zu den beliebtesten Duftnoten überhaupt zählt. Mit Lavendelöl wurde zudem die moderne Aromatherapie begründet (siehe Kap. 5.2, S. 169). Die Krönung in dieser außergewöhnlichen Vierermischung ist jedoch die einzigartige und kostbare Rose. Nicht nur ihr Duft begeistert – das Öl ist ein wahrer »Alleskönner« (siehe dazu Kap. 1.3.1, S. 57).

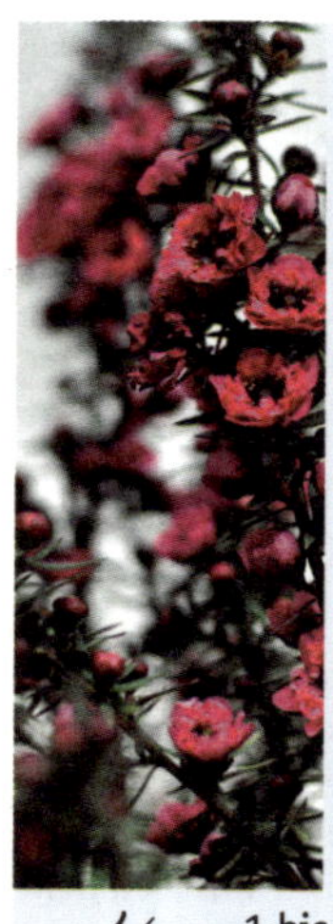

Rose-Teebaum-Essenz

Lavendel, **Manuka,** Rose, Teebaum

Die krautig, herb-erdig duftende Aromamischung gehört in jede Hausapotheke und ist ist beliebt bei Pflegefachkräften, weil damit nicht nur Pilzinfektionen unterstützend behandelt werden können, sondern auch Wunden, Warzen, Verbrennungen, Insektenstiche und viele andere kleine akute Beschwerden.

Die »Wundessenz« hat aufgrund ihrer Inhaltsstoffe den Vorteil, dass sie – eine Ausnahme unter den ätherischen Ölen – pur angewendet werden kann. Ein Tropfen auf Haut- oder Schleimhautwunden getupft, wirkt desinfizierend und wundheilend und verhindert die Ausbreitung des Pilzbefalls.

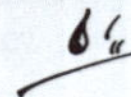

1 bis maximal 2 Tage lang 3 Mal täglich pur auf die betroffenen Hautstellen träufeln, aber nie mehr als 3–5 Tropfen. In der Zeit danach kann dann die Haut mit *Melissen-Teebaum-Öl* oder *Rose-Teebaum-Hydrolat* (siehe unten) gepflegt werden.

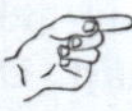

Bei **Nagelpilzbefall** kann der Arzt eine entsprechende **Rezeptur** verordnen, bei der der *Rose-Teebaum-Essenz* zusätzlich entweder 10 % Thymian Ct. Thujanol oder 10 % Ct. Thymol und Nelkenknospe, beigemischt werden. Erfahrungen zeigen, dass es hilfreich ist, dieser Ölmischung 50% Zitronensaft hinzuzufügen. Dies wird dann über einen längeren Zeitraum regelmäßig 2 Mal täglich auf den Nagel gerieben. An der normalen Farbe des nachwachsenden Nagels können Sie erkennen, dass die Pflege erfolgreich ist.

Melissen-Teebaum-Öl

Lavendel, Manuka, Melisse, Teebaum; Mandelöl (Hautspray Schüttel Emulsion: Aloe-Vera in Rapsöl; Melissen-, Teebaumhydrolat)

Das beruhigende und entspannende Öl eignet sich sehr gut zur Pflege von gereizter, juckender und entzündeter Haut.

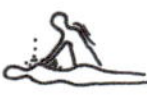

Das Öl mehrmals täglich auf die betroffenen Körperregionen auftragen, idealerweise in Kombination mit einem passenden Hydrolat (siehe rechts). Bei kleinen Arealen kann es auch mittels Watteträger aufgetupft werden.

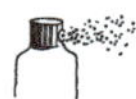

Das Spray bis zu 5 Mal täglich aufsprühen. Durch das bereits enthaltene Hydrolat hat es eine leicht kühlende Eigenschaft und eignet sich vor allem bei trockener und juckender Haut.

Rose-Teebaum-Balsam

Kamille deutsch, Lavendel, Rose, Teebaum, Johanniskraut in Oliven-, Ringelblumen in Mandelöl; Wollwachs

Die grünblaue Salbe mit dem intensiv krautigen, würzigen Geruch erschwert die Weiterverbreitung der Pilzsporen und lindert die unterschiedlichsten Begleitprobleme. Ideal ist die Kombination mit *Rose-Teebaum-Hydrolat.*

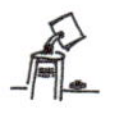

2 Mal täglich sparsam und dünn auftragen genügt.

4

Rose-Teebaum-Hydrolat

Lavendel, Manuka, Rose, Teebaum; Immortelle-, Teebaum-, Rosenhydrolat

Das Pflanzenwasser mit den bewährten Inhaltsstoffen der *Rose-Teebaum-Essenz* besitzt einen leicht krautigen und erdigen Duft. Es eignet sich gut zur unterstützenden Behandlung bei Pilzbefall.

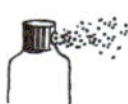

Mehrmals täglich auf die betroffene Haut aufsprühen.

Teebaum Dusch & Shampoo

Lavendel, Manuka, Rosengeranie, Teebaum; Sesamöl; Jojobawachs; neutrale Grundlage

Das intensiv krautig riechende, reinigende und klärende Shampoo wirkt leicht desinfizierend und entzündungshemmend. Es ist auch als Waschzusatz zur Hautpflege bei Pilzerkrankungen oder MRSA geeignet.

1 Spritzer für die tägliche Waschung ins Waschwasser geben.

Hydrolate

Die zart duftenden und hautpflegenden Pflanzenwässer eignen sich optimal für die gereizte und geschädigte Haut. Aufgrund ihres leicht sauren, hautähnlichen pH-Wertes kann sich die Haut gut regenerieren. Auch wenn sich die Haut schließlich erholt hat, ist es ratsam, zur Hautpflege weiterhin Hydrolate einzusetzen, allerdings mit wechselnden Duftkomponenten. Ebenso sollten Körperöle immer wieder gewechselt werden, wenn eine Flasche aufgebraucht ist – zum einen, damit der Körper sich nicht daran gewöhnt und stattdessen immer wieder neue Reize erhält, zum anderen, damit sich ein bestimmter Duft nicht in Verbindung mit einer Krankheit oder schwieriger Lebenssituation einprägt. Zu empfehlen sind:

- Immortellenhydrolat
- Melissenhydrolat
- Teebaumhydrolat
- Weihrauchhydrolat

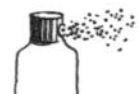

Vor dem Einreiben das betroffene Hautareal mit dem Hydrolat einsprühen.

4.2.5 Stark schuppende Haut

Bei einer schuppigen Haut finden Sie auf der Hautoberfläche sichtbare Hautschuppen, die sich leicht lösen. Dies deutet immer auf ungünstige Bedingungen für die Schutzschicht der Haut hin. Neben Kälte und Hitze sind die Ursachen für schuppige Haut oft ungeeignete Körperlotionen, Seifen oder Shampoos, die stark entfetten. Manchmal aber stecken Pilzinfektionen (siehe vorhergehendes Kap. 4.2.4), eine allergische Kontaktdermatitis, genetische Ursachen oder autoimmunologische Erkrankungen dahinter, ebenso Neurodermitis oder Hauterkrankungen wie die Schuppenflechte (siehe Kap. 4.2.5.1, S. 150–152). Grundsätzlich muss ärztlich abgeklärt werden, ob eine behandlungsbedürftige Krankheit die Haut schuppig werden lässt.

Ganzheitliche Empfehlungen

Eine schuppende oder verhornende Haut kann auch eine Botschaft der Seele sein: Ich lasse mir einen Panzer wachsen. Tritt das Krankheitsbild z.B. an den Ellbogen auf, lohnt es, sich mit den Fragen auseinanderzusetzen: Wo will ich mich durchboxen? Wem gegenüber muss ich wie ein Türsteher auftreten? Nehmen Sie sich die Zeit und horchen Sie in sich hinein, betrachten

Sie Ihre Lebens- und Berufssituation genau. Um mehr Klarheit zu gewinnen, helfen häufig offene Gespräche mit der Familie und den Kolleginnen oder Mitarbeitern.

Gewöhnen Sie sich auch an, Ihre »Problemzonen« täglich zu pflegen oder cremen (siehe unten). Das macht dann möglicherweise nicht nur Ihre Haut, sondern auch Ihre Abwehrhaltung nachgiebiger, zumal Sie jeden Tag aufs Neue daran erinnert werden, nicht zu panzern und zu mauern, sondern zu reden und zu klären.

Aromapflege

Um weitere Rötungen, Abschuppungen und Verletzungen sowie Juckreiz durch Kratzen zu vermeiden, hilft vor allem eine optimale Hautpflege auf der Basis von natürlichen Pflanzenfetten und -ölen (siehe dazu ausführlich Kap. 1.3.3.1, S. 64–71). Seien Sie sich jedoch bewusst, dass der Wechsel der Hautpflegeprodukte oftmals erst recht zu einer vermehrten Aktivität der Hautzellen führen kann. Die Pflanzenölexpertin Ruth von Braunschweig spricht hier von einem gesunden, natürlichen »Fellwechsel«, der bis zu vier Wochen anhalten kann und nichts anderes bedeutet, als dass Sie auf dem richtigen Weg hin zu einer gesunden Hautpflege sind (siehe Kap. 1.3.2.1, S. 64 f.).

4

Um der Haut die Möglichkeit zu geben, sich zu regenerieren, benötigt sie neben optimalen Pflegemaßnahmen vor allem Zeit. Auch bei alten Leuten kann sich die Haut erholen, denn solange die Hautzellen aktiv, also lebendig sind, sind sie fähig, sich zu regenerieren. Das Ganze mag sich bei sehr betagten Menschen oder Langzeitpflegebedürftigen etwas länger hinziehen, trotzdem haben auch sie ein Recht darauf, sich in ihrer Haut wieder wohl zu fühlen, ebenso wie Palliativpatienten. Denn es geht hier letztendlich um ein Stück wiedergewonnene Lebensqualität, die durch die liebevolle Zuwendung bei der Haut- und Körperpflege noch intensiviert werden kann. In der Praxis ist es sicher schwierig, Änderungen in der Hautpflege konsequent durchzuführen, wenn die Betreuungspersonen ständig wechseln. Trotzdem sollte nichts unversucht bleiben.

Erstaunliche Erfolge konnten in den letzten Jahren insbesondere mit der *Pflegecreme mit Baobab* erzielt werden, egal ob die Haut schuppt oder nässt, juckt oder einfach nur gereizt ist. Die Pflegecreme beruhigt sie und innerhalb kurzer Zeit treten positive Veränderungen ein. Dazu trägt zum einen sicher der balsamische Geruch von Benzoe Siam bei. Der Duft aus dem Harz des Styraxbaums ist auch Balsam für strapazierte Hautzellen, denn

Benzoe Siam unterstützt die Zellneubildung, ist sehr hautverträglich und pflegend. Das ätherische Öl der Litsea, die in China und Vietnam beheimatet ist, verleiht der Creme einen frischen Duft und lässt die Seele aufatmen. Rosenhydrolat sorgt für die nötige Feuchtigkeit. Eingearbeitet sind die ätherischen Öle und das Hydrolat in das enorm hautpflegende und entzündungshemmende **Baobab**öl aus Afrika, das in seiner Heimat traditionell bei rissiger, spröder Haut angewendet wird und das Geheimnis dieser Pflegecreme zu sein scheint.

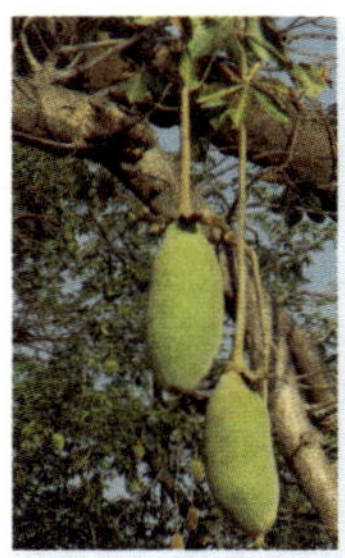

Pflegecreme mit Baobab

Benzoe Siam, Litsea; Rosenhydrolat; **Baobab-**, Mandel-, Sesamöl; Bienenwachs, Sheabutter, Wollwachs

Eine erfrischende und pflegende Creme zur Ganzkörperpflege bei trockener oder strapazierter Haut. Denken Sie als Pflegende(r) auch immer wieder an Ihre eigene, oft überstrapazierte Haut. Sie wird es Ihnen danken.

2–3 Mal täglich auf die betroffenen Hautregionen oder als Ganzkörperpflege auftragen. Die Creme sollte unbedingt in Kombination mit einem Hydrolat (siehe S. 150) angewendet werden, um der Haut zusätzlich Feuchtigkeit zuzuführen.

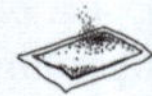

Bei starker Ausprägung der Hautprobleme kann die Wirkung durch einen Okklusionsverband, d.h. eine luftdichte Abdeckung, verstärkt werden. Dadurch wird erreicht, dass die Wirkstoffe die Schuppenschicht durchdringen können.

Körperemulsion Lavandula

Bergamotteminze, Combava, Ho-Sho, Lavendel, Zypresse; Neroli-, Rosenhydrolat; Mandel-, Sonnenblumenöl; Sheabutter, Wollwachs

Diese fruchtig-frisch und doch krautig-lavendelig duftende Emulsion pflegt die Haut von Kopf bis Fuß und eignet sich besonders für trockene und empfindliche oder ereizte Haut. Sie ist auch idealer Fett- und Feuchtigkeitsspender bei jeder Form von kranker Haut. Damit die Emulsion diese Aufgabe erfüllen kann, muss die Haut vor dem Auftragen nass sein oder mit einem Hydrolat befeuchtet werden (zusätzliche Emulsionen siehe S. 117).

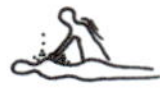

Pflegen Sie die besonders betroffenen Hautstellen (meist Unterarme, Hände und Schienbeine) mindestens 1–2 Mal täglich und befeuchten Sie die Haut vorher immer mit einem Hydrolat.

Körperöl Harmonia

Cistrose, Lavendel, Myrte, Tonkabohne; Aprikosenkern-, Mandel-, Sonnenblumenöl

Das Körperöl mit seiner krautig-herben, doch weichen Duftnote pflegt und harmonisiert. Es spendet Feuchtigkeit und unterstützt die Hautregeneration bei reifer und angegriffener Haut. Wenn das Hautbild bei trockener, schuppender Haut oder auch einer Psoriasis sichtbar besser wird, kann dieses Öl im Wechsel mit einem der anderen Pflegetipps angewendet werden.

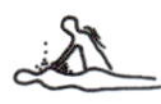

Morgens und abends den Körper mit der Ölmischung einreiben. Die Haut zuvor mit Wasser oder einem passenden Hydrolat (siehe rechts) befeuchten.

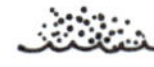

2–3 TL in Honig, Sahne oder neutrale Seifenbasis einmischen und dem Waschwasser zugeben.

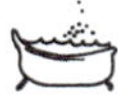

1–2 EL in Honig, Sahne oder neutrale Seifenbasis einmischen und dem Badewasser zugeben.

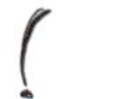

Nach einem Ölbad kann der Körper leicht ölig sein – es besteht Rutschgefahr.

Ringelblumensalbe

Ringelblumen in Mandelöl; Bienenwachs, Wollwachs; Ringelblumentinktur

Die traditionelle Ringelblumensalbe pflegt empfindliche und angegriffene Hautareale mit trockenem Schorf und unterstützt die natürliche Regenerationsfähigkeit der Haut.

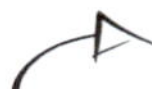

Anwendungen siehe *Pflegecreme mit Baobab*.

4

Rosenbalsam

Rose; Rosenhydrolat; Mandel-, Sesamöl; Bienen-, Jojobawachs, Sheabutter

Dieser Balsam bietet hochwertigen Schutz für empfindliche und gereizte Haut. Ideal zur Anwendung auf kleinen Hautarealen, wie z.B. Augen, Lippen und Schambereich, aber auch Hände und Füße erfreuen sich über eine wohlduftende Einreibung.

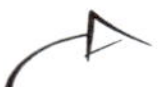

Anwendungen siehe *Pflegecreme mit Baobab.*

Hydrolate

Die zart duftenden und hautpflegenden Pflanzenwässer sind ideal für eine regenerierende Hautpflege. Schuppende Haut kann immer auch einen Feuchtigkeitsmangel der Haut bedeuten, der durch die Anwendung von Hydrolaten vermindert oder gar behoben werden kann. Zu empfehlen sind:

- Lavendelhydrolat
- Melissenhydrolat
- Nerolihydrolat
- Rosenhydrolat
- Weihrauchhydrolat
- Weißtannenhydrolat

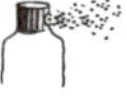

Vor dem Einreiben mit Öl das Hydrolat auf die Haut sprühen oder das Hydrolat im Verhältnis 1:2 in einem Schälchen mit dem jeweiligen Massage- oder Körperöl mischen.

4.2.5.1 Schuppenflechte (Psoriasis)

Psoriasis ist eine chronische, meist schubförmig verlaufende Hauterkrankung, die durch eine gesteigerte Zellneubildung der Oberhaut mit Verhornungsstörungen sowie Entzündungen gekennzeichnet ist. Die Herde der Schuppenflechte sind entzündlich gerötet und von silbrig glänzenden Schuppen bedeckt, sie können mehr als handtellergroß sein. Die Flechte ist meist symmetrisch auf beiden Seiten des Körpers verteilt. Befallen werden überwiegend Ellbogen und Knie, die Steißbeinregion und der behaarte Kopf. Die Disposition (Anfälligkeit) für Schuppenflechte wird vererbt, Auslöser können äußere Faktoren wie z.B. Stress, klimatische Einflüsse, aber auch thermische und chemische Irritationen sein.

Ganzheitliche Empfehlungen

»Wer Schuppenflechte hat, muss damit leben.« Diesen Spruch kennen Betroffene nur zu gut. Ich möchte ihn abwandeln: »… kann damit gut leben, wenn die Haut regelmäßige Pflege erfährt.« Kommt es dennoch zu akuten Schüben, so kann oft eine **homöopathische Therapie** und zudem ein **Kururlaub am Toten Meer** helfen. Und für die Zeit dazwischen gönnen Sie sich zu Hause regelmäßig Bäder mit Salz aus dem legendären Meer, das eigentlich ein See ist. Je höher Sie den Salzgehalt (500–3000 g) wählen, desto leichter werden Sie und fühlen sich wie auf einer Wolke schwebend. Sie können mit einem entspannenden **Salzbad** nicht nur Ihre Haut erfreuen, sondern auch Ihre Seele baumeln lassen. Wenn dann noch Ihre Lieblingsmusik im Hintergrund spielt, ist die Erholung für Körper, Geist und Seele perfekt. Auch in Einrichtungen sollten Salzbäder möglich gemacht werden, um die kranken Seelen zu verwöhnen.

! Nach dem Salzbad mit klarem Wasser abduschen, um Salzreste auf der Haut zu vermeiden.

Aromapflege

Die Verbesserung des Hautbilds bei Psoriasis hängt von einer konsequenten und meist lebenslangen Pflege ab. Salbenmischungen auf der Grundlage von Sheabutter und Wollwachs, die neben ätherischen Ölen auch die Wirkstoffe von Beinwell und Ringelblume enthalten, sind Balsam für die kranke, geplagte Haut. Die besonders hautfreundlichen, balsamischen, entzündungshemmenden und wundheilenden Eigenschaften dieser Inhaltsstoffe sind wissenschaftlich bestätigt und haben sich auch in der Hautpflege bewährt. Dabei hat die afrikanische Sheabutter den europäischen Markt erst vor wenigen Jahren erobert. Sie wird aus den **Nüssen des Sheanussbaums** gewonnen und ist auch als Karitébutter bekannt. In ihrer Heimat wird sie seit alters her sowohl als Nahrungsmittel wie auch zur Haut- und Wundpflege verwendet.

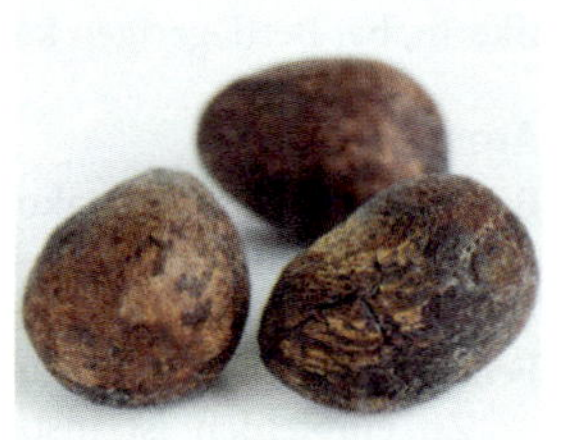

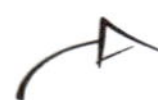
Im Anfangs- oder Akutstadium: siehe Aromapflege »Entzündete, gereizte Haut« (Kap. 4.2.1, S. 128–134).

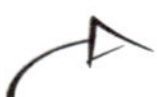
Für die kontinuierliche Hautpflege: siehe Aromapflege »Stark schuppende Haut« (Kap. 4.2.5, S. 146–150).

4.3 Stark fettende Haut (Seborrhoe)

Seborrhoe wird durch eine Überproduktion von Hautfetten in den Talgdrüsen verursacht und tritt vor allem im Bereich des Kopfes auf, vorzugsweise am behaarten Kopf, an der Stirn, an den Nasolabialfalten und an den Augenlidern. Eine besondere Form der Seborrhoe ist das sogenannte Salbengesicht bei Morbus Parkinson, das aussieht, als wäre eine viel zu dicke Schicht fetthaltiger Salbe aufgetragen worden. Die Seborrhoe tritt oft zusammen mit einer gesteigerten Schweißproduktion auf.

Ganzheitliche Empfehlungen

Ein Umstieg auf echte Naturprodukte, die frei sind von künstlichen Zusätzen und Paraffinen, wie z.B. die *Stadelmann®-Aromamischungen*, kann hilfreich sein und zumindest Erleichterung bringen, wenn Krankheiten zugrunde liegen.

Für das Gesicht empfiehlt sich eine **Maske aus Magerquark oder Heil- bzw. Lava-Erde.** Dieser kann ein Tropfen eines der ätherischen Öle wie Salbei, Myrte, Sandelholz oder Zypresse zugesetzt werden. Auch ein **Aufguss aus Stiefmütterchen** kann hilfreich sein. Oder Sie lassen sich einen Gutschein schenken für eine Verwöhnbehandlung bei einer Naturkosmetikerin, bei Bettlägerigen kommt die Fachfrau vielleicht auch nach Hause.

Aromapflege

Beim Einsatz von Aromakosmetik und -pflege ist darauf zu achten, dass bei einer Seborrhoe nur schnell einziehende fette Öle verwendet werden. Die Verwendung von Hydrolaten ist hier unverzichtbar, um der Haut mehr Feuchtigkeit als Fett zuzuführen.

Zu empfehlen ist insbesondere das würzig-krautig duftende *Salbei-Zypressen-Öl,* denn die adstringierende und schweißhemmende Eigenschaft von **Salbei** ist bei fettiger Haut geradezu erwünscht. Viele Menschen schätzen die robuste Salbeipflanze im Garten, die auch über kalte und schneereiche Winter kommt und regelmäßigen Rückschnitt mit dichtem Wuchs und Blüte belohnt. Asthmatiker sollten allerdings etwas achtsam sein mit der Pflanze, denn Salbeiblätter enthalten reichlich ätherisches Öl, das in der Fachliteratur bei den kritischen Ölen aufgeführt wird. Verantwortlich dafür ist sein Gehalt an Alpha-Thujon, ein problematisches Keton, das in manchen Lieferchargen sehr hoch ausfallen kann. Das *Salbei-Zypressen-Öl* kann dennoch mit ruhigem Gewissen empfohlen werden, da bei den *Stadelmann®-Aromamischungen* bereits beim Einkauf eine gewissenhafte Auswahl der Öle stattfindet und die Qualitätsprüfung nur Öle mit niederem Ketongehalt bestehen. Die ebenfalls enthaltene, reizfreie Nanaminze, die gerne auch als Marokkanische Minze firmiert, ist eine ideale Duftpartnerin für die Zitrone und Zypresse in der Aromamischung, denn sie sind allesamt für ihre zusammenziehende und entzündungshemmende Wirkung bekannt.

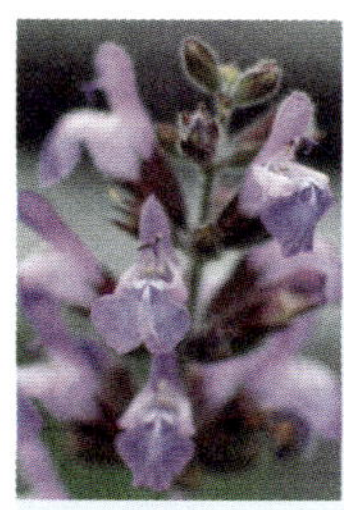

Salbei-Zypressen-Öl

Nanaminze, **Salbei**, Zitrone, Zypresse; Mandelöl

Dieses frisch-klar und krautig duftende Körperöl hat eine leicht kühlende und zusammenziehende Wirkung, das eine schweißhemmende und die Talgproduktion regulierende Wirkung zeigt. Es eignet sich auch bei einem großporigen und schlaffen Hautbild.

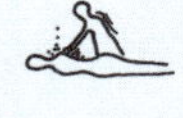

1–2 Mal täglich auf die mit einem passenden Hydrolat befeuchtete Haut auftragen. Dosieren Sie die Ölmenge so gering, dass sie gänzlich in die Haut einzieht.

Palmarosa Dusch & Shampoo

Atlaszeder, Orange, Palmarosa, Sandelholz; Sesamöl; Jojobawachs

Das erfrischende, grasig riechende Duschgel mit seiner ausgleichenden Duftnote eignet sich für die Hautreinigung.

1 Spritzer für die tägliche Waschung ins Waschwasser geben; auch als schäumender Badezusatz und Shampoo geeignet.

4

Zeder Dusch & Shampoo

Atlaszeder, Lavendel, Palmarosa, Rosmarin; Sesamöl; Jojobawachs

Das holzig, aber dennoch frisch duftende Shampoo wirkt stärkend und ausgleichend auf die Haut und hilft, die Talgproduktion zu hemmen.

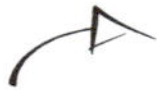

Anwendung siehe *Palmarosa Dusch & Shampoo*.

Hydrolate

Die zart duftenden und hautpflegenden Pflanzenwässer sind wohltuend und erfrischend. Sie werden von manchen Menschen mit fetter Haut erfolgreich als alleinige Hautpflege verwendet Zu empfehlen sind:

- Myrtenhydrolat
- Salbeihydrolat
- Pfefferminzhydrolat

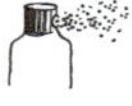

Vor dem Einölen die Haut damit besprühen oder im Verhältnis 1:2 in einem Schälchen mit dem jeweiligen Massage- oder Körperöl mischen.

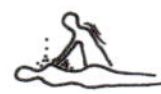

Die Kopfhaut morgens einfach nur mit dem Hydrolat einmassieren, wenn das Haar nicht fettig sein soll.

4.4 Übermäßiges Schwitzen (Hyperhidrose)

Schwitzen ist eine gesunde und lebenswichtige Körperfunktion. Doch auch hier gibt es individuelle Unterschiede. Bei manchen Menschen rinnt die salzige Flüssigkeit schneller, andere brauchen lange, um in Schweiß auszubrechen. Ebenso verändert sich die individuelle Schweißneigung in bestimmten Lebensphasen. Stress, die psychische Verfassung, hormonelle Umstellungen, Körpergewicht, Ernährung, Nebenwirkungen von Medikamenten, Infekte, Alltagsgewohnheiten – zahlreiche Faktoren haben Einfluss darauf, wie schnell und stark jemand schwitzt.

Die Schweißproduktion kann jedoch über ein als normal empfundenes Maß ansteigen und zeitweise oder dauerhaft gestört sein. Übermäßiges Schwitzen tagsüber wird auch als Hyperhidrose bezeichnet. Hier sind dann die Handflächen und Fußsohlen immer wieder feucht bis nass, ebenso Achseln und Stirn, und das, obwohl die Betroffenen weder besonders aufgeregt sind noch sich körperlich angestrengt haben. Das häufige, ausgeprägte Schwitzen beeinträchtigt das Alltagsleben erheblich. Die Betroffenen leiden oft massiv darunter und ziehen sich zurück.

Ganzheitliche Empfehlungen

Menschen mit Schweißneigung können sich im Bereich **Ernährung** Gutes tun, indem sie **scharfe Gewürze** wie Pfeffer, Chili, Meerrettich und auch Ingwer meiden. Kaffee zählt leider auch zu den erhitzenden Getränken und führt oft unmittelbar nach dem Genuss zu Schweißattacken, während Grüntee zwar ebenfalls den Kreislauf anregt, aber das Schwitzen nur sehr gering. So ist es vernünftig, auf Kaffee wenn möglich zu verzichten oder den Konsum auf höchstens zwei Tassen pro Tag zu reduzieren.

Aus der **Pflanzenheilkunde** steht die Arzneipflanze **Salbei** mit ihrer schweißhemmenden Wirkung zur Verfügung. Sie kann insbesondere bei leichten Formen der Hyperhidrosis als Fertigpräparat aus der Apotheke oder einfach als Teeaufguss Verwendung finden. Eine Kombination aus Grüntee, Salbei und der duftenden Verbene hat sich für den Morgenstart bestens bewährt. Der Salbei-Frischpflanzensaft als traditionelles Arzneimittel von Schönenberger kann bei übermäßigem Schwitzen ebenfalls Erleichterung verschaffen.

Diese Hinweise weiß vielleicht auch das eine oder andere Familienmitglied oder eine Pflegekraft zu schätzen. Weitersagen ist immer erlaubt.

Eine nicht zu unterschätzende Hilfe sind hier **Naturtextilien.** Vor allem feine und hochwertige **Seidentextilien** eignen sich. Die tierische Eiweißfaser leitet Feuchtigkeit schnell nach außen und trocknet ebenso schnell wieder. Diese Eigenschaft macht sich auch beim Waschen bezahlt, denn Kleidung aus Seide ist zügig von Hand ausgewaschen und im Handumdrehen wieder trocken. An feuchten Abenden genügt es sogar, das Kleidungsstück einfach nur am Kleiderbügel ins Freie zu hängen. Am Morgen riecht es wieder frisch und kann erneut getragen werden. Sogar Falten hängen sich mit dieser Wind- und Wetterpflege aus. Weiße Seide sollte jedoch nie in die Sonne gehängt werden, sonst vergilbt sie. Leider mögen auch Motten Seide, deshalb sollten Seidentextilien zu Mottenflugzeiten im Sommer zum Auslüften besser drin aufgehängt und dann eben mit einer Wassersprühflasche besprüht werden.

Leinen und **Hanf** eignen sich ebenfalls sehr gut für Menschen mit starker Schweißneigung. Diese pflegeleichten Naturfasern kühlen angenehm und wärmen dennoch an kalten Tagen.

Aromapflege

Eine der bekanntesten ätherischen Ölpflanzen mit schweißhemmender Wirkung ist neben Salbei die eher unbekannte Duft- und Gartenpflanze **Nanaminze,** auch Marokkanische oder Krauseminze genannt. Wächst diese im Garten oder steht sie in einem Topf im Gemeinschaftsraum eines Pflegeheims, so können alle, ob Fachpersonal oder Bewohner, zumindest den Sommer über immer wieder mal ein Blatt in den Händen zerreiben und sich an dem zarten Minzduft erfreuen, ohne sich um die eher kritischen Inhaltsstoffe Menthol und Menthon Gedanken machen zu müssen, denn diese sind – im Gegensatz zur Pfefferminze – hier nur geringfügig enthalten. Wohltuend sowie leicht erfrischend für Magen und Darm ist ein Minzwasser aus Nanaminze: Dazu geben Sie einen Stängel Minze in einen Krug mit einem Liter Wasser und gießen das Ganze mit wenig heißem Wasser auf, damit sich die ätherischen Öle auch wirklich aus den Zellen herauslösen und Sie den vollen Minzgeschmack genießen können. Nach drei bis fünf Minuten den Stängel entfernen und dann mit kaltem Wasser verdünnen oder Eiswürfel in die Kanne geben. Von dem Getränk schluckweise trinken. Ein Liter reicht für zwei bis drei Personen.

Das erfrischende ätherische Öl der Nanaminze ist eine der Hauptkomponenten im *Salbei-Zypressen-Öl,* neben den anregenden Ölen von Zypresse und Zitrone, die gut mit dem ebenfalls beigemischten Salbeiöl harmonieren, das den Geruch bindet. Das Grundübel der Hyperhidrose lässt sich mit der Aromamischung sicher nicht lösen, aber ihre schweiß- und geruchsreduzierenden Eigenschaften lindern wenigstens die Beschwerden und können gut in die tägliche Hautpflege integriert werden.

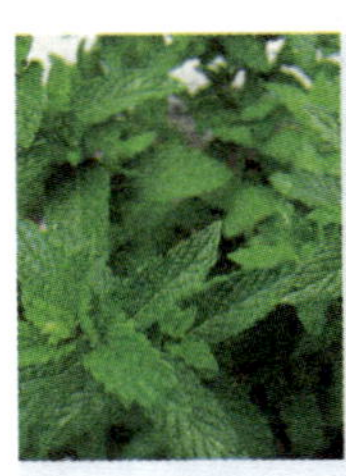

Salbei-Zypressen-Öl

Nanaminze, Salbei, Zitrone, Zypresse; Mandelöl

Das minzig-frische Körperöl hat eine leicht kühlende und zusammenziehende Wirkung, es unterstützt schweißhemmende Maßnahmen und empfiehlt sich deshalb zur Ganzkörperpflege. In Kombination mit *Pfefferminzhydrolat* verstärkt sich der kühlende Effekt und unterstützt den Feuchtigkeitshaushalt der Haut auf angenehm erfrischende Weise.

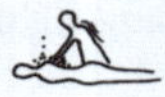

1 – 2 Mal täglich auf die mit einem passenden Hydrolat (siehe S. 158) befeuchtete Haut auftragen.

Rezeptur Salbei-Zypressen-Hydrolat

Das krautig-erfrischende und belebende Hautspray kann als Rezeptur hergestellt werden, es lässt sich jederzeit und überall bei erhöhter Schweißneigung einsetzen. An heißen Tagen ist es eine wahre Wohltat.

9 Tr. *Salvia officinalis* (Salbei)

7 Tr. *Myrtus communis* (Myrte)

11 Tr. *Mentha viridis var. nanah* (Nanaminze)

11 Tr. *Mentha × piperita* (Pfefferminze)

7 Tr. *Cupressus sempervirens* (Zypresse)

20 ml Salbeihydrolat

30 ml Pfefferminzhydrolat

1 – 2 Sprühstöße auf die Hände, Füße und bei Bedarf auch auf andere Körperregionen geben. Sehr effektiv ist die Anwendung im Nacken und in der Kniekehle. Das Hautspray kann mehrmals täglich eingesetzt werden.

Das Spray muss vor Gebrauch immer gut geschüttelt werden, damit sich die ätherischen Öle mit den Hydrolaten vermischen. Oder der Hydrolatanteil wird um 1/3 verringert und durch Alkohol ersetzt, was aber zu Hauttrockenheit führen kann.

Am Abend hält das Spray aufgrund der anregenden Wirkung der enthaltenen Öle wach, also besser nicht nach 17.00 Uhr anwenden.

Während einer homöopathischen Behandlung unter Rücksprache anwenden.

Körperemulsion Salbei

Ho-Sho, Iris, Rosenholz, Salbei, Thymian, Weihrauch; Rosen-, Weihrauchhydrolat; Baobab-, Sanddornfruchtfleisch-, Sonnenblumenöl; Sheabutter, Wollwachs

Diese herb-krautig, typisch nach Salbei-Thymian duftende Emulsion pflegt die Haut von Kopf bis Fuß und eignet sich besonders für trockene und gereizte Haut. Sie ist auch idealer Fett- und Feuchtigkeitsspender bei empfindlicher Pergamenthaut. Die Emulsion zieht schneller in die Haut ein, wenn diese zuerst mit einem Hydrolat befeuchtet wird. So wird auch gleich der Säureschutz der Haut wieder ins Gleichgewicht gebracht.

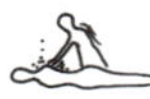

Morgens und abends die Haut mit der Emulsion pflegen. Für eine Ganzkörperpflege genügen 2–3 TL.

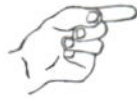

Am besten Sie geben Emulsion und Hydrolat im Verhältnis 2:1, bei trockener Haut 1:1, in die hohle Hand und verteilen die Mischung auf der Haut.

Das enthaltene Sanddornöl kann Wäsche färben.

Hydrolate

Die hier genannten zart duftenden und hautpflegenden Pflanzenwässer mit ihrer leicht adstringierenden Wirkung sind angenehm kühlend und können gut zwischendurch auch als Duftwasser benutzt werden:

- Myrtenhydrolat
- Salbeihydrolat
- Weihrauchhydrolat
- Weißtannenhydrolat

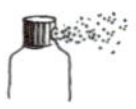

Vor dem Einölen die Haut damit besprühen oder im Verhältnis 1:2 in einem Schälchen mit dem jeweiligen Massage- oder Körperöl mischen.

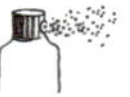

Mehrmals täglich nach Bedarf Gesicht, Nacken, Arme und Beine einsprühen.

5 Wund- und Narbenpflege

Wundpflege zählt im Bereich der klinischen Krankenpflege zu den täglichen Aufgaben, aber auch bei der Pflege zu Hause spielt sie eine große Rolle, wenn z.B. Narben oder chronische Wunden versorgt werden müssen.

Wunden sind Läsionen, also Verletzungen, die durch eine Durchtrennung oder oberflächliche Beschädigung der Haut oder Schleimhaut entstehen. Sie können aber auch Folge einer Krankheit sein, beispielsweise ein Geschwür (Ulkus).

Dabei muss unterschieden werden zwischen **akuten Wunden** (z.B. Unfallwunden), die plötzlich auftreten und in der Regel zügig abheilen, sowie **chronischen Wunden,** die trotz angemessener Behandlung innerhalb eines Zeitraums von vier bis zwölf Wochen keine eindeutigen Heilungstendenzen zeigen. Dazu können auch postoperative Wunden (die Fachleute sprechen dann von Sekundärheilung), **onkologische Wunden (Tumore)** und **Verbrennungen** gehören. Bei einem geschwächten Organismus und Gesamtimmunsystem und somit auch schlechten Wundverhältnissen können **chronische Wunden** über Monate bis Jahre bestehen bleiben.

In manchen Fällen kann chronischen Wunden durch eine gezielte Prophylaxe vorgebeugt werden. Dazu zählt insbesondere die entsprechende Lagerung und Hautpflege von Pflegebedürftigen bei drohendem Dekubitus (siehe Kap. 3.1, S. 89–93) und Maßnahmen, um bei Unterschenkelgeschwüren den venösen Abfluss zu steigern (siehe Kap. 3.6, S. 108–112).

Allgemeine Maßnahmen bei der Wundbehandlung

Bei klinisch und ambulant zu versorgenden Kranken sowie Bewohnern von Pflegeeinrichtungen werden die für die Wundversorgung notwendigen Maßnahmen in Zusammenarbeit mit einem Arzt und/oder einer Wundtherapeutin festgelegt.

Ziel der Wundbehandlung ist es, möglichst optimale Bedingungen für die Wundheilung zu schaffen, Wundheilungsstörungen zu vermeiden und begleitende Schmerzen zu lindern sowie psychischen Belastungen entgegenzusteuern. Zudem sollen durch die Wundbehandlung bestmögliche kosmetische und funktionelle Ergebnisse erreicht werden.

Die direkte Wundbehandlung umfasst:

- die provisorische Wundbehandlung im Rahmen der Ersten Hilfe
- die schonende Wundreinigung oder Wundspülung, denn nur eine saubere Wunde kann heilen
- die sorgfältige Entfernung von Nekrosen, das ist abgestorbenes Gewebe im Wundbereich (im Fachjargon Wunddebridement genannt)
- die Wundversorgung: Je nach Wundheilungsphase (siehe unten) ist eine trockene oder feuchte Wundversorgung erforderlich. Eine feuchte Wundbehandlung lindert und beschleunigt die Wundheilung.
- den Wundverschluss: Wenn mit der Wundabdeckung kein vollflächiger Kontakt zum Wundgrund möglich ist, muss zusätzlich ein Wundfüller eingesetzt werden.
- in ambulanten und stationären Einrichtungen eine gute Dokumentation.

Wundheilungsphasen

Exsudation: die erste Phase in der Wundheilung wird Sekretionsphase oder Exsudationsphase genannt. Der Körper versucht, die Wunde selbst von Bakterien und Fremdkörpern zu reinigen, zunächst mittels einer Blutung und später mit der Blutgerinnung und einem Ausfließen an gelbem Wundsekret (lat. Exsudat). Ein Wundschorf bildet sich. In diesem Stadium ist entsprechend saugfähiges Wundmaterial erforderlich, sodass keine Staunässe entstehen kann, die Wunde aber auch nicht austrocknet, denn eine feuchte Wunde heilt besser.

Handelt es sich um chronische Wunden, finden sich auch schwer ablösbare schwarze Anteile von abgestorbenem Gewebe (Nekrosen). Hier sind regelmäßige Wundspülungen erforderlich. Die Heilung ist dann auch am abnehmenden Wundgeruch erkennbar, die Nekrosen und gelben Beläge fallen ab, die Wundränder sind nicht mehr so stark geschwollen und der Wundgrund weist eine zarte Rötung auf.

Granulation: die zweite Phase nennt sich Granulations- oder Proliferationsphase (lat. Bildung, Entstehung). Es wächst neues, gut durchblutetes Gewebe mit einer grobkörnigen Struktur (lat. granulum = Körnchen) heran, der Körper »füllt« die Wunde auf. Diese Phase ist mit bloßem Auge an der feinen rötlichen Hügelstruktur am Wundgrund oder Wundrand zu erkennen. Es kann auch zu kurzen, kleineren Blutungen kommen. Kleine Wunden heilen sehr schnell, größere benötigen bis zu zwölf Tagen. In dieser Phase juckt es auch manchmal in der Wunde. Wichtig ist, die Wunde sauber und steril abzudecken, um Infektionen zu vermeiden. Der Wundverband darf nicht verkleben, denn dann wird das neue Gewebe wieder geschädigt. Der Verband muss vorsichtig gewechselt werden. Die allgemeine Angabe dazu lautet, dies alle drei bis fünf Tage zu tun. Aus ganzheitlicher und aromatherapeutischer Sicht ist ein täglicher Verbandwechsel zu empfehlen, um die Wirkung der eingesetzten Pflanzenöle und Hydrolate zu nutzen.

Epithelisierung: die dritte und letzte Phase ist die Regenerationsphase. Eine neue Oberhaut (Epithel) bildet sich. Auch in diesem Stadium gilt es noch immer, eine Keimeinwirkung zu vermeiden.

In dieser Phase dienen fette Pflanzenöle und Salben dazu, die Haut zu nähren, während ätherische Öle für eine antiseptische Pflege sorgen.

Bis neues Gewebe wieder elastisch und vollständig belastbar wird, also das Gewebe oder die Narbe wieder normales Hautniveau erreicht hat und nicht mehr rot, sondern hautfarben ist, können bis zu zwei Jahre vergehen.

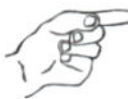

Nehmen Sie für die Pflege zu Hause eine Wundberatung Ihrer Apotheke in Anspruch und statten Sie Ihre Hausapotheke schon vor dem Ernstfall mit hochwertigem Verbandsmaterial entsprechend aus!

Aromapflege

Besonders die Versorgung von **chronischen Wunden** wie etwa beim diabetischen Fußsyndrom, Dekubitus (vgl. Kap. 3.1, S. 89–93) oder Ulcus cruris (»offenes Bein«) stellen eine große Herausforderung dar. Hier sind es oft Anwendungen aus dem Bereich der Aromatherapie und Aromapflege, die wesentlich zur Wundheilung beitragen. In der Wundversorgung und -pflege haben sich vor allem die ätherischen Öle Lavendel, Rose, Teebaum, Manuka, Immortelle und Palmarosa bewährt. Sie unterstützen und fördern den Heilungsprozess durch ihre keim- und entzündungshemmenden sowie epithelisierenden und auch schmerzlindernden Eigenschaften. Zusammen mit den Hydrolaten von Immortelle, Lavendel, Rose und Teebaum und den Mazeraten von Arnika, **Johanniskraut** und Ringelblume sowie den Wirkstoffen des Beinwells ist die pflanzliche Wundapotheke komplett.

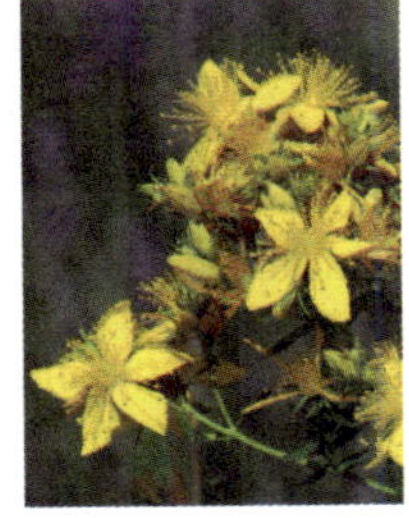

Trotz der Erfolge der Wundpflege auf natürlicher Basis wird sie noch längst nicht in allen klinischen Einrichtungen empfohlen oder angewendet. Oftmals findet die Wundpflege mit ätherischen und fetten Pflanzenölen nur im häuslichen Bereich statt, während sie stationär allenfalls unter der Hand genutzt wird, weil Angehörige die entsprechenden Aromamischungen mitbringen. Haben Sie den Mut und spielen Sie mit offenen Karten, dokumentieren und fotografieren Sie Ihre Art der Wundbehandlung und berichten Sie den Ärzten und dem Pflegepersonal darüber.

Weniger um Wundheilung als vielmehr um die Verbesserung der Lebensqualität geht es dagegen beim Einsatz von ätherischen und fetten Pflanzenölen bei der Wundpflege von Palliativpatienten, und sei es nur zur Geruchsverbesserung (siehe dazu Kap. 16.3.19, S. 479–482). Die Pflegebedürftigen werden es Ihnen danken, wenn Besucher das Krankenzimmer nicht mehr wegen des Krankheitsgeruchs fluchtartig verlassen, sondern gerne verweilen und wiederkommen.

5.1 Wundsein (Intertrigo/Windeldermatitis)

Wundsein wird auch als Intertrigo (lat. inter: zwischen, terere: reiben) bezeichnet. Bereiche mit eng aneinanderliegenden Hautflächen sowie durch Ausscheidungen beanspruchte Haut wie etwa bei Inkontinenz oder Schwitzen stellen oftmals ein Pflegeproblem dar. Ein feuchtes Hautmilieu und Haut, die auf Haut reibt, begünstigen das Wundwerden. Besonders betroffen sind dabei Achselhöhlen, der Bereich unter der Brust, Bauchfalten bei adipösen Menschen, Oberschenkelinnenseiten, Damm und Analgegend.

Die Haut ist dann hochrot, nässend und mazeriert, also aufgeweicht. Sie brennt oder juckt unangenehm. Oft siedeln sich Bakterien oder Hefepilze auf den Wundflächen an, die Entzündungsherde oder eitrige Prozesse begünstigen.

Sind der Genital- und Analbereich betroffen, weil der Pflegebedürftige eine Windel benötigt, so ist auch von einer **Windeldermatitis** die Rede. Nässe, Wärme, eine schlechte Luftzirkulation und eine nachlassende Immunabwehr tragen wesentlich dazu bei, dass sich Pilzsporen wohlfühlen und ausbreiten.

Ganzheitliche Empfehlungen

Eine kontinuierliche Pflege ist nun das Allerwichtigste. Wie schon an anderen Stellen beschrieben, ist es hilfreich, wenn Schweiß die Hauptursache ist, auf atmungsaktive, **saugfähige Textilien und Bettwäsche** zu achten. Besonders bewährt hat sich außerdem **Heilwolle,** die in die Hautfalten gelegt wird, denn sie sorgt für eine gute Luftzirkulation, absorbiert Feuchtigkeit und fördert die Hautdurchblutung. Das enthaltene Wollfett (*Adeps Lanae,* siehe Kap. 1.3.4, S. 74) wirkt entzündungshemmend und sorgt für eine gute Hautregeneration.

Sorgen Sie dafür, dass so lange und so oft wie möglich **Luft** an die wunden Körperpartien kommt, wenngleich bei den Betroffenen hier und dort erst Scham und Scheu überwunden werden müssen. Das ist in klinischen Einrichtungen verständlicherweise nicht einfach umzusetzen, aber sprechen Sie mit den Angehörigen, vielleicht findet sich ja ein Weg. Mobile Personen können natürlich selbst für ein Luftbad sorgen.

Um eine Windeldermatitis zu vermeiden, müssen die Windeln unbedingt regelmäßig gewechselt werden und sind immer so anzulegen, dass ein ausreichendes Luftpolster vorhanden ist. Neben einer guten Hautpflege sollte auch hier möglichst oft Luft an die Haut kommen. Und was sich in der Säuglingspflege längst bewährt hat, nämlich das Einlegen von **Seidenstrickwindeln** oder Heilwolle in die Windeln, wird mittlerweile in der ambulanten und privaten Erwachsenenpflege ebenfalls mit Erfolg durchgeführt.

Im Garten erfreut uns an sonnigen und heißen Tagen der Duft einer Damaszenerrose. Auch noch in getrocknetem Zustand sind Rosenblütenblätter lange ein Duftgenuss. Wenige **Rosenblütenblättchen** genügen für eine Tasse Tee, der die Sinne und Seele entspannt, aber auch um die Mundschleimhäute zu pflegen. Eine Waschung mit abgekühltem Teeaufguss ist eine Wohltat für empfindliche, zu Entzündungen neigende Haut.

5

Aromapflege

Intertrigo und Windeldermatitis kann mit einer optimalen Hautpflege auf der Grundlage von ätherischen und fetten Ölen vorgebeugt werden.

Empfehlenswert zur täglichen Pflege ist insbesondere der *Windelbalsam,* aber auch dann, wenn bereits erste Hautdefekte aufgetreten sind, gehört er zur ersten Wahl. Er enthält eines der kostbarsten Öle der ätherischen Ölwelt: das Rosenöl, das mittels Wasserdampfdestillation aus den Blüten einer alten Heckenrosensorte, der **Damaszenerrose** gewonnen wird. Das herrlich blumige, intensive und etwas schwere Öl wurde über Jahrzehnte hinweg überwiegend aus Kulturen in Marokko, der Türkei und Bulgarien gewonnen. Seit Anfang dieses Jahrhunderts kann das kostbare Öl auch wieder aus Iran und Afghanistan, der Urheimat der Rose, bezogen werden.

Das reine ätherische Öl der Damaszenerrose ist vielen Menschen im Duft zu intensiv und schwer. Ein zarter Hauch aber lässt jede Aromamischung blumig und sanft werden. So ist die Königin der Düfte in vielen *Stadelmann®-Aromamischungen* enthalten, aber immer in geringsten Dosierungen.

Das Rosenöl zählt mit seinen über 500 Einzelwirkstoffen zu den am besten wissenschaftlich untersuchten ätherischen Ölen. Seine Eigenschaften und Wirkungen wurden in vielen Studien bestätigt, wenngleich noch längst nicht alle Wirkstoffe bekannt sind. Diese Vielzahl an Wirkstoffen macht das Rosenöl universell einsetzbar. Eine zu hohe Dosierung muss auch nicht befürchtet werden, denn allein schon der Preis sorgt dafür, dass es sparsam eingesetzt wird: Auch hier kann das Rosenöl nämlich mit einem Superlativ aufwarten: es ist eines der teuersten Öle auf dem Markt. Dies soll aber keinesfalls davon abhalten, das Alleskönneröl in der Kranken- und Altenpflege einzusetzen, denn bereits geringe Mengen zeigen Wirkung. Der zarte Rosenduft im Windelbalsam und anderen Rosenmischungen legt sich für lange Zeit auf die Haut, streichelt die Nase und hilft dem Hautmilieu, sich wieder zu regenerieren.

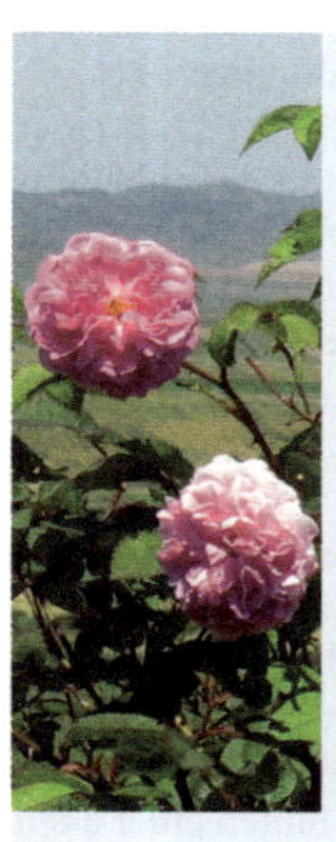

Windelbalsam

Manuka, **Rose**, Rosengeranie, Thymian, Palmarosa, Rosenhydrolat; Mandelöl; Jojobawachs, Bienenwachs, Mangobutter, Sheabutter, Wollwachs

Der zart-blumig und doch etwas krautig riechende Balsam pflegt, nährt und schützt bei entzündlicher Haut und Juckreiz. Bei inkontinenten Patienten wird der Balsam gerne im gesamten Windelbereich eingesetzt und schützt die Haut zudem vor Pilzinfektionen. Aber auch außerhalb des Windelbereichs kann er bei Pflegebedürftigkeit an jenen Körperstellen aufgetragen werden, an denen Haut auf Haut liegt bzw. reibt und deshalb eine besondere Intertrigo- oder Hautpilzgefährdung besteht.

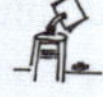

Bis zu 2 Mal täglich die betroffene Haut mit einem dünnen Film abdecken.

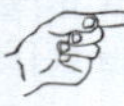

Ideal ist die Kombination mit *Rose-Teebaum-Hydrolat*.

Immortelle-Akut-Spray

Immortelle, Lavendel; Immortellen-, Lavendel-, Rosenhydrolat

Der herbe Duft des Immortellen-Sprays desinfiziert und lindert akute wie bereits schon länger bestehende Wunddefekte, er ist auch bei Intertrigo und zur Pflege von beanspruchten Hautarealen hilfreich, ebenso als vorbeugender Wundschutz.

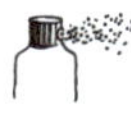

Bei den ersten Anzeichen von Wundsein mehrmals täglich das betroffene Hautareal besprühen und antrocknen lassen. Das Spray kann mit jeder Salbe kombiniert werden, ideal ist die *Immortelle-Beinwell-Salbe.*

Immortelle-Beinwell-Salbe

Immortelle, Lavendel, Palmarosa; Johanniskraut in Oliven-, Ringelblumen in Mandelöl; Beinwelltinktur, Bienenwachs, Sheabutter, Wollwachs

Der leicht krautige und doch balsamische Duft der Beinwellsalbe wirkt heilungsunterstützend bei allen tieferen und schlecht heilenden Hautdefekten. Die Salbe ist genau das Richtige, wenn die Haut nicht nur oberflächlich gerötet ist, sondern nässende Hautläsionen sichtbar sind.

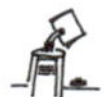

1–2 Mal täglich dünn auf die betroffene Haut auftragen, sowohl um sie abzudecken, aber auch, um sie zu schützen. Zwischen den Salbenauflagen immer wieder Luft zirkulieren lassen, in dem nur Heilwolle oder Seide aufgelegt wird.

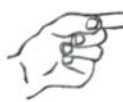

Wo Haut auf Haut liegt, zusätzlich **Baumwollläppchen,** besser aber **Seide** oder **Heilwolle** auf die Haut legen. Wenn die Baumwollläppchen feucht sind, sofort wechseln, denn sonst bilden sie einen idealen Nährboden für Keime. Seide hingegen leitet Feuchtigkeit ab und wirkt einem Keimwachstum entgegen, da ihre Fasern Eiweiß enthalten. Bei Neigung zur Schweißbildung ist Heilwolle zu bevorzugen, denn diese saugt Feuchtigkeit auf und sorgt so für Trockenheit.

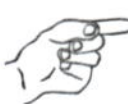

Ideal ist die Kombination mit *Immortelle-Akut-Spray.*

5

Pflegeöl zum Hautschutz

Lavendel, Teebaum, Palmarosa; Jojobawachs

Das Hautschutzöl mit dem grasigen, typischen Geruch des Teebaumöls eignet sich insbesondere zur Intertrigo-Prophylaxe. Aber auch Bewohner oder Patienten mit wunder, irritierter Haut profitieren von der Haupflege mit diesem Öl.

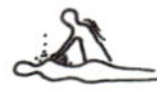

1–2 Mal täglich auf die geröteten Hautareale auftragen, möglichst in Kombination mit einem Hydrolat (siehe S. 167).

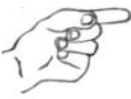

Siehe Hinweis zu Stoff- und Heilwolleinlagen bei der *Immortelle-Beinwell-Salbe*.

Pflegewohl-Öl

Cistrose, Immortelle, Lavendel, Manuka; Johanniskraut in Olivenöl; Calophyllum-inophyllum-, Mandelöl

Das krautig, zart lavendelig duftende Massage- und Körperpflegeöl hat sich im Pflegealltag bewährt, um beginnendes Wundsein im Keim zu ersticken. Es empfiehlt sich, stark beanspruchte und gerötete Haut regelmäßig damit zu pflegen, denn durch das Einölen wird der Abwehrmechanismus der Haut aktiviert. Das »Vierergespann« aus Cistrose, Immortelle, Lavendel und Manuka zeichnet sich durch seine besonders regenerativen Eigenschaften aus.

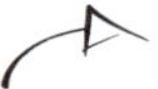

Anwendungen siehe *Pflegeöl zum Hautschutz*.

Rose-Teebaum-Balsam

Kamille deutsch, Lavendel, Rose, Teebaum; Johanniskraut in Oliven-, Ringelblumen in Mandelöl; Wollwachs

Der stark krautige, würzige Balsam hat sich in der Babypflege bestens bewährt. Er ist in vielen Hausbesuchstaschen in der ambulanten Pflege zu finden und wird bei entzündlichen Prozessen in der Hautpflege eingesetzt.

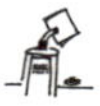

2 Mal täglich einen dünnen Film auf die betroffenen Hautstellen auftragen, evtl. mit Tupfer abdecken.

Rose-Teebaum-Essenz

Lavendel, Manuka, Rose, Teebaum

Das krautig, herb-erdig duftende ätherische Ölgemisch kann kurzfristig ausnahmsweise unverdünnt aufgeträufelt werden, aber nur als punktuelle Sofortmaßnahme zur Säuberung von kleinen Wunden, um eine weitere Infektion zu vermeiden.

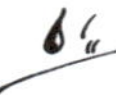

3–5 Mal täglich 1–2 Tr. pur auf kleine nässende Areale träufeln.

Rose-Teebaum-Hydrolat

Lavendel, Manuka, Rose, Teebaum; Immortellen-, Teebaum-, Rosenhydrolat

Das Pflanzenwasser mit den bewährten Inhaltsstoffen der *Rose-Teebaum-Essenz* duftet leicht krautig und erdig. Es eignet sich gut zur unterstützenden Behandlung anstelle von *Immortelle-Akut-Spray.*

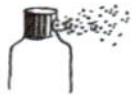

Mehrmals täglich auf die betroffene Haut aufsprühen.

5

Weitere Hydrolate

Die zart duftenden und hautpflegenden Pflanzenwässer sind in der Wundpflege mittlerweile unverzichtbar geworden. Sie eignen sich außerdem hervorragend zur Prävention, denn ein stabiler Feuchtigkeitsmantel ist Garant für eine gesunde Haut, das Eindringen von Fremdstoffen oder Erregern wird erschwert. Ist bereits ein Hautdefekt vorhanden, hilft eine feuchte Pflege, diesen Hydrolipidmantel aufzufüllen. Zu empfehlen sind:

- Immortellenhydrolat
- Rosenhydrolat
- Lavendelhydrolat
- Teebaumhydrolat

Vor der täglichen Hautpflege die betroffenen Hautareale mit dem Hydrolat einsprühen. Wenn möglich, mehrmals täglich wiederholen.

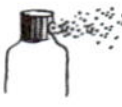

Vor dem Einreiben mit Öl oder Salbe bzw. Balsam das Hydrolat aufsprühen oder im Verhältnis 1:2 in einem Schälchen mit dem jeweiligen Körper- oder Massageöl mischen.

5.2 Wundreinigung und feuchte Wundauflage

Voraussetzung für eine gute Wundheilung ist die Sauberkeit der Wundoberfläche und des Wundrands. Im Mittelpunkt steht dabei heutzutage die feuchte Wundversorgung, denn sie unterstützt und beschleunigt den natürlichen Heilungsprozess, das haben wissenschaftliche Studien ergeben. Die Wundauflage sollte in Abhängigkeit vom jeweiligen Wundheilungsstadium, der betroffenen Hautstelle, Exsudatmenge, Infektionszeichen, Hautsituation, Schmerzen und Kontinenz (Gewebefestigkeit) ausgewählt werden. Dabei gibt es keine Vorteile bestimmter Materialien.

Die Versorgung von Wunden gehört in die Hände von Fachpersonal. Bei chronischen oder großen Wundflächen dürfte das selbstverständlich sein, aber auch scheinbar banale Wunden sollten nicht verharmlost werden. Gerade bei geschwächten und vor allem alten Menschen muss jede Wunde ernst genommen und von Anbeginn gut versorgt werden.

Wundreinigung

Je nach Wunde beginnt die Wundversorgung zunächst mit einer Wundreinigung. Dabei wird die Wunde z.B. von Schmutz wie Erde oder Staub gesäubert. Je sauberer eine Wundfläche ist, desto eher beginnt die Heilung und desto größer ist die Chance, dass die Wunde nicht zu einer größeren Entzündung führt. Damit alle Fremdkörper ausgespült werden, wird reichlich Wundreinigungslösung über und in die Wunde gespült. Ist keine medizinische Lösung zur Hand, kann auch sauberes Wasser oder Mineralwasser verwendet werden. Glassplitter oder andere Fremdkörper werden mit einer Pinzette vorsichtig entfernt. Diese Manipulation kann eine zusätzliche Reizung und nochmalige Blutung der Wunde auslösen, was aber nicht beunruhigen muss, denn auch so werden Keime ausgespült. Verursacht die Wunde eine stärkere Blutung, muss natürlich erst einmal der Blutfluss mit möglichst sterilen Kompressen oder auch sauberen Tüchern gestillt werden, bis ärztliche Hilfe eintrifft.

Grundsätzlich sollten Sie sich keine Sorgen machen, wenn nach einigen Stunden oder einem Tag eine entzündliche Reaktion eintritt, denn das ist das beste Zeichen für ein funktionierendes Immunsystem und eine beginnende Selbstheilung.

Aus der Pflegetherapeutischen Aromakultur und der Pflanzenheilkunde sind die Wirkstoffe aus **Arnika, Beinwell, Johanniskraut, Ringelblume & Co.** nicht wegzudenken, zumal ihre Wirkung mittels klinischer Studien längst belegt ist. Ob phytotherapeutisch oder homöopathisch, die Entscheidung liegt bei Ihnen, denn mangels Fachkenntnissen werden diese Mittel vielerorts von Seiten der Medizin missachtet, obwohl schon unzählige Generation von Heilungserfolgen berichten können.

Eine andere Methode, die auch in der Schulmedizin zur **Reinigung chronischer Wunden** wie Ulcus cruris immer häufiger angewendet wird, ist die auf den ersten Blick etwas eklig erscheinende **Madentherapie:** Dabei werden speziell gezüchtete Fliegenmaden in entsprechend großporiges Material verpackt, das dann in die offene Wunde gelegt wird, wo die Tierchen nekrotisches, also abgestorbenes Gewebe durch die Poren der Verpackung fressen können. Die Maden sind von außen nicht zu sehen. Nach dem erfolgreichen Einsatz können dann Aromatherapie und -pflege die Heilung der Wunde weiter voranbringen.

Aromapflege

Zur **Wundspülung** können anstelle der (noch) oft gebräuchlichen isotonen Kochsalzlösungen alkoholfreie Hydrolate verwendet werden. Deren wasserlösliche Inhaltsstoffe und die wenigen ätherischen Öle tragen dazu bei, die Wunde zu desinfizieren und die Zellreparatur zu aktivieren. Der pH-Wert bewegt sich zwischen 4,0 und 5,5 und ist damit dem der Haut sehr ähnlich, sodass sie nicht brennen. Hydrolate eignen sich demnach bestens zur Spülung, Reinigung und Feuchthaltung von Wunden.

Es versteht sich von selbst, dass gerade bei der Wundpflege nur absolut hochwertige, qualitativ einwandfreie Hydrolate wie *Immortellen-*, *Lavendel-*, *Rosen-* und *Teebaumhydrolat* zum Einsatz kommen dürfen.

Eines der herausragenden ätherischen Öle für die Behandlung von Wunden ist das **Lavendelöl.** Der französische Militärarzt Jean Valnet begründete in den 1950er-Jahren damit quasi die moderne Aromatherapie, denn er behandelte während des Indochinakriegs Verwundete in Vietnam erfolgreich mit Berglavendel. Die entspannende, krampflösende und schmerzlindernde Wirkung von Lavendel wurde in zahlreichen Studien nachgewiesen. Der medizinische Nutzen von Lavendelölanwendungen in der Wundbehandlung konnte inzwischen ebenfalls belegt werden. Voraussetzung ist allerdings, dass das hochwertige und inhaltsstoffreichere Öl des Berglavendels *(Lavandula angustifolia)* verwendet wird und nicht das billigere, aus einer Züchtung stammende Öl der Hybride Lavandin *(Lavandula × hybrida),* das zudem einen relativ hohen Campheranteil besitzt, der nicht immer wünschenswert oder in manchen Fällen sogar kontraindiziert ist. Nur im Berglavendel finden sich die Inhaltsstoffe, die einen unbesorgten Einsatz von Lavendel ermöglichen.

Für eine **feuchte Wundauflage** auch bei chronischen oder offenen Wunden (Ulcus cruris) eignen sich sterile Kompressen, die mit einer Mischung aus ätherischen und fetten Pflanzenölen oder Mazeraten satt getränkt und dann aufgelegt werden. Vor allem Johanniskraut-Mazerat (siehe Kap. 1.3.3.3, S. 71) hat sich bewährt, auch in wissenschaftlichen Studien (siehe Literaturverzeichnis [25]). Alternativ kann als Grundlage ein antibakterieller Tüllverband mit medizinischem Honig verwendet werden, auf den zusätzlich ein entsprechendes ätherisches Öl geträufelt wird.

Heilwolle eignet sich bei fast allen Wunden als trockene und schützende Auflage über dem Wundverband. Ist sie feucht oder verschmutzt, wird sie erneuert. Allerdings ersetzt die gewaschene und gekämmte Schafwolle niemals einen sterilen Verband! – Im Gegenteil, Heilwolle darf bei offenen Wunden niemals direkt mit der Wunde in Verbindung kommen, da sie ein Naturprodukt ist und kein Sterilprodukt. Deshalb wird sie immer zusätzlich auf den erforderlichen Wundverband aufgelegt.

Ist die Epithelisierungsphase eingetreten, kann die Heilwolle als hautpflegende Auflage direkt auf der Haut benutzt werden. Da sie noch Reste an Wollfett enthält, tragen diese zur Rückfettung der Haut bei. Gleichzeitig dient sie zum Temperaturausgleich, denn sie schützt das neue Gewebe vor Kälte von außen, verhütet Stauwärme, leitet Hitze nach außen ab und sorgt zudem für eine gute Luftzirkulation.

Wenn die pflegenden Maßnahmen nicht ausreichen, kann der betreuende Arzt höher dosierte Aromatherapeutika verordnen (siehe Rezepturen, S. 172 f.). Werden alle Register der Naturheilkunde im Wundmanagement gezogen, stehen die Chancen für eine Genesung tatsächlich gut.

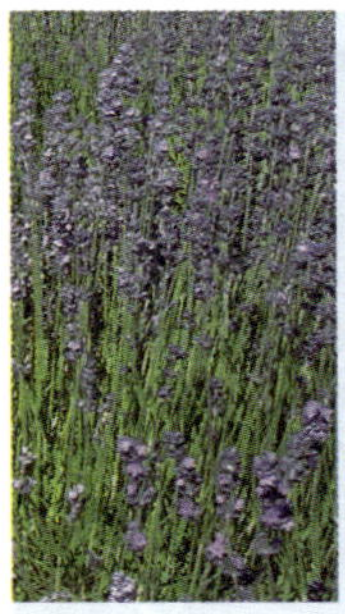

Immortelle-Akut-Spray

Immortelle, **Lavendel;** Immortellen-, Lavendel-, Rosenhydrolat

Der herbe Duft des Immortellen-Sprays desinfiziert und lindert akute wie bereits länger bestehende Wunddefekte. Sowohl als »Erste-Hilfe«-Maßnahme geeignet, bis weitere medizinische Maßnahmen erfolgen, oder auch als Wundschutz und zur Pflege von beanspruchten Hautarealen bei z.B. bei Sonden- und Kanülenträgern.

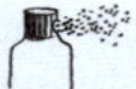

Direkt aus der Sprühflasche großzügig über die Wundfläche und den Wundrand sprühen, herunterlaufende Flüssigkeit mit einer sterilen Kompresse abtupfen. Ab- und Austupfen der Wunde mittels getränktem sterilen Tupfer oder Kompresse.

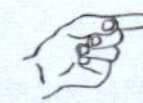

Zum Lösen von festsitzenden Wundbelägen sowie zum Reinigen von stark verschmutzten Akutwunden kann eine mit abgekochtem Wasser oder mit dem Spray durchtränkte Kompresse für 10–15 Minuten aufgelegt werden.

Rose-Teebaum-Hydrolat

Lavendel, Manuka, Rose, Teebaum; Immortellen-, Teebaum-, Rosenhydrolat

Zu den pflegenden Eigenschaften des Rosenhydrolats kommt in dieser Mischung die desinfizierende Wirkung der ätherischen Einzelöle Lavendel, Rose, Teebaum und Manuka, ohne dass dem Hydrolat hautreizender Alkohol zugesetzt werden muss. Zur großflächigen Wunddesinfektion und bei Keimbesiedelungen.

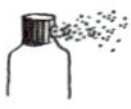

3–5 Mal täglich je nach Wundgröße direkt aus der Sprühflasche großzügig über die Wundfläche und den Wundrand sprühen, herunterlaufende Flüssigkeit mit einer sterilen Kompresse abtupfen. Ab- und Austupfen der Wunde mittels getränktem sterilem Tupfer oder Kompresse.

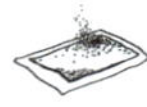

2–3 Mal täglich eine mit dem Hydrolat besprühte sterile Kompresse auf die Wundfläche auflegen.

5

Rose-Teebaum-Essenz

Lavendel, Manuka, Rose, Teebaum

Die krautig-herb und erdig duftende reine ätherische Aromamischung kann ausnahmsweise unverdünnt aufgetragen werden, allerdings nur punktuell und nur für einen kurzfristigen Zeitraum. Zur Säuberung von kleinen Wunden sowie für Wundauflagen und als Zusatz für Wundspülungen, zur unterstützenden Behandlung bei allen entzündlichen und infizierten Wunden.

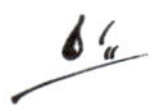

Bei kleinen Wunden maximal 2 Tage lang 3–5 Mal täglich 1–2 Tr. pur in die Wunde träufeln.

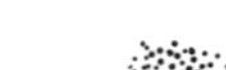
Großflächige Wunden werden 3–5 Mal täglich mit einer Spüllösung gespült. Hierzu 20 Tr. in 100 ml isotonische Kochsalzlösung geben und damit die Wunde spülen. Oder je nach Wundfläche einen sterilen Tupfer oder einen Watteträger damit tränken und die Wunde ab- und austupfen.

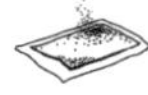
Zum Lösen von Wundbelägen 10–15 Minuten lang eine nassgetränkte Kompresse mit der oben oder auf der folgenden Seite erwähnten Spüllösung auf die Wunde auflegen.

Hydrolate

Die zart duftenden und hautpflegenden Pflanzenwasser sind bestens geeignet für die Reinigung, Behandlung und Feuchthaltung von Verletzungen in allen Wundheilungsstadien (siehe S. 160 f.). Sobald den einzelnen Haut- und Muskelzellen Feuchtigkeit zugeführt wird, tritt Entspannung in der Wunde ein, denn die Zellen erhalten damit zurück, was durch die Verletzung verloren gegangen ist. Da die Hydrolate keimfrei sind und steril abgefüllt werden, können sie bedenkenlos zur lindernden Wundpflege eingesetzt werden. Zu empfehlen sind:

- Immortellenhydrolat
- Rosenhydrolat
- Lavendelhydrolat
- Teebaumhydrolat

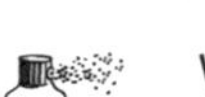
Vor der Wundpflege die betroffenen Hautareale mit dem Hydrolat einsprühen.

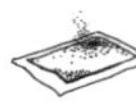
2–3 Mal täglich eine mit dem Hydrolat besprühte sterile Kompresse auf die neue Haut legen, wenn die jungen Hautzellen in der Epithelisierungsphase spannen.

Rezepturen

Wundreinigungslösungen und Wundöle sind Rezepturarzneimittel. Sie werden vom Arzt rezeptiert und müssen in einer Apotheke hergestellt werden.

Die folgenden Rezepturen enthalten ca. 2 % ätherische Öle für eine Wundlösung bzw. ein Wundöl. Je nach Schweregrad, Hautbereich und Alter des Patienten kann die Rezeptur entsprechend dem Bedarf aber auch auf bis zu ca. 5 % erhöht werden.

Wundreinigungsmischung

Ätherische Grundmischung zur flüssigen Reinigung einer Wunde:

11 Tr. *Helichrysum italicum* (Immortelle)
20 Tr. *Lavandula angustifolia* (Lavendel)
9 Tr. *Leptospermum scoparium* (Manuka)
20 Tr. *Melaleuca alternifolia* (Teebaum)

In 100 ml Ringerlösung oder NaCl 0,9 % oder *Teebaumhydrolat* mischen.

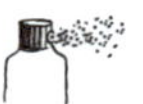

Die frische Wunde gut mit der Wundreinigungslösung ausspülen. Ältere, sekundäre Wunden 2 Mal täglich gut ausspülen. Studien belegen, dass ätherische Öle die Strukturen eines Biofilms auflösen und diesen zerstören können (Biofilme sind bakterielle Beläge auf Wunden, die Wundinfektionen auslösen und so die Heilung stören können).

Wundöl für eine Wundauflage

Die für die Wundreinigungsmischung genannten ätherischen Öle in 80 ml *Oleum Hypericum* (Johanniskrautöl) und 20 ml *Oleum Calophyllum inophyllum* (Tamanuöl) mischen.

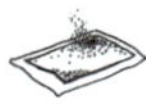

2 Mal tägl. eine sterile Kompresse mit dem Gemisch aus ätherischen und fetten Ölen satt tränken und für ca. 2–3 Stunden auf die Wunde auflegen. Die Kompresse erst abnehmen, wenn sie trocken ist, das Öl also von der Wunde vollständig aufgenommen wurde.

5

5.3 Unangenehme Gerüche durch Wundsekret

Bei Wundgerüchen sind Duftmischungen als Geruchsbinder für alle eine enorme Erleichterung (siehe auch Kap. 2.3, S. 87 f.). Sinnvoll ist in diesem Zusammenhang die Verwendung von Raumsprays. Es kann der Wundverband (außenseitig), die Bettwäsche oder auch einfach nur der Raum besprüht werden. Um einen unangenehmen Geruchsmix, der aus Wundgeruch und ätherischen Ölen entstehen könnte, zu vermeiden, werden ätherische Öle bevorzugt, die neben frischen fruchtigen Duftnoten aus den Schalenpressungen von Grapefruit oder Limette sowie grasig-zitronigen Düften wie Eisenkraut, Lemongras, Niaouli oder Palmarosa schwere Basisnoten bzw. Fixative wie Weihrauch, **Vetiver** oder Atlaszeder enthalten. Weihrauch und Atlaszeder weisen einen herb bis holzigen Duft auf und das Gras von Vetiver besitzt eine fast moosig bis modrig und dennoch süßlich balsamische Note. Diese schweren Duftnoten besitzen die Fähigkeit, die leichtflüchtigen frischen Düfte zurück- und somit auch im Raum zu halten, auf diese Weise können andere, bereits vorhandene Gerüche besser gebunden werden. So findet sich Vetiver in den Mischungen *Raumduft-Kräutergarten*, *Waldspaziergang* und *Weihrauch-Zitrone*. Letztere zählen zu den beliebtesten Geruchsbindern. Diese wie auch der *Gräserkorb* sind als Hautsprays erhältlich und können somit auch immer direkt mit der Haut des Patienten in Berührung kommen, während die Raumsprays *Andensonne* und *Thymian-Zitrone* aufgrund ihres höheren Alkoholgehalts nicht für die Anwendung auf der Haut bestimmt sind. Wichtig ist, nicht allzu häufig zu beduften, da sich diese Raumdüfte länger halten.

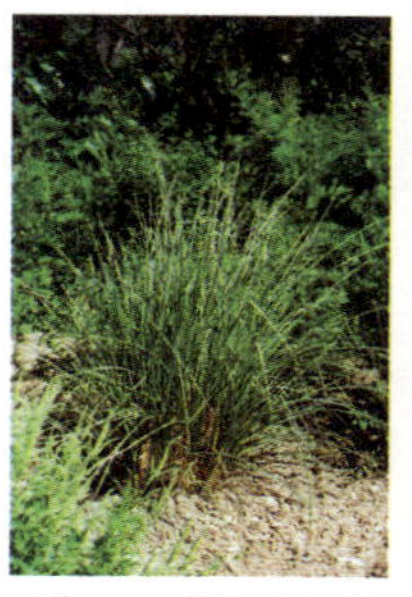

Nach Möglichkeit soll die Nase des Patienten entscheiden, welche Duftmischung zum Einsatz kommt. Trotzdem sollte sie alle paar Tage gewechselt werden, damit keine Gewöhnung eintritt und zudem der Duft der Aromamischung im Gedächtnis nicht unauslöschlich mit Krankheit verbunden wird. Aus diesem Grund findet sich auch keine Aromamischung als Favorit.

! Raumsprays unterscheiden sich von Hautsprays durch den höheren Alkoholgehalt. Selbstverständlich können auch Hautsprays als Raumsprays benutzt werden (nicht aber umgekehrt!).

Gräserkorb (Hautspray)

Citronella, Lemongras, Palmarosa; Melissen-, Rosenhydrolat; Ethanol

Die grasige Aromamischung ist belebend und konzentrationsfördernd. Ihre ätherischen Öle haben sich bewährt, um unerwünschte Gerüche zu binden. Außerdem hält ihr Duft Mücken fern.

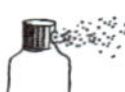

Zunächst das Krankenzimmer lüften und danach 1–2 Sprühstöße auf die außenseitige Wundabdeckung oder die Bettdecke geben.

Raumduft Andensonne

Atlaszeder, Eisenkraut Anden, Eukalyptus, Grapefruit, Limette, Myrte, Weihrauch; Raumduft: Myrten-, Rosenhydrolat; Ethanol

Der frische, zitronige und dennoch klärende Duft bringt Klarheit, Lebensfreude und regt die Konzentration an. Er verwandelt stickige Räume.

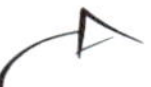

Anwendung siehe *Gräserkorb* (Hautspray).

Raumduft Iris-Weihrauch

Benzoe Siam, Iris, Rose, Weihrauch; Myrten-, Salbei-, Weihrauchhydrolat; Ethanol

Der herb-rosige weiche kostbare Duft, der nicht nur Iris- und Rosenfans begeistert, dient auch als Geruchsbinder in allen Lebensphasen.

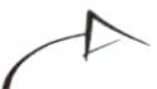

Anwendung siehe *Gräserkorb* (Hautspray).

Raumduft Kräutergarten

Angelikawurzel, Grapefruit, Lavendel, Manuka, Niaouli, Thymian, Vetiver; Myrten-, Rosenhydrolat; Ethanol

Die krautig-frische und dennoch leicht herbe Duftnote hat sich in der Kranken-, Alten- und Palliativpflege als Geruchsbinder bewährt.

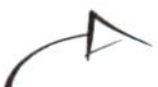

Anwendung siehe *Gräserkorb* (Hautspray).

5

Raumduft Thymian-Zitrone

Angelikawurzel, Atlaszeder, Douglasfichte, Lavendel, Thymian, Zitrone; Myrten-, Rosenhydrolat, Ethanol

Die herb-krautige Mischung ist ideal zur Verbesserung der Raumluft, zur Keimreduzierung und Geruchsbindung in stark keimbelasteten Räumen.

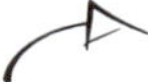

Anwendung siehe *Gräserkorb* (Hautspray).

Waldspaziergang (Hautspray)

Atlaszeder, Douglasfichte, Johanniskraut, Latschenkiefer, Tonkabohne, Vetiver, Weihrauch, Weißtanne; Myrten-, Rosenhydrolat; Ethanol

Eine intensiv erdig, holzig und leicht krautig duftende Mischung, die Erinnerungen an einen Waldspaziergang wach werden lässt. Der intensive Duft wirkt entspannend, ausgleichend und atmungserleichternd, er hat sich bereits vielfach als Geruchsbinder bei störenden Gerüchen bewährt.

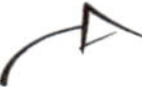

Anwendung siehe *Gräserkorb* (Hautspray).

Weihrauch-Zitrone (Hautspray)

Litsea, Citronella, Zitrone, Weihrauch, Vetiver; Myrten-, Rosen-, Weihrauchhydrolat, Ethanol

Der zitronig-herbholzige Duft, der länger im Raum und auf dem Wundverband verbleibt, eignet sich ideal als Geruchsbinder bei Wundgeruch. Er ist außerdem eine willkommene Abwechslung zu den anderen Raum- und Hautdüften.

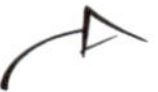

Anwendung siehe *Gräserkorb* (Hautspray).

5.4 Schorfbildung, Grind, Borkenbildung

Beim Hautschorf, im Volksmund auch Grind oder Borke genannt, hat sich eine feste Hautkruste als Wundverschluss gebildet, dieser dient als Wundschutz vor weiterem Eindringen von Keimen und verschließt eine Wunde. Grundsätzlich können diese Borken unbedeckt bleiben. Da sie aber auch jucken können, müssen Wundflächen, die sich im Heilungsprozess befinden, bei Kindern ebenso wie bei pflegebedürftigen und bewusstseinsgetrübten Menschen abgedeckt werden, damit es nicht durch unbewusstes Kratzen zu sekundären, also weiteren Infektionen kommen kann.

Ganzheitliche Empfehlungen

Als eine einfache und schützende Wundauflage bietet sich hier wieder die **Heilwolle** an (siehe S. 163). Gerade in dieser letzten Heilphase einer Wunde sollte unbedingt vermieden werden, dass sie wieder aufbricht.

Befindet sich die Wundborke an den Extremitäten, hat es sich bewährt, einen abgeschnitten Strumpf über die Heilwolle zu ziehen, um sie zu befestigen. Die fachlich korrekte Alternative ist ein Schlauchverband aus der Apotheke. So eine Packung in der Hausapotheke tut immer gute Dienste und kann nach Bedarf zugeschnitten werden.

Aromapflege

Beginnt die heilende Wunde unter dem Schorf unangenehm zu jucken, löst dies bei manchen Betroffenen ein heftiges Kratzen aus, wodurch die neue, noch empfindliche Haut verletzt wird oder sich erneut eine Wunde bildet. Letzteres kann auch passieren, wenn der Schorf sich nur teilweise ablöst und der Restschorf z.B. durch Unachtsamkeit beim Kleidungswechsel oder bei unvorsichtigen Berührungen schmerzhaft abgerissen wird.

In dieser Phase ist *Melissen-Teebaum-Öl* die Aromamischung der ersten Wahl. Melisse beruhigt und stillt den Juckreiz. Nicht zu unterschätzen ist gerade bei älteren Patienten die Erinnerung an Melissengeist-Präparate, die früher in jeder Hausapotheke zu finden waren. Daher findet dieses Öl auch eine schnelle Akzeptanz. Zur Melisse gesellen sich der Duft von Lavendel, **Teebaum** und Manuka, das Allheilöl der neuseeländischen Maoris. Für großflächigere, trockene Hautareale empfiehlt sich das Hautspray, das außerdem Melissen- und Teebaumhydrolat enthält.

Das Teebaumöl mit seinem medizinischen, krautig-frischen Geruch stammt von dem in Australien heimischen Teebaum *(Tea Tree)*. Es zählt zu den am besten erforschten, aber auch zu den empfindlichsten ätherischen Ölen. Mittlerweile wird Teebaumöl nicht mehr nur aus den Blättern und Zweigen des Baums gewonnen, sondern auch aus niedrig gehaltenen Sträuchern, die in Plantagen angebaut werden, um die Ernte zu vereinfachen. Das qualitativ hochwertigere »Bush-Oil« stammt aus Wildsammlungen von Teebäumen, die im australischen Busch wachsen.

Allerdings hat der Ruf von Teebaumöl in den vergangenen Jahren stellenweise ziemlich gelitten. Sein negatives Image hat das Öl vor allem seiner Oxidationsbereitschaft zu verdanken, das heißt, Teebaumöl verbindet sich sehr schnell mit Luftsauerstoff, ohne dass die Nase oder das Auge eine Veränderung wahrnehmen würden. Aber die Haut reagiert auf einen fortgeschrittenen Oxidationsprozess sofort mit einer Rötung oder Reizung. Was also oft als Unverträglichkeit wahrgenommen und dargestellt wird, ist vielmehr ein Hinweis darauf, dass oxidiertes, also altes, kaputtes Teebaumöl verwendet wurde. Wird dagegen beste frische und geprüfte Qualität verarbeitet, die offene Flasche immer sofort nach Gebrauch verschlossen und das Teebaumöl nie über das angegebene Haltbarkeitsdatum hinaus benutzt, so können Sie sicher sein, dass das Öl keinen Schaden nimmt und auch nichts anrichten kann. Das gilt für alle ätherischen Öle bzw. Mischungen.

Hat sich der Schorf spontan oder auch mithilfe einer Ölauflage abgelöst, muss die Haut danach unbedingt noch ein bis zwei Tage mit Öl oder pflegender Salbe versorgt werden (siehe folgendes Kap. 5.5).

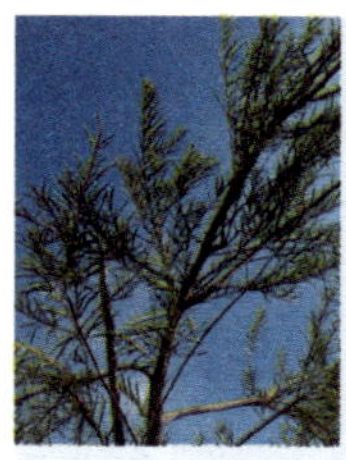

Melissen-Teebaum-Öl

Lavendel, Manuka, Melisse, **Teebaum;** Mandelöl (Hautspray Schüttel Emulsion: Aloe-Vera in Rapsöl; Melissen-, Teebaumhydrolat)

Das krautig-frisch riechende, beruhigende und entspannende Öl ist geeignet zur Pflege von gereizter, juckender und entzündeter Haut.

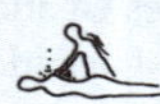

Das Öl mehrmals täglich auf die betroffenen Körperregionen auftragen, idealerweise in Kombination mit einem passenden Hydrolat. Bei kleinen Arealen kann es auch mittels Watteträger aufgetupft werden.

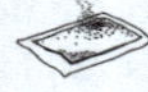

Eine Kompresse, die etwas größer als das betroffene Hautareal ist, mit dem Öl gut tränken und auflegen. Eine weitere, trockene Kompresse oder Heilwolle auflegen und das Ganze fixieren. Das Öl kann über mehrere Stunden oder über Nacht einwirken. Die Kompresse abnehmen, wenn das Öl gänzlich eingezogen ist. Nach einer Phase der Luftzirkulation die Behandlung wiederholen, bis sich der gesamte Schorf dann selbstständig löst.

Das Hautspray bis zu 5 Mal täglich aufsprühen. Durch das enthaltene Hydrolat wirkt es leicht kühlend und eignet sich vor allem bei trockener und juckender Haut.

Die allgemeine Haut- und Körperpflege muss bei Schorfbildung äußerst achtsam durchgeführt werden, da es durch versehentliches Ablösen zu einer erneuten Blutung und Infektion der Wunde kommen kann. In diesem Fall ist der Akuteinsatz von *Rose-Teebaum-Essenz* angezeigt.

Nach Ablösen oder Abfallen des Schorfs weiteres Vorgehen siehe »Entzündete, gereizte Haut«, Kap. 4.2.1, S. 128–134.

5.5 Narbenpflege

Wunden heilen, Narben reifen: Je nach Größe und Tiefe verheilen Wunden meist innerhalb von Wochen. Bis die Narbe ausreift, können dagegen noch einmal sechs bis zwölf Monate vergehen. Die Narbenbildung verläuft individuell sehr verschieden und hängt von der Verletzungsart, der betroffenen Körperstelle, der persönlichen Hautstruktur und dem Heilungsprozess ab.

Im Idealfall entwickeln sich **kosmetisch unauffällige Narben,** die weder verdickt noch eingezogen sind. Sogenannte **sklerotische Narben** dagegen weisen ein hartes und unelastisches Narbengewebe auf. Bilden sich bei der Wundheilung zu wenig Ersatzfasern, sind grübchenartige **atrophe Narben** die Folge. Diese liegen tiefer als das umgebende Hautniveau – die Wunde füllt sich also nicht auf. Manchmal schießt der Reparaturmechanismus des Körpers aber auch übers Ziel hinaus; es entstehen **hypertrophe Narben.** Die Haut bildet dann einen roten, juckenden und manchmal schmerzhaften Bindegewebewulst. Dieser Narbentyp entsteht vor allem dann, wenn die Wunde nicht ruhiggestellt bzw. geschont wird oder zusätzlich eine Infektion aufgetreten ist. Im günstigen Fall bilden sich hypertrophe Narben innerhalb von zwei Jahren langsam zurück. Dies zeigt, dass es immer einer Abwägung bedarf zwischen einer moderaten Bewegung und der nötigen Ruhe. Heutzutage wird von vielen Physiotherapeuten und Medizinern, vor allem nach Operationen am Bewegungsapparat, eine schnelle Mobilisation befürwortet, um die gestörten Körperfunktionen möglichst schnell wieder herzustellen. Das sollte allerdings nicht zulasten der Narbenbildung gehen. Ein guter Indikator ist meist das eigene Körpergefühl. Wenn Sie das Empfinden haben, dass Ihre Narbe zu sehr belastet wird, dann teilen Sie das Ihrem Physiotherapeuten oder Ihrer Ärztin mit.

Ganzheitliche Empfehlungen

Die meisten Menschen haben lange Zeit das Bedürfnis, ihre Narben zuzudecken und zu schützen Das ist durchaus sinnvoll, denn das Gewebe rund um die Narbe – und insbesondere das nicht sichtbare tiefere Organ- und Muskelgewebe – ist traumatisiert. Temperaturregulierung ist lange Zeit nicht möglich, unachtsame Berührungen oder ein Stoß lösen neue Schmerzen aus. Am besten, Sie packen die erkrankte Körperregion im wahrsten Sinn des Wortes in Watte und bedecken sie mit **Heilwolle.** So erzielen Sie mit ganz einfachen und günstigen Maßnahmen einen sehr wirkungsvollen Schutz. Bei lang anhaltenden Störungen oder Beschwerden bietet eine **Narbenakupunktur** gute Hilfe.

Aromapflege

Aromamischungen eignen sich hervorragend zur Narbenpflege. Das *Dammmassageöl* aus der Geburtshilfe hat hier schon beispiellose Hilfe geleistet, denn es macht nicht nur gesundes Gewebe geschmeidig, sondern auch Narbengewebe. Trotzdem tun sich manche Menschen, besser gesagt: Männer, schwer, eine Ölmischung, die speziell für Schwangere und Gebärende entwickelt wurde, zu verwenden. Ein Mann, der von einem Unfall eine sehr große Narbe quer über Wangen und Nase davongetragen hatte, reagierte mit entsetzten Blicken, als ich ihm empfahl, zur Narbenpflege das *Dammmassageöl* seiner Frau zu benutzen.

Es lag also nahe, ein spezielles *Narbenpflegeöl* zu entwickeln, dem zusätzlich zu den Ölen, die im *Dammmassageöl* enthalten sind, noch Neroli beigegeben wird. Das ätherische Öl von Neroli wird insbesondere bei Panikgefühlen und Angst empfohlen, wie sie sich auch bei Narbenstörungen immer wieder entwickeln können, vor allem, wenn diese sich an gut sichtbaren Körperstellen befinden. Unterstützende Basisöle im Narbenpflegeöl sind neben dem nachweislich wundheilungsfördernden Johanniskrautöl das an ungesättigten Fettsäuren reiche Nachtkerzenöl und ganz besonders Weizenkeimöl. Es ist reich an Vitamin E und fördert die Elastizität des Gewebes.

Die wichtigste Komponente stellt das **Muskatellersalbeiöl** dar. Es ist ein warm-krautig, leicht süßlich riechendes Öl mit einer fast animalischen Note, die für viele gewöhnungsbedürftig ist, aber im Narbenpflegeöl gänzlich im Hintergrund verschwindet. Das Muskatellersalbeiöl stammt von einer

Salbeiart, die im Mittelmehrraum beheimatet ist. Es mobilisiert immer wieder ungeahnte Kräfte, die vor allem dann notwendig werden, um mit operativen Eingriffen und Schmerzen zurechtzukommen, um wieder in die Bewegung zu kommen und Narben anzunehmen und so zu unterstützen, dass daraus wieder ein gut funktionierendes Gewebe wird.

Sollten Sie Cremes vorziehen, so steht Ihnen auch eine *Narbenpflegecreme* zur Verfügung.

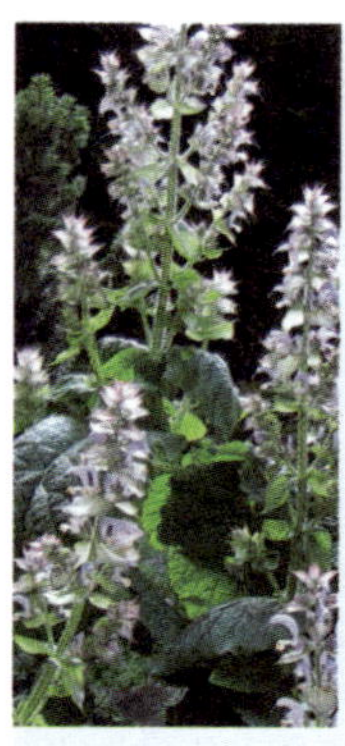

Narbenpflegeöl

Muskatellersalbei, Neroli, Rose; Johanniskraut in Olivenöl; Borretschsamen-, Hanfsamen, Nachtkerzensamen-, Weizenkeimöl

Das kräftig-krautig riechende Massageöl wird zur punktuellen Massage unelastischer Haut eingesetzt. Eine intensive Massage verhindert ein überschießendes Bindegewebswachstum und fördert die Zellregeneration. Bei regelmäßiger Anwendung bessert sich die Elastizität des Gewebes zusehends und das unangenehme Spannungsgefühl lässt nach. Zusätzlich trägt das Einreiben zur Linderung von Narbenschmerzen und Juckreiz bei.

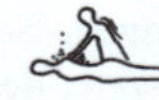

Nach dem Fädenziehen oder nach abgefallenem Schorf 1–2 Mal täglich auf die frische Narbe auftragen und nach 2–3 Wochen mit dem regelmäßigen Massieren der Narbe beginnen. Nach ca. 4 Wochen kann mit zupfenden und rollenden Hautverschiebungen massiert werden. Das Narbenpflegeöl evtl. auch mit einer ganz weichen Zahnbürste einmassieren. Physiotherapeuten zeigen Ihnen gerne die fachgerechte Durchführung.

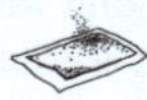

Bei sehr empfindlichem Gewebe empfiehlt sich, zunächst eine ölgetränkte Kompresse aufzulegen, die mit Heilwolle abgedeckt wird. Sie bleibt einige Stunden liegen, bis das Öl eingezogen ist. Wie immer ist es vorteilhaft, die Haut vorher mit einem Hydrolat zu befeuchten.

5

Narbenpflegecreme

Lavendel, Melisse, Muskatellersalbei, Neroli, Rose, Rosengeranie; Melissen-, Rosenhydrolat; Mandel-, Sesamöl; Bienen-, Jojobawachs, Sheabutter

Das Gemisch aus fein-blumigem und krautigem Geruch legt sich bei der Pflege unelastischer Narben auf die Haut und unterstützt die Heilung. Die Elastizität des Gewebes bessert sich, das unangenehme Spannungsgefühl lässt nach, Narbenschmerzen und Juckreiz werden gelindert. Selbst ältere Narben lassen sich noch positiv beeinflussen, nur dauert es entsprechend länger, bis sich Erfolge einstellen.

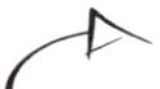

Anwendungen siehe *Narbenpflegeöl.*

5.6 Bluterguss (Hämatom)

Ein häufiges Thema nicht nur im Alltag, sondern auch in der Pflege von Kranken und alten Menschen sind Blutergüsse oder »blaue Flecken«, in der Fachsprache Hämatome genannt. Diese blau-roten bis manchmal schwarzen Hautareale entstehen durch Verletzungen von Gefäßen, sodass diese ins umliegende Gewebe bluten. Ursache können Operationen sein sowie ein Stoß oder Sturz mit Prellungen und Zerrungen oder Verstauchungen. Bei Pflegebedürftigen kann auch Druck durch zu hartes Liegen oder Sitzen oder z.B. von Gehhilfen zu Hämatomen führen. Blutverdünnende Medikamente begünstigen ihre Entstehung.

Wenn es sich um größere Flächen, z.B. handtellergroß und größer, handelt, können diese Hämatome sehr schmerzhaft sein, trotzdem sind sie eher harmloser Natur, denn der Organismus baut diese Blutzellen langsam, aber sicher ab. Kritisch sind Hämatome, wenn sie im Bereich einer Wunde auftreten, denn dadurch entsteht Spannung im Gewebe und die Heilung wird gestört. Hier ist dann ärztlicher Rat gefragt und es muss geklärt werden, inwieweit eine Punktion erforderlich ist.

Ganzheitliche Empfehlungen

Weil ihre Haut dünner ist, sind ältere Menschen ebenso gefährdet, sich durch versehentliches Anstoßen Hämatome zuzufügen, wie kleine Kinder, wenn sie laufen lernen, insbesondere dann, wenn regelmäßig Blutgerinnungshemmer eingenommen werden müssen. Das Risiko von Blutergüssen kann jedoch minimiert werden, indem die **Wohnumgebung** entsprechend **angepasst** wird, d.h. die Kanten und Ecken von Stühlen oder Tischen können z.B. mit Schaumstoff abgedeckt oder Möbel so platziert werden, dass die Person ausreichend Bewegunsgfreiheit hat, ohne sich daran zu stoßen. Harte Bettkanten können Hämatome am Po verursachen, darum sollte auch hier für eine gute Polsterung gesorgt werden.

Die **Homöopathie** kennt als bewährte Arznei Arnika. Diese sollte allerdings nur in mittleren oder höheren Potenzen gewählt werden (D 12, C 6, C 30), denn in tiefen Potenzen wie D 3, D 4 oder C 3, C 4 kann sie genau das Gegenteil bewirken, da die Arnika als Pflanze die Durchblutung kleinster Mikrogefäße fördert, was hier kontraproduktiv wäre. Deshalb sollten bei Menschen, die blutverdünnende Medikamente nehmen und zu Hämatomen neigen, auch keine Produkte mit Arnikaöl oder Arnikaextrakten verwendet werden. Bei jemandem hingegen, der unter Durchblutungsstörungen leidet, hilft Arnikatinktur hervorragend. Es gilt, auch in der Homöopathie und Pflanzenheilkunde mit Sachverstand zu wählen.

Aromapflege

Mithilfe der Aromamischung *Ysop-Immortellen-Öl* können Sie den betroffenen Körperteil wunderbar pflegen und so die Selbstheilung anregen. Außerordentlich positive Berichte bestätigen vor allem die hilfreiche Anwendung von Ölkompressen. Hier scheinen die ätherischen Öle Immortelle, Lavendel, Palmarosa, Rosmarin und Ysop eine Synergie zu bilden, die auch von Wissenschaftlern bezeugt wird. Die Erfahrung zeigt, dass der Bluterguss bei einer intensiven Pflege mit dem *Ysop-Immortellen-Öl* das typische Farbspektrum in sehr kurzer Zeit durchläuft, um schon nach wenigen Tagen ganz zu verschwinden.

Entscheidend ist, dass die herb-krautige Aromamischung schnellstmöglich und reichlich aufgetragen wird. Sie beinhaltet u.a. das in der Naturheilkunde noch relativ unbekannte, aber in der Aromapflege und Aromatherapie hochgelobte fette Pflanzenöl **Calophyllum inophyllum,** das in Deutschland auch als Tamanuöl angeboten wird. Der Tamanubaum ist in Indonesien und Polynesien beheimatet. Dort wird das aus den Samen der Frucht gepresste Öl in der traditionellen Heilkunst verwendet. Aufgrund seines intensiv würzigen, krautigen Geruchs, der sehr an unser heimisches Maggikraut erinnert, wird es nur gering dosiert. Dennoch scheint es auch dann noch eine leicht blutverdünnende Wirkung zu haben. Wissenschaftlich nachgewiesen ist das (noch) nicht, wie wir uns bei der Anwendung von ätherischen und fetten Ölen überhaupt oft in unbekannten Gefilden bewegen, denn die Vielstoffgemische stellen die Wissenschaft vor teilweise unlösbare Aufgaben. Umso wichtiger sind in diesem Fall Erfahrungsberichte. Nicht zu unterschätzen ist auch das Zusammenspiel von Pflanzenwirkstoffen und pflegerischer Zuwendung (siehe S. 50), das die Selbstheilungskräfte zusätzlich anregt.

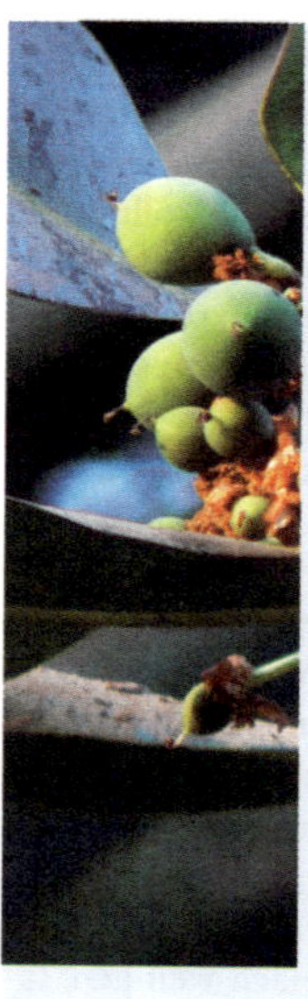

Ysop-Immortellen-Öl

Immortelle, Lavendel, Palmarosa, Rosmarin, Ysop; **Calophyllum-inophyllum-,** Sesamöl; Jojobawachs

Das krautig-herbe Öl bringt Linderung bei Schwellungen, Blutergüssen und entzündlichen Prozessen. Mehrmaliges Auftragen in kurzen Zeitabständen und gut getränkte Ölkompressen haben sich in vielen Fällen bewährt. Am besten geschieht dies, sobald sich das Hämatom gebildet hat. Aber auch noch Tage danach bringt die Aromamischung Erleichterung. Das mit Öl gepflegte Gewebe bleibt geschmeidig und die Zellregeneration wird gefördert. Entwickelt sich Wärme im Bereich der betroffenen Körperstelle, so hat es sich bewährt, diese vor dem Auflegen der Ölkompresse zusätzlich mit einem Hydrolat zu besprühen. Diese sanfte Kühlung führt den Zellen Feuchtigkeit zu und unterstützt den Genesungsvorgang ebenfalls.

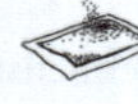

Bei akuten Beschwerden eine ES-Kompresse, die über den Rand des Blutergusses reicht, mit der Aromamischung durchtränken und auflegen. Darüber zusätzlich eine trockene Kompresse geben, dann mit Heilwolle abdecken und mit einem atmungsaktiven Kleidungsstück fixeren. Die Ölkompresse bleibt so lange liegen, bis das Öl gänzlich eingezogen ist, dies kann bis zu 4 Stunden dauern. Dann wird die Auflage so oft wiederholt, bis die Spannungsschmerzen nachlassen und das Hämatom erblasst.

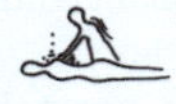

Mehrmals täglich die betroffene Hautpartie einreiben. Ideal in Kombination mit *Immortelle-Akut-Spray* oder *Immortellenhydrolat.*

Immortelle-Akut-Spray

Immortelle, Lavendel; Immortellen-, Lavendel-, Rosenhydrolat

Der herb-lavendelig duftende Hautspray hat sich bei der Pflege von Verletzungen jeder Art, auch bei blauen Flecken und Prellungen, bewährt. Es lindert die Beschwerden und unterstützt Regenerationsmaßnahmen. Die kühlende Wirkung beim Aufsprühen ist eine Wohltat.

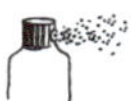

Direkt auf das betroffene Hautareal aufsprühen. Ideal in Kombination mit *Ysop-Immortellen-Öl.*

5.7 Erfrierungen

Erfrierungen sind lokale, meist auf die Haut beschränkte Kälteschädigungen. Ähnlich wie bei Verbrennungen (siehe Kap. 5.8, S. 189 ff.) sind die Symptome, die Art der Behandlung und der Heilungsverlauf von der Tiefenausdehnung und dem daraus resultierenden Schweregrad abhängig.

Neben tatsächlichen Erfrierungen zählen auch Frostbeulen und das Raynaud-Syndrom zu Haut- und Gefäßreaktionen in Folge von Kälteeinwirkungen.

Erfrierungen treten besonders an den exponierten Körperstellen wie Zehen, Finger, Ohren und Nasenspitze auf. Für den Pflegealltag relevant sind Erfrierungen ersten und zweiten Grades, die auch als oberflächliche Erfrierungen bezeichnet werden. Bei Grad I ist die Oberhaut betroffen, es kommt zu einer kurzfristigen juckenden Rötung der Haut. Bei Grad II reicht die Kälteschädigung maximal bis in die sogenannte Lederhaut, das ist die Hautschicht unter der Oberhaut. In diesem Fall können sich Blasen bilden, die jedoch in der Regel ohne Narbenbildung nach einiger Zeit abheilen.

Unter **Frostbeulen** versteht man juckende bis schmerzhafte Schwellungen unter der Haut, die durch die wiederholte Einwirkung von Kälte und Feuchtigkeit entstehen. Sie führen anfangs zu blau-roten Hautverfärbungen, später schwillt die Haut an und kann Blasen bilden. Frostbeulen treten häufig bei mäßig kalten Temperaturen auf, wie sie im Herbst herrschen. Ursache ist vermutlich eine gestörte Funktion der Blutgefäße, wie z.B. eine mangelnde Durchblutung.

Beim **Raynaud-Syndrom** handelt es sich um eine über das normale Maß hinausgehende Gefäßreaktion auf Kälteeinwirkung. Oft kann schon der Griff an einen eiskalten Gegenstand genügen und die Fingerarterien ziehen sich abrupt zusammen. Aber auch kaltes Wasser kann diesen plötzlichen Gefäßkrampf auslösen, der bis zu einer halben Stunde anhalten kann und sehr schmerzhaft ist. Typisches Symptom sind sogenannte »Leichenfinger«, d.h. die Finger werden eiskalt und weiß.

Weitaus fatalere Folgen haben Erfrierungen dritten und vierten Grades, bei denen Gewebe irreversibel zerstört wird und abstirbt, sodass am Ende nur die Amputation der betroffenen Gliedmaßen bleibt. Solch schwere Erfrierungen treten allerdings nur in Extremsituationen, z.B. bei Bergunfällen, auf.

Ganzheitliche Empfehlungen

Der beste Schutz gegen Erfrierungen, Frostbeulen und das Raynaud-Syndrom ist **Vorbeugung.** Mitunter reicht es schon aus, auf ausreichend **warme und regendichte Kleidung** zu achten – Mütze und Handschuhe nicht vergessen! – sowie **passendes Schuhwerk** zu tragen, denn zu enge Schuhe können die Durchblutung behindern und Erfrierungen sowie Frostbeulen begünstigen.

Gerade ältere Menschen, die noch mobil sind, schätzen oft die Wetterbedingungen falsch ein oder aber leiden grundsätzlich unter Durchblutungsstörungen, sodass es schnell zu einem der genannten Probleme kommen kann. Insbesondere Menschen mit diabetischem Fuß sind gefährdet, weil bei ihnen nicht nur die Durchblutung, sondern auch das Kälteempfinden durch den Diabetes gestört ist. Ebenso sind Menschen im Rollstuhl besonders exponiert. Erwärmende **Gewürztees,** die Anis, Kardamom, Nelkenknospen, Zimt und Ingwer enthalten, sind nicht nur wohlschmeckend, sondern wärmen von innen. Äußerlich ist neben Wollkleidung und einer Wolldecke aus Schurwolle für Hände und Füße das Einlegen einer Wärmflasche oder eines warmen Moorkissens an den Problemzonen zwingend erforderlich.

Aromapflege

Mit einer sanften Aromaeinreibung kann bei Erfrierungen ersten oder zweiten Grades die Durchblutung angeregt und eine ebenso schonende wie anhaltende Erwärmung in dem beeinträchtigten Gewebe erreicht werden. Kräftiges Massieren sollte dagegen unbedingt unterlassen werden, insbesondere an den Beinen könnte dadurch nämlich im schlimmsten Fall eine Thrombose ausgelöst werden. Bei Erfrierungserscheinungen an den Füßen sollten die Patienten mit dem Gehen warten, bis das Gewebe wieder gut durchblutet ist.

Im weiteren Heilungsverlauf von Frostbeulen kann außerdem die Anwendung einer entzündungshemmenden und hautregenerierenden Aromamischung (siehe Kap. 4.2.1, S. 128–134) sinnvoll sein.

Das *Massageöl wärmend* entstand eigens auf Wunsch von Menschen, die immer wieder schnell an Erfrierungen und Frostbeulen leiden. In dieser erwärmenden Mischung sorgen die Gewürzöle von Ingwer, Nelkenknospe, Pfeffer und **Zimtrinde** für eine gute Durchblutung. Nicht zu unterschätzen ist zudem die entzündungshemmende Wirkung des ebenfalls beigemischten Calophyllum-inophyllum-Öls (siehe S. 67). Sowohl Nelken- wie auch Zimtöl wird in sehr unterschiedlichen Qualitäten auf dem Aromaöl-Markt angeboten. Es versteht sich von selbst, dass für die hier empfohlenen Aromamischungen nur die hochwertigen Sorten verarbeitet werden. Beim Nelkenöl ist es das Nelkenknospenöl und beim Zimt das Öl aus der Rinde des Echten Zimtbaums, auch Ceylon-Zimtbaum genannt. Beide Öle stammen entweder aus Sri Lanka (so der heutige Name von Ceylon) oder Madagaskar. Die intensiv warm-würzig duftenden Gewürzöle können bei Überdosierungen zu Hautreizungen führen – eine Gefahr, die bei den *Stadelmann®-Aromamischungen* jedoch ausgeschlossen ist, da hier streng auf die entsprechenden Grenzmengen geachtet wird.

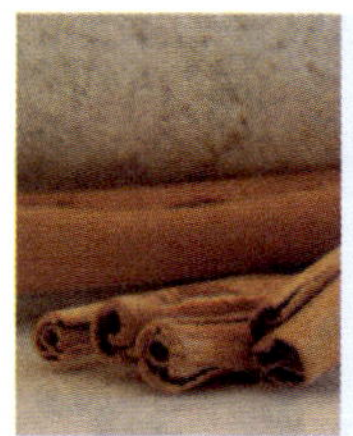

Massageöl wärmend

Eisenkraut Anden, Ingwer, Nelkenknospe, Pfeffer, Zimtrinde; Arnika in Oliven-, Johanniskraut in Olivenöl; Calophyllum-inophyllum-Öl

Das würzig-warm duftende Massageöl eignet sich als wärmendes Öl, sowohl vorbeugend wie auch als Sofortmaßnahme bei kalten Gliedmaßen.

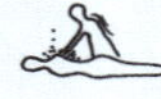

Bei Bedarf sanft auf die betroffenen Hautareale auftragen und einreiben, niemals massieren. Das darin enthaltene Nelkenknospenöl wirkt angenehm erwärmend, vor allem in

Verbindung mit einer warmen, schmerzlindernden Auflage (siehe nachfolgend).

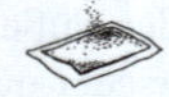

Eine ölgetränkte Auflage auf die betroffenen Hautpartien, z.B. Füße, Hände, Unterschenkel, auflegen. Dazu eine Verbandskompresse oder ein Baumwollvlies mit der Ölmischung tränken (je nach Größe zwischen 1 und 3 ml bzw. 30–50 Tr.). Ölkompresse auflegen und Heilwolle darübergeben. Bei Bedarf mit einem Außentuch, Wollstulpen oder Ähnlichem fixieren.

2–3 TL des Massageöls mit 2 EL Honig, Sahne oder neutraler Seife vermischt ergibt ein wohltemperiertes Hand- oder Fußbad (38–39 °C). Im Anschluss die Haut mit dem *Massageöl wärmend* sanft einreiben.

Keine Heißanwendungen durchführen!

Kemptener-Öl

Eukalyptus, Latschenkiefer, Lavendel, Rosmarin, Wacholderbeere; Arnika in Oliven-, Johanniskraut in Olivenöl; Calophyllum-inophyllum-, Sonnenblumenöl

Eine sanfte Einreibung mit dem intensiv krautigen Massageöl wärmt die Muskulatur und fördert die Durchblutung auf spürbare und wohltuende Weise. Sportler benutzen dieses Öl gerne zum Aufwärmen vor ihren Aktivitäten.

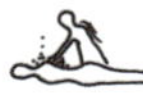

Nach Bedarf, idealerweise vorbeugend vor dem Aufenthalt im Freien einmassieren.

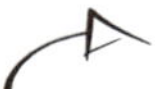

Anwendungen siehe *Massageöl wärmend*.

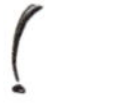

Bei Hypertonie und Epilepsie nur unter Rücksprache anwenden.

5.8 Verbrennungen/Verbrühungen

Verbrennungswunden kommen auch im Bereich der Kranken- und Altenpflege immer wieder vor. Sie können von einem simplen, aber schmerzhaften starken Sonnenbrand bis zu großflächigen Verbrennungen reichen. Bei Letzteren muss natürlich sofort ein Arzt gerufen werden. Ursache für Verbrennungen können Unfälle mit heißen Öfen, Bügeleisen, Herden, Ölen oder Fetten sein, aber auch eine zu heiße Wärmflasche oder eine defekte Heizdecke kann zu einer Verbrennung führen. Die Haut besitzt eine schlechte Wärmeleitfähigkeit, das bedeutet, dass von außen einwirkende Temperaturen von mehr als 50 °C innerhalb kurzer Zeit zu einer Gewebeschädigung der Haut führen, die je nach Dauer und Intensität bzw. Tiefe wieder verheilt oder aber bleibende Schäden hinterlässt.

Wie Erfrierungen, so werden auch Verbrennungen bzw. Verbrühungen in unterschiedliche Schweregrade eingeteilt. Diese reichen von Grad I bis IV, wobei Grad III und IV hochakute Lebensgefahr bedeuten und ein Fall für die Spezialklinik sind. Im Pflegealltag handelt es sich meist um oberflächliche Hautschädigungen (Grad I und II). Während es bei Verbrennungen ersten Grades nur zu leichten Rötungen und Schwellungen an den betroffenen Hautstellen kommt, die durchaus wehtun können, aber nach wenigen Tagen wieder vollständig verschwinden, bilden sich bei Verbrennungen zweiten Grades Blasen, die sich schnell prall mit Wasser füllen. Eine solche Verbrennung kann recht schmerzhaft sein. Die Blasen dürfen auf keinen Fall geöffnet werden, sondern müssen vom Arzt punktiert werden. Öffnen sich die Blasen von selbst, sollte die Haut als natürlicher Schutz auf der Wundstelle verbleiben. Der Heilungsprozess dauert bei Gesunden bis zu drei Wochen und es bleiben keine Narben zurück. Bei Kranken und alten Menschen ist jedoch häufig das Immunsystem geschwächt, sodass der Heilungsverlauf länger andauern kann und außerdem die Gefahr einer Wundinfektion besteht. Umso wichtiger ist hier eine gute und kontinuierliche Pflege (siehe auch Kap. 5.2, S. 168–173)!

Ganzheitliche Empfehlungen

Eine der wichtigsten **Erste-Hilfe-Maßnahmen** ist, an der Verbrennungsstelle die Kleidung zu entfernen und die Wunde mit handwarmem, nicht zu kalten Wasser (ca. 20 °C) wiederholt zu spülen, um die Hitze aus dem betroffenen Hautareal abzuleiten. Sind freiliegende Körperstellen betroffen, z.B. Finger oder Handbereiche, die am Herd, Ofen oder Bügeleisen verbrannt wurden, gilt das Gleiche. Wie Erfrierungen nicht mit Hitze behandelt werden dürfen (siehe voriges Kap. 5.7) darf bei Verbrennungen nicht mit Eis behandelt werden, weil sonst das Hautgewebe zusätzlich geschädigt wird. Ideal ist es, wie bereits beschrieben, größere Wunden langsam und immer wieder mit Wasser zu übergießen und kleinere mit einer Aromamischung auf Hydrolatbasis zu besprühen.

Aromapflege

Die bereits mehrfach beschriebenen, wohltuenden und leicht kühlenden Eigenschaften von Hydrolaten kommen bei Verbrennungen voll und ganz zum Tragen, denn sie versorgen die geschädigten Hautzellen sofort mit Flüssigkeit. So konnte z.B. beobachtet werden, wie entstehende Brandblasen sich nach dem Aufsprühen von Hydrolat augenblicklich wieder zurückgebildet haben. Vor allem das *Immortelle-Akut-Spray* und das *Rose-Teebaum-Hydrolat* zeigen stets eine gute Wirkung, sowohl bei kleineren wie bei größeren Verbrennungen. Bei großen Wundflächen ist eine Wasserlösung mit der Aromamischung *Sitzbad* zum Überspülen der Wundfläche als Erste-Hilfe-Maßnahme empfehlenswert. Wichtig ist natürlich, eine dieser Aromamischungen für den Notfall immer griffbereit zu haben.

Die *Sitzbad*-Mischung vereint eine ganze Reihe von hilfreichen ätherischen Ölen für die Wundbehandlung. Das sind neben Lavendel und Rose auch die desinfizierenden und wundheilungsfördernden ätherischen Öle von Schafgarbe und der **deutschen Kamille.** Beide enthalten Chamazulen, deshalb auch die blau-grüne Farbe der Öle. Sie entsteht allerdings erst bei der Destillation. Das Kamillenöl zählt zu jenen ätherischen Ölen, deren Wirkung auch wissenschaftlich bereits mehrfach belegt wurde. Abgerundet wird die Duftmischung von der Rosengeranie, auch sie unterstützt die Wundheilung.

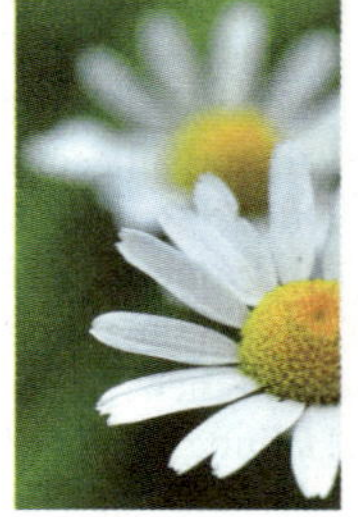

Bei Hautschäden durch Verbrennungen kommen verschiedene Aromamischungen infrage, daher gibt es hier keine erste Wahl. Vielmehr können es die folgenden sein:

- *Immortelle-Akut-Spray* als Erstmaßnahme
- *Rose-Teebaum-Hydrolat,* wenn obiges Spray nicht zur Verfügung steht oder nicht sofort gehandelt werden konnte und nun bereits erste Zeichen von Rötungen zu sehen sind.

- Das *Sitzbad,* wenn keines der Sprays vorhanden ist oder es sich um eine großflächige Verbrennung handelt.

Eine Nachbehandlung der geschädigten Haut ist ebenso wichtig wie die Akutmaßnahmen. Ist dank schneller Erstbehandlung die Haut intakt geblieben, also nur gerötet, schmerzhaft und empfindlich, so benötigt sie fette Pflanzenöle zur Regenerierung. Waren ärztliche Hilfe und ein Verband erforderlich, wird mit Beginn der ersten zarten Neubildung der Haut diese gut gepflegt. Dann wird der Hautschutzmantel bald wieder voll funktionsfähig sein.

Immortelle-Akut-Spray

Immortelle, Lavendel; Immortellen-, Lavendel-, Rosenhydrolat

Das herb-lavendelig duftende Hautspray hat sich zur Pflege bei Verletzungen jeder Art, auch Verbrennungen, vielfach bewährt. Die enthaltenen ätherischen Öle zählen zu den Favoriten der Aromapflege. Sie lindern, unterstützen entzündungshemmende Maßnahmen und regen die Hautregeneration an. Die kühlende Wirkung der Hydrolate beim Aufsprühen ist eine wahre Wohltat.

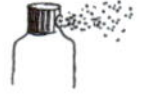

Direkt auf das betroffene Hautareal aufsprühen und in kurzen Abständen wiederholen.

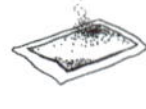

Stündlich eine gut besprühte, also feuchte sterile Kompresse auf die Wundfläche auflegen oder die bereits aufgelegte Kompresse immer wieder erneut mit dem Spray befeuchten.

5

Rose-Teebaum-Hydrolat

Lavendel, Manuka, Rose, Teebaum; Immortellen-, Teebaum-, Rosenhydrolat

Zu den pflegenden Eigenschaften des Rosenhydrolats kommt in dieser Mischung die desinfizierende Wirkung der ätherischen Einzelöle Lavendel, Rose, Teebaum und Manuka, ohne dass dem Hydrolat hautreizender Alkohol zugesetzt werden muss. Geeignet für kühlende und desinfizierende Maßnahmen, um eine Keimbesiedelung zu verhindern.

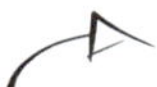

Anwendungen siehe *Immortelle-Akut-Spray.*

Sitzbad

Kamille deutsch, Lavendel, Rose, Rosengeranie, Schafgarbe; Jojobawachs; Meersalz

Der blumige, krautig-intensive Duft des Wundbadesalzes wirkt entzündungshemmend, zellregenerierend und blutstillend. Die ätherischen Öle verbreiten nicht nur einen angenehmen Duft, sondern bringen Linderung und Kühlung.

1 TL in 1 Liter temperiertem Wasser oder zimmerwarmem Mineralwasser oder Ringerlösung auflösen und langsam über die Brandwunde gießen.

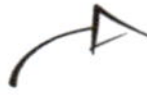

Nach den ersten akuten Maßnahmen benötigt die geschädigte Haut über längere Zeit eine gute und intensive Pflege (siehe dazu Kapitel 6.2, S. 200–202).

Massageöl Marula

Lavendel, Majoran, Mandarine, Neroli, Rosmarin, Thymian; Borretschsamen-, Mandel-, **Marula-,** Nachtkerzensamenöl

Das hervorragende Hautpflegeöl auf der Basis des afrikanischen Marulaöls dient nicht nur der Hautpflege, sondern ist Nahrung für die Haut. Den ätherischen Ölen verdankt es seinen krautig-herben Duft, der Haut und Sinne entspannen lässt.

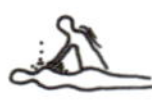

1–2 Mal täglich die mit Hydrolat befeuchtete Haut pflegen.

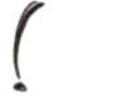

Nicht bei intensiver Sonneneinstrahlung anwenden, da die Mischung Zitrusöl enthält.

Pflegeöl zum Hautschutz

Lavendel, Teebaum, Palmarosa; Jojobawachs

Das grasig-krautig duftende Hautschutzöl mit dem unverwechselbaren Unterton von Teebaumöl eignet sich bestens zur Hautpflege empfindlicher Haut nach Verletzungen, wenn Sie Jojobawachs bevorzugen, da es etwas schneller einzieht.

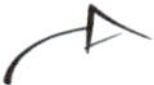

Anwendung siehe *Massageöl Marula*.

Sonnenpflege intensiv

Karottensamen, Lavendel; Aprikosenkern-, Mandel-, Sesam-, Sonnenblumenöl; Jojobawachs

Das krautige und doch weich duftende Pflegeöl hat sich zur Hautpflege bei Hautverbrennungen bewährt. Bei Verbrennungen zweiten Grades kann es nach der eingetretenen Epithelisierung angewendet werden.

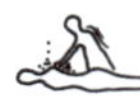

2–3 Mal täglich regelmäßig die mit einem Hydrolat (siehe folgend) befeuchtete Haut damit einölen.

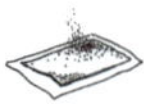

Bei besonders schmerzhaften oder spannenden Hautarealen 1 TL auf eine kleine Kompresse geben und diese auflegen. Bei größeren Hautarealen eine ausreichende Größe der ES-Kompresse wählen und diese mit einer entsprechenden Menge Öl gut tränken und auflegen. Die Auflage kann einige Stunden liegen bleiben, bis das Öl gänzlich von der Haut aufgenommen wurde, evtl. über Nacht einwirken lassen. Die Haut vorher mit Hydrolat befeuchten (siehe unten).

5

Hydrolate

Die zart duftenden und hautpflegenden Pflanzenwässer werden mehrmals täglich aufgesprüht. Zu empfehlen sind:

- Immortellenhydrolat
- Lavendelhydrolat
- Nerolihydrolat
- Rosenhydrolat

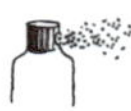

Zur Befeuchtung unmittelbar nach der Verbrennung und später der noch empfindlichen Haut. In kurzen Zeitabständen, ca. alle 30 Minuten, wiederholt auf das betroffene Hautareal sprühen.

6 Strahlen- und Chemotherapie: Vor- und Nachsorge

Bei einer Strahlentherapie besteht stets die Gefahr einer Hautschädigung. Wie stark die Haut reagiert, hängt von der Einzel- und Gesamtdosis der Bestrahlung sowie der Gesamtbehandlungszeit ab.

Die Hautreaktionen können von sehr unangenehmem Hautgefühl, Schmerzen, starkem Juckreiz bis zur Ausbildung einer Strahlendermatitis reichen. Deshalb ist es umso wichtiger, die Haut mit einer guten Hautpflege auf die Strahlentherapie vorzubereiten und so die Gefahr von Hautreizungen deutlich zu vermindern.

Fast immer wird auch die Schleimhaut stark in Mitleidenschaft gezogen. Das führt zu Trockenheit in Mund, Ohr und Auge sowie insbesondere auch zu Obstipation und bei Frauen zur Vaginaltrockenheit (Pflegehinweise zu trockenen Schleimhäuten siehe in den entsprechenden Kapiteln, vgl. Register).

Ganzheitliche Empfehlung

Dass bei trockener Haut und Schleimhaut eine reichliche Flüssigkeitszufuhr erforderlich ist, dürfte selbstredend sein.

Aromapflege

Strahlentherapiepatienten erhalten von dem behandelnden Radioonkologen klinikspezifische Empfehlungen zur Hautpflege direkt vor, während und nach der Strahlentherapie. Erfreulicherweise gibt es immer mehr Mediziner und Krankenschwestern, die in diesem Bereich mit ätherischen Ölen arbeiten und hervorragende Ergebnisse erzielen. Besprechen Sie als Betroffene die Auswahl der Hautpflegeprodukte mit dem Behandlungsteam. Wenn die Klinik, in der Sie behandelt werden, bisher keine Aromaöle verwendet, dann trauen Sie sich trotzdem, eine Behandlung mit naturreinen Aromamischungen vorzuschlagen, schließlich geht es um Sie und nicht um die Vorlieben des Fachpersonals. Machen Sie kein Geheimnis daraus, wenn Sie bei der täglichen Haut- und Gesundheitspflege auf naturreine Pflanzenöle vertrauen, nur so können Sie dafür sorgen, dass sich die Aromatherapie und -pflege weiter verbreitet. Hierzu noch eine kleine Anekdote: Eine an Brustkrebs erkrankte Frau wurde von ihrem Arzt gefragt, wie sie denn ihre

Haut pflege, denn diese sei trotz der hohen Strahlenbelastung in einem überraschend guten Zustand und mache gar keinen strapazierten Eindruck. Die Frau traute sich nicht zu sagen, dass sie Aromamischungen nutzt, und antwortete nur: »Ich mache nichts.« Daraufhin meinte ihr Arzt: »Gut, dann machen Sie mal weiter mit ›nichts‹.«

Ätherische Öle unterstützen nicht nur die Hautpflege vor, während und nach einer Strahlentherapie, sondern geben auch seelischen Beistand. Das gilt insbesondere für Neroli und Rose, die zu den kostbarsten Düften in der Aromatherapie zählen. Gönnen Sie sich neben einer Aromamischung, die diese ätherischen Öle enthält, auch ein Fläschchen mit dem jeweiligen Einzelöl von Neroli und **Rose.** Ihre betörenden Duftnoten streicheln die Seele. (Lesen Sie auch im Kapitel 2.2, S. 84–86, wie Sie durch eine Raumbeduftung mit ätherischen Ölen für eine entspannende und beruhigende Atmosphäre sorgen können.)

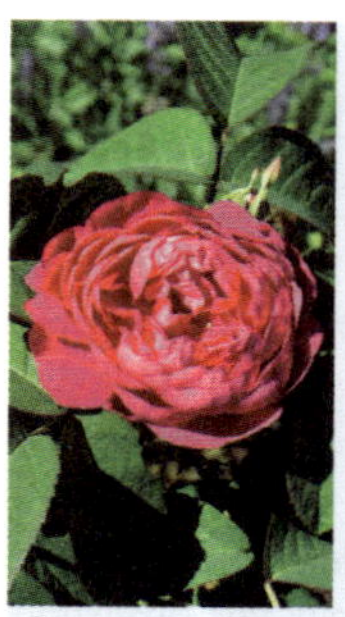

Rose 1 %

Rose; Jojobawachs

Ätherische Öle in Verdünnung sind gut geeignet als Naturparfüm. Rose, der balsamisch sinnliche Duft des Herzens und der Liebe, bringt Geborgenheit an einsamen und schwierigen Tagen. Ihr Duft verwöhnt die Sinne, beruhigt bei Ängsten, besänftigt das Herz und hilft, solche Tage mit etwas mehr Gelassenheit anzugehen, schützt aber auch bei Anstrengung, Unruhe und lässt Sie leichter einschlafen.

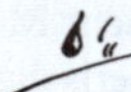

1 Tr. mehrmals täglich auf die Schläfe, hinter dem Ohr, im Dekolleté oder auf das Handgelenk auftragen.

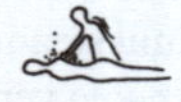

3–4 Tr. als Zusatz zur täglichen Körperpflege verwöhnt die Sinne und beruhigt.

Neroli 10 %

Neroli; Jojobawachs

Das zart blumig-süßliche Öl ist in der Verdünnung in Jojobawachs ein angenehmer Duft, während es pur vielen Nasen zu intensiv riecht. Das ätherische Öl der Orangenblüten wirkt beruhigend, ausgleichend, kreislaufstabilisierend und streichelt die Seele bei depressiver Stimmung und Ängsten. Es ist immer dann willkommen, wenn Rosenduft nicht akzeptiert wird.

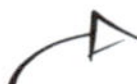
Anwendungen siehe *Rose 1 %*.

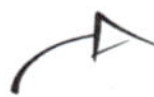
Weitere Aromamischungen und Anwendungen bei seelischen Beschwerden siehe Kap. 15.

6.1 Hautpflege vor, während und nach der Bestrahlung

Eine gesunde Hautpflege ist bei einer Strahlentherapie das A und O. Nur so kann Hautschäden vorgebeugt werden.

Ganzheitliche Empfehlungen

Um die Haut zusätzlich zu unterstützen, kann die zweite Haut, die Kleidung, einiges zu einem besseren Wohlgefühl beitragen. Neben weichen, schmeichelnden **Naturtextilfasern** wie Seide und Wolle ist es auch wichtig, darauf zu achten, dass die verwendeten Stofffarben **frei von giftigen Chemikalien** wie Pestiziden und Formaldehyd sind, denn diese finden über eine geschädigte Haut noch schneller den Zugang in unseren Körper.

Um schlechte Stimmungen aufzufangen hilft es auch, **helle und fröhliche Farben** zu tragen. Trinken Sie außerdem **Tees,** die die Stimmung heben, wie z.B. Damianakraut mit Ingwer, Lemongras, Orangenschalen und Zitronenverbene. Lesen Sie auch noch einmal in Kapitel 2.1 (S. 80–83) nach, mit welchen ätherischen Ölmischungen Sie für eine **anregende und aufmunternde Duftumgebung** sorgen können.

6

Aromapflege

Während einer Strahlentherapie ist die Pflege mit Wasser-Öl-Emulsionen, wie sie durch die kombinierte Verwendung von Hydrolaten und fetten Pflanzenölen entstehen, eigentlich ein Muss, um die Hautbarriere zu stabilisieren und den Organismus vor dem Eindringen von Schadstoffen, z.B. aus Textilien (siehe oben) oder Körperpflegeprodukten, zu schützen. Wenn Sie *Stadelmann®-Aromamischungen* verwenden, können Sie beruhigt sein, denn alle Chargen werden immer auch auf Schadstoffbelastungen untersucht und nur einwandfreie Ware wird verarbeitet. Sämtliche Aromamischungen werden achtsam von Hand abgefüllt, um keine Lösungsmittel zum Reinigen von Maschinen einsetzen zu müssen. Denn es lohnt sich, wo immer es geht, auf solch schädliche Substanzen für Mensch und Tier zu verzichten.

Im Mittelpunkt einer die Strahlentherapie begleitenden Hautpflege stehen in erster Linie die fetten Pflanzenöle (mehr dazu siehe Kap. 1.3.2, S. 60–68). Eine Besonderheit ist hier das einzigartige **Sanddorn**fruchtfleischöl. Dieses Öl mit seiner roten Farbe und dem fruchtig-frischen Geruch stammt zumeist aus Ostdeutschland oder Russland, aber auch aus der Mongolei oder Tadschikistan. Der Sanddornstrauch mit seinen herrlich rot leuchtenden Früchten wächst und gedeiht überall dort, wo er sandigen Boden vorfindet. Das Öl aus seinen Früchten zählt zu den sogenannten Wirkstoffölen, das bedeutet, es ist aufgrund seiner Fettsäurezusammensetzung besonders hautpflegend und wundheilend, was es umso wertvoller macht, auch wenn es in Aromamischungen meist nur in geringen Mengen verwendet wird. Ein Manko hat das intensiv orangerote Öl nämlich, denn es färbt von der Haut auf die Wäsche ab. Aber auch die Gesichts- und Körperhaut erhält einen intensiveren Teint, sodass manche Menschen es gerade deshalb für die Gesichtspflege verwenden.

Sanddornfruchtfleischöl hat einen hohen Gehalt an Palmitoleinsäure, einer ungesättigten Fettsäure, die besonders pflegt und schützt, sowie an Tocopherol (Vitamin E), das zellregenerierend, immunabwehrstärkend und als Radikalfänger wirkt – Eigenschaften, die durch wissenschaftliche Studien bestätig wurden. Statt eine Aromamischung mit Sanddornfruchtfleischöl zu verwenden, können auch anderen Körperölen bei jeder Anwendung ein bis zwei Tropfen hinzugefügt werden.

! Beachten Sie, dass die Hautpflegeprodukte nicht auf die Hautmarkierungen für die Bestrahlung aufgebracht werden dürfen, weil die Markierungen dadurch versehentlich entfernt werden könnten.

! Benützen Sie bitte mindestens 2 Stunden vor dem Bestrahlungstermin keine Hautpflegemittel.

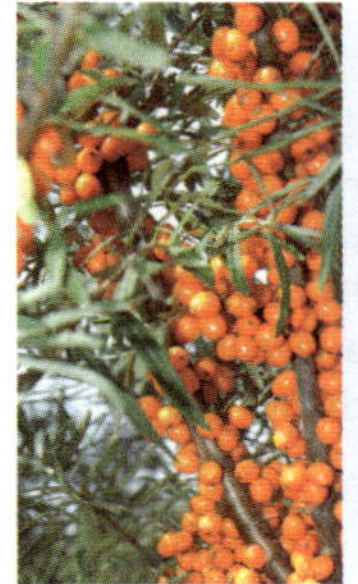

Strahlenpflegeöl

Immortelle, Lavendel, Rosengeranie, Neroli, Rose; Mandel-, **Sanddornfruchtfleischöl**

Die Aromamischung mit ihrem zunächst krautigen und dann immer blumiger werdenden Duft ist eigens als Schutz vor und nach dem Bestrahlungszeitraum sowie zur Pflege von strahlengeschädigter Haut entwickelt worden. In der Praxis hat sich die gut hautregenerierende und lindernde Aromamischung vielfach bewährt.

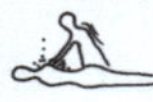

1–2 Mal täglich die Haut gut einreiben. Wenn möglich, bis zu 4 Wochen vor dem ersten Bestrahlungstermin damit beginnen, um die Haut widerstandsfähiger werden zu lassen. Nach abgeschlossener Strahlentherapie mehrmals täglich die betroffene Haut damit pflegen.

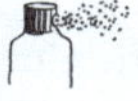

Die Haut vor dem Einölen mit *Rosen-* oder *Immortellenhydrolat* (siehe S. 200) befeuchten, damit die Ölmischung besser aufgenommen wird und der Feuchtigkeitsmantel der Haut stabilisiert wird.

Sanddornöl kann die Wäsche verfärben.

6

Immortelle-Akut-Spray

Immortelle, Lavendel; Immortellen-, Lavendel-, Rosenhydrolat

Das Immortellen-Spray mit seinem herben Duft lindert akute Hautdefekte und dient der Pflege von besonders beanspruchten Hautarealen während der Strahlentherapie, um Hautreizungen zu vermindern. Auch bei Verbrennungswunden hilfreich, die eine andere Ursache haben, um die Wunddesinfektion und Hautregeneration zu unterstützen.

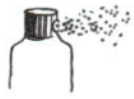

Zur Befeuchtung, Kühlung und Pflege der gereizten Haut mehrmals täglich aufsprühen.

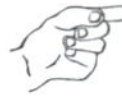

Zusätzlich zum Sanddornfruchtfleischöl sowie vor und nach den Bestrahlungen.

Hydrolate

Die zart duftenden und hautpflegenden Pflanzenwässer haben sich schon oft bei der Pflege strahlenstrapazierten Haut bewährt. Die Rückmeldungen von betroffenen Personen sind verblüffend: »Nur ein Hydrolat – und so eine schöne Haut!« Haben Sie den Mut, Ärzten und Pflegerinnen davon zu erzählen, wenn Sie so einfache, aber wirkungsvolle und angenehme Hautpflegemittel für sich entdeckt haben, dann profitieren noch viel mehr Menschen davon.

Zu empfehlen sind:

- Immortellenhydrolat
- Rosenhydrolat
- Weihrauchhydrolat

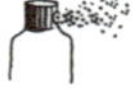

Zur Befeuchtung, Kühlung und Pflege der gereizten Haut mehrmals täglich aufsprühen.

6.2 Hautpflege bei Strahlenschäden

Bei Bestrahlungen kann es mitunter zu Hautschäden kommen, die einem Sonnenbrand ähneln. Die Haut bedarf dann einer besonders intensiven und auch sanften Pflege.

Ganzheitliche Empfehlungen

Kommt es, egal warum, zu echten Verbrennungen, so helfen kühle (raumtemperierte) **Quarkauflagen.** Hierzu wird Magerquark messerrückendick auf eine Kompresse, die der Größe des betroffenen Hautareals entspricht, aufgetragen. Am besten die Kompresse entfalten, mit Quark bestreichen und dann wieder zusammenlegen und auflegen. Wird die Auflage krümelig, dann abnehmen und erneuern. Dies wird solange wiederholt, wie es gut tut, in der Regel drei bis vier Mal täglich. Aber auch eine **Kompresse mit dem frisch ausgepressten Saft der Aloe-Vera-Pflanze** wird in diesem Fall oft empfohlen.

Achten Sie außerdem auf **gut sitzende Kleidung,** es darf nichts reiben oder drücken, und **meiden Sie Sonneneinstrahlung.** Wunderbar fühlt sich auf der geschädigten Haut ein reines, ungefärbtes oder mit Kamillenblüten gefärbtes Seidentuch an, das mit kühlem Wasser getränkt oder Hydrolat besprüht ist.

Aromapflege

Hier eignet sich vor allem das *Immortelle-Akut-Spray* in Kombination mit dem *Strahlenpflegeöl,* wie es im vorhergehenden Kapitel bereits beschrieben wurde (siehe S. 199). In der Ausheilungsphase, wenn die Strahlentherapie abgeschlossen ist, verwenden Sie am besten für längere Zeit die Aromamischung *Sonnenpflege intensiv* in Kombination mit einem geeigneten Hydrolat (siehe S. 202). Was einer sonnenverbrannten Haut guttut, hilft auch der durch Bestrahlung geschädigten Haut. Dafür sorgt insbesondere das in der Sonnenpflege-Mischung enthaltene **Karottensamen**öl. Dieses erdig-wurzelige Öl mit der fruchtigen Note zählt zu den eher unbekannten ätherischen Ölen, es wird mittels Wasserdampfdestillation aus Karottensamen gewonnen. Als Einzelöl duftet es sehr intensiv und wird vermutlich nur wenig Liebhaberinnen finden, die es als Duftöl in die Duftlampe geben würden. In Hautpflegeölen jedoch ergibt Karottensamenöl in der Kombination mit dem hilfreichen und allseits bekannten Lavendel eine sehr gut hautverträgliche und regenerierende Duftmischung. Zusammen mit den fetten Ölen der *Sonnenpflege intensiv* bedeutet das eine wahre Wohltat für die strapazierten Hautzellen.

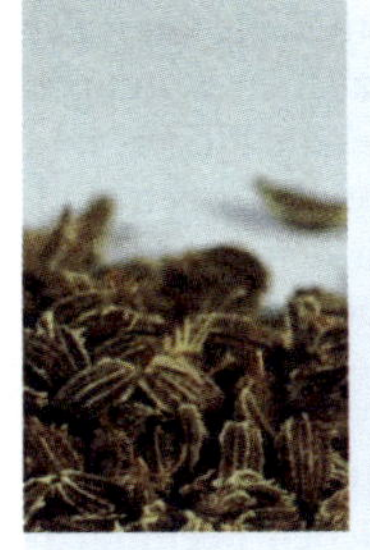

Sonnenpflege intensiv

Karottensamen, Lavendel; Aprikosenkern-, Mandel-, Sesam-, Sonnenblumenöl; Jojobawachs

Das krautige und doch weich duftende Pflegeöl hat sich zur Hautpflege bei einem Sonnenbrand bewährt. Deshalb eignet es sich auch zur intensiven Hautpflege bei Strahlenschäden und Hautverbrennungen. Bei Verbrennungen zweiten Grades kann es nach der eingetretenen Epithelisierung angewendet werden.

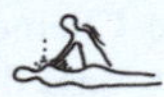

2–3 Mal täglich regelmäßig die mit einem Hydrolat (siehe S. 202) befeuchtete Haut damit einölen.

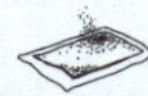

Bei besonders schmerzhaften oder spannenden Hautarealen 1 TL auf eine kleine Kompresse geben und diese auflegen. Bei größeren Hautarealen eine ausreichende Größe der ES-Kompresse wählen und diese mit einer entsprechenden Menge Öl

6

gut tränken und auflegen. Die Auflage kann einige Stunden liegen bleiben, bis das Öl gänzlich von der Haut aufgenommen wurde, evtl. über Nacht einwirken lassen. Die Haut vorher mit Hydrolat befeuchten (siehe unten).

Hydrolate

Die zart duftenden und hautpflegenden Pflanzenwässer werden mehrmals täglich aufgesprüht. Zu empfehlen sind:

- Immortellenhydrolat
- Lavendelhydrolat
- Weihrauchhydrolat
- Rosenhydrolat
- Nerolihydrolat

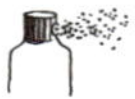

Zur Befeuchtung, Kühlung und Pflege der gereizten Haut. in kurzen Zeitabständen, ca. alle 30 Minuten, wiederholt auf das betroffene Hautareal sprühen.

6.3 Hand-Fuß-Syndrom (HFS)

Eine der unangenehmen Nebenwirkungen einer Chemotherapie kann das Hand-Fuß-Syndrom sein. Dabei kommt es zu schmerzhaften Rötungen und Schwellungen an Handflächen und Fußsohlen, wobei die Finger- und Zehenkuppen sowie die Hand- und Fußballen am meisten betroffen sind. Die Haut ist stark gerötet und schmerzempfindlich. An den betroffenen Hautbereichen kann sich mitunter auch die Haut schuppen. Einrisse, Entzündungen oder Missempfindungen bis hin zum Taubheitsgefühl können unterschiedlich stark ausgeprägt sein.

In schweren Fällen führt das HFS zu Ulzerationen (Geschwürbildungen), Blasenbildung und starken Schmerzen mit erheblichen Beeinträchtigungen bei den Alltagstätigkeiten. Schlimmstenfalls muss die Chemotherapie abgebrochen oder verschoben werden. Entscheidend ist, dass die betroffene Person sich sofort äußert, wenn die Symptome auftreten, und nicht alles einfach über sich ergehen lässt.

Ursache für die Entstehung des HFS ist die Schweißbildung. Mit dem Schweiß treten Teile des Chemotherapeutikums wieder an die Hautoberfläche, über den Kontakt mit Sauerstoff entstehen dann freie Radikale, die die Hautzellen schädigen. Insbesondere die Hornschicht der Haut wirkt wie ein Schwamm und saugt diese zellschädigenden Substanzen auf.

Ganzheitliche Empfehlungen

Bei HFS wirken **warme Hand- oder Fußbäder mit abgekochtem Leinsamen** lindernd. Dazu geschroteten Leinsamen ca. 5 Minuten in Wasser aufkochen, abkühlen lassen und Hände bzw. Füße in der angenehm temperierten Flüssigkeit baden. Die ausgekochten Eiweißsubstanzen aus dem Leinsamen bilden eine Schutzschicht auf Händen und Füßen und beschleunigen den Heilungsprozess.

Damit die Krankheit gar nicht erst ausbricht, kann eine gute **Ernährungsberatung** oder/und **Mikronähstoffberatung** in der Apotheke helfen, um dem Körper vor und während der Chemotherapie wichtige Radikalfänger (siehe hierzu auch S. 64) zuzuführen. Zusätzlich können z.B. auch hochwertige native Pflanzenöle wie Leinöl und Hanfsamenöl täglich eingenommen werden. Die Tagesdosis liegt in der Regel bei drei bis fünf Teelöffel und ist abhängig davon, wie viel Öl der Darm toleriert, denn zu hoch dosiert führt die Einnahme zu Durchfall. Eine weitere, einfache und bewährte Möglichkeit sind **Heilkräutertees**, die z.B. Birkenrinde, Brennesselblätter, Klettenwurzel, Melissenblätter, Stiefmütterchenkraut enthalten, und vor allem grüner Tee, denn dieser ist reich an Radikalfängern.

Neben einer entsprechenden Ernährung kann dem Hand-Fuß-Syndrom mit weiteren, relativ einfachen Maßnahmen vorgebeugt werden:

- Seidenhandschuhe und -socken zu tragen, ist ein Ratschlag, den insbesondere hautempfindliche Menschen befolgen sollten, aber auch jene, die zum Schwitzen neigen. Die meisten Menschen frieren jedoch während der Chemotherapie, dann sind an den Füßen Schafwollsocken am besten geeignet oder – zusätzlich zu den Seidensocken – Einlagen aus Heilwolle in den Schuhen.
- Baumwollhandschuhe und gepolsterte, weiche Schuhe, am besten aus Naturleder, schützen vor Verletzungen und bieten eine entsprechende Atmungsaktivität.
- Alle Kleidungsstücke müssen gut passen, sie dürfen weder zu eng sein noch Druckstellen verursachen.
- Belastungen der Handflächen durch das Benutzen von Handwerkzeugen oder Kratzen und Klatschen sowie Belastungen der Fußsohlen durch übermäßiges Gehen möglichst vermeiden, auch Klavier- oder Geigespielen kann sich nachteilig auf die Hände auswirken.
- Kühle Salzbäder für Hände und Füße. Ein Vollbad wiederum kann die Haut zu sehr aufweichen.

- Bei der Hausarbeit nicht in heißes Wasser, z.B. Spülwasser, greifen, und Dampf vermeiden. Am besten Haushaltshandschuhe tragen, aber nur für sehr kurze Zeit, damit die Haut nicht feucht und schweißig wird.
- Keine Flaschen mit Drehverschlüssen mit bloßen Händen öffnen.
- Nicht in die Sauna oder Dampfbäder gehen und auch Sonnenbäder meiden.

Aromapflege

Eine regelmäßige Pflege der Handinnenflächen und Fußsohlen mit einer geeigneten naturreinen Aromamischung, deren fette Pflanzenöle reichlich ungesättigte Fettsäuren enthalten, ist das A und O, damit sich die Haut wieder erholen kann. Ideal dafür ist das eigens entwickelte *Pflegeöl HFS* mit Borretsch-, **Hanf**- und Nachtkerzensamenöl. Das grüngelbe Hanfsamenöl mit seinem krautig-aromatischen Geruch enthält reichlich mehrfach ungesättigte Fettsäuren, insbesondere Omega-3- und Omega-6-Fettsäuren im optimalen Verhältnis 3:1.

Eine Rarität, aber besonders wertvolle Hilfe ist die im Hanfsamenöl enthaltene Omega-3-Stearidonsäure. Sie fördert den Zellaufbau, insbesondere von Zellen der Hornschicht. Zudem enthält Hanf-, wie auch Borretsch- und Nachtkerzensamenöl, die entzündungshemmende Gamma-Linolensäure, ebenfalls eine Omega-6-Fettsäure, die im Borretschsamen am reichlichsten enthalten und im Nachtkerzensamenöl einen ebenfalls hohen Gehalt aufweist. Dieses Paket an ungesättigten Fettsäuren ist bei diesem belastenden und schmerzhaften Syndrom also geradezu prädestiniert für die Hautpflege.

Die »Deutsche Zeitschrift für Onkologie« hat 2010 einen »Sonderdruck zum präventiven Potenzial von Hanfsamenöl beim Hand-Fuß-Syndrom« publiziert (siehe Literaturverzeichnis [13]). Auch hier wird die positive Wirkung von Hanfsamenöl hervorgehoben.

Um Verwirrungen zu vermeiden: Hanfsamenöl wird in der Lebensmittel- und Kosmetikindustrie aus Züchtungen der Hanfpflanze gewonnen, die frei sind vom Haschisch-Wirkstoff THC. So kann das *Pflegeöl HFS* mit bestem Wissen und Gewissen zur Hautpflege empfohlen werden.

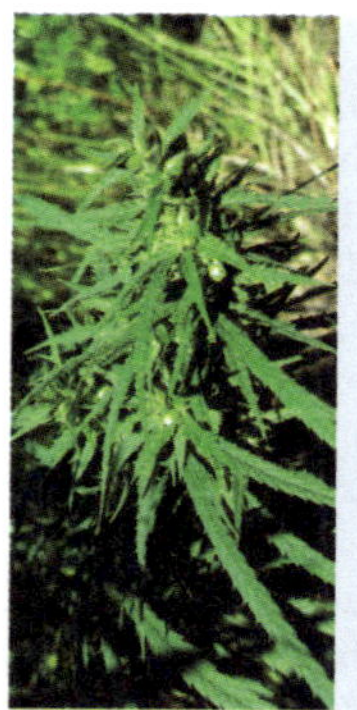

Pflegeöl HFS

Immortelle, Palmarosa, Rose; Johanniskraut in Olivenöl, Borretsch-, **Hanf-**, Nachtkerzensamenöl

Das leicht herbe und doch krautig frische Pflegeöl kann als begleitende Hautpflege beim HFS angewendet werden. Besser noch ist, es präventiv einzusetzen, um ein Hand-Fuß-Syndrom möglichst zu vermeiden. Das Öl eignet sich auch sehr gut bei empfindlicher Haut infolge von Nervenreizungen und diabetischem Fuß. Sogar Neurodermitiker profitieren von der Aromamischung, die sie am besten immer auf die mit *Rosenhydrolat* befeuchtete Haut auftragen.

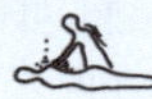

Mehrmals täglich die Handinnenflächen und Fußsohlen intensiv mit der Aromamischung einreiben. Idealerweise vorher *Immortellen-* oder *Weihrauchhydrolat* aufsprühen.

2–3 TL der Aromamischung, eingemischt in Honig, als Zusatz für ein kühlendes Hand- und Fußbad. Ebenso können Sahne oder neutrale Seifenbasis als Emulgator benutzt werden.

Hanfsamenöl

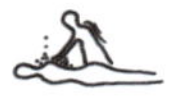

Wenn Sie auf ätherische Öle verzichten wollen, empfiehlt sich die mehrmals tägliche Einreibung der Handinnenflächen und Fußsohlen mit reinem Hanfsamenöl.

6.4 Haarausfall (Alopezie)

Wenn mehr Haare ausfallen als nachwachsen, das nachwachsende Haar kaum wächst und nach wenigen Zentimetern schon wieder ausfällt oder wenn der Haarneuwuchs (meist stellenweise) völlig ausbleibt, dann wird dies in der Medizin als Alopezie bezeichnet.

Zeitweiser Haarverlust ist eine häufig auftretende Nebenwirkung von Chemotherapien. Ursachen können aber auch hormonelle Störungen, Schilddrüsenerkrankungen, Eisenmangel, Infektionen, Kopfhauterkrankungen oder Stress sein.

Ganzheitliche Empfehlungen

Bei Haarausfall darf, wie so oft, die psychische Belastung nicht unterschätzt werden. Frauen wie Männer definieren ihr Aussehen auch über ihre Haare. Gehen diese nun verloren, haben viele Angst, mit den Haaren auch ihre Persönlichkeit zu verlieren. Bei ausgeprägtem Haarausfall oder dem kompletten Verlust, z.B. in der Folge einer Chemotherapie, hilft meist eine **Perücke** bzw. ein Toupet – am besten von einem geprüften Zweithaarspezialisten oder einer -spezialistin, denn die kennen sich nicht nur mit der Problematik aus, sondern sind auch von den Krankenkassen anerkannt.

Um den Haarwuchs zu stärken und noch mögliches bzw. wiedereinsetzendes Haarwachstum zu fördern, ist eine seit Jahrzehnten bewährte Möglichkeit das homöopathische Komplexmittel »**Aufbaumittel Stadelmann**«. Die potenzierten Mineralstoffe von Calcium, Eisen, Kieselerde, Magnesium sowie Chinarinde, Zink, Zinn und Glucose gelangen schnell in den Organismus und stehen sofort als Energielieferant zur Verfügung.

Aromapflege

Bei intakten Haarwurzeln kann durch konsequente Anwendung von ätherischen Ölmischungen über einen längeren Zeitraum die Durchblutung und der (Ernährungs)zustand der Kopfhaut verbessert werden. Die Versorgung der Haarwurzeln mit Nährstoffen und das Haarwachstum werden angeregt. Ein Mann mit normalem Kopfhaar erzählte in einer Seminargruppe einmal ganz stolz: »Dieses Haupt hier war vor einem Jahr noch nur sehr zart mit Haaren besät, und wie Sie sehen: Ausdauer und *Zeder-Haaröl* lässt Haare wieder wachsen.«

Die **Atlaszeder** (*Cedrus atlantica*) aus Marokko liefert ein wertvolles und beliebtes ätherisches Öl, das warm-würzig bis leicht süßlich duftet. Seine beruhigende, entzündungshemmende, lymphflussanregende und psychisch kräftigende Wirkung ist sehr beliebt in der Aromatherapie. Es wird sparsam dosiert, entfaltet seine Duftnote in Aromamischungen etwas spät, dann aber intensiv und lang anhaltend, daher wird es gerne als Fixativ bezeichnet. Allerdings zählt es auch zu den ätherischen Ölen, das in mehreren Varietäten erhältlich ist und bei Verwechslungen kritisch sein kann. Achten Sie bei einem Einzelöl immer auf den botanischen Namen, der bietet Sicherheit. Steht da nämlich anstatt *Cedrus* das Wort *Juniperus*, so handelt es sich um das billige Öl einer Wacholderart, das mit der Atlaszeder nichts gemein hat und zudem hautreizend ist. Steht *Thuja occidentalis* auf der Flasche, so lassen Sie es unbedingt stehen, es enthält toxisches Alpha-Thujon. In den

Stadelmann®-Aromamischungen können Sie sicher sein, dass nur das echte Atlaszederöl enthalten ist, denn alle Öle durchlaufen erst aufwendige Laboranalysen, ehe sie verarbeitet werden.

Die Atlaszeder zählt zu den ätherischen Ölen, die bei Haarausfall immer wieder erfolgreich eingesetzt werden. In einer Alopezie-Studie wurde der positive Einfluss einer ätherischen Ölmischung, die neben Lavendel, Rosmarin und Thymian auch Atlaszeder enthielt, auf den Haarwuchs festgestellt (siehe Literaturverzeichnis [38]). Zwar kann letztendlich nicht gesagt werden, welches der Öle den Haarwuchs gefördert hat oder ob vielmehr die synergistische Wirkung des Ölgemischs zum Erfolg geführt hat, aber interessant ist hier ein weiterer Punkt, nämlich dass zunehmend über ätherische Öle geforscht wird. Insgesamt jedoch ist die Zahl der Studien immer noch zu gering und manche Studien sind auch nicht aussagekräftig genug. So wird in der Aromatherapie weiterhin viel Wert auf Erfahrungsberichte gelegt.

Dennoch vergessen Sie nicht: Wunder dauern immer länger! Ob der Mann aufgrund einer Chemotherapie eine Glatze hatte oder krankheitsbedingt, blieb unbekannt. Doch warum auch immer er seine Haare verloren hatte, seien Sie unverzagt, Ihre Haare werden ebenfalls wieder nachwachsen. Der warmholzige und süß-balsamische Duft des Atlaszedernöls wird Sie dabei eine Zeitlang begleiten und Ihnen zudem auf seelischer Ebene Halt und Stütze geben.

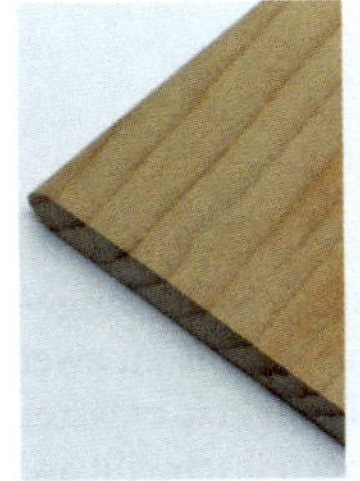

Zeder-Haaröl

Atlaszeder, Lavendel, Palmarosa, Rosmarin; Mandel-, Sesamöl; Jojobawachs

Ein frischer und doch holziger Duft entströmt der Flasche des Haaröls, das für die regelmäßige Haar- und Kopfhautpflege auf die Kopfhaut einmassiert wird, um vorhandenes Haar zu stärken und die Ernährung der Haarwurzeln zu fördern.

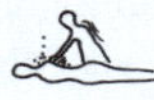

1–3 ml oder 20–50 Tr. des Haaröls (Dosierung variiert je nach Haarmenge) in die Kopfhaut einmassieren, danach ein warmes Handtuch um den Kopf wickeln und mindestens 1–2 Stunden einziehen lassen. Anschließend mit einem milden Shampoo auswaschen.

6

Zeder Dusch & Shampoo

Atlaszeder, Lavendel, Palmarosa, Rosmarin; Sesamöl; Jojobawachs; neutrale Grundlage

Das holzig-frische Shampoo ist eine ideale Ergänzung zum Haaröl, im Anschluss daran anwenden. Stärkend und pflegend.

Für die regelmäßige Haarwäsche. Die Kopfhaut gut damit einmassieren, dann gründlich auswaschen.

Hydrolate

Hydrolate, die als Tonikum ins Haar gesprüht und in Haare und Kopfhaut einmassiert werden können, kräftigen das Haar und unterstützen eine gesunde Kopfhaut. Zu empfehlen sind:

- Melissenhydrolat
- Myrtenhydrolat
- Nerolihydrolat
- Rosenhydrolat
- Rosmarinhydrolat
- Weihrauchhydrolat

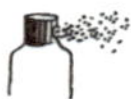

Täglich morgens und abends das Hydrolat auf das möglichst angefeuchtete Haar geben und mit den Fingerspitzen in die Kopfhaut einmassieren (Kopfmassage siehe Kap. 4.2.3, S. 139), nicht ausspülen. Bei trockener Kopfhaut können einige Tropfen *Zeder-Haaröl* hinzugegeben werden.

6.5 Lymphödeme

Die Lymphgefäße bilden ein zusätzliches Abflusssystem im Körper, das die überschüssige eiweißreiche Zwischenzellflüssigkeit aus dem Subkutangewebe unter der Haut in das Blut zurückleitet – täglich sind das bis zu zwei Liter. Wenn das Lymphsystem mit zu viel Zwischenzellflüssigkeit belastet wird, tritt diese in das Gewebe aus und der betroffene Körperteil schwillt an. Solche sogenannten Lymphödeme sind in der Regel an Armen und Beinen vorzufinden und treten gerne als sekundäre Erkrankung auf, d.h. als Folge einer Ersterkrankung und deren Therapie wie z.B. durch Strahlenbehandlungen oder nach Operationen.

Auch Hautentzündungen (Erysipel) können Lymphödeme verursachen. Zudem können verschiedene Medikamente zu einer Ödembildung führen oder ein Lymphödem verstärken. Oftmals verspürt der Patient ein Spannungs- und Schweregefühl sowie ein Brennen in der betroffenen Körperregion, auch wird seine Beweglichkeit erheblich eingeschränkt, was dann den Lymphabfluss weiter mindert und zu zusätzlichen Durchblutungsstörungen führen kann. Häufig geht ein Ödem auch mit einer Entzündung und entsprechenden Verhärtung des Bindegewebes einher.

Es werden verschiedene Schweregrade des Lymphödems unterschieden. Bei der einfachen Form – die Medizin spricht von Stadium I – hilft schon ein Hochlegen der betroffenen Extremität. Im nächsten Stadium erscheint die Haut blass und teigig und das Ödem verhärtet sich schließlich, wenn es nicht adäquat behandelt wird. In dieser Phase kann bei einem Beinödem die Haut an den Zehen nicht mehr als Falte abgehoben werden. Ein Ödem im Stadium III ist oft irreversibel, es führt zu unförmigen Schwellungen bis hin zur Unbeweglichkeit und kann im schlimmsten Fall bis zur Invalidität führen. Die Haut neigt in diesem Stadium dann zur Bläschenbildung, zu Fisteln, Ekzemen und Wunden.

Ganzheitliche Empfehlungen

Eine einfache, aber wichtige Form der Vorbeugung ist bei bettlägerigen Patienten das **Hochlagern** der Beine und **Bewegen** der Arme. Kommt es zum Stau der Lymphflüssigkeit, stehen **Lymphdrainagen, Kompressionsbehandlungen** und eine sowohl den Lymphfluss wie auch die Durchblutung anregende **Hautpflege** im Mittelpunkt. Sorgen Sie im Bedarfsfall selbst dafür, dass eine Physiotherapeutin eingeschaltet wird, die gegebenenfalls auch Hausbesuche macht.

Wird ein Lymphödem rechtzeitig behandelt, kann Schlimmeres vermieden werden. Eine Lymphdrainage gehört übrigens zur Pflichtverordnung, sollte aber nach Möglichkeit nicht nach 17.00 Uhr durchgeführt werden, denn sonst kann die Nacht zum Dauerspaziergang in Richtung Toilette werden.

Viele Patienten lassen sich von den Fachleuten zeigen, wie Lymphstauungen mit Ausstreichungen gelöst werden können, um sie dann bald eigenständig täglich mehrmals anzuwenden. Selbst wenn die Eigen- oder Laienbehandlung nicht fachgerecht ausgeführt wird, so regt dennoch jede Hautberührung und Aufwärtsbewegung in Richtung zum nächst größeren Lymphknoten den Lymph- und Hautstoffwechsel an und unterstützt die Prävention.

Auch bei diesem Krankheitsbild ist eine ausreichende **Flüssigkeitszufuhr** wichtig. Nach einer Lymphdrainage erst recht, damit die gelösten Stoffe abtransportiert werden können.

Aromapflege

Zur Hautpflege bei Lymphödemen besonders empfehlenswert ist das *Palmarosa Lymphöl*. Es enthält das blumige, leicht grasig duftende ätherische Öl aus nepalesischem **Palmarosagras** sowie herb-harziges Zypressenöl, das meist aus Spanien oder Frankreich stammt. Beide Öle regen den Lymphfluss an und wirken entstauend. Das ebenfalls beigemischte Wacholderbeerenöl stärkt die Nierenfunktion. Ergänzt wird die Aromamischung von Cistrose und Immortelle, deren hautpflegende Wirkung zusätzlich mit Ringelblumenöl unterstützt wird.

Bitten Sie als betreuende oder betroffene Person die Physiotherapeutin, das *Palmarosa Lymphöl* zur Behandlung zu verwenden.

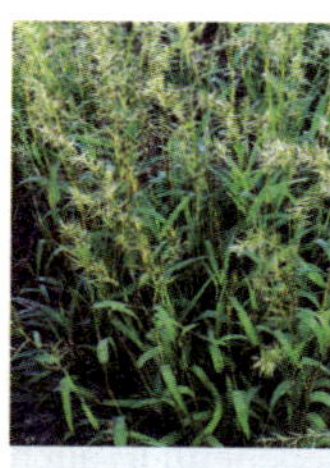

Palmarosa Lymphöl

Cistrose, Immortelle, **Palmarosa,** Wacholderbeere, Zypresse; Ringelblumen in Olivenöl; Mandel-, Sanddornfruchtfleischöl

Die frisch-krautige und auf der Haut dann leicht herb duftende Aromamischung ist überaus hautpflegend und hat sich bei Lymphödemen bestens bewährt.

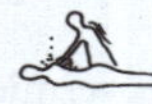

Täglich morgens und am frühen Nachmittag die gestauten Hautpartien herzwärts ausstreichen. Wichtig ist, die Haut vorher mit einem Hydrolat anzufeuchten. Geeignet sind *Immortellen-*, *Myrten-* und *Pfefferminzhydrolat*.

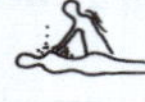

Als begleitendes Öl während einer professionellen Lymphdrainage.

Handseife Ingwerkick

Combava, Ingwer, Limette, Rosmarin, Sandelholz, Zeder; neutrale Grundlage

Der vordergründig frische, herb-krautige Duft entfaltet beim Waschen einen nachhaltigen herb-holzigen Geruch auf der Haut. Die Handseife eignet sich natürlich auch zur Waschung der Beine, denn der Duft regt nicht nur den Geist, sondern auch die Durchblutung an.

Einen Dosierspritzer aus der Spenderflasche für die Waschung der Beine oder 2–3 Tr. (1 TL) ins Waschwasser geben. Die Waschung wird mit Streichungen von der Peripherie zum Herzen und von unten nach oben ausgeführt.

Lavendel-Zypressen-Öl

Lavendel, Lemongras, Myrte, Schafgarbe, Wacholderbeere, Zypresse; Ringelblumen in Mandelöl. (Hautspray Schüttel-Emulsion: Myrten-, Rosenhydrolat)

Das »Venenöl« mit dem gesunden, krautigen Duft beruhigt schmerzhafte Venen. Anwendungen mit dieser Duftmischung haben sich bei durchblutungsfördernden, gefäßstabilisierenden und entschlackenden Maßnahmen bewährt und sind eine Wohltat bei Ödembildung.

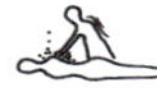

Anwendung siehe *Palmarosa Lymphöl.*

Lavendel-Zypressen-Öl kühlend

Lavendel, Lemongras, Myrte, Pfefferminze, Schafgarbe, Wacholderbeere, Zypresse; Ringelblumen in Mandelöl. (Hautspray Schüttel-Emulsion: Myrten-, Pfefferminzhydrolat)

Der Zusatz von Pfefferminzöl und Hydrolat in der Schüttelemulsion verschafft insbesondere Fiebernden oder schnell schwitzenden Menschen sowie an heißen Tagen eine zusätzliche Kühlung und angenehme Erfrischung. Die praktische Schüttelemulsion erübrigt ein zusätzliches Einsprühen mit Hydrolat.

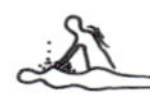

Anwendung siehe *Palmarosa Lymphöl.*

Waschzusatz Pfefferminz-Niaouli

Niaouli, Pfefferminze; Jojobawachs, Sesamöl; neutrale Grundlage

Der bewährte Waschzusatz, der ohne großen Aufwand immer einsatzbereit ist, wenn eine den Lymphfluss anregende Waschung erwünscht ist. Insbesondere an heißen Sommertagen eine willkommene Abwechslung.

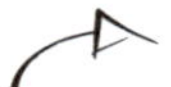

Anwendung siehe *Handseife Ingwerkick*

Hydrolate

Morgens, zwischendurch beim Hochlegen der Beine, abends wie auch begleitend zur Lymphdrainage können die Beine mit einem Hydrolat besprüht werden. Im Sommer ist es sinnvoll, das Hydrolat im Kühlschrank zu lagern. Manche Menschen sprühen das Hydrolat auf die gewickelten Beine, die Erfrischung tut einfach tut.

- Myrtenhydrolat
- Weihrauchhydrolat
- Weißtannenhydrolat

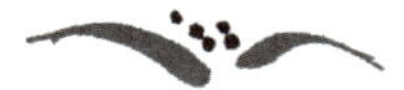

7 Kopf und Gesicht

Erkrankungen sowie Schmerzen am Kopf und im Gesichtsbereich sind nicht nur anstrengend, sondern beeinträchtigen das Allgemeinbefinden auf besondere Weise. Die Betroffenen sind meist nicht fähig, einen klaren Gedanken zu fassen, und nehmen nur noch ungern am Geschehen um sie herumteil. Die Ursachen für Kopfschmerzen sind vielfältiger Natur, sie können von Föhnkopfschmerz, einem grippalen Infekt, Bluthochdruck oder Migräne bis hin zu Tumorerkrankungen reichen.

7.1 Kopfschmerzen/Föhnkopfschmerzen

Kopfweh kann im Rahmen einer bestimmten Erkrankung oder aber völlig selbstständig, ohne eine andere erkennbare Ursache, auftreten. Letzteres wird in der Fachsprache auch als »primärer« Kopfschmerz bezeichnet. Die wichtigsten Formen sind Migräne, Spannungskopfschmerzen sowie der Clusterkopfschmerz (einseitiger attackenartiger Kopfschmerz). Der Arzt wird eine individuelle Schmerztherapie mit geeigneten Medikamenten verordnen. Auch lohnt es sich, den Apotheker seines Vertrauens zurate zu ziehen, insbesondere, wenn es darum geht, Wechselwirkungen mit anderen Medikamenten zu vermeiden.

Ganzheitliche Empfehlungen

Schmerzen im Kopf sind immer unangenehm, denn die Gedanken können nicht wie gewohnt fließen, es läuft einfach nicht wie am Schnürchen. Bei der einen oder dem anderen kommen auch Ängste hoch, ob das Kopfweh Vorbote einer ernst zu nehmenden Krankheit ist. Oder ist es am Ende doch nur wetterbedingt? Grundsätzlich ist es auch immer sinnvoll zu hinterfragen, worüber Sie sich derzeit möglicherweise den Kopf zerbrechen. Sind die Kopfschmerzen stressbedingt, dann helfen z.B. oft die **homöopathischen Arzneien** Coffea oder Nux vomica. Erstere steht für den euphorischen Kopfschmerz und ist das erste Anzeichen des Organismus, dass es gut wäre, einen Gang zurückzuschalten. Nux vomica wiederum ist aus homöopathischer Betrachtungsweise der Kopfschmerz der Gereiztheit, der durch negative Äußerungen über alles Mögliche deutlich zum Ausdruck kommt. Alles wird aus einem ablehnenden Blickwinkel heraus beurteilt.

Natürlich hat die Homöopathie noch weitaus mehr Arzneien zur Auswahl, die hier nicht alle zur Sprache kommen können. Aber bereits anhand dieses kleinen Einblicks erkennen Sie, dass die Homöopathie sehr umfassend beobachtet. Allein das hilft oftmals schon, das eigene Tun aus einer anderen Perspektive zu betrachten und sich dann doch eine Pause zu gönnen, die Dinge leichter zu nehmen und mit etwas mehr Fröhlichkeit und Gelassenheit zu betrachten, kurzum: sich zu beruhigen und entspannen. Nicht selten führen nämlich Nackenverspannungen zu Kopfschmerzen und rufen zum Innehalten auf, dann sind u.a. **Massagen** oder **warme Wickel** gefragt. Manchmal aber ist der Kopfschmerz schlichtweg bedingt durch zu wenig bzw. falsche Flüssigkeitsaufnahme, d.h. zu viel Süßgetränke oder vor allem Alkohol.

Aromapflege

Hilfreich sind entkrampfende und schmerzstillende Aromaauflagen auf Stirn und Nacken. Entspannende, wohlriechende ätherische Öle und Aromamischungen lindern zusätzlich.

Ein wirksames Dufttrio gegen Kopfschmerzen jeder Art bietet das *Allgäuer-Föhn-Öl:* Zum erfrischenden Öl der Pfefferminze gesellen sich die krautigen und klaren ätherischen Öle von Lavendel und Myrte. Nicht nur der Duft, auch die erfrischende Wirkung ist allseits beliebt. Zwar hat das naturreine Pfefferminzöl nicht dieselbe stark kühlende Wirkung wie ein herkömmliches Öl aus Minzauszügen, das meist nur aus reinem Menthol besteht und dem in der Regel Alkohol zugesetzt wird, dafür ist es absolut naturbelassen und damit qualitativ hochwertiger.

Als Trägeröle für die ätherischen Düfte im *Allgäuer-Föhn-Öl* dienen das zart nussige Sesamöl und das ebenfalls leicht nussartig riechende Jojobawachs. Der hitzeliebende Jojobastrauch wird in trockenheißen Ländern wie Israel, Nordmexiko, Peru und Südkalifornien kultiviert. Wie in Kap. 1.3.3.2 (S. 68) beschrieben, zählt das Öl der **Jojobanuss** aufgrund seiner chemischen Eigenschaften zwar zu den Wachsen, aber da es schon bei 7 °C flüssig wird, hat sich auch die Bezeichnung Jojobaöl eingebürgert. Es eignet sich hervorragend zur Hautpflege und ist Bestandteil vieler Naturkosmetikprodukte und Aromamischungen, denn im Gegensatz zu den meisten fetten Pflanzenölen ist es relativ lange haltbar, und zwar bis zu drei Jahre. Insbesondere zum Verdünnen von ätherischen Ölen ist Jojobawachs bestens geeignet, da es einen nur geringen Eigengeruch aufweist und so der Duft ätherischer Öle gut erhalten bleibt.

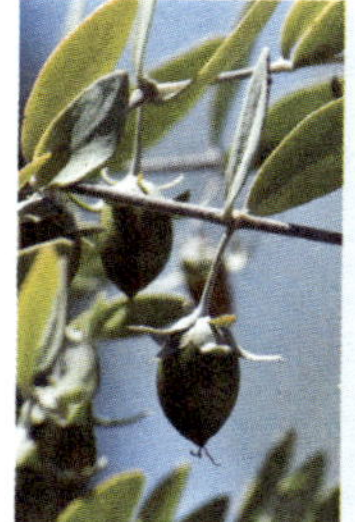

Allgäuer-Föhn-Öl

Lavendel, Myrte, Pfefferminze; Sesamöl; **Jojoba**wachs

Die krautig-minzige Ölmischung bietet bei Wetterfühligkeit, Kopfschmerzen, niedrigem Blutdruck sowie Konzentrationsschwäche eine angenehme Erfrischung. Bei Föhnfühligkeit hat sie sich vielfach bewährt, in Regionen ohne Föhnwind hilft die Duftmischung bei Wetterfühligkeit.

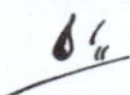

Bei Bedarf 1 Tr. auf die Schläfen oder den Nacken auftragen.

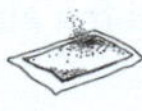

Ca. ½ TL auf eine feuchtkalte Kompresse geben und auf Stirn oder Nacken auflegen. Das kann nach Bedarf wiederholt werden und verschafft eine anhaltende, leichte Kühlung.

Während einer homöopathischen Behandlung nur in Absprache verwenden.

Konzentrationsöl frisch

Ho-Sho, Myrte, Nanaminze, Pfefferminze, Rosenholz (Hautspray: Pfefferminz-, Rosenhydrolat; Ethanol)

Der frische, minzige Duft kühlt, wirkt entkrampfend und bringt angenehme Linderung.

Bei Bedarf 1–2 Tr. mit einer Handvoll Wasser auf den Nacken des Patienten geben und mit Pusten verteilen: Dazu blasen Sie leicht über seinen Nacken und bewegen Ihre beiden Handrücken mit schnellen Aufwärtsbewegungen zum Haaransatz (der Handrücken berührt den Hals nur oberflächlich).
Diese frische Brise ist auch für die Pflegenden an heißen Arbeitstagen eine herrliche Erfrischung.

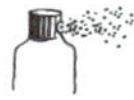

Mit 1–2 Sprühstößen einen Sprühnebel auf das Gesicht (Augen schließen!) und in den Nacken auftragen. Dies kann nach Bedarf wiederholt werden.

Während einer homöopathischen Behandlung nur in Absprache verwenden.

Reine ätherische Ölmischung nicht auf die Haut auftragen.

Ätherische Öle in Jojobawachs

Ätherische Öle in einer Jojobawachs-Verdünnung sind sehr gut geeignet zur Anwendung als Naturparfüm. Schmerzlindernd und beruhigend bei Kopfschmerz wirken:

- Lavendel 10 %
- Melisse 10 %

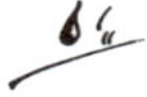

Bei Bedarf mehrmals täglich 1 Tr. punktuell auf die Schläfen auftragen.

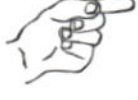

Bei Verspannungen und Wärmebedürfnis 2–3 Tr. auf den Nacken auftragen und dann zusätzlich eine Bienenwachsplatte, ein Moorkissen, ein Kirschkern- oder Kräutersäckchen aufwärmen und als Nackenauflage verwenden. Auch ein angewärmter Wollschal hilft.

Pfefferminzhydrolat

Eine einfache und schnelle Möglichkeit der Erfrischung, die nach Bedarf angewendet werden kann oder in Kombination mit dem *Allgäuer-Föhn-Öl* oder dem *Konzentrationsöl frisch*.

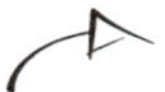

Anwendungen siehe *Konzentrationsöl frisch*.

7.2 Gesichtsschmerzen (Gesichtsneuralgien)

Mögliche Ursachen von Gesichtsschmerzen können Nervenschmerzen (Neuralgien) sein. Als häufigste Beschwerdeform ist hier die **Trigeminusneuralgie** zu nennen, die teils Folge anderer Erkrankungen, teils unbekannter Ursache sein kann. Die dabei auftretenden, äußerst intensiven Schmerzen schießen oft blitzartig ein und werden als schneidend oder bohrend empfunden. Diese Schmerzen werden zu den am stärksten vorstellbaren Schmerzen gezählt.

Ausgelöst werden sie durch sogenannte Triggerreize (engl. trigger = Auslöser) wie etwa die Berührung der Wange oder ein kalter Luftzug, z.B. durch zu kalt eingestellte Klimaanlagen im Auto.

Eine **Gesichtsrose** infolge einer Herpes-zoster-Infektion kann ebenfalls akute und chronische Beschwerden an den betroffenen Nervenendigungen im Gesicht auslösen. Nach überstandener Erkrankung setzt sich mitunter eine unangenehme Gesichtsneuralgie fest.

Auch Beschwerden der Kaumuskulatur und des Kiefergelenks können Gesichtsschmerzen verursachen. Daneben gibt es zahlreiche Ursachen im Bereich des Schädelinneren. Dazu zählen etwa ein Schlaganfall, Hirntumore oder Veränderungen im Bereich der Hirnnerven.

Ganzheitliche Empfehlungen

Eine medikamentöse Behandlung ist bei neuralgischen Schmerzen eigentlich unumgänglich, lassen Sie sich deshalb unbedingt von einem Arzt beraten, der in der Schmerztherapie erfahren ist, und ziehen Sie auch Ihre Apothekerin hinzu.

Trotzdem sind Schmerzmittel allein nicht ausreichend. Der Patient profitiert am meisten, wenn schulmedizinische mit komplementären Therapiemöglichkeiten kombiniert werden. So kann beispielsweise bei Verspannungen des Kaumuskelapparates oder Ungleichheiten in den Kiefergelenken die **Behandlung durch einen Physiotherapeuten oder eine Masseurin** eine sehr große Hilfe sein, sei es mittels Lymphdrainage, Cranio-Sacral-Therapie, Osteopathie oder eine fachgerechten Massage der betroffenen Kaumuskulatur.

Wie immer muss vorab geklärt werden, wer für die zusätzlich anfallenden Kosten aufkommt, denn nur wenige Komplementärmethoden werden von den Krankenkassen anerkannt Hier sind dann unter Umständen die Angehörigen gefragt, die, statt Blumen ins Krankenzimmer mitzubringen, vielleicht die Kosten für eine Manualtherapie übernehmen – auch das sind willkommene Geschenke.

Die meisten Betroffenen lehnen Kälte ebenso wie extreme Wärme oder festes Einpacken des Kopfes ab. Bewährt haben sich hier **leichte Auflagen** aus dünner Heilwolle oder besser aus reiner Seide. Das leichte Gewebe hält Kälte ab und wärmt sanft.

Homöopathisch wird bei Nervenschmerzen das Arzneimittel Hypericum eingesetzt. Mehrmals täglich in mittleren Potenzen oder einmalig eine sehr hohe Potenz kann Linderung bringen.

Aromapflege

Die Anwendung von Aromamischungen kann Linderung bringen und bedeutet vor allem eine wohltuende Zuwendung, deren Einfluss auf das körpereigene Schmerzsystem nicht zu unterschätzen ist. Zwar kann auch eine Aromamischung den Schmerz nicht wegzaubern, aber zumindest verringern. Die Wirkung von ätherischen Ölen auf das Limbische System im Gehirn ist vielfach bewiesen. Ihr angenehmer Duft löst die vermehrte Ausschüttung körpereigener Endorphine (Botenstoffe zur Schmerzreduzierung) aus, sodass unter Umständen sogar die Gabe allopathischer, also herkömmlicher Schmerzmittel reduziert werden kann, was wiederum eine Entlastung der Leber bedeutet.

Soll eine Schmerzbehandlung ganz gezielt mit ätherischen Ölen erfolgen, sei es zunächst als ausschließliche oder als begleitende Maßnahme, wenn z.B. die Grenze der Medikation erreicht ist oder eine Entlastung von Leber und Niere erforderlich ist, müssen die dafür geeigneten Aromamischungen ärztlich angeordnet werden (siehe rechts). In einer solchen Mischung sollte dann **Cajeput**öl nicht fehlen (siehe auch S. 371f.). Es zählt mit Lavendel, Pfefferminze, Römischer Kamille, Nelkenknospe, Tonkabohne, Zimtrinde und Pfeffer zu den »Schmerzölen«, ist aber in der Medizin noch relativ unbekannt. Das Cajeputöl ist zwar – wie Eukalyptusöl – reich an 1,8-Cineol, weshalb es nicht selten mit ihm verwechselt wird, aber für die Schmerzlinderung ist vor allem sein Gehalt an p-Cymen maßgebend. Cajeputöl ist gut hautverträglich und kann bei normaler Hautsituation auch einmal pur aufgetragen oder in medizinischen Aromamischungen hoch dosiert werden.

In Indonesien, wo das Öl destilliert wird, säumt der Cajeputbaum, ein Myrtengewächs, ganze Flussufer und bestimmt häufig das Landschaftsbild mit seinen meist weißen Blüten. Die Blätter für die Ölgewinnung stammen aus nachhaltiger Wildsammlung. Sie geben einen fein-fruchtig aromatischen bis campherartigen Duft ab, wenn man sie knickt, obwohl das Öl keinen Campher enthält. In Mitteleuropa wie Afrika findet sich die Hybrid-Variante Callistemon oder auch Pfeifenputzer- oder Zylinderputzerbaum mit den wunderbaren großen rot leuchtenden Blüten. Das Myrtengewächs liebt wie seine verwandte Duftpflanze Cajeput einen sonnigen Platz, Feuchtigkeit und im Winter einen Platz im Haus.

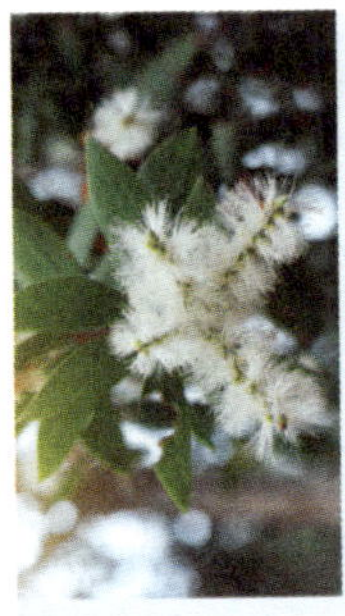

Rezeptur

7 Tr. *Chamaemelum nobile* (Römische Kamille)
10 Tr. *Lavandula angustifolia* (Lavendel)
25 Tr. *Melaleuca cajeputi* **(Cajeput)**
10 Tr. *Mentha × piperita* (Pfefferminze)
7 Tr. *Piper nigrum* (Pfeffer schwarz)
5 Tr. *Syzygium aromaticum* (Nelkenknospe)
ad 25 ml *Oleum Hyperici* (Johanniskrautöl) und 5 ml *Oleum Calophyllum inophyllum* (Tamanuöl)

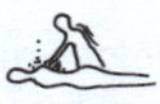

Die intensiv minzig und frisch-würzig riechende Ölmischung kann sanft und sparsam auf die betroffene Gesichtsseite aufgetragen werden.

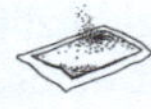

1 TL auf eine Kompresse geben und auf die betroffene Gesichtsseite auflegen, das Ganze dünn mit Heilwolle abdecken und mit einem Seidentuch leicht fixieren.

Ätherisch-Öl-Mischungen zur Schmerzbehandlung sind aufgrund ihres Einsatzes und der erforderlichen hohen ätherischen Ölkonzentration immer Rezepturarzneimittel und müssen vom Arzt verordnet und in einer Apotheke zubereitet werden.

Melisse 10 %

Melisse, Jojobawachs

Die Melisse wirkt hier vor allem beruhigend und lösend.

Bei Bedarf mehrmals täglich punktuell im Verlauf des Nervenstranges vorsichtig aufbringen.

Massageöl Tonka

Atlaszeder, Bergamotte, Cajeput, Kamille röm., Tonkabohne; Arnika in Olivenöl, Johanniskraut in Oliven-, Sonnenblumenöl.

Das intensiv krautig-balsamisch duftende Massageöl eignet sich für eine wärmende und zugleich entspannende Einreibung bei schmerzhaften Prozessen. Es kommt zur Verwendung, wenn entweder kein Pfefferminzöl wie in der Rezeptur oben erwünscht ist, oder kein Nelkenknospen- und Zimtrindenöl wie im *Massageöl wärmend*.

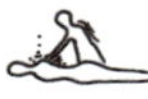

Bei Bedarf auf die betroffenen Hautareale sanft auftragen oder einmassieren, sie verbreitet wohltuende Wärme.

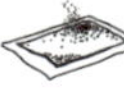

2–3 TL für eine wohltemperierte Ölkompresse, diese einige Stunden lang oder über Nacht auflegen. Die Kompresse am besten dünn mit Heilwolle abdecken und mit einem Seidentuch leicht fixieren. Sollte intensive Wärme erwünscht sein, kann zusätzlich ein erwärmtes Gel-, Kräuter- oder Moorkissen aufgelegt werden, sofern das Gewicht nicht zu schwer ist.

Nicht bei intensiver Sonneneinstrahlung anwenden, da die Mischung Zitrusöl enthält.

Massageöl wärmend

Eisenkraut Anden, Ingwer, Nelkenknospe, Pfeffer, Zimtrinde; Arnika in Oliven-, Johanniskraut in Olivenöl; Calophyllum-inophyllum-Öl

Die würzig-warme Aromamischung ist zur Pflege bei leichteren Nervenschmerzen einen Versuch wert. Aufgrund der ätherischen Gewürzöle aus Nelkenknospen, Zimtrinde und Ingwer sowie dem Wirkstofföl Calophyllum inophyllum wirkt sie erwärmend und unterstützt schmerzlindernde Maßnahmen. Das Eisenkrautöl gibt den würzigen Ölen eine frische Note. Arnika- und Johanniskrautöl pflegen und durchbluten die Haut auf angenehme Weise.

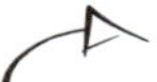

Anwendungen siehe *Massageöl Tonka*.

8 Augen, Ohren, Mund

8.1 Augenpflege/Augenentzündungen

Die Augen werden normalerweise beim täglichen Waschen (ohne Zusätze) gepflegt. Erst bei Problemen wie zu starker Tränenabsonderung und bei Entzündungen wird mehrmals täglich eine spezielle Pflege der Augen notwendig.

Augenentzündungen können verschiedene Ursachen haben: Bei Patienten, die mit Chemotherapie behandelt werden, aber auch bei ganz banalen grippalen Infekten, kann es aufgrund der trockenen Schleimhäute schneller als sonst zu Augeninfektionen kommen. Kontaktlinsenträger sollten in diesen Fällen auf das Tragen der Linsen besser verzichten.

Auch bewusstseinsgetrübte Patienten bedürfen einer speziellen Augenpflege. Durch reduzierten oder fehlenden Lidschlag ist der Schutz- und Selbstreinigungsmechanismus der Augen gestört. Die Folge: die Hornhaut wird nur noch ungenügend befeuchtet, Keime können sich ungehindert einnisten und Entzündungen verursachen. Werden diese Ausfälle nicht pflegerisch kompensiert, kann der Patient irreversible Sehschäden erleiden.

Ganzheitliche Empfehlungen

Achten Sie darauf, dass **Brillenträger** unmittelbar nach einem Unfall oder einer Operation schnellstmöglich ihre Gläser wieder erreichen können. Vielleicht benötigen sie sogar Ersatz, weil die Brille zu Bruch gegangen ist. Es geht bei der Krankenpflege eben nicht nur um Essen, Trinken und Waschen, sondern auch um scheinbar kleine, aber für die Lebensqualität enorm wichtige Utensilien. Zu diesen zählt heutzutage auch das Handy, denn sehen, lesen und kommunizieren können heißt, trotz Krankheit den Kontakt zur Außenwelt und zu den Lieben nicht zu verlieren. Kranke und Pflegebedürftige, die das nicht mehr können, ziehen sich oftmals zurück und verfallen in Depressionen.

Bei einfachen Augenentzündungen hilft übrigens ein kleines, wunderschönes Pflänzchen: der **Augentrost.** Besorgen Sie sich in der Apotheke fertig abgepackte Augentropfen in Einzelampullen, diese sind unkompliziert und überall anwendbar.

Aromapflege

Hydrolate sind optimal zur Augenpflege, vor allem *Rosenhydrolat.* Es wird in Bulgarien aus der *Rosa alba* gewonnen und hat einen angenehm zarten Rosenduft. Die *Stadelmann*®-Hydrolate werden unter sterilen Bedingungen und frei von Zusätzen abgefüllt. Zudem sind sie mit einem Sterilfilter versehen, sodass auch nach Anbruch keine Verkeimungsgefahr entstehen kann.

Manche Hersteller fügen ihren Hydrolaten stattdessen Alkohol zu, um sie zu stabilisieren, also vor Verkeimung zu schützen und länger haltbar zu machen. Für die Befeuchtung der Augen wäre Alkohol jedoch fatal. Vergewissern Sie sich deshalb immer anhand des Etiketts, dass dem Hydrolat kein Alkohol beigemischt wurde. Interessanterweise kann im Rosenhydrolat dennoch ein natürlicher Gehalt von bis zu 5 % (Flächenprozent) Alkohol vorkommen, der aber als absolut unkritisch gilt. (Mehr zu Hydrolaten siehe Kap. 1.3.2, S. 60–63.)

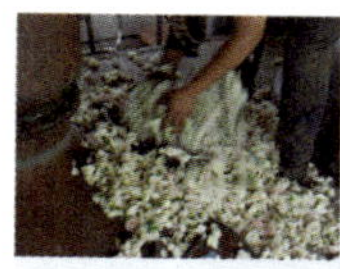

Rosenhydrolat

Zart nach **Rosa alba** duftendes Pflanzenwasser, das wohltuend und entspannend für die Augen ist.

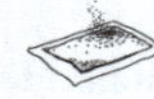

Zur Augenreinigung können die Augen mit einem in *Rosenhydrolat* getränkten Tupfer ausgewischt werden. Bei Lidverletzungen oder Entzündungen sterile Tupfer verwenden. Dabei werden die Lidränder von oben außen nach innen und weiter nach unten außen (in einem Zug) ausgewischt, dann frischen Tupfer benutzen.
Anschließend eine frische mit *Rosenhydrolat* getränkte Kompresse auf die Augen auflegen und ca. 15 Minuten einwirken lassen – eine wunderbare, zart duftende Hilfe.

Weitere Hydrolate

- Myrtenhydrolat
- Nerolihydrolat

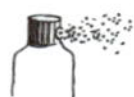

Anwendung siehe *Rosenhydrolat.*

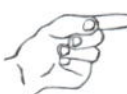

Haben sich die Augen aufgrund von reduziertem oder fehlendem Lidschlag entzündet, so eignet sich zu deren Reinigung und Pflege auch eine 0,2%ige Spüllösung aus Lavendelöl oder der Aromamischung *Sitzbad* in isotonischer Kochsalzlösung. Die Spüllösung muss als Rezepturarzneimittel verordnet und angefertigt werden.

8.2 Ohrenpflege

Die Ohren sind in ihren äußeren und mittleren Anteilen besonders schmerzempfindlich. Die feine Haut, die Knochen und Knorpel umgibt, ist von zahlreichen Nerven durchzogen.

Ganzheitliche Empfehlungen

»Hast du daran gedacht, deine Arzneien zu nehmen? Gönn dir doch Ruhe! Isst du ausreichend? Trinkst du genug?« – Manche Pflegebedürftigen werden auch schwerhörig, weil sie die Ermahnungen, die ständig auf sie einprasseln, nicht mehr hören wollen. Denken Sie daran: Kranke und alte Menschen sind keine kleinen Kinder. Sprechen Sie mit ihnen in einem angebrachten und achtsamen Ton. Es darf übrigens jeder Angehörige und jede Pflegefachkraft sich schützend vor einen Patienten oder Heimbewohner stellen, um andere Menschen auszubremsen, die mit ständigen Ermahnungen den Betroffenen zusetzen und sie so zusätzlich belasten.

Aromapflege

Die Schleimhäute in den Ohren werden mit zunehmendem Alter trocken, was zu einem unangenehmen Juckreiz im Ohr führen kann. Auch hier hat sich die Befeuchtung mit Hydrolaten bestens bewährt, um Infektionen vorzubeugen. Vor allem Myrten-, Neroli- und Rosenhydrolat sind zu empfehlen. Das **Neroli**hydrolat ist ein Nebenprodukt aus der Destillation der Wildorangenblüten und duftet im Gegensatz zum intensiven blumig-süßlichen Neroliöl nur dezent frisch und feinblumig. Dennoch ist es ein wunderbar hautpflegendes Hydrolat.

Es ist ratsam, die Hydrolate immer wieder zu wechseln, wenn ein Fläschchen aufgebraucht ist, um dem Riechsinn öfter etwas Neues zu bieten.

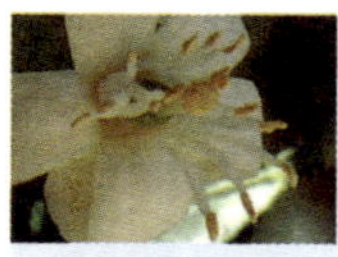

Nerolihydrolat

Das leicht blumig-frisch duftende Pflanzenwasser eignet sich gut zur Hautpflege.

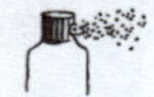

Ein Sprühstoß genügt zur Befeuchtung der Ohreingänge. Alternativ wird der Ohreingang vorsichtig mit einem gut getränkten Watteträger befeuchtet.

Weitere Hydrolate

- Myrtenhydrolat
- Rosenhydrolat
- Thymianhydrolat
- Weihrauchhydrolat
- Weißtannenhydrolat

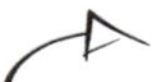

Anwendung siehe *Nerolihydrolat.*

8.2.1 Ohrenschmerzen/Ohrentzündungen

Erkrankungen in einem oder beiden Ohren rufen oft ziemliche Beschwerden hervor. Das Mittelohr ist über eine Verbindungsröhre, Eustachische Röhre oder Ohrtrompete genannt, mit dem Nasen-Rachen-Raum verbunden. Atemwegsinfekte können sich auf diesem Weg ins Mittelohr ausbreiten und so leicht zu einer Mittelohrentzündung führen. Diese Erkrankungen müssen dann ärztlich behandelt werden.

Ganzheitliche Empfehlungen

Eine wirklich hilfreiche Methode auch beim Ohr ist, die **Lymphe zum Fließen zu bringen.** Klopfen Sie hierzu zart mit den Fingern hinterm Ohr beginnend bis hinab zum Schlüsselbein. Das aktiviert den Speichelfluss im Mund, und auch rund um das Ohr und den Hals werden die Lymphe aktiv.

Bei Ohrenschmerzen und -entzündungen helfen neben dem Befeuchten (siehe oben) auch **Zwiebelauflagen. Wärme** tut ebenfalls gut: dazu das Ohr entweder mit einem Wollschal bedecken oder Heilwolle auflegen.

Bei akuten Ohrenschmerzen können die **homöopathischen Mittel** Hepar sulfuris, Magnesium phosphoricum oder Mercurius hilfreich sein. Lesen Sie bitte in einem Homöopathie-Buch genau nach oder holen Sie sich Rat in einer Apotheke oder bei einer Fachperson. Eine falsch gewählte Arznei verändert das Symptomenbild und eine weitere Arzneiwahl wird schwierig.

Aromapflege

Aromamischung der ersten Wahl ist hier das *Johanniskraut-Lavendel-Öl*, wenn es um entzündungshemmende und erwärmende Maßnahmen geht. Mit einer Einreibung hinter dem Ohr werden also nicht nur die Lymphbahnen angeregt. In der Mischung mit dem beliebten Lavendel erhält das Öl eine feine Duftnote und zudem wirkt es beruhigend auf das Nervenkostüm, denn Ohrenschmerzen sind unangenehme Schmerzen. Achten Sie auch darauf, den Kopf warm einzupacken und keine kühle Zugluft abzubekommen.

Die **Lavendel**pflanze gehört zu den wichtigsten Ätherisch-Öl-Lieferanten. Sie ist auch ein reizvolles Mitbringsel fürs Krankenzimmer oder das Pflegeheim. Viele Menschen lieben es, mit den Fingern durch die Pflanze zu streifen und sich an ihrem Duft zu erfreuen – was zudem eine schöne Übung für Menschen mit eingeschränkter Fingerfertigkeit ist, vor allem dann, wenn Spaziergänge im Garten nicht mehr möglich sind.

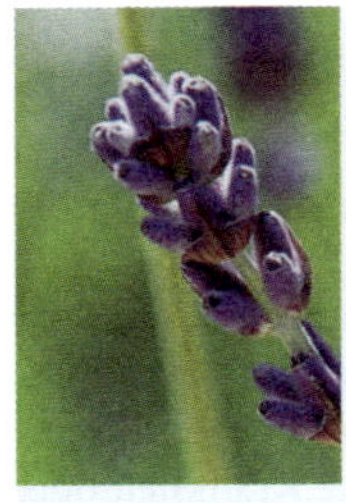

Johanniskraut-Lavendel-Öl

Lavendel; Johanniskraut in Olivenöl

Die Aromamischung mit dem typischen weichen Duft des Johanniskrautöls und der zarten Lavendelnote wirkt beruhigend und ist wohltuend bei Ohrentzündungen. Die erwärmende Wirkung des Johanniskrautöls ist seit Jahrzehnten in der Volksheilkunde bewährt und hilft, Schmerzen zu lindern.

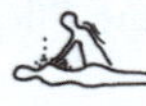

3–4 Tr. stündlich hinter dem Ohr einreiben.

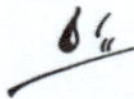

1–2 Tr. auf ein Stück Heilwolle geben und in den Ohreingang legen.

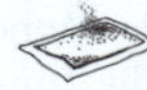

Die Aromaanwendungen werden durch einen zusätzlichen Zwiebelwickel noch verstärkt. Legen Sie dazu ein zimmerwarmes Päckchen aus kleingehackten Zwiebeln, die Sie in eine ES-Kompresse gewickelt haben, auf das betroffene Ohr und decken Sie alles gut mit vorgewärmter Heilwolle ab. Befestigen Sie das Ganze mit einem Stirnband oder einem Wollschal oder einem fertigen Ohrwickel (Bezugsadresse im Anhang).

Engelwurzbalsam

Angelikawurzel, Majoran, Thymian; Johanniskraut in Olivenöl; Bienenwachs, Wollwachs

Die intensiv krautig und erdig riechende Salbe eignet sich gut bei Ohrenschmerzen. Eine Einreibung oder warme Auflage beruhigt gereizte Schleimhäute und bringt die Lymphe zum Fließen.

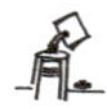

3 Mal täglich die Salbe hinterm Ohr und am Hals entlang sanft mit klopfenden Bewegungen einreiben (siehe S. 224).

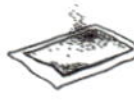

2 TL für eine temperierte Ölkompresse, die auf das Ohr aufgelegt wird. Die temperierte Ölkompresse speichert die Körperwärme und kann als entspannende Auflage für einige Stunden liegen bleiben.

8.3 Mund und Zähne

Mund und Zähne (einschließlich Zahnersatz) zählen zu den wichtigsten Pflegebereichen eines erkrankten Menschen.

Ist die Mund- und Zahnhygiene mangelhaft, kann dies nicht nur sehr unangenehmen Mundgeruch verursachen, der die zwischenmenschliche Kommunikation stark belastet, sondern auch zu Folgekrankheiten führen.

In Fällen, in denen der Mundbereich bereits durch eine Krankheit oder einen Unfall in Mitleidenschaft gezogen wurde, ist eine achtsame Pflege umso wichtiger.

8.3.1 Lippenpflege

Schon bei banalen Erkrankungen beginnen bei vielen Menschen die Lippen trocken zu werden, ein auffälliger Mundgeruch entsteht und die Mundschleimhaut wird empfindlich. Der Mundraum wird trocken und die Zunge verändert sich auffällig.

Insbesondere ältere und abwehrgeschwächte Menschen sind anfällig für Infektionen und Schäden im Bereich der Mundschleimhaut. Da sie sich oftmals nicht mehr selbstständig um eine ausreichend konsequente Mundhygiene kümmern können, spielt die Prävention eine große Rolle im Pflegealltag (siehe Kap. 3.5, S. 104–108), aber auch die Behandlung von Erkrankungen und Verletzungen der Mundschleimhaut.

Ganzheitliche Empfehlungen

Die Lippen bedürfen einer achtsamen und zarten Pflege. Solange sie geschmeidig und weich sind, fühlen die Menschen sich meist wohl und tauschen auch noch gerne einen Kuss mit ihren Lieben. Anders dagegen bei trockenen Lippen, dann ist die Zunge ständig darum bemüht, die Lippen zu befeuchten, was allerdings nur kurz anhält. Ist dies nicht möglich, weil auch die Mundhöhle trocken ist, dann beginnt ein Circulus vitiosus.

Legen Sie einen **Lippenbalsam** immer in Reichweite des Pflegebedürftigen, damit er sich so lange wie möglich selbst pflegen kann, und sorgen Sie auch für eine gute **Luftbefeuchtung** im Raum. Ein Zimmerbrunnen tut gut und sein Plätschern bringt etwas Lebendigkeit ins Krankenzimmer.

Aromapflege

Der Aromabalsam *Lippenpflege* pflegt die Lippen von Kranken und Gesunden gleichermaßen. Der vanilleähnliche Duft, der die Creme prägt, stammt von **Benzoe** Siam, einem Extrakt, der aus dem Harz des Styraxbaums gewonnen wird. Dieses zähflüssige Öl stammt meist aus Thailand (früherer Name: Siam) und zählt in der Aromatherapie zu den sogenannten Basisnoten, d.h. sein Duft ist eher schwer und langanhaltend. Deshalb wird es auch in Aromamischungen immer sparsam dosiert. Benzoe Siam zählt zu den sehr hautverträglichen und zellerneuernden Ölen, sein Duft beruhigt und harmonisiert.

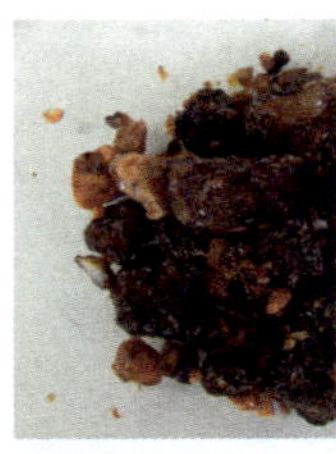

Lippenpflege

Benzoe Siam; Neroli-, Rosenhydrolat; Mandel-, Sesamöl; Bienen-, Jojobawachs, Sheabutter

Die Creme mit dem balsamischen Duft auf der Basis der afrikanischen Sheabutter zählt zu den sanften Pflegemaßnahmen für empfindliche Lippen, sie ist angenehm weich und geschmeidig.

Nach jeder Mundpflegeanwendung auftragen. Bei rauen und trockenen Lippen mehrmals täglich nach Bedarf.

8

Lippenbalsam

Melisse; Melissen-, Rosenhydrolat; Mandel-, Sesamöl;
Bienen-, Jojobawachs, Sheabutter

Der Balsam riecht krautig und typisch nach Melisse. Er dient der Pflege rauer, empfindlicher Lippen. Melissenmischungen sind immer gut geeignet, wenn die Sorge besteht, einen Lippenherpes (siehe unten) zu bekommen.

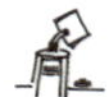

Anwendung siehe *Lippenpflege*.

8.3.1.1 Lippenherpes (Herpes labialis)

Herpes labialis oder Lippenherpes wird durch das sogenannte Herpes-simplex-Virus ausgelöst. Bei der Infektion bilden sich vereinzelte oder in Gruppen auftretende kleine Bläschen an und auf den Lippen, oft auch an den Übergängen zur Mundschleimhaut, auch auf der Zunge oder am Zahnfleisch und am Gaumen. Diese können auch großflächig sein und den Mundraum partiell oder ganz befallen, dann wird von einer Stomatitis herpetica gesprochen, im Volksmund auch als Mundfäule bekannt.

Zunächst verspüren die Betroffenen ein Brennen oder Jucken, dann treten die Bläschen klinisch sichtbar auf und verursachen ein unangenehmes Spannungsgefühl. Nach etwa zwölf Stunden brechen sie auf und verkrusten. Insbesondere bei immungeschwächten Personen kommt es häufig zu einer Sekundärinfektion mit Bakterien, dann heilen diese Verkrustungen oft erst unter Bildung schmieriger Beläge und meist nach zwölf Tagen ab.

Eine Herpes-labialis-Infektion können auch Gesunde bekommen. Ist das Herpesvirus einmal in den Körper gelangt, wird es immer dann aktiv, wenn ein bestimmter Auslöser auftritt. Das kann Stress sein, aber auch UV-Strahlung oder ein bestimmtes Nahrungsmittel.

Ganzheitliche Empfehlungen

Ist der **Herpes-Trigger** bekannt, so ist die beste Vorbeugung, ihn möglichst zu **vermeiden.** Dies ist natürlich einfacher gesagt als getan. Das Allerwichtigste ist, Stress frühzeitig zu erkennen, denn Herpesbläschen sind in vielen Fällen die »rote Karte« eines überforderten Organismus. Aber auch Ekel und extreme Kälte, was im weitesten Sinne auch Stress bedeutet, können Auslöser sein.

Wie so oft, bietet die **Homöopathie** gute Hilfe. Lesen Sie in einem Buch nach oder holen Sie sich fachlichen Rat, ob Arsenicum album, Nux vomica, Rhus toxicodendron, Sepia oder doch Natrium muriaticum Ihr Mittel ist. Hier werden meist tiefe Potenzen verordnet.

Aromapflege

Herpesviren können durch **Melissen**öl gestoppt werden, das haben In-vitro-Studien mittlerweile belegt (siehe Literaturverzeichnis [22], [34]). Melissenöl reduziert auch die Krankheitsdauer um fast fünfzig Prozent, es verkürzt insbesondere die Phase der Krustenbildung und sorgt für eine schnelle Abheilung, das haben weitere Studien gezeigt (siehe Literaturverzeichnis [34]).

Das zitronenartig krautig riechende Öl ist recht teuer, denn zu seiner Gewinnung werden bis zu sieben Tonnen Pflanzenmaterial benötigt. Aus diesem Grund wird es immer sparsam benutzt. Der Großteil des Öls stammt aus Frankreich und den Balkanländern, aber es wird in geringem Umfang auch in Bayern angebaut und destilliert.

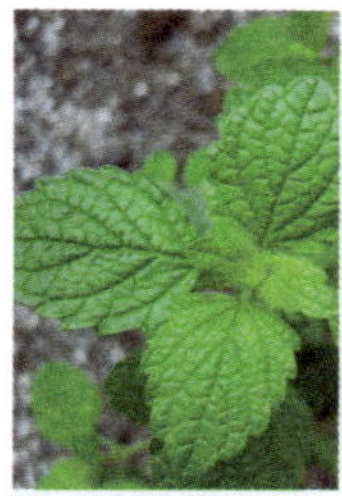

Melissenbalsam

Melisse; Melissen-, Rosenhydrolat; Mandel-, Sesamöl; Bienenwachs, Jojobawachs, Sheabutter

Die zitronig-krautig riechende Creme eignet sich für gereizte Hautpartien. Auch bei juckenden und zur Entzündung neigenden Verletzungen oder Hautarealen sowie bei Insektenstichen hat es sich bewährt.

Bei den ersten Anzeichen von Lippenherpes auftragen und mehrmals täglich wiederholen.

Melissenhydrolat

Ein feiner, leicht grasiger Duft charakterisiert das Melissenhydrolat, das vor allem bei Neigung zu entzündlicher und zu Juckreiz neigender Haut zum Einsatz kommt.

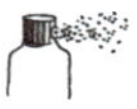

Einen Sprühstoß auf den Herpes oder einen Watteträger geben und das betroffene Areal betupfen. Die Pflegemaßnahme kann alle 1–2 Stunden oder nach Bedarf wiederholt werden.

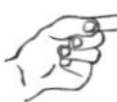

Idealerweise wird das Hydrolat bei äußeren Anwendungen mit dem *Melissenbalsam* kombiniert

---

Melisse 10 %

Melisse; Jojobawachs

Der zitronenartige, frische und doch krautige Duft bringt innere Beruhigung und seelische Entspannung.

Mehrmals täglich 1 Tr. auf den Herpes oder das Hautareal auftragen.

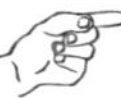

Idealerweise mit dem Hydrolat kombinieren.

8.3.2 Mundpflege

Der Mundraum kann bei Kranken und Pflegebedürftigen schnell zur Problemzone werden. Im Vordergrund steht bei der Pflege meist, einer etwaigen Mundtrockenheit und damit auch Mundgeruch vorzubeugen. Bereits bestehender Mundgeruch kann ein Hinweis von Zahnfleischentzündungen oder Halserkrankungen sein. Muss zeitweilig auf ärztliche Anordnung hin auf Nahrung verzichtet werden (Nahrungskarenz), ist Mundgeruch eine ganz normale, aber unangenehme Begleiterscheinung für die Betroffenen, die Pflegenden und die Angehörigen.

Eine gute Mundpflege ist auch bei Prothesenträgern wichtig, zusätzlich zur gründlichen Reinigung des Zahnersatzes. Außerdem sollte darauf geachtet werden, dass die Prothesen gut sitzen. Im Zweifel muss ein Zahntechniker hinzugezogen werden, denn schlecht sitzender Zahnersatz und Druckstellen verursachen oft Erkrankungen der Mundschleimhaut (siehe Kap. 8.3.2.2, S. 236–240). Zahnprothesen verlieren ihre Passform im Alter, da sich auch die Kieferknochen verändern.

Ganzheitliche Empfehlungen

Ein wertvoller Tipp zur vorbeugenden Mundpflege ist die **Zahnfleischmassage,** vor allem begleitend zu einer Chemotherapie sowie bei Menschen, die schwer krank oder pflegebedürftig sind oder Antibiotika erhalten und meist nicht mehr selbst essen können, sondern mittels Sonde ernährt werden: Nach dem Zähneputzen können Sie das Zahnfleisch des Ober- und

Unterkiefers mit dem Zeigefinger von den Schneidezähnen aus zum Gaumen hin ausstreichen. Dazu wird der Zeigefinger mit einer der Aromamischungen benetzt. Der Druck sollte gerade so fest sein, dass das Zahnfleisch nicht schmerzt. Streichen Sie alle vier Seiten innen und außen aus. Diese Technik aktiviert die Schleimhäute, regt die Durchblutung an, bringt die Lymphe zum Fließen und kräftigt das Zahnfleisch.

Eine Wohltat ist der **Mundpflegetee** der Bahnhof-Apotheke Kempten. Den Kräutertee schluckweise schlürfen oder bei Pflegebedürftigen mit einem speziellen Mundpflegespatel die Schleimhäute regelmäßig damit befeuchten.

Aromapflege

Ätherische Öle und Hydrolate leisten in der Mundpflege gute Dienste. Sie wirken desinfizierend und wundheilend. Oft genügt allein schon ihr Duft, damit die Person sich wieder wohler fühlt.

Für eine wässrige Mundpflege, die vorbeugend dafür sorgt, dass die Schleimhäute nicht austrocknen, eignen sich insbesondere alle Hydrolate (siehe Kap. 1.3.2, S. 60–63) und das *Mundpflegespray* auf der Basis von ausgewählten Hydrolaten und Aloe-Vera-Öl.

Bei entsprechend mobilen Patienten bietet sich auch eine regelmäßige Ölziehkur zur Prophylaxe an (siehe Kap. 3.5, S. 108). Sie eignet sich in der Alten- und Schwerkrankenpflege sowohl dazu, die Mundflora intakt zu halten und Mundgeruch zu vermeiden, wie auch zur Stärkung der Zähne und des Zahnfleisches.

Eine geradezu ideale ätherische Ölmischung für die Mundpflege ist das *Myrte-Rosengeranie-Öl.* Das ätherische Öl der Myrte pflegt die Schleimhäute, wirkt entstauend und schleimlösend. Das ebenfalls enthaltende Öl der **Rosengeranie** ergänzt mit seinem zarten rosenartigen Duft die klare, frische krautige Note der Myrte aufs Beste. Das Rosengeranienöl, das aus Madagaskar, Südafrika, Ägypten und Marokko stammt, wird gerne eingesetzt bei Verdacht auf Pilzerkrankungen, es festigt das Bindegewebe, wirkt desinfizierend und unterstützt wundheilungsfördernde Maßnahmen.

Die Pflanze *(Pelargonie graveolens)* gedeiht als Garten- oder Balkonpflanze auch in unseren Breitengraden, sofern sie im Winter ins Haus darf. Aber auch im Krankenzimmer können Sie diese pflegeleichte Pflanze aufstellen, wo sie Bewohner und Besucher mit ihren duftenden immergrünen Blättern und den zarten kleinen rosa Blüten erfreut. Die Rosengeranie liebt es sonnig und darf auch immer wieder zurückgeschnitten werden, so wird ihr Wuchs buschiger. Außerdem hält sie im Sommer Insekten fern.

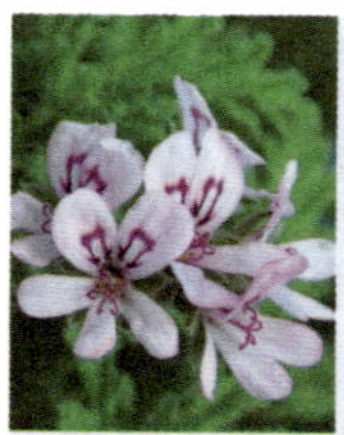

Myrte-Rosengeranie-Öl

Myrte, **Rosengeranie**

Ein leicht blumiger, krautig-erfrischender Duft strömt aus der Flasche. Er festigt das Bindegewebe, ist adstringierend und unterstützt wundheilungsfördende Maßnahmen. Aber auch bei Mundgeruch kann es eingesetzt werden.

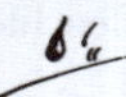

Täglich zum Zähneputzen 1 Tr. auf die Zahnbürste geben.

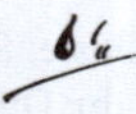

2 Mal täglich oder nach Bedarf eine Mundspüllösung zubereiten. Dazu 1–2 Tr. mit 1 TL Salz vermischen und gurgeln oder spülen.

Mundpflegespray

Manuka, Niaouli, Ravintsara; Rosenhydrolat; Aloe-Vera in Rapsöl

Der zart krautige Duft des wässrigen, leicht öligen Mundwassers ist ideal zur Befeuchtung und Pflege trockener Schleimhäute sowie empfindlichem Zahnfleisch. Es regt den Speichelfluss angenehm an, entzündliche Prozesse in der Mundhöhle werden gehemmt und die Selbstheilung bei Schleimhautläsionen unterstützt.

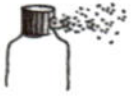

Je nach Zustand der Mundhöhle werden die Mundschleimhäute mehrmals täglich gut eingesprüht oder mit einem gut besprühten Watteträger bepinselt. Zahnprothesen vor dem Einsetzen mit dem *Mundpflegespray* besprühen.

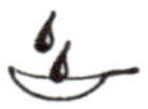

Bei bewusstseinseingeschränkten Patienten ohne Abwehrhaltung empfiehlt sich das regelmäßige Auswischen der Mundhöhle. Hierzu schlingen sich die Pflegenden einen Tupfer um den Zeigefinger der behandschuhten Hand, befeuchten diesen satt mit der Ölmischung und fahren vorsichtig über die gesamte Schleimhaut der Mundhöhle. Im Bereich der Zunge ist darauf zu achten, dass die Wischbewegungen nicht zu nahe an den Rachen gelangen, weil es sonst zum Würgereiz kommen kann. Die Zunge kann auch mit einer weichen Zahnbürste gereinigt werden. Der Tupfer muss natürlich jedes Mal erneuert werden.

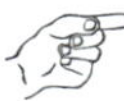

Das ölige Mundwasser kann auch in kleine Eisbonbonförmchen abgefüllt und eingefroren werden. Diese können wachen Patienten (ohne Schluckstörungen) zum Lutschen angeboten werden, um den Speichelfluss anzuregen. Alternativ können Eisstäbchen angefertigt werden. Dazu werden große Watteträger mit dem Mundwasser gut besprüht und eingefroren.

8.3.2.1 Mundtrockenheit (Xerostomie)

Das häufigste Symptom, unter dem schwerkranke Menschen leiden, ist die Mundtrockenheit, bedingt durch Mundatmung, Dehydration, verminderte Speichelsekretion, Infektionen oder als Nebenwirkung von bestimmten Medikamenten sowie Chemotherapie und Bestrahlungen im Gesichtsbereich.

Eine zu geringe Flüssigkeitsaufnahme, Schnarchen, Rauchen, abendlicher Alkoholgenuss und scharfes Essen verstärken die Symptome. Insbesondere Ältere und Pflegebedürftige trinken zu wenig, um nachts nicht zu häufig aufstehen oder aber in die Windel einnässen zu müssen. Ursache für die Mundtrockenheit können aber auch Autoimmunkrankheiten, hormonelle Erkrankungen, Diabetes, psychische Probleme und vieles andere sein.

Ein trockener Mund ist nicht nur unangenehm und kann weitere Krankheiten verursachen, er reduziert auch das Sprechvermögen, denn der Kranke spricht dann oft stockend, heiser und seine Mitteilungen werden unverständlich. Die betroffenen Patienten reagieren häufig mit Rückzug. Ein weiteres Problem ist die Nahrungsaufnahme: Das Essen kann nicht mehr ausreichend eingespeichelt werden, Appetitverlust, Verdauungsprobleme bis hin zur Nahrungsverweigerung können die Folgen sein.

Ganzheitliche Empfehlungen

Die Pflege muss an erster Stelle die **Flüssigkeitsversorgung** des Pflegebedürftigen gewährleisten und jegliche Möglichkeit, den Speichel wieder ins Fließen zu bringen, unterstützen. So sind alle Formen von **Kiefer- und Kaubewegungen** hilfreich, sei es durch Gesichtsmuskelübungen, Gesichtsmassagen, Lymphdrainagen oder, soweit noch möglich, Kaugummikauen. Bei der Pflege darf auch mal ein Scherz gemacht oder ein Witz erzählt werden, denn Lachen ist ein hervorragendes Muskeltraining.

Auf dem Speisezettel sollte **flüssige Nahrung** stehen, vor allem müssen feste Speisen wie trockenes, hartes Brot vermieden werden. Viele Menschen mit Mundtrockenheit haben auch Probleme mit Nüssen, grobem Vollkornbrot oder hartem Salat wie Rucola. Förderlich ist auch ein **Raumluftbefeuchter.**

Aromapflege

Allein schon das Riechen eines Lieblingsdufts kann den Speichelfluss aktivieren. Zu empfehlen sind z.B. zitrusfrische Raumdüfte (siehe Kap. 2.1, S. 80–83). Eine regelmäßige Ölziehkur regt ebenfalls die Speichelproduktion an, sofern der Patient dazu in der Lage ist.

Geht es darum, die trockenen Mundschleimhäute direkt zu pflegen, so ist das *Mundpflegespray Myrte* erste Wahl. Die Aromamischung mit dem frischen Duft der Zitrone, der ebenfalls zart zitronig duftenden und gleichzeitig beruhigenden Melisse, der frisch-klaren **Myrte** und einer Nuance herb-krautiger Immortelle in Kombination mit zart kühlendem Aloe-Vera-Öl sowie Myrte- und Rosenhydrolat ist eine wahre Wohltat bei Mundtrockenheit.

Das Öl der namensgebenden Myrte *(Myrtus communis)* stammt je nach Erntelage entweder aus dem Hochgebirge in den Anden Perus oder aber aus der Türkei und Marokko. Während das Myrtenöl aus den Anden eher aromatisch-süßlich duftet, werden die beiden anderen Sorten im Geruch als krautig-klar bis süßlich beschrieben. Auch die Inhaltsstoffe variieren. Grund dafür sind die unterschiedlichen Boden- und Klimabedingungen in den jeweiligen Herkunftsländern.

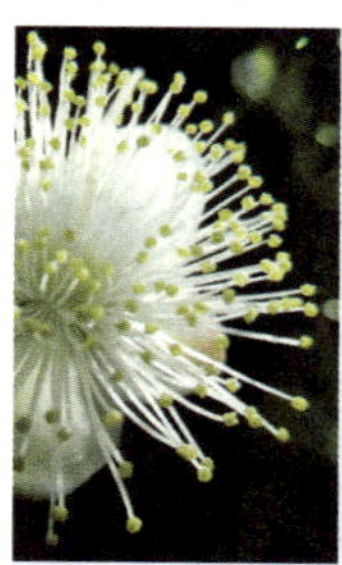

Mundpflegespray Myrte

Immortelle, Melisse, **Myrte,** Zitrone; Myrten-, Rosenhydrolat; Aloe-Vera in Rapsöl

Das zitronig frische, wässrige, nur leicht ölige Mundwasser ist ideal zur Befeuchtung und Pflege trockener Schleimhäute und von empfindlichem Zahnfleisch. Es regt den Speichelfluss angenehm an, entzündliche Prozesse in der Mundhöhle werden gehemmt und die Selbstheilung bei Schleimhautläsionen unterstützt.

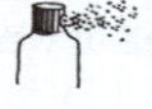

Je nach Zustand der Mundhöhle werden die Mundschleimhäute mehrmals täglich gut eingesprüht oder mit einem getränkten Watteträger gepinselt.

Bei bewusstseinseingeschränkten Patienten ohne Abwehrhaltung empfiehlt sich das regelmäßige Auswischen der Mundhöhle (siehe *Mundpflegespray*, S. 232).

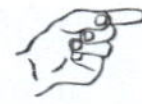

Das Mundwasser kann auch in kleine Eisbonbonförmchen abgefüllt und eingefroren werden. Diese können wachen Patienten (ohne Schluckstörungen) zum Lutschen angeboten werden, um den Speichelfluss anzuregen. Alternativ können Eisstäbchen angefertigt werden. Dazu werden große Watteträger in das Mundwasser getaucht und eingefroren.

Ölziehkur Zitrone

Nanaminze, Wacholder, Zitrone; Sonnenblumenöl

Das regelmäßige Ölziehen mit der minzig-frischen Ölmischung ist allen Menschen nach einer Krankheit zu empfehlen.

Durch das aktive Ziehen, Saugen und Schlürfen des Öls in der Mundhöhle werden die Speicheldrüsen in besonderem Maße angeregt.

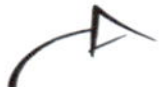

Anwendung siehe Kap. 3.5, S. 108.

Hydrolate

Die zart duftenden und hautpflegenden Pflanzenwässer eignen sich hervorragend zur Mundpflege. Sie befeuchten, erfrischen und bringen eine willkommene »Abwechslung« in den Mund. Zu empfehlen sind:

- Rosenhydrolat
- Pfefferminzhydrolat

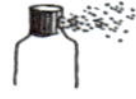

Hydrolate können als Mundspray angewendet werden. Dazu wird die Mundschleimhaut mehrmals täglich gut eingesprüht.

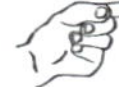

Bei wahrnehmungsgestörten Patienten werden **Eisbonbons** aus gefrorenem Wasser, Saft oder einem Hydrolat zubereitet. Dann in die Mitte einer auseinandergefalteten Mullkompresse eindrehen, dem Patienten in den Mund legen und die Enden der Kompresse aus dem Mund hängen lassen. Die Patienten beginnen meist an der Kompresse zu saugen und führen so mit minimalen Mitteln eine selbstständige Mundpflege durch.

8.3.2.2 Entzündungen von Zahnfleisch und Mundschleimhaut

Mundschleimhaut- oder Zahnfleischentzündungen können vielfältig sein und greifen schnell auf den gesamten Rachenraum über. Sie treten häufig auch in Form von Fissuren und Rhagaden auf, also Einrissen in der Schleimhaut, die in der Folge von Chemo- und Strahlentherapie sowie bei Tumorerkrankungen entstehen. Entzündungen im Mund- und Rachenraum sind immer unangenehm. Abgesehen vom dadurch verursachten Mundgeruch können sie auch schmerzhaft sein und das Essen wird zur Qual, so z.B. bei der Mundfäule, die vom Herpes-simplex-Virus ausgelöst wird. Nicht selten verweigern die Betroffenen die Nahrungsaufnahme, weil es einfach zu sehr wehtut. Umso wichtiger ist es dann, die entsprechenden pflegerischen Maßnahmen zu ergreifen.

Ganzheitliche Empfehlungen

Bei immunsupprimierten Patienten, bei denen das Immunsystem aus medizinischen Gründen »heruntergefahren« wird, ist eine **konsequente Mundpflege** lebenswichtig. Während einer Zytostatikatherapie (Chemotherapie) kommt es häufig zu Veränderungen der Schleimhaut, die dadurch sehr anfällig für Verletzungen und Entzündungen wird. Jede Läsion, also Verletzung, wird zur potenziellen Eintrittsstelle von Keimen.

Den Mund nur auszuspülen, reicht nicht aus. Vielmehr kann nur eine **regelmäßige und intensive Reinigung** weitere Infektionen vermeiden. Sehr wichtig ist auch, **Druckstellen von Zahnprothesen sofort zu behandeln** und den Zahnersatz bei akuten Problemen evtl. nur zeitweise zu benutzen. Gegebenenfalls muss ein Zahntechniker konsultiert werden. Druckstellen können ebenso wie Läsionen schnell zu Beschwerden führen.

Aromapflege

Eine konsequente Pflege der entzündeten oder gereizten Mundschleimhaut mit Aromamischungen tut nicht nur gut und duftet angenehm, sie unterstützt auch entzündungshemmende Maßnahmen und lindert die Beschwerden. Ideal hierzu ist das *Mundpflegeöl Sanddorn.* Wie bereits auf S. 198 beschrieben, zählt das fette Öl aus den Früchten des Sanddorns zu den sogenannten Wirkstoffölen, es ist sehr hautpflegend und wundheilend – aber leider auch ziemlich teuer. Deshalb wird es immer nur in geringen Mengen mit einem anderen fetten Pflanzenöl gemischt, hier mit **Aloe-Vera-**

Öl. Das aus Afrika stammende Öl der Wüstenlilie, wie die Pflanze auch heißt, bietet sich an, weil es als leicht kühlend und feuchtigkeitsspendend beschrieben wird und zudem reich an Enzymen, Mineralstoffen und Vitaminen ist. Um die Wirkstoffe der Aloe zu gewinnen, werden ihre dicken fleischigen Blätter in Rapsöl ausgezogen, in der Fachsprache Mazerieren genannt. Auf diese Weise stehen anschließend die fettlöslichen Wirkstoffe der Pflanze als Auszug (Mazerat) in Rapsöl zur Verfügung. Rapsöl selbst gilt ebenfalls als besonders hautpflegend und wird bei trockener und rissiger Haut empfohlen.

Eine weitere Möglichkeit, die Mundflora bei bestehenden Erkrankungen der Mundschleimhaut und des Zahnfleisches wiederherzustellen, bietet eine tägliche Ölziehkur – allerdings nur bei Patienten, die noch mobil genug sind, um sie selbst durchführen zu können.

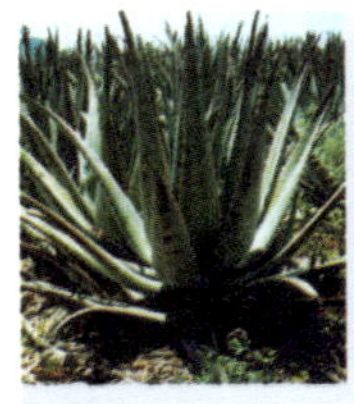

Mundpflegespray

Manuka, Niaouli, Ravintsara; Rosenhydrolat;
Aloe-Vera in Rapsöl

Das zart krautige ölige Mundwasser ist zur Befeuchtung trockener Schleimhäute empfehlenswert. Zudem helfen die darin enthaltenen ätherischen Öle aufgrund ihrer desinfizierenden Eigenschaften, die Besiedelung durch Pilze und Bakterien einzudämmen.

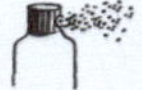

2–3 Sprühstöße des Öls werden bis zu 3 Mal täglich oder je nach Bedarf und Zustand der Mundhöhle in den Mund gegeben und bei Bedarf mit Hilfsmitteln wie Tupfer oder Watteträger verteilt.

Zur Ablösung von Borken und Belägen auf der Zunge wird die Zunge zunächst direkt besprüht oder mit einem satt getränkten Watteträger eingeölt und anschließend mit einer weichen Zahnbürste sanft gebürstet.

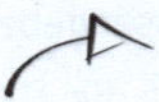

Auswischen der Mundhöhle siehe *Mundpflegespray*, S. 232.

Mundpflegeöl Sanddorn

Immortelle, Lavendel, Rosengeranie, Neroli, Rose; Mandel-, Sanddornfruchtfleischöl

Ein wohltuendes, krautig-blumig duftendes Mundöl mit einem praktischen Sprühaufsatz speziell für die Mundpflege.

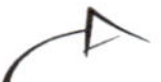

Anwendungen siehe *Mundpflegespray.*

Mundpflegeöl St. Elisabeth

Nelkenknospe, Rose, Zitrone; Mandelöl

Ein würzig-frisches und wohltuendes Mundöl für Pflegebedürftige, das ideal zur Pflege der Mundschleimhaut bei Entzündungen im Mundbereich ist. Die Pflegefachkraft und Heilpraktikerin Gabi Dorner hat dieses Öl speziell für diesen Zweck entwickelt. Auch Prothesenträgern sei es während Krankheiten zur Prophylaxe empfohlen, denn es beruhigt das empfindliche Zahnfleisch.

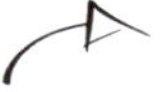

Anwendungen siehe *Mundpflegespray.*

Myrte-Rosengeranie-Öl

Myrte, Rosengeranie

Der leicht blumige und doch krautige Duft der ätherischen Ölmischung wirkt zusammenziehend, festigend und hat sich zur unterstützenden Pflege bei empfindlichem und entzündetem Zahnfleisch bewährt. Zudem erzeugt die Pflege einen angenehmen Geruch im Mund, was besonders Schwerkranke als wohltuend empfinden.

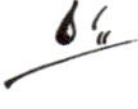

1 Tr. als Zusatz zur täglichen Zahnpflege auf die Zahnbürste träufeln. Für die Mundspülung 1–2 Tropfen ins Zahnputzwasser geben.

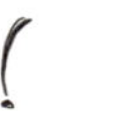

Reine ätherische Ölmischung – nicht unverdünnt auf die Haut oder Schleimhaut auftragen!

Ölziehkur Immortelle

Immortelle, Melisse, Nanaminze, Wacholder, Zitrone; Sonnenblumenöl

In dieser herb-krautigen, minzigen Aromamischung dominiert beim Öffnen zunächst der Duft der Minze, der jedoch alsbald jenem der milden Melisse und der herben Immortelle weicht. Die Ölmischung eignet sich zur begleitenden Pflege bei allen Formen von Mundschleimhauterkrankungen. Die darin enthaltenen ätherischen Öle sind hilfreich gegen entzündliche Prozesse, wirken lindernd und regenerierend.

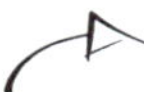

Anwendungen siehe Kapitel 3.5, S. 108.

Ölziehkur Zitrone

Nanaminze, Wacholder, Zitrone; Sonnenblumenöl

In dieser minzig-frischen Aromamischung dominiert das ätherische Öl der Nanaminze. Viele lieben diesen Duft, der für einen angenehmen Ausgleich bei Mundgeruch sorgt. Die Ölmischung eignet sich zur begleitenden Pflege bei allen Formen von Mundschleimhauterkrankungen. Zudem regen die darin enthaltenen ätherischen Öle die Speichelproduktion an.

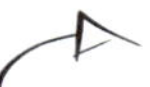

Anwendungen siehe Kapitel 3.5, S. 108.

Rose-Teebaum-Hydrolat

Lavendel, Manuka, Rose, Teebaum; Immortellen-, Teebaum-, Rosenhydrolat

Die krautig-herbe, erdige Duftnote des Mundsprays hat sich vielfach zur Pflege von angegriffener und entzündlicher Mundschleimhaut bewährt.

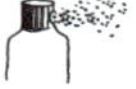

Mit 1–2 Sprühstößen die Mundschleimhaut mehrmals täglich gut einsprühen.

8

Ätherische Öle in Jojobawachs

Ätherische Öle in Verdünnung sind gut geeignet zur Beruhigung und zur Pflege von empfindlicher und gereizter Mundschleimhaut bzw. einzelner Areale, egal ob es sich um Bläschen, Aphten oder Druckstellen handelt.

- Melisse 10 %
- Lavendel 10 %
- Rose 1 %

1 Tr. mehrmals täglich auf die betroffenen Stellen aufträufeln.

Hydrolate

Hydrolate eignen sich hervorragend zur Befeuchtung des Mundraums. Sie sind leicht kühlend und pflegen empfindliche Schleimhäute. Bei Langzeitpflege ist es sinnvoll, das Hydrolat immer wieder zu wechseln, damit der Patient Abwechslung hat und keine Gewöhnung eintritt.

- Immortellenhydrolat
- Melissenhydrolat
- Myrtenhydrolat
- Rosenhydrolat

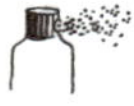

Mehrmals täglich den Mundraum einsprühen oder einen Watteträger besprühen und die betroffenen Stellen betupfen. Die Pflegemaßnahme kann alle 1–2 Stunden oder nach Bedarf wiederholt werden.

8.3.2.3 Aphten

Aphten sind kleine, runde Erosionen (Haut- bzw. Schleimhautdefekte) mit weißem, manchmal gelblichem Belag oder Bläschen auf roter Schleimhaut. Besonders häufig finden sich diese Aphten oder Bläschen im Bereich der Wangenschleimhaut. Aber auch Zunge und Gaumen können betroffen sein. Die von Aphten befallenen Bereiche sind ausgesprochen schmerzhaft.

Die Schleimhautdefekte treten nicht nur bei älteren Menschen und Pflegebedürftigen auf, sondern oft auch bei Kindern. Bei Letzteren finden sich meist die sogenannten **Minor-Typen** (lat. minor: untergeordnet), während bei Alten und Pflegebedürftigen häufiger der seltene **Major-Typ** (lat. maior: größer) vorliegt. Bei diesem Typus sind die Beschwerden nicht nur heftiger, sondern es dauert auch wochenlang, bis die Aphten wieder abheilen. Ebenso selten ist die Form der **Herdförmigen Aphten,** die sich über den gesamten Mundbereich verteilen. Auch sie tauchen bevorzugt bei älteren Menschen auf. Die Beschwerden sind dann mit denen der Mundfäule (siehe Kap. 8.3.1.1, S. 228) zu vergleichen, allerdings heilen die Aphten nach etwa zwei Wochen wieder ab.

Ursachen können Stress, Speisenabneigung, zu viele Zitrusfrüchte oder kleine Verletzungen unbekannter Art sein.

Ganzheitliche Empfehlungen

Bei diesen unangenehmen Schleimhautproblemen wird das Essen oft zum Problem. Sind es nur einzelne, kleine Läsionen, genügt es, **auf Saures und Scharfes zu verzichten.** Sind mehrere Stellen oder gar große Areale betroffen, werden oft nur noch **eiskalte Getränke und Speisen** akzeptiert.

Aromapflege

Ein wunderbares »Schmerzöl« bei Aphten ist das aus Madagaskar stammende **Nelkenknospen**öl, dessen Wirkung in der traditionellen Heilkunde seit Langem bekannt ist. Mit dem *Mundpflegeöl St. Elisabeth* ist der Heilpraktikerin und Krankenschwester Gabi Dorner eine wunderbare Mischung gelungen, die sie gerne als *Stadelmann®-Aromamischung* zur Verfügung stellt (siehe dazu auch Literaturverzeichnis [5]). Darin wird die würzige Note der Nelkenknospe von Rosenöl abgerundet und erhält durch das ebenfalls beigemischte Zitronenöl eine leicht frische Note.

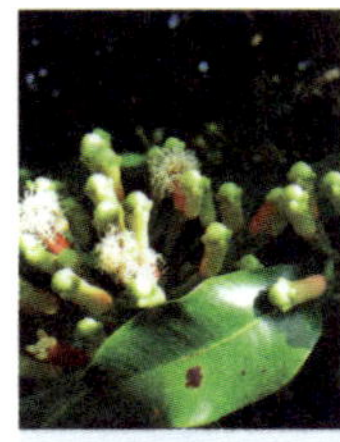

Mundpflegeöl St. Elisabeth

Nelkenknospe, Rose, Zitrone; Mandelöl

Ein würzig-frisches und wohltuendes Mundöl zur Pflege der Mundschleimhaut bei Aphten und Läsionen. Auch Prothesenträgern sei es während Krankheiten zur Prophylaxe empfohlen, denn es beruhigt das empfindliche Zahnfleisch.

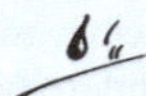

1–2 Tr. des Öls auf einen Watteträger träufeln und mehrmals täglich auf die entsprechenden Stellen tupfen.

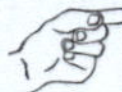

Beim Major-Typ oder einer großflächigen Aphtenausbildung kann das *Mundpflegeöl* ebenso wie Hydrolate (siehe links) in kleine **Eisbonbon**förmchen abgefüllt und eingefroren werden. Diese können wachen Patienten (ohne Schluckstörungen) zum Lutschen angeboten werden, um den Speichelfluss anzuregen. Alternativ können Eisstäbchen angefertigt werden. Dazu werden große Watteträger in das Mundwasser getaucht und eingefroren.

Mundpflegeöl Sanddorn

Immortelle, Lavendel, Rosengeranie, Neroli, Rose; Mandel-, Sanddornfruchtfleischöl

Ein wohltuendes, krautig blumig riechendes Mundöl zur Pflege von gereizter und lädierter Mundschleimhaut oder Aphten.

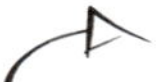

Anwendung siehe *Mundpflegeöl St. Elisabeth*.

8.3.2.4 Mundsoor/Bakterielle Infektionen

Soor wird durch den Pilz Candida albicans ausgelöst, er gehört deshalb zu den Pilzinfektionen (Mykosen). Bei der Inspektion zeigen sich kleinfleckige und punktförmige, weiße oder gelbliche Beläge, die haften, sich aber streifenförmig abziehen lassen. Sie können über die ganze Zunge oder sogar über die Schleimhaut der gesamten Mundhöhle verteilt sein. Manchmal entstehen auch schmerzhafte Risse. Die Infektion geht meist mit einem typisch süßlichen Mundgeruch einher.

Handelt es sich dagegen um eine **bakterielle Infektion,** so unterscheiden sich die Symptome: Es erscheinen schmerzhafte, cremig-feuchte Ulzerationen (Geschwürbildungen) oder erhobene Läsionen. In diesen Fällen haben die Patienten einen unangenehmen Mundgeruch, außerdem empfinden sie ein Brennen und haben meist starke Schmerzen.

Ganzheitliche Empfehlungen

Wird eine Antibiotikabehandlung unumgänglich, so sollte unmittelbar mit deren Beginn für eine **gute Mundpflege** gesorgt werden. Insbesondere bei Schwerkranken, deren Immunsystem durch Krankheit ohnehin belastet ist, muss aufgepasst werden.

Pilzsporen mögen es feucht, warm und dunkel. Da Feuchtigkeit und Dunkelheit zum Mund gehören, bleibt neben der Mundpflege nur, mit Kühlem gegenzusteuern. Deshalb sind **kühler Joghurt und kalte Getränke** besser, als nur Warmes zu reichen. Am besten ist, wie immer, für eine gute Abwechslung zu sorgen. Solange die kleinen Reize von warm und kalt noch ankommen, wird die Immunabwehr trainiert.

Eine **Mundspülung** mit Thymiankraut, Salbeiblättern und Ringelblumen ist angenehm und gleichzeitig entzündungshemmend.

Aromapflege

Bei Mundsoor ist vor allem das *Mundpflegespray* zu empfehlen, aber auch das *Rose-Teebaum-Hydrolat* ist sehr hilfreich. Zur abschließenden Behandlung genügt das zart duftende und schleimhautfreundliche reine *Rosenhydrolat.*

Das *Mundpflegespray* enthält u.a. das ätherische Öl der **Niaouli,** einer exotischen Pflanze, die zur Familie der Myrtengewächse gehört und in Nordaustralien und Südguinea ihre Heimat hat. Hier wird das frische, zart süßliche und sich dann blumig entfaltende Öl aus den Blättern des Baumes destilliert. Niaouli gleicht in dieser Sprühmischung den warmen, holzig-strengen Geruch von Manuka und den frischen scharfen Duft von Ravintsara wunderbar aus. Niaouli hat mittlerweile in anerkannten Phytotherapie-Lehrbüchern Einzug gehalten, da es von den Sachverständigen der Kommission E zur Behandlung von Katarrhen der oberen Atemwege positiv bewertet wurde. Seine antibakterielle und entzündungshemmende Wirkung wird in der Verdünnung auch zur Mundpflege bei Soor geschätzt.

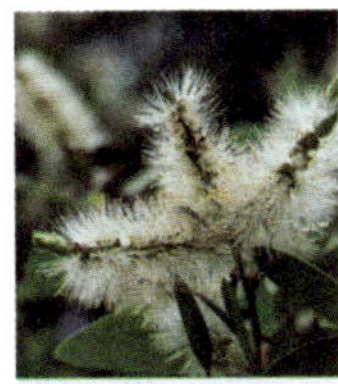

Mundpflegespray

Manuka, **Niaouli,** Ravintsara; Rosenhydrolat; Aloe-Vera in Rapsöl

Das zart krautige, ölig-feuchte Spray befeuchtet trockene Schleimhäute und eignet sich gut zur Pflege bei Mundsoor.

Bei bewusstseinseingeschränkten Patienten ohne Abwehrhaltung empfiehlt sich das regelmäßige Auswischen der Mundhöhle (siehe *Mundpflegespray*, S. 232).

Rose-Teebaum-Hydrolat

Lavendel, Manuka, Rose, Teebaum; Immortellen-, Teebaum-, Rosenhydrolat

Das Hydrolat mit der krautig-herben, erdigen Duftnote hat sich als Mundspray zur Pflege der Mundschleimhaut bewährt, gerade auch bei Mundsoor.

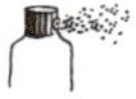

Mehrmals täglich 1–2 Sprühstöße direkt auf die befallenen Areale der Mundschleimhaut oder auf einen Watteträger geben und damit die vom Soor befallenen Stellen betupfen und vorsichtig abwischen.

8.3.3 Zahnschmerzen/Zahnextraktion

Zahnschmerzen können – wie alle Schmerzen im Bereich des Kopfes – unser Allgemeinempfinden ziemlich beeinträchtigen. Kommen sie zu einer bestehenden Krankheit oder Pflegebedürftigkeit hinzu, ist die Schmerztoleranz meist noch geringer als ohnehin. Selbstverständlich kann die Pflege hier weder Zahnarzt noch Schmerzmittel ersetzen, aber sie kann zumindest die Beschwerden etwas lindern.

Ganzheitliche Empfehlungen

Bei Aufenthalten im Freien ist es sinnvoll, die beeinträchtigte Kopfseite je nach Außentemperatur mit einem **Woll- oder Seidenschal** zu schützen.

Sollte die betroffene Person bettlägerig sein und auf einem mit Federn oder Daunen gefüllten Kissen liegen, ist es sinnvoll, dieses gegen Kissen mit einer anderen Füllung auszutauschen. Die Warnung aus Uromas Zeiten: »Federn verstärken Zahnschmerzen«, ist zwar nicht belegt und wird vielmehr auf die Wärme zurückgeführt, die bei Federkissen entstehen kann, aber viele Menschen bestätigen diese Erfahrung auch heute noch. Angenehme Erleichterung bringt dagegen ein **erwärmtes Kräuterkissen,** das mit Kamillenblüten gefüllt ist und auf die Wange gelegt wird oder in Seitenlage als Unterlage dient.

Manche Zahnbeschwerden bessern sich jedoch erst bei **kühlen Anwendungen.** Deshalb ist es immer besser, erst zu testen und die kranke Person nicht noch weiter mit Wärme zu versorgen, wenn es doch nicht besser wird. Der typische Hinweis für ein Bedürfnis nach Kälte kann der Wunsch nach einem Seidentuch anstelle eines Wollschals sein.

Auch die **Homöopathie** unterscheidet nach den Modalitäten (lat. modus:

Art, Weise) und deren Verbesserung oder Verschlechterung. Hier hilft meist die Beobachtung der Modalitätensymptome bei der betroffenen Person am schnellsten, um die geeigneten Mittel zu differenzieren: Apis mellifica liebt kalte Auflagen, Chamomilla, Belladonna und Hepar sulfuris dagegen warme, wobei bei Belladonna jedoch eine Wärmelampe eher akzeptiert wird, da der Kranke Berührungen aller Art ablehnt. Hepar sulfuris wiederum will soviel Wärme wie irgendwie möglich, am liebsten mehrschichtig, und Chamomilla will noch mehr Zuwendung und bittet alle um Hilfe.

Machen Sie sich diese Sichtweise der Homöopathie zur Gewohnheit und prüfen Sie bei allen Beschwerden, was dem Kranken wirklich hilft.

Aromapflege

Aromamischungen sind eine hilfreiche Unterstützung, egal ob bei Zahnschmerzen oder auch im Zustand nach einer Zahnextraktion. Eine der bekanntesten Pflanzen, die traditionell zur Schmerzbehandlung bei Wunden im Zahnbereich eingesetzt wird, ist die **Römische Kamille.** Sie eignet sich besonders bei Nervenschmerzen, die bei Zahnbeschwerden ja häufig im Vordergrund stehen. Diese besondere Kamillenart ist auch als Duftkamille oder wohlriechende Kamille bekannt. Der Duft des mediterranen Kamillenöls ist fein-süßlich und fruchtig-warm, so ganz anders als das der herb-krautigen Deutschen Kamille (siehe S. 190). Außerdem zählt die Römische Kamille zu den teuren Ölen, denn die flach wachsende Duftpflanze ist aufwändig in der Ernte und nicht sehr ergiebig bei der Destillation.

Inhaltsstofflich ist der Unterschied zwischen den beiden Kamillen sehr gut erkennbar. Die Deutsche Kamille enthält sowohl wundheilungsförderndes Chamazulen wie auch entzündungshemmende Bisabololoxide, während diese biochemischen Bausteine bei der Römischen Kamille gänzlich fehlen. Letztere enthält dagegen reichlich aliphatische Ester, die für eine entspannende und beruhigende Wirkung sorgen. Wissenschaftliche Studien sowie zahlreiche Erfahrungsberichte bestätigen die Wirkungsweisen der beiden Kamillenöle (vgl. Literaturverzeichnis [1]).

Das Öl der Römischen Kamille wird bevorzugt bei Schmerzen eingesetzt, die aufgrund von Nervenreizungen entstehen oder auch seelischer Natur sind und Angst machen. Letzteres geschieht bei Schmerzen im Kopfbereich schnell, da wir unseren Alltag nicht mehr mit klarem Kopf steuern können. Das Öl ist also eine Empfehlung für viele Pflegebedürftige, auch ohne Zahnschmerzen. In der Duftlampe entfaltet es übrigens selbst bei geringer Dosierung einen feinen Duft. Im *Zahn-Öl* ist die Römische Kamille Bindeglied zwischen Lavendelöl und dem würzig-warmen Nelkenknospenöl, als Basis für das Dufttrio dienen hautpflegendes Nachtkerzensamen- und nervenstärkendes Johanniskrautöl.

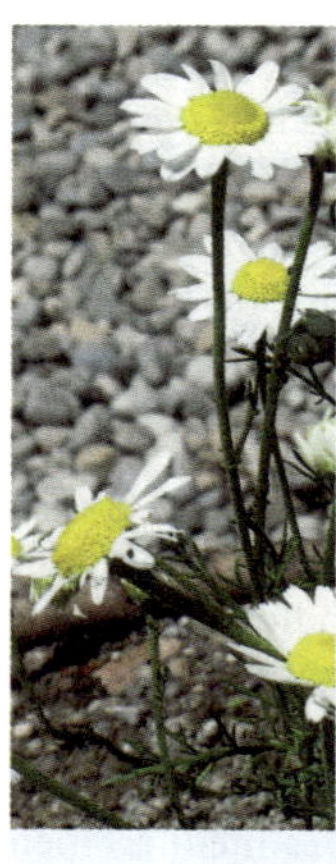

Zahn-Öl

Kamille römisch, Lavendel, Nelkenknospe; Johanniskraut in Olivenöl; Borretsch-, Nachtkerzensamenöl

Eine intensiv krautig-würzig riechende Ölmischung, die schmerzlindernde, durchblutungsfördernde und erwärmende Maßnahmen hervorragend unterstützt. Sie ist nicht nur bei drückenden Weisheitszähnen hilfreich, sondern auch bei Zahnschmerzen, die keine zahnärztliche Intervention nach sich ziehen. Die Mischung kann auch gut bei Wundschmerz nach Zahnextraktionen verwendet werden, allerdings erst dann, wenn keine Blutungsgefahr mehr besteht. Die erwärmende Wirkung des Nelkenknospenöls beruhigt die Schmerzen.

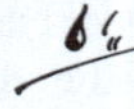

1–2 Tr. bei Bedarf auf die Wangen aufzutragen genügt oft schon, um die Beschwerden zu lindern. In Ausnahmen kann es als Pflegeunterstützung auch auf die betroffenen Schleimhautregionen in der Mundhöhle einmassiert werden. Die Anwendung kann 1–2 Tage lang alle 4 Stunden erfolgen.

Nach Auftragen des Öls direkte Sonneneinstrahlung vermeiden.

Kamille römisch 10 %

Kamille römisch; Jojobawachs

Das Öl der römischen Kamille wirkt entspannend und entkrampfend. Die Mischung ist ideal, wenn nur ein örtlich begrenzter Bereich behandelt werden soll und keine erwärmende Wirkung wie etwa beim *Zahn-Öl* gewünscht ist. Der Duft besänftigt die Sinne auch in der Duftlampe, allerdings hinterlässt das Jojobawachs einen Wachsfilm, deshalb muss die Schale oder der Vernebler gut gereinigt werden.

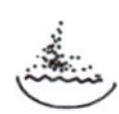

10–12 Tr. zusammen mit einer blumigen Note wie Rosengeranie (1–2 Tr.) besänftigen die Sinne und entspannen.

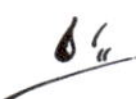

Bei Bedarf mehrmals täglich 1–3 Tr. auf die betroffenen Stellen auftragen.

Luftikus

Honigwabe, Kamille römisch, Mandarine, Narde, Sandelholz; Naturparfüm in Jojobawachs

Das Naturparfüm mit dem süßen, samtig-weichen Duft beruhigt und schafft eine ausgleichende und beruhigende Atmosphäre, vor allem als Vorbereitung auf die Nacht.

5–7 Tr. der reinen ätherischen Ölmischung in der Duftlampe oder im Vernebler abends eine halbe Stunde vor dem Zubettgehen verdampfen.

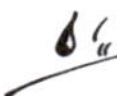

25–30 Tr. des Naturparfüms in der Duftlampe oder im Vernebler abends eine halbe Stunde vor dem Zubettgehen verdampfen. Bitte beachten Sie, dass durch das enthaltene Jojobawachs Wachsrückstände zurückbleiben, die entfernt werden müssen.

Die reine ätherische Ölmischung nicht unverdünnt auf die Haut auftragen.

Massageöl Tonka

Ataszleder, Bergamotte, Cajeput, Kamille röm., Tonkabohne; Arnika in Olivenöl, Johanniskraut in Oliven-, Sonnenblumenöl.

Das intensiv krautig-balsamisch duftende Massageöl eignet sich für eine leicht wärmende und zugleich entspannende Einreibung bei allen schmerzhaften Prozessen. In diesem Fall also auch bei Zahnschmerzen. Wenn Sie keine der oben erwähnten Aromamischungen im Haus haben, greifen Sie zum *Massageöl Tonka*.

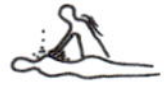

Bei Bedarf auf die betroffenen Hautareale sanft auftragen oder einmassieren.

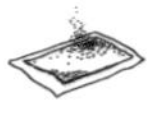

1 TL für eine wohltemperierte Ölkompresse und diese auf die Wange auflegen. Die Kompresse am besten dünn mit Heilwolle abdecken und mit einem Seidentuch leicht fixieren.

! Nach Auftragen des Öls direkte Sonneneinstrahlung vermeiden.

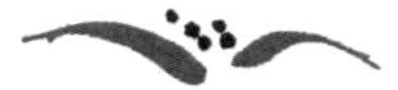

9 Atemwege

Erkrankungen der Atemwege sind immer ernst zu nehmen, unabhängig davon, bei wem sie auftreten. Allerdings ist bei Kindern im ersten Lebensjahr und Menschen im hohen Alter sowie bei einer schweren Grunderkrankung die Gefährdung größer. Dann kann eine banale Erkältung sich schnell zu einer Bronchitis oder sogar einer lebensbedrohlichen Lungenentzündung entwickeln.

Ganzheitliche Empfehlungen

Bei besonders anfälligen Menschen ist eine regelmäßige **Pneumonie-Prophylaxe** mit Rhythmischen Einreibungen und Atemübungen zu empfehlen (siehe Kap. 3.4, S. 100–104).

Eine der einfachsten, aber wichtigsten vorbeugenden Maßnahmen ist die regelmäßige **Belüftung** eines Raums, außerdem sollte für ausreichend **Luftfeuchtigkeit** gesorgt werden. Mobilen Menschen hilft auch **Atemgymnastik,** Bettlägerigen zeigt der Physiotherapeut einfache tägliche **Dehnübungen für den Oberkörper,** die das Durchatmen erleichtern. Denn eine gut belüftete Lunge ist Voraussetzung für die Funktionstüchtigkeit der Atemwege.

Einfache **Übungen zur Körperhaltung** fördern die Dehnung und Weitung des Brustkorbs und tragen so zu einer freieren Atmung bei. Am bekanntesten sind insbesondere die nachfolgenden Übungen, die auch bei akuter Atemnot angewendet werden können:

- *Kutschersitzhaltung:* Der mobile Kranke beugt im Sitzen den Oberkörper nach vorne und legt dabei die Arme auf die Oberschenkel.
- *Bettrandstütz:* Die Patientin sitzt an der Bettkante und legt die Hände neben das Gesäß.
- *Tischablage:* Die kranke Person sitzt an einem Tisch und legt den Kopf sowie die angewinkelten Arme auf den Tisch.
- *Personenstütze:* Eine Person stellt sich vor den sitzenden Kranken, dieser lehnt seinen nach vorne geneigten Kopf mit dem Scheitel an den Bauch der Hilfsperson und umfasst mit den Armen dessen Hüfte. Hierbei zeigen die Ellbogen nach außen.

Diese Positionen werden in akuten Phasen so lange eingenommen, bis sich die Atemnot löst und der Atem wieder frei fließen kann. Die Hilfsperson

leitet dabei Atemzug für Atemzug an. Gefördert und betont wird dabei das Ausatmen.
Sorgen Sie außerdem dafür, dass **Ängste abgebaut** werden können. Dafür braucht es im wahrsten Sinne des Wortes ausreichend Raum und Zeit, um in Gesprächen jene Lebensangelegenheiten klären zu können, die einengen und die Luft zum Atmen nehmen. Das müssen nicht immer seelische oder familiäre Sorgen sein. Mitunter kann auch der Umzug aus einem großen Haus in ein Zimmer in einer Pflegeeinrichtung ein extremes Gefühl der Enge auslösen, das sich zur Atemnot entwickelt.

9.1 Atemnot

Mit dem ersten Atemzug beginnt unser Leben und mit dem letzten Atemzug endet es. Entsprechend sind Erkrankungen der Atemwege bei alten Menschen sowie Langzeit- und Schwerkranken häufig auch mit der Angst vor dem Tod verbunden. Diese Angst entsteht häufig durch akute Atemnot und Herzenge (siehe Kapitel 10.3.1, S. 284–287). Seien Sie als Pflegende also achtsam, wenn scheinbar banale Erkältungen mit großen Ängsten einhergehen.

Ganzheitliche Empfehlungen

Eine hilfreiche Maßnahme bei Atemnot sind der »**Atemtrick**« oder der »**Atemtrichter**«. Insbesondere Asthmatiker leiden schnell unter akuter Atemnot. Beim Atemtrick liegt die Aufmerksamkeit auf einer besonders langsamen und ruhigen Ausatmung durch den Mund und möglichst einer Einatmung durch die Nase. Dazu werden die Lippen locker aufeinandergelegt und durch diese hindurch ausgeatmet. Das hört sich dann so an, als würde mit dem Buchstaben f eine Kerze in weiter Entfernung ausgeblasen.

Um eine Hyperventilation zu vermeiden, was bei Atemnot und Angst schnell geschehen kann, werden die Hände zum Trichter über den Mund gelegt und in diesen ein- und lange ausgeatmet.

Aromapflege

Bei akuter Atemnot kann der »Atemtrichter«, mit entspannenden und beruhigenden ätherischen Ölen unterstützt werden. Vor allem das beliebte und bewährte Lavendelöl kann hier eingesetzt werden, sowohl das reine ätherische Öl als auch die 10 %ige Verdünnung in Jojobawachs.

Doch halten Sie beim Einkauf die Augen auf. Es werden immer mehr

Zuchtformen von **Lavendel** angeboten, wogegen für die Aromapflege und Aromatherapie nur der ursprüngliche *Lavandula angustifolia,* der auch als *Lavandula vera* oder *Lavandula officinalis* bezeichnet, wird und im Deutschen als Echter Lavendel bekannt ist.

Die Zuchtsorte, eine Hybride bzw. Kreuzung (Lavandula × hybrida), dient zur Gewinnung des preisgünstigeren Lavandinöls. Es sollte jedoch aufgrund seines hohen Camphergehaltes insbesondere von Menschen, die zu Atemdepressionen neigen, gemieden werden. Auch der Speiklavendel *(Lavandula latifolia)* hat einen hohen Campheranteil. Die billigen, campherhaltigen Lavendelöle werden oftmals unter den Bezeichnungen »Lavendel superior« oder »Lavendel extra fein« oder einfach nur als »Lavendelöl« angeboten, ohne auf die Herkunftspflanze zu verweisen. Etikettenlesen ist also unbedingt zu empfehlen, denn bei renommierten Firmen ist immer auch der botanische Name auf der Flasche genannt. Dasselbe gilt für manche Zuchtpflanzen im Garten. Diese weisen ebenfalls entsprechende Campheranteile auf. Für atemdepressive Menschen lauern also auch bei der Gartenpflege oder beim Befüllen von Lavendelsäckchen Gefahren.

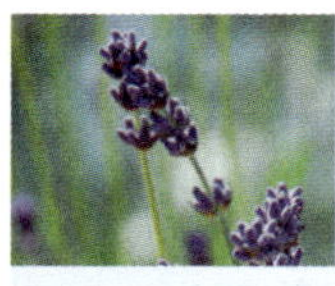

Lavendel 10 %

Lavendel; Jojobawachs

Ein krautiger, typisch lavendeliger Duft entströmt der Flasche.

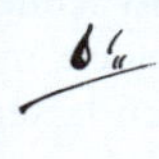

2–3 Tropfen in die Handflächen träufeln, verreiben und bei akuter Atemnot die Hände zum Trichter falten und in die Hände atmen. Hierbei aber die Ausatmung betonen – siehe links. Das entspannt und beruhigt.

9.2 Erkältung

Bei einer Erkältung handelt es sich um eine Infektion der oberen Atemwege. Sie kann Halsschmerzen, Schnupfen, Husten und Heiserkeit zur Folge haben.

Sämtliche Atemwege, also Nase, Rachen, Luftröhre, Bronchien und Lunge sind mit Schleimhäuten ausgekleidet, um sie feucht zu halten. Der Schleim dient der Abwehr von Keimen und nimmt Staub und Schadstoffe aus der Luft auf. Bei einer Erkältung bildet sich vermehrt Schleim im gesamten Atemwegstrakt. Verschleimte Nasen müssen bei Pflegebedürftigen im

Bedarfsfall abgesaugt werden, damit der sonst womöglich über den Rachenraum abfließende Schleim nicht zu Atembeschwerden führt. Wird viel Auswurf produziert, ist es wichtig, diesen abhusten zu können.

Der Verlauf einer Erkältung ist sehr individuell. Treten keine Komplikationen auf, sollten sich die Beschwerden nach drei bis sieben Tagen Dauer bessern und nach zwei Wochen verschwunden sein.

Ganzheitliche Empfehlungen

Ihre Funktion können die Schleimhäute insbesondere dann gut erfüllen, wenn ausreichend **Flüssigkeit** getrunken wird. Außerdem helfen auch hier zarte **klopfende Einreibungen,** um den Lymphfluss anzuregen, damit Schlackenstoffe gut abtransportiert werden.

Bei vielen Menschen beginnt eine Erkältung mit einem Kältegefühl. Ein warmes Moorkissen oder eine Bettflasche sorgen dann für gleichbleibende **Wärme,** vor allem, wenn ein warmes Vollbad zu anstrengend oder nicht umsetzbar ist.

Bei allen Symptomen der Erkältung helfen **Inhalationen** mit warmem Dampf. Durch das Einatmen warmer und feuchter Luft löst sich der Schleim besser und die Atemmuskulatur entspannt sich.

Nicht zu vergessen sind die **natürlichen Antibiotika in Lebensmitteln** wie Meerrettich und Ingwer. Letztere sollten bei Erkältungskrankheiten mehrmals täglich auf dem Speiseplan stehen, denn sie heizen dem Immunsystem im wahrsten Sinn des Wortes ein. **Heißes Ingwerwasser** ist schnell zubereitet: Ein ca. 2 cm Stück Ingwerwurzel schälen, klein schneiden, mit 1 Liter kochendem Wasser übergießen und zehn Minuten ziehen lassen; über den Tag verteilt trinken. In einer Apotheke können Sie sich beraten lassen, welche Fertigpräparate aus der **Phytotherapie,** z. B. Angocin®, zur Verfügung stehen.

Aromapflege

Bei einer Erkältung können Aromamischungen helfen, Schnupfen, Husten und andere Symptome erträglicher zu machen, die Genesung zu beschleunigen und Komplikationen vorzubeugen. Insbesondere Thymian-Mischungen sind willkommene Helfer, ob zur Raumbeduftung oder zum Einmassieren auf Brust und Rücken, für wohltuende Wickel oder für Aromabäder (mehr zum Thymian siehe S. 263).

Auch Inhalationen mit ätherischen Ölen bringen eine signifikante Besserung, das haben Studien belegt. Der betreuende Arzt kann eine entsprechende ätherische Ölmischung verordnen, die dann mittels Inhalationsgerät *(Pari Boy® oder bronchi soft®)* angewendet wird (siehe Literaturverzeichnis [40]) Lesen Sie mehr zum Thema ätherische Öle bei Atemwegserkrankungen im Fachbuch »Aromatherapie in Wissenschaft und Praxis« (siehe Literaturverzeichnis [1]).

Rezeptur für eine Inhalation

3 Tr. *Boswellia serrata* (Weihrauch)

7 Tr. *Melaleuca quinquenervia* (Niaouli)

9 Tr. *Cinnamomum camphora Ct. Cineol* (Ravintsara)

7 Tr. *Pinus sylvestris* (Kiefernadel)

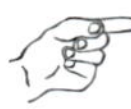

1–2 Tr. der ätherischen Ölmischung mit 5–7 ml Kochsalzlösung in das Inhalationsgerät geben und 5–15 Minuten täglich inhalieren.

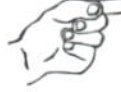

2–3 Tr. der Ölmischung auf 1 TL Meersalz träufeln, in eine Schüssel mit dampfendem Wasser geben und 10–15 Minuten inhalieren. Danach den Kopf mit Mütze oder Tuch warm halten und 15 bis 30 Minuten nachruhen. Die Inhalation 1–2 Mal täglich durchführen.

9.2.1 Verbesserung der Raumluft

Lesen Sie hierzu auch Kap. 2.3, S. 87 f.

Ganzheitliche Empfehlungen

Lüften Sie die Wohnung und das Krankenzimmer regelmäßig und achten Sie vor allem im Winter auf eine **hohe Luftfeuchtigkeit.** Stellen Sie bei der Pflege zu Hause mit Wasser gefüllte Schälchen auf die Heizung oder nutzen Sie einen Raumluftbefeuchter oder hängen nasse Wäsche auf. Das verdunstete Wasser befeuchtet die Raumluft und schützt die Schleimhäute vor dem Austrocknen.

Aromapflege

Thymian und **Zitrone** sind ein bewährtes Duo in Erkältungszeiten, so auch im *Thymian-Zitrone-Raumduft.* Während Thymian bei allen Formen viraler Erkältungen hilft, wirkt Zitronenduft desinfizierend und reduziert die Keimzahl in der Raumluft, wenn ätherisches Zitronenöl (aber auch andere

Öle wie z.B. Cajeput, Niaouli, Eukalyptus, Ravintsara u.a.) in hohen Dosierungen verdampft wird – das haben Wissenschaftler bereits vor einiger Zeit nachgewiesen. Bei der Beduftung kleiner Räume kann diese Wirkung genutzt werden, indem eine Duftlampe oder ein Vernebler in der Nähe des Krankenbetts aufgestellt wird, für eine tatsächliche Raumdesinfektion werden allerdings hohe Dosierungen und idealerweise Großraumgeräte benötigt. So zitiert der Wissenschaftler und Phytopharmakologe Heinz Schilcher in »Aromatherapie in Wissenschaft und Praxis« einen Versuch, bei dem ein 20 Quadratmeter großer Raum mit einem 10 g Ätherisch-Öl-Gemisch (4,5 g Eukalyptus, 4,5 g Latschenkiefer, 1 g Pfefferminze) von Luftkeimen befreit werden konnte (siehe Literaturverzeichnis [27]). Eine Empfehlung lautet, pro Quadratmeter Raumgröße einen Tropfen ätherisches Öl in den Vernebler zu geben.

Im *Thymian-Zitrone-Raumduft* ist die Zitrone beim ersten Riechen sofort zu erkennen, gepaart mit einer frischen Douglasiennote, die aber alsbald von Thymian und Angelikawurzel überdeckt werden, mit denen sich im Hintergrund eine schwere Atlaszedernote verbindet. Das Lavendelöl in der Mischung hat die Aufgabe, die frischen und wurzeligen Düfte zu harmonisieren. Sollte der Kranken oder dem Pflegebedürftigen der Duft zu herb sein, dann geben Sie einfach ein paar Tropfen Zitronenöl zusätzlich in die Duftlampe oder den Vernebler.

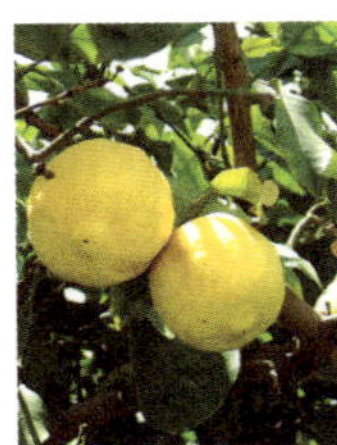

Thymian-Zitrone-Raumduft

Angelikawurzel, Atlaszeder, Douglasfichte, Lavendel, Thymian, **Zitrone** (Raumspray: Myrten-, Rosenhydrolat; Ethanol)

Der herb krautige und doch zitronige Duft dient zur Verbesserung der Raumluft in der Erkältungszeit. Es bieten sich mehrere Varianten der Beduftung an.

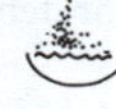

5–15 Tr. je nach Raumgröße in die Duftlampe oder in den Vernebler geben. Steht die Duftlampe am Krankenbett, wird die Keimbelastung in der näheren Umgebung des Betts reduziert.

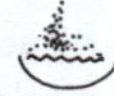

15–30 Tr. je nach Raumgröße und Befindlichkeit in die Duftlampe geben, wenn die Beduftung nicht direkt am Krankenbett, sondern im freien Raum durchgeführt wird. Ideal ist, wenn die pflegebedürftige Person den Raum verlassen kann.

Erst gut lüften, dann 20–30 Minuten lang beduften, dann wieder lüften. Bei leerem Raum die höchste Dosierung wählen.

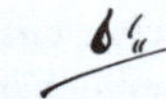

15–30 Tr. zur Raumreinigung ins Putzmittel mischen und dem Putzwasser zugeben.

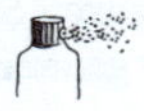

5–7 Sprühstöße des Raumsprays am Eingang des Zimmers und/oder am gewünschtem Platz im Raum verteilen, z.B. am, vor und über dem Bett.

9.3 Schnupfen/Nasennebenhöhlen-entzündung (Sinusitis)

Ein Schnupfen kündigt sich oftmals mit einem unangenehmen Druckgefühl in den Stirn- und Nasennebenhöhlen an, weil die Schleimhäute in diesen Bereichen als Reaktion auf die Infektion anschwellen. Es folgen kräftiges Niesen, dann ein Brennen im Nasenrachenraum, und schließlich kommt es zu zunächst wässrigen, dann auch gelblichen Schleimabsonderungen aus der Nase.

Werden schon beim ersten Druckgefühl schleimlösende Maßnahmen ergriffen, wie z.B. das Einreiben der Nasenflügel und der Stirn mit *Engelwurzbalsam* (siehe S. 257), dann lösen sich diese »Staus« bzw. Schwellungen schnell auf. Der nachfolgende fließende Schnupfen ist eigentlich harmlos und eher lästig, vor allem, wenn sich Pflegebedürftige nicht mehr selbst die Nase schnäuzen oder reinigen können.

Ist der Schnupfen in vollem Gang, so erschweren die geschwollenen Nasenschleimhäute die Nasenatmung, was insbesondere bei immobilen und bettlägerigen Menschen kritisch werden und von der Aspiration bis zum Atemstillstand führen kann.

Bei bereits Immungeschwächten darf ein Schnupfen nie bagatellisiert werden, denn er kann sich schnell zu einer Bronchitis oder einer bedrohlichen Lungenentzündung ausweiten.

Ganzheitliche Empfehlungen

Regelmäßige **Nasenspülungen** mit einer Salzlösung schwemmen die Erreger aus der Nase, was ihre Anzahl erheblich vermindert. Auf diese Weise kann Entzündungen der Nasennebenhöhlen effektiv vorgebeugt werden. So wird es gemacht: einen gestrichenen Teelöffel Meersalz in einem Liter lauwarmem Wasser auflösen. Bei vornübergebeugtem Oberkörper und schräg gehaltenem Kopf führen Sie die Spülung entweder mit gewölbter Innenhand oder aber mit einer Nasendusche in eines der Nasenlöcher ein. Anschließend halten Sie den Kopf wieder gerade, sodass die Nasenlöcher nach unten zeigen und das Wasser wieder ausfließen kann. Schnäuzen Sie die Nase leicht und wechseln Sie die Seite. Nasenduschen mit einer genauen Gebrauchsanweisung erhalten Sie in jeder Apotheke.

Auch wenn sich nach einem Schnupfen Krusten und Borken in der Nase gebildet haben, sollte die Nasenschleimhaut regelmäßig befeuchtet werden, entweder mit einer Nasendusche oder aber einem Nasenspray mit isotoner Kochsalzlösung.

Das **Inhalieren** von warmem Dampf ist – wie bei allen Erkältungskrankheiten – ebenfalls eine hilfreiche Anwendung.

Eine der drei häufigen **homöopathischen Arzneien** in tiefer Potenz können bei Sinusitis hilfreich sein: Kalium bichromicum, Luffa oder Sticta pulmonaria. Lesen Sie wie immer nach oder nutzen Sie die App »Die homöopathische Haus- und Reisapotheke« oder lassen sich von Fachpersonen beraten.

Aromapflege

Zur aromatherapeutischen Unterstützung bietet sich besonders der bereits erwähnte *Engelwurzbalsam* an, der bei Erkältungskrankheiten nahezu universell einsetzbar ist. Namensgeberin für den Balsam ist die Angelikawurzel, im Volksmund auch Engelwurz genannt. Allerdings enthält die Rezeptur außer der Angelikawurzel noch ein weiteres wichtiges, wirkungsmitbestimmendes Öl: das des **Majoran,** dessen krampflösende Eigenschaft bei schlecht oder gar nicht fließendem Schnupfen sehr willkommen ist, zudem ist es gut hautverträglich. Das warme, krautig-würzige Öl wird in Ägypten aus dem süßen Majoran gewonnen und harmoniert gut mit dem kräftig aromatischen Geruch der Angelikawurzel sowie dem herb-krautigen, warmen Thymian, der ebenfalls enthalten ist. Beim Einkauf des Majoranöls wird streng darauf geachtet, dass nicht versehentlich Origanumöl geliefert wird. Letzteres stammt vom wilden Majoran, der hautreizend wirken kann und deshalb für diese Mischung überhaupt nicht geeignet wäre. So zeigt sich bei der Herstellung der Aromamischungen immer wieder: Vertrauen ist gut, Kontrolle ist besser!

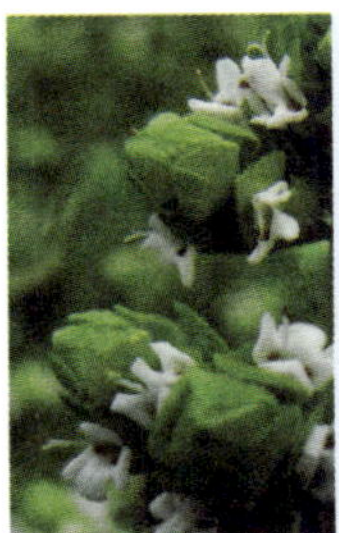

Engelwurzbalsam

Angelikawurzel, **Majoran,** Thymian; Johanniskraut in Olivenöl; Bienenwachs, Wollwachs

Die intensiv krautig und erdig riechende Salbe leistet hervorragende Dienste bei Stock- und Fließschnupfen. Sie lässt den Schnupfen ins Fließen kommen, was vor allem bei Stirn- und Nasennebenhöhlenentzündungen sehr hilfreich ist und beruhigt gereizte Nasenschleimhäute.

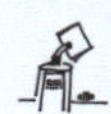

Nasenflügel 3 Mal täglich außen dünn einreiben. Erwachsene können bei Bedarf zusätzlich die Naseneingänge und die Oberlippe bestreichen, um die in der Salbe enthaltenen Öle zusätzlich zu inhalieren.

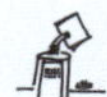

Bei Stirn- und Nasennebenhöhlenentzündungen den Balsam dünn auf die Stirn bzw. auf Jochbeinhöhe auftragen.

Erkältungsöl befreiend

Alant, Myrte, Niaouli, Salbei, Thymian, Ysop, Zirbelkiefer (Raumspray: Myrten-, Rosenhydrolat; Ethanol)

Ein intensiver, frischer Duft mit einer befreienden, krautigen Note. Er erleichtert die Atmung und fördert die Schleimlösung. Unterwegs sowie in der Nacht hat sich das Raumspray bestens bewährt.

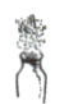

Als Riechfläschchen direkt unter die Nase halten und dabei tief einatmen.

7–10 Tr. in der Duftlampe oder im Vernebler verdampfen.

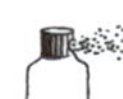

Bei Bedarf 1–3 Sprühstöße in die Umgebung sprühen.

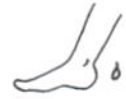

3–5 Tr. für ein erwärmendes und stärkendes Fußbad in Salz, Honig, Sahne oder neutrale Seife mischen.

Reine ätherische Ölmischung nicht unverdünnt auf die Haut auftragen.

Erkältungsöl wärmend

Benzoe Siam, Ho-Sho, Lavendel, Lavendelsalbei, Melisse, Ravintsara, Rosenholz, Salbei, Thymian (Raumspray: Myrten-, Rosenhydrolat; Ethanol)

Die balsamisch duftende, wärmende und schleimlösende reine ätherische Ölmischung wirkt befreiend auf die Atemwege, entzündungshemmend und keimvermindernd und hat sich bei Säuglingen ebenso bewährt wie bei sensiblen Erwachsenen und älteren Menschen. Sie wird als Vorbereitung auf die Nacht insbesondere am Abend bevorzugt, ob in der Duftlampe oder als praktisches Raumspray.

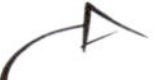

Anwendungen siehe *Erkältungsöl befreiend*.

Thymian-Benzoe-Öl

Benzoe Siam, Ho-Sho, Lavendel, Lavendelsalbei, Melisse, Ravintsara, Rosenholz, Salbei, Thymian; Jojobawachs

Das balsamisch warm duftende Naturparfüm eignet sich auch gut für unterwegs und schnell mal zwischendurch, um besser atmen zu können.

Als Riechfläschchen direkt unter die Nase halten und dabei tief einatmen. Es kann direkt am Naseneingang aufgetragen werden.

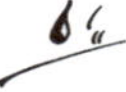

1–2 Tr. punktuell an der Schläfe, auf der Oberlippe oder am Dekolleté auftragen.

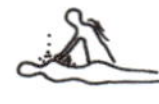

Für eine Brusteinreibung 2–3 Tr. mit 1 TL fettem Pflanzenöl vermischen.

9.4 Halsschmerzen und Heiserkeit

Im weiteren Verlauf einer Erkältung oder gar echten viralen Grippe (Influenza) kommen oft Halsschmerzen hinzu, die dann in eine mehr oder weniger längere Phase der Heiserkeit übergehen. Es muss natürlich auch hier ärztlich abgeklärt werden, ob es sich um eher banale Halsschmerzen oder eine akute Angina (Mandelentzündung) handelt. Häufig liegen auch Lymphknotenschwellungen vor, die ebenfalls sehr schmerzhaft sein können.

Ganzheitliche Empfehlungen

Einer der wichtigsten Ratschläge bei Halsschmerzen und Heiserkeit ist, den **Halsbereich warmzuhalten,** am besten mit einem Schal oder Tuch aus den atmungsaktiven Naturmaterialien Wolle oder/und Seide. **Lutschbonbons** regen den Speichelfluss an und befeuchten bei Heiserkeit die empfindlichen Stimmbänder.

Eine sehr effektive Pflegemethode bei Halsschmerzen sind **Halswickel.** Wärmeerzeugende Halswickel sind durchwärmend und durchblutungsfördernd, sie werden bei länger bestehenden Halsinfekten angewendet und wenn Wärme angenehm ist. Wärmeentziehende Halswickel wirken abschwellend und entzündungsabbauend, sie kommen bei meist akuten Halsschmerzen, wenn das Schlucken sehr schmerzhaft ist, zum Einsatz (Ausführliches dazu im Fachbuch »Wickel & Auflagen von Ursula Uhlemayr und Dietmar Wolz, siehe Literaturverzeichnis [43]).

Sind außerdem die Lymphknoten geschwollen, tut eine sanfte Lymphdrainage gut (vgl. S. 209).

Aromapflege

Mit dem *Halströster* steht Ihnen eine bewährte Aroma-Salzmischung zur Verfügung, die bei allen Halsbeschwerden begleitend eingesetzt werden kann. Wie alle Mischungen für die Erkältungszeit enthält sie das gut verträgliche, warm-krautige Thymianöl vom Chemotyp Linalool. Eine weitere wichtige Komponente ist das zitronig-krautig duftende **Melisse**nöl. Es nimmt dem Thymian die Herbheit und bringt Ruhe und Harmonie in die Mischung, ebenso wie das beigemischte Lavendelöl. Der *Halströster* ist auch ideal als Zusatz zu Wickelanwendungen (siehe S. 260).

Sollten die Erkältungsbeschwerden bei dem Kranken Ängste auslösen (siehe auch Kap. 15.1, S. 410–413), so hilft zur weiteren Unterstützung **Melissentee.** Er schmeckt gut und beruhigt. Das Melissenkraut ist übrigens recht anspruchslos, Sie können es als Kräutertopf zu Hause in die Küche oder in einer Pflegeeinrichtung auf die Tische stellen. Die frische Melisse erfreut nicht nur die Augen der Pflegebedürftigen, sondern die Blättchen geben beim Abreißen sofort ihren frischen Duft frei und sorgen für Aufmunterung. Insbesondere immobile Gartenliebhaberinnen beglückt es, wenn sie auf diese Weise wieder mit Pflanzen in Kontakt kommen. So können mit wechselnden Pflanzen die Jahreszeiten nach drinnen geholt und alle Sinne angeregt werden.

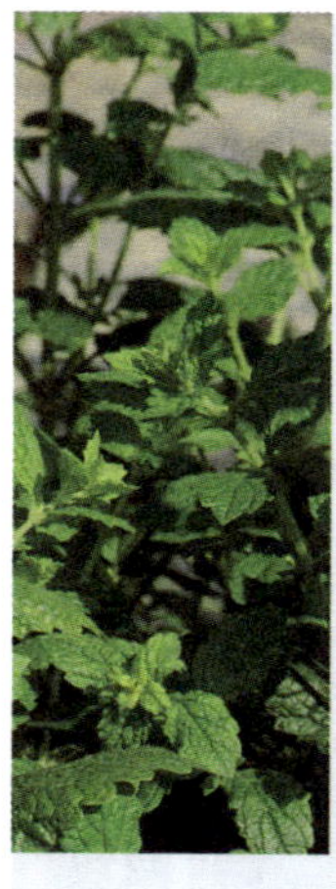

Halströster

Lavendel, Melisse, Thymian, Jojobawachs; Meersalz

Die krautige, leicht lavendelige Salzmischung wurde in Zusammenarbeit mit der Allgäuer Wickelfachfrau Ursula Uhlemayr entwickelt und ist als wohltuender und lindernder Zusatz bei Halswickeln nicht mehr wegzudenken. Sie kann bei den ersten Anzeichen von Halsbeschwerden als präventive Mundspülung und Gurgellösung verwendet werden, denn sie beruhigt die Mund- und Rachenschleimhaut, das Meersalz wirkt zudem antibakteriell. Auch für warme Halswaschungen kann die Aromamischung eingesetzt werden, denn diese aktivieren ebenfalls das Immunsystem.

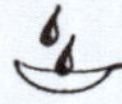

1 TL Salz in rund 200 ml warmes Wasser rühren und mehrmals täglich gurgeln.

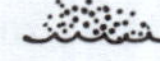

Für eine Kneippsche Oberkörperwaschung 1 TL auf 1 Liter temperiertes Wasser geben.

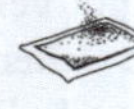

1 TL in 1 Liter temperiertes Wasser geben. Für einen **wärmeerzeugenden** Halswickel das Wickeltuch aus Baumwolle oder Leinen darin tränken und dann gut (!) auswringen. Vorn auf den Hals auflegen, ohne hinten die Wirbelsäule zu bedecken, und darüber Zwischentuch, Heilwolle und Außentuch anbringen. Dauer: 30 bis max. 90 Minuten.

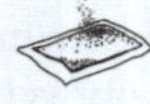

Für einen **wärmeentziehenden** Wickel das getränkte Tuch nur leicht (!) auswringen, sodass es noch gut nass ist, jedoch ohne zu tropfen. Weiteres Vorgehen siehe oben. Dauer: 20–45 min.

Im Anschluss an die Wickelbehandlung sollte immer ein Wollschal oder ein großes Seidentuch um den Hals gelegt werden, um die wohlige Wärme noch nachwirken zu lassen und den Hals vor Zugluft und Kälte zu schützen.

Thymian-Angelika-Öl

Angelikawurzel, Cajeput, Muskatellersalbei, Thymian, Zirbelkiefer; Ringelblumen in Mandelöl; Mandel-, Sesamöl; Jojobawachs

Die Aromamischung mit dem würzigen, intensiven Duft hat sich längst als Halsöl bewährt. Sie stärkt das Immunsystem, beruhigt und lindert Schluck- und andere Halsbeschwerden.

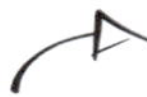

Anwendungen siehe Husten/Akute Bronchitis, S. 265 f.

Thymianhydrolat

Hydrolate sind bestens schleimhautverträglich und beinhalten äußerst wenig ätherisches Öl. Ihr Gehalt beträgt maximal 0,1 % und dennoch, so weisen Publikationen aus dem Jahr 2017 nach (siehe Literaturverzeichnis [44]), kann insbesondere Thymianhydrolat bei bakteriellen Infektionen eine antimikrobielle Wirkung haben. So eignet sich das zwar relativ intensiv nach Thymian schmeckende Hydrolat sehr gut als Gurgellösung.

Geben Sie entweder 2 oder 3 Sprühstöße des Hydrolats direkt in den Mund oder vermischen Sie es 1 : 1 mit Wasser. 3 Mal täglich gurgeln.

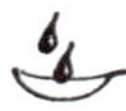

Bei Pflegebedürftigen entweder einen großen Watteträger oder eine Kompresse besprühen und damit die Mundschleimhaut und die Zunge betupfen bzw. auswischen (siehe auch S. 232).

9.5 Husten/Akute Bronchitis

Husten ist meist die letzte Stufe einer Erkältung nach Kopfschmerzen, Schnupfen und Halsschmerzen. Er ist zunächst ein ganz natürlicher Abwehr- und Reinigungsmechanismus der Bronchien und Lunge. Für Bettlägerige, Pflegebedürftige, aber auch Babys sowie Menschen mit hohem Alter kann Husten jedoch bedrohlich werden, vor allem, wenn sie sich nicht selbst aufrichten können, um den produzierten Schleim abzuhusten. Ansonsten drohen Aspiration oder gar ein Atemstillstand.

Husten wird als akut bezeichnet, wenn er bis zu drei, höchstens acht Wochen dauert. Hält er länger an, spricht die Medizin von chronischem

Husten. Des Weiteren wird unterschieden zwischen Husten mit Auswurf und Husten ohne Auswurf, Letzterer wird auch Reizhusten oder trockener Husten genannt. Ein typisches Beispiel hierfür ist der hartnäckige Husten, der viele Betroffene nach einer Erkältung noch länger plagt.

Der feuchte, also schleimige Husten reinigt die Bronchien. Ein Hustenstoß hilft, wie das Niesen, die Atemwege von Schleim zu befreien. Anders sieht es aus, wenn die Flimmerhärchen geschädigt sind, etwa bei Rauchern, oder wenn der Schleim sich durch eine Infektion verändert. Ist der Schleim zu zäh, zu kompakt oder im Übermaß vorhanden, kann er die Bronchien verstopfen und das Abhusten gelingt immer schwerer.

Husten ist körperliche Arbeit, die geschwächte Menschen schnell erschöpft. Starkes Husten führt bei empfindlichen Menschen, besonders auch Kindern, mitunter sogar zu Brechreiz.

Ganzheitliche Empfehlungen

Das Wichtigste ist, dem Körper **reichlich Flüssigkeit** zuzuführen. Kann und will der Erkrankte nicht viel trinken, sollte bei allen äußeren Anwendungen mit **feuchtnass-warmen Maßnahmen** gearbeitet werden. Wie erwähnt, muss außerdem für ausreichend **frische und feuchte Luft** im Krankenzimmer gesorgt werden (siehe auch Kapitel 9.2, S. 253–255).

Thymianteekombinationen mit Spitzwegerich, Fenchel und Eibisch sind bei Husten eine große Hilfe. Die Kräuter wirken schleimlösend und beruhigen den Hustenreiz. Mit Honig getrunken sind sie wohlschmeckend und bekömmlich. Auch können Sie in der Apotheke nach Thymianhustensaft und Thymianzäpfchen fragen, diese tragen, zusätzlich eingenommen, zu einer baldigen Besserung bei. Ebenfalls bewährt sind **Chinesische Kräuter** als aufgussfertige Körnchen (Kompaktate), z.B. Shufeng Jiedu. Lassen Sie sich in der Bahnhof-Apotheke Kempten beraten.

Nehmen Sie Husten aber auch auf der psychosomatischen Ebene wahr: Hat der Mensch etwas zu sagen und tut es nicht, aber »er hustet uns etwas«? Oder reden andere wie der Prediger von der Kanzel, aber ihr Wort will nicht mehr gehört werden?

Aromapflege

Bei Husten bietet sich eine Aromapflege in Kombination mit Einreibungen, Auflagen und Wickeln an, denn diese äußeren Anwendungen helfen, festsitzenden Schleim zu lösen, sodass er sich leichter abhusten lässt.

Im Mittelpunkt steht dabei der *Thymian-Myrte-Balsam*, der in vielen

Familien ein fester Bestandteil der Hausapotheke ist. Die ätherischen Öle der Aromamischung entfalten sich eher langsam auf der Haut, sodass ihre Wirkstoffe inhaliert werden können. Zudem gelangen sie mithilfe der hautfreundlichen Trägeröle durch die Haut in den Organismus und unterstützen so die Anwendung von Wickeln und Auflagen. Die vielen positiven Rückmeldungen zur Anwendung des Balsams liegen nicht zuletzt am **Thymian,** *der* Heilpflanze bei Erkältungen. Die robuste und im gesamten Alpen- und Mittelmeerraum heimische Pflanze mit ihrem krautigen, warm-würzigen Öl wird traditionell schon immer bei Husten und Bronchitis eingesetzt. Auch die Wissenschaft hat die positiven Wirkungen des Heilkrauts bei Katarrhen der oberen Atemwege längst bestätigt. Seine entkrampfende Wirkung wird insbesondere bei spastischem Husten geschätzt, was durch warme Auflagen zusätzlich unterstützt wird.

Auffälligstes Merkmal ist, dass Thymian je nach Höhenlage und Bodenbeschaffenheit unterschiedliche Inhaltsstoffe produziert. Entsprechend wird Thymianöl in unterschiedliche, sogenannte Chemotypen eingeteilt. Die bekanntesten sind Linalool, Geraniol und Serpyllum, daneben gibt es noch die Chemotypen Thymol, Thujanol und Zygis. Für die Aromamischungen werden ausschließlich die ersten drei Chemotypen verarbeitet, weil sie besonders hautfreundlich sind, für die Kindermischungen sogar ausschließlich der sanfte Geranioltyp. (Mehr zum Thymianöl finden Sie in zahlreichen Beiträgen der Fachzeitschrift F.O.R.U.M, die vom Verein Forum Essenzia herausgegeben wird, siehe z.B. Literaturverzeichnis [4], [8], [22], [24], [33].)

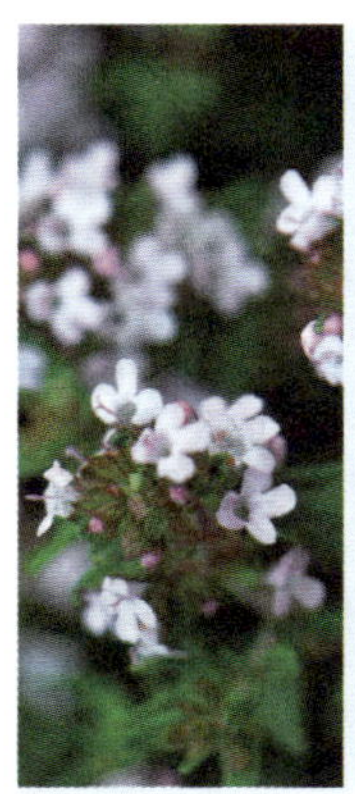

Thymian-Myrte-Balsam

Myrte, Niaouli, Salbei, **Thymian,** Ysop, Zirbelkiefer; Johanniskraut in Olivenöl; Mandel-, Sesamöl; Bienen-, Jojobawachs, Sheabutter, Wollwachs; Spitzwegerichtinktur

Der intensiv krautig duftende und beliebte »Bronchialbalsam« hat sich besonders bei schmerzhaftem Husten und beginnender Bronchitis bewährt, denn er unterstützt mit seinem wohltuenden Aroma schleimlösende und den Hustenreiz beruhigende Maßnahmen wie etwa feuchtwarme Auflagen und Einreibungen. Auch zur täglichen Atemerleichterung bei Bettlägerigen ist er empfehlenswert.

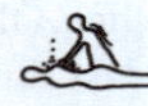

Bei Erwachsenen ½ bis 1 TL 2 Mal täglich auf Brust und eventuell auch den Rücken einreiben. Für Kinder den sanfteren Kinderbalsam verwenden und entsprechend weniger auftragen.

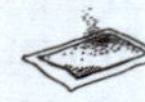

Die wohltuende Wirkung wird in Kombination mit einem Bienenwachswickel (Bezugsadresse im Anhang) verstärkt. Für den Bienenwachswickel das Bienenwachstuch so lange föhnen, bis es angenehm warm und weich ist. Dann den angenehm warmen Wickel direkt auf die mit dem Öl behandelte Haut geben, eine Lage Heilwolle darauf legen (Watte bei Schafwollallergie) und ein eng anliegendes Unterhemd darüberziehen.

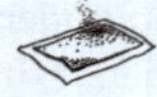

Für einen feuchtwarmen Brustwickel ein Leinentuch in heißes Wasser eintauchen, anschließend gut auswringen und auf die mit dem Balsam einmassierte Brust legen. Darüber kommt ein vorgewärmtes Handtuch, das rund um die Brust reicht. Den Kranken gut zudecken und den Wickel je nach Wohlbefinden ½ Stunde oder länger einwirken lassen.
Tipp: Ein fertiges Brustwickel-Set aus der Apotheke erleichtert die Anwendung.

Erkältungsöl befreiend

Alant, Myrte, Niaouli, Salbei, Thymian, Ysop, Zirbelkiefer
(Raumspray: Myrten-, Rosenhydrolat; Ethanol)

Ein intensiver, frischer Duft mit einer befreienden, krautigen Note. Er erleichtert die Atmung und fördert die Schleimlösung, sodass der Hustenreiz gelindert wird. Unterwegs sowie in der Nacht hat sich das Raumspray bestens bewährt.

Als Riechfläschchen direkt unter die Nase halten und dabei tief einatmen.

7–10 Tr. in der Duftlampe oder im Vernebler verdampfen.

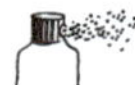

Bei Bedarf 1–3 Sprühstöße in die Umgebung sprühen.

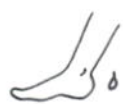

3–5 Tr. für ein erwärmendes und stärkendes Fußbad in Salz, Honig, Sahne oder neutrale Seife mischen.

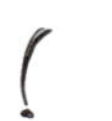

Reine ätherische Ölmischung nicht unverdünnt auf die Haut auftragen.

Erkältungsöl wärmend

Benzoe Siam, Ho-Sho, Lavendel, Lavendelsalbei, Melisse, Ravintsara, Rosenholz, Salbei, Thymian (Raumspray: Myrten-, Rosenhydrolat; Ethanol)

Die balsamisch duftende, wärmende und schleimlösende reine ätherische Ölmischung wirkt befreiend auf die Bronchien, entzündungshemmend und keimvermindernd und hat sich bei Säuglingen ebenso bewährt wie bei sensiblen Erwachsenen und älteren Menschen. Sie wird als Vorbereitung auf die Nacht insbesondere am Abend bevorzugt, ob in der Duftlampe oder als praktisches Raumspray.

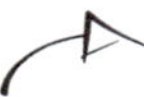

Anwendungen siehe *Erkältungsöl befreiend*.

Thymian-Angelika-Öl

Angelikawurzel, Cajeput, Muskatellersalbei, Thymian, Zirbelkiefer; Ringelblumen in Mandelöl; Mandel-, Sesamöl; Jojobawachs

Die Aromamischung mit dem würzigen, intensiven Duft hat sich längst als Hals- und Brustöl bewährt. Sie stärkt das Immunsystem, beruhigt die Bronchien und erleichtert die Atmung.

Bei den ersten Anzeichen eines grippalen Infekts empfiehlt es sich, Hals, Brust und Rücken regelmäßig einzumassieren, um so das Immunsystem zu stärken. Sollte der Pflegebedürftige häufig an Erkältungskrankheiten oder Angina mit oder ohne Ohrenschmerzen leiden, ist es ratsam, das Öl kurmäßig über einen längeren Zeitraum von etwa zwei bis drei Monaten anzuwenden.

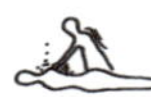

Morgens und abends die gut nasse Haut vom Hals- und Brustbereich bis über die Schultern zum Oberarm einölen.

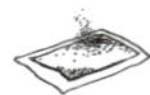

Bienenwachswickel, siehe *Thymian-Myrte-Balsam*.

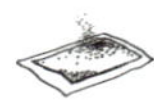

Feuchtwarmer Brustwickel, siehe *Thymian-Myrte-Balsam*.

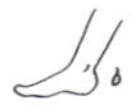

1 TL für ein erwärmendes und stärkendes Fußbad in Salz, Honig, Sahne oder neutrale Seife mischen.

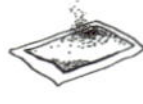

2 EL für eine temperierte Ölkompresse. Diese speichert die Körperwärme und kann als entspannende bzw. hustenreizstillende Auflage einige Stunden oder auch die ganze Nacht auf der Brust verbleiben.

Thymian-Myrte-Bad/Dusch & Shampoo

Myrte, Salbei, Thymian, Ysop, Zirbelkiefer; Jojobawachs; Meersalz (Dusch & Shampoo: neutrale Grundlage, Sesamöl)

Das intensiv krautig riechende Salzbad wie das flüssige Dusch & Shampoo wirkt schleimlösend, atembefreiend, beruhigt die Bronchien und unterstützt fiebersenkende Anwendungen. Es sollte sparsam dosiert werden. Durch den weiteren Zusatz von bis zu 1 kg Meersalz erfahren geschwächte Kranke im Wasser ein wohltuendes Gefühl des Getragenwerdens, außerdem kann die Haut Feuchtigkeit aufnehmen. Wichtig ist, dass der Pflegebedürftige nach dem Bad sofort gut eingehüllt ruht. Ist ein Bad aufgrund des Pflegegrades nicht möglich, sind Waschungen eine wunderbare Möglichkeit, um das Immunsystem anzuregen.

1–2 EL für ein körperwarmes, entspannendes Bad. Idealerweise abends vor dem Zubettgehen oder nach Bedarf. Nach dem Bad mit klarem Wasser abduschen, um Salzreste auf der Haut zu entfernen.

1 TL Badesalz oder einen Spritzer des Dusch & Shampoo auf 1 Liter temperiertes Wasser als Zusatz für eine Waschung, die hilft, besser durchzuatmen. Im Zweifel dem Kranken immer eine Atemanleitung geben, dann im Atemrhythmus waschen und den Waschlappen in Strichen vom Körper weg zur Peripherie führen.

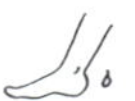

Für ein erwärmendes und stärkendes Fußbad 1 TL auf 1 Liter temperiertes Wasser geben. Bei Menschen mit kalten Füßen kann auch warmes Ingwerwasser (siehe S. 252) als zusätzlich erwärmende Maßnahme hinzugefügt werden.

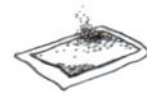

Für einen feuchtwarmen Brustwickel, der bei festsitzendem Husten und beginnender Bronchitis lösend wirkt, 1 TL auf 1 Liter heißes Wasser geben. Ein Baumwoll- oder fertiges Wickeltuch in der Wassermischung tränken, gut auswringen und so warm, wie es noch angenehm ist, auf den Brustkorb auflegen. Sofort das vorbereitete Zwischentuch, Heilwolle und Außentuch auflegen. Der Wickel kann etwa ½ Stunde oder länger, maximal 2 Stunden, auf der Brust liegen bleiben, aber nur, solange der Wickel warm ist.

9.6 Chronische Bronchitis/Asthma/COPD

Durch eine Reihe von pathologischen (krankhaften) Veränderungen der Atemwege können sich ernsthafte Gesundheitsprobleme entwickeln. Diese Veränderungen betreffen insbesondere die Lungenbelüftung, den Gasaustausch sowie verengende Veränderungen in den Atemwegen. Die körpereigene Selbstreinigungsfunktion der Atemwege wird beeinträchtigt durch eine zu zähe oder zu wenig Schleimbildung, einen zu schwachen Hustenstoß und eine geschwächte Atemhilfsmuskulatur.

Die häufigsten Krankheitsbilder sind **Asthma** und **chronische Bronchitis.** Besteht eine Bronchitis länger als drei Monate am Stück in zwei aufeinanderfolgenden Jahren, so spricht die Medizin von einer chronischen Bronchitis. Die chronische Bronchitis kann in eine **chronisch obstruktive Lungenerkrankung** (engl. Abkürzung: COPD) übergehen. Husten, Keuchen, Schleimretention (d.h., der Schleim wird nicht ausgestoßen), Kurzatmigkeit und eine verminderte Atemarbeit sind die Folge und bewirken Atemnot. Diese kann, wie eingangs zu diesem Kapitel auf S. 249 f. beschrieben, zu verständlichen Angstzuständen führen.

Ganzheitliche Empfehlungen

Schon allein, um solchen Angstsituationen vorzubeugen, gehören zu den wichtigsten pflegerischen Maßnahmen **persönliche Zuwendung** und die Schaffung einer **beruhigenden Atmosphäre** mit entsprechenden Berührungen und haltgebendem Körperkontakt. Des Weiteren sind **gezielte Atemübungen,** manuelle Sekretlösung sowie **atemerleichternde Lagerungstechniken** wie Dehn- und Drainagelagerungen für den Kranken lebensnotwendig. Bei starker Atemnot mit Angst und Unruhe kann es notwendig sein, kurzzeitig eine **strenge Atemführung** (Kap. 9.1, S. 249 f.) zu übernehmen und den Kranken beim Atmen genau anzuleiten.

Aromapflege

Thymian-Mischungen sind optimal für Rhythmische Rückeneinreibungen nach Wegmann/Hauschka (siehe Kapitel 1.2.9.5, S. 38), um die Atmung zu vertiefen und das Lösen von Sekret zu unterstützen. Dabei wird das Gewebe gelockert und der Körper wohltuend durchwärmt. Auch warme Brustwickel mit einer Thymian-Mischung sind hilfreich.

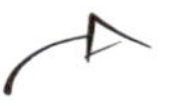

Geeignete Aromamischungen und Anwendungen siehe Husten/ Akute Bronchitis, Kap. 9.5, S. 261–267.

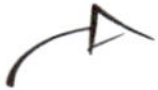

Inhalationen siehe Kap. 9.2, S. 252 f.

Bei chronischer Bronchitis, Asthma und COPD kann vom betreuenden Arzt eine Aromarezeptur als Rezepturarzneimittel verordnet werden. Die nachfolgende COPD-Rezeptur hat der Wiener Lungenfacharzt Dr. Wolfgang Steflitsch entwickelt und in dem Fachbuch »Aromatherapie in Wissenschaft und Praxis« veröffentlicht (siehe Literaturverzeichnis [39]). Dieses Werk sei übrigens allen empfohlen, die sich ernsthaft mit Aromatherapie beschäftigen möchten, dort findet sich eine Fülle an Studien, Erfahrungsberichten und Ätherisch-Öl-Rezepturen zu zahlreichen Krankheitsbildern.

Achten Sie darauf, dass in der Apotheke, in der die Rezeptur zubereitet wird, nur naturreine ätherische Öle verarbeitet werden, insbesondere auch, dass das ätherische Öl des **Duftenden Alant** *(Inula graveolens)* verwendet wird. Das frisch und zunächst herb-würzig, dann süßlich duftende ätherische Öl wird aus dem blühenden Kraut gewonnen und kann leider mit dem Öl vom Echten Alant *(Inula helenium)*, auch Helenenkraut genannt, verwechselt werden. Eine Verwechslung wäre in diesem Fall fatal, da das Öl des Echten Alant allergisierend wirken kann. Das Öl des Duftenden Alant dagegen enthält einen hohen Anteil Bornylacetat, das zur Stoffgruppe der Monoterpenester zählt, die wiederum sehr entspannend und ausgleichend auf den Herzrhythmus wirken. Zudem hemmt der Duftende Alant die Histaminausschüttung, ist also antiallergisch.

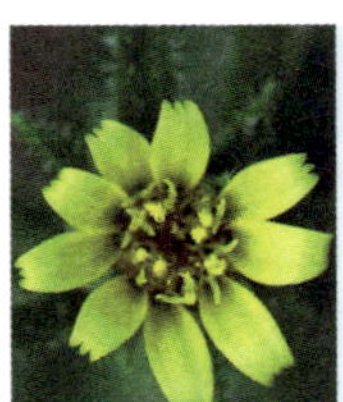

COPD-Rezeptur nach Dr. Wolfgang Steflitsch

15 Tr. *Inula graveolens* (**Alant**)

20 Tr. *Myrtus communis,* Türkei (Myrte türkisch)

10 Tr. *Styrax tonkinensis* (Benzoe Siam)

5 Tr. *Melaleuca quinquenervia* (Niaouli)

ad 100 ml *Oleum hyperici* (Johanniskrautöl)

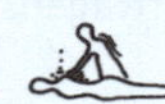

2–3 Mal täglich und bei Bedarf den Oberkörper einreiben.

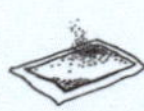

Die wohltuende Wirkung wird in Kombination mit einem Bienenwachswickel verstärkt. Für den Bienenwachswickel das Bienenwachstuch so lange föhnen, bis es angenehm warm und weich ist. Dann das Wachstuch direkt auf die mit dem Öl behandelte Haut geben, eine Lage Heilwolle darauflegen (Watte bei Schafwollallergie) und ein eng anliegendes Unterhemd darüberziehen.

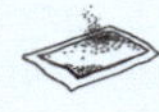

Einen feuchtwarmen Brustwickel auf die mit dem Balsam einmassierte Brust aufbringen. Den Wickel je nach Wohlbefinden ½ Stunde oder länger einwirken lassen.

Rezeptur »Atementspannung« nach Ingeborg Stadelmann

Eine Ätherisch-Öl-Mischung für Allergiker, Asthmatiker und sonstige Formen der Atemdepression mit plötzlicher Brustenge und Atemnot.

4 Tr. *Cedrus atlanticus* (Atlaszeder)

1 Tr. *Inula graveolens* (Alant)

2 Tr. *Salvia sclarea* (Muskatellersalbei)

Als Riechfläschchen oder 3–4 Tr. in einen Riechstift träufeln und nach Bedarf mehrmals kräftig einatmen. Das Vlies nach drei Tagen erneuern. Als Ersatz funktioniert auch ein kleines, zusammengerolltes Papierstück.

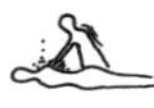

Unter Zusatz von fetten Pflanzenölen kann daraus ein Einreibeöl gemischt werden. Hierzu wird die Mischung in 20 ml fettes Pflanzenöl wie z. B. Aloe-Vera-Öl oder Jojobaöl gemischt.

Für ein Aromabad werden 10–15 Tr. entsprechend der obigen Grundmischung in Honig oder neutrale Seife eingemischt und dem Badewasser zugegeben.

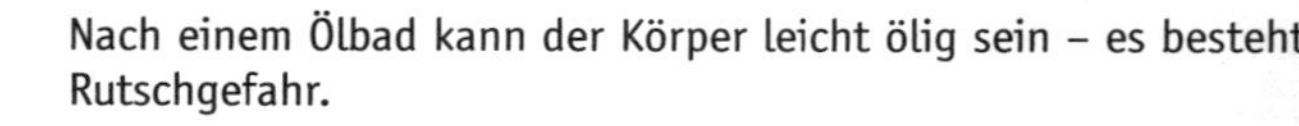

Nach einem Ölbad kann der Körper leicht ölig sein – es besteht Rutschgefahr.

Reine ätherische Ölmischung – nicht pur auf die Haut auftragen.

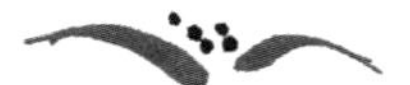

10 Herz, Kreislauf und Gefäße

Das Herz-Kreislauf-System ist eines der eindrücklichsten Körpersysteme. Anatomisch gesehen besteht der Blutkreislauf aus Herz und Blutgefäßen. Letztere werden unterschieden in Venen – sie führen zum Herz hin – und Arterien – sie führen vom Herz zu den Organen. Hauptaufgabe des Herz-Kreislauf-Systems ist es, die Organe über die Gefäße mit Blut und damit mit Sauerstoff aus der Lunge sowie Nährstoffen aus dem Stoffwechsel zu versorgen, im Gegenzug werden Abfallprodukte und Kohlendioxid abtransportiert. Zudem werden mit dem Blut Hormone und Immunabwehrstoffe an ihre Einsatzstellen gebracht. Darüber hinaus spielt der Blutkreislauf eine wichtige Rolle bei der Temperatursteuerung des Körpers.

Motor des Ganzen ist die Schlagkraft des Herzens. Ohne Blutkreislauf könnten weder innere Organe, noch die Haut, die Knochen, das Bindegewebe oder das Lymphsystem bestehen, und all dies zusammen wiederum funktioniert nur, wenn das zentrale Nervensystem seine Aufgaben erledigt. Wie bei einem Uhrwerk, bei dem ein Zahnrädchen exakt ins nächste greift, kann keines der einzelnen Systembestandteile nur für sich gesehen werden, sondern muss immer im anatomischen und physiologischen Zusammenspiel aller Komponenten betrachtet werden. Das gilt insbesondere bei Erkrankungen.

Nicht vergessen werden darf dabei, dass der Mensch neben seinem Körper auch Seele und Geist besitzt, die sich alle gegenseitig beeinflussen.

Der Einfluss der Psyche auf den Körper

Immer wiederkehrende Konflikte, Dauerstress oder Ängste können körperliche Beschwerden und sogar schwere Erkrankungen auslösen. Dabei hat jeder Mensch ein anderes »Schwachorgan«: Während den einen alles auf den Magen schlägt, sodass sie Magengeschwüre bekommen, gehen den anderen seelische Probleme so sehr unter die Haut, dass sie eine Neurodermitis entwickeln. Wiederum andere nehmen sich alles sehr zu Herzen und zeigen schließlich manifeste Herzbeschwerden. So können beispielsweise Sorgen und Ängste bei manchen Menschen Atemnot auslösen, zu einem allgemeinen Beklemmungsgefühl führen oder Herzenge bewirken. Menschen, die empört auf Konflikte reagieren, steigt regelmäßig das Blut in den Kopf vor Wut und der Blutdruck steigt in ungesunde Höhen.

Vor allem negativer Stress (Dysstress) darf nicht unterschätzt werden, denn er kann auf die Dauer neben Schlaf- und Essstörungen auch zu Blutdruckproblemen führen. Dieser gesundheitsgefährdende Stress entsteht meist durch Überlastung oder Überforderung, aber auch Konflikte oder Trauer können dazu beitragen. Er muss unterschieden werden vom sogenannten Eustress, der zufrieden und glücklich macht, weil er nicht als belastend, sondern als positiv empfunden wird, wenn jemand z.B. trotz starker Beanspruchung hoch motiviert ist oder der Stress mit einem freudigen Ereignis zusammenhängt wie etwa die Vorbereitung einer Feier.

Permanenter negativer Stress dagegen führt zu Ärger und einer hohen Adrenalinausschüttung, die auf Dauer das gesamte Immun- und Kreislaufsystem durcheinanderbringt, wenn kein Ausgleich geschaffen wird. Bildhaft gesprochen lief und läuft der Motor ständig auf Hochtouren, bis es aus allen Ecken und Enden qualmt, weil die Inspektionen vernachlässigt wurden und nun kein Öl mehr im Getriebe und nur noch wenig Benzin im Tank ist. Das heißt, der gestresste Mensch bewegt sich geradewegs auf ein Burn-out zu oder steckt schon mittendrin, ohne es zu bemerken. Bedauerlicherweise zählt auch das Pflegepersonal immer häufiger zu dieser Personengruppe.

Ganzheitliche Empfehlungen

Die meisten Herz-Kreislauf- und Gefäßerkrankungen gehen auf eine ungesunde Lebensweise zurück. Eine einseitige **Ernährung** mit zu viel Fett und Zucker, mangelnde Bewegung, dazu noch Dauerstress sowie zu viel Alkohol und Nikotin fordern früher oder später ihren Tribut. Das zeigt aber auch, dass die beste Maßnahme gegen Herz-Kreislauf-Krankheiten die Vorbeugung ist: Dazu gehören eine ausgewogene, den Stoffwechsel nicht belastende Ernährung mit Frischkost sowie regelmäßige Bewegung an der frischen Luft, möglichst wenig Stress, maßvoller Alkoholkonsum und Nichtrauchen. Starkes Übergewicht sollte dauerhaft reduziert werden, weil es den gesamten Organismus belastet, insbesondere auch den Bewegungsapparat.

Bei allen Herz- und Kreislauferkrankungen – wie bei vielen anderen Beschwerden auch –, lohnt es sich, in der Apotheke oder bei einem naturheilkundlich ausgebildeten Arzt nach entsprechenden **Phytotherapeutika** zu fragen. Die Pflanzenwelt bietet wunderbare Heilkräuter wie Adoniskraut, Fingerhut (Digitalis), Herzgespann, Weißdorn und andere, deren Wirkung durch klinische Studien belegt wurde. Werden sie gleich zu Beginn einer Erkrankung eingesetzt, können damit gute Erfolge verbucht werden. Bei fortgeschrittener Krankheit werden sie therapiebegleitend angewendet.

Selbstverständlich dürfen hier keine Alleingänge gewagt werden. Diese hochwirksamen Pflanzenwirkstoffe müssen richtig verarbeitet und dosiert sein, um die gewünschte Wirkung zu erzielen, zudem müssen mögliche Wechselwirkungen mit einer bereits bestehenden Medikation beachtet werden. Eingesetzt werden die Phytotherapeutika z.B. bei nervösen Herzbeschwerden oder als Blutdrucksenker. Bei einer Leistungsschwäche des Herzens (Herzinsuffizienz) oder bei Herzrhythmusstörungen können sie die Herzschlagkraft sowie die Herzfrequenz positiv beeinflussen und die Kurzatmigkeit reduzieren, als prophylaktische Maßnahme sind sie bei Arteriosklerose empfehlenswert. An dieser Stelle sei auch der »Leitfaden Phytotherapie« von Heinz Schilcher als Fachliteratur wärmstens empfohlen (siehe Literaturverzeichnis [26] oder www.arzneipflanzenlexikon.info).

Ein weiterer, wichtiger Bestandteil der ganzheitlichen Behandlung von Herz-Kreislauf-Erkrankungen sind **Kneippsche Wasseranwendungen,** sowohl zur präventiven Selbstbehandlung wie als begleitende Maßnahme in der Fachpflege. Hierzu zählen kalte Wassergüsse, Wassertreten, Wechselduschen, aber auch Waschungen, Teil- und Vollbäder sowie kühle, feuchte oder temperierte Auflagen. Viele der Anwendungshinweise in diesem Buch zählen eigentlich zu den Kneippschen Anwendungen, auch wenn diese nicht immer explizit als solche bezeichnet werden. Im Grunde genommen kann selbst jede feuchte Einreibung mit einem Hydrolat hinzugezählt werden, denn diese trägt im Sinne von Pfarrer Kneipp ebenfalls zur Balance des Organismus bei, in diesem Fall zum Feuchtigkeitsmantel der Haut. (Ausführliches zur Kneippschen Gesundheitslehre siehe Kap. 14.1, S. 390 ff.)

Aromapflege

Um das Herz-Kreislauf- und somit auch das Gefäßsystem zu unterstützen, sind ätherische Öle mit ihren adstringierenden oder entspannenden Wirkungen hilfreich. In der richtigen Kombination und Dosierung, wie sie in den folgenden Kapiteln beschrieben werden, kann schon mit der täglichen Körperpflege ein gut unterstützender Effekt erzielt werden.

10.1 Hypertonie (Bluthochdruck)

Normal sind Blutdruckwerte unter 140/90 mmHg. Bei Bluthochdruck werden diese Messwerte dauerhaft überschritten. Er kommt überwiegend als sogenannte primäre Hypertonie vor, als Bluthochdruck »an sich«. Das bedeutet, dass er nicht durch andere Krankheiten verursacht wird. Nur bei etwa zehn bis fünfzehn Prozent der Betroffenen sind spezielle Erkrankungen, etwa der Nieren, Nebennieren oder der Schilddrüse die Ursache, dies wird dann als sekundäre Hypertonie bezeichnet. Mit der Behandlung dieser Krankheiten reguliert sich oft auch der erhöhte Blutdruck.

Symptome des Bluthochdrucks sind zunächst meist nur Allgemeinbeschwerden wie Schwindel, Kopfschmerzen, Herzklopfen oder -stolpern, Kurzatmigkeit bei Belastung, Nervosität, Schlafstörungen. Weitere Krankheitszeichen hängen von möglichen Gefäß- und Organschäden ab, die ein dauerhaft hoher Blutdruck verursachen kann. So verdreifacht sich bei Hypertonie z.B. das Risiko, an einer Herzinsuffizienz (Herzschwäche) zu erkranken. Daraus wird deutlich, dass eine konsequente Therapie des Bluthochdrucks eine der wichtigsten vorbeugenden Behandlungen darstellt, um einer Herzschwäche und anderen Organschäden entgegenzuwirken.

Ganzheitliche Empfehlungen

Um den Blutdruck zu senken, soll nach Kneipp auf **Kältereize verzichtet** und **salzreiche Ernährung vermieden** werden. Hilfreich sind neben regelmäßigen moderaten Spaziergängen auch entspannende **Fußbäder,** um das Gefäßsystem zu weiten.

Täglich immer wieder innehalten, um ein paar regelmäßige **Atemübungen** mit bewusstem Ausatmen zu machen, ist ebenfalls eine einfache Möglichkeit, um Stress im Keim zu ersticken. Intensiver wirken natürlich regelmäßige **Entspannungsübungen** unter fachlicher Anleitung. Lernen Sie, achtsam mit sich zu sein, und meiden Sie, was Sie buchstäblich unter Druck setzt.

Viele Menschen berichten auch von einer blutdrucksenkenden Wirkung von Knoblauch. Wissenschaftlich geklärt ist zumindest dessen positiver Einfluss bei erhöhten Blutfettwerten. Wenn der typische Knoblauch-Körpergeruch nicht stört, so wird eine Knoblauchzehe als Tagesdosis empfohlen.

Aromapflege

Im Mittelpunkt stehen ätherische Ölmischungen, die stressmindernd und stark beruhigend wirken. Die Palette der aromapflegerischen Maßnahmen reicht dabei von der Duftlampe über Wickel bis hin zu Bädern. Wichtig ist, dass die gewählte Mischung zunächst kurmäßig über einen längeren Zeitraum angewendet wird. Später kann dann auch mal gewechselt werden, um keinen Gewöhnungseffekt eintreten zu lassen.

Eine eigens für dieses Beschwerdebild entwickelte Mischung ist *Gelas-*

senheit, zu deren Hauptkomponenten der dominante, betörende, schwere Duft von **Ylang-Ylang** zählt. Er lässt sich beim Öffnen der Flasche nicht verleugnen, obwohl die fruchtige Frische von Litsea und Zitrone dieser süßen Schwere mit der Unterstützung von Vetivergras entgegenwirken. Der einzigartige Ylang-Ylang-Blütenduft stammt zumeist aus Madagaskar, von einem immerblühenden Baum gleichen Namens mit zitronengelben Blüten. Diese werden in den frühen Morgenstunden geerntet und müssen dann sofort zur Destille gebracht werden. Die Wirkung des Öls wird meist im Zusammenhang mit Aphrodisiaka genannt, wobei seine entspannende und blutdrucksenkende Wirkung viel wichtiger ist. Das Öl hat die Fähigkeit, eine große Gelassenheit zu bewirken, vor allem in Verbindung mit dem herben Duft von Muskatellersalbei, daher der Name für diese Ölmischung. Aber auch die anderen im Weiteren genannten Aromamischungen tun erfahrungsgemäß gute Dienste. Die 10 %igen Mischungen mit Jojobawachs können Sie im Wechsel oder je nach Duftvorliebe verwenden.

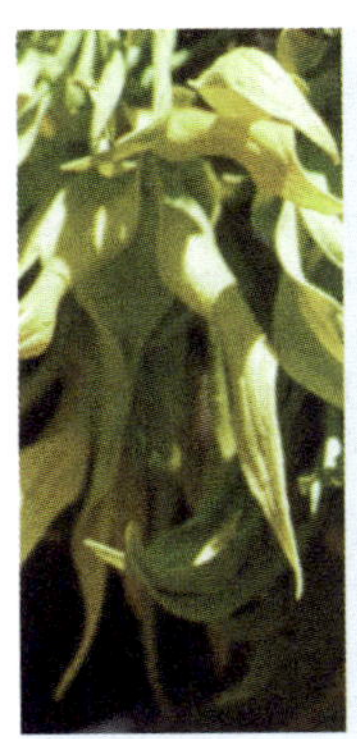

Gelassenheit

Litsea, Muskatellersalbei, Vetiver, Ylang-Ylang, Zitrone; Mandel-, Sesamöl; Jojobawachs

Wirkt bei ständiger Anspannung erdend, ausgleichend sowie beruhigend, lässt ruhig und gleichmäßig atmen. Das intensiv blumige und doch leicht krautige Duftbouquet entfaltet sich auf jeder Haut ganz individuell. Die ätherischen Öle Muskatellersalbei und Vetiver unterstützen den entspannenden Duft des Ylang-Ylang, Litsea und Zitrone sorgen für eine zarte Frische. Die Mischung wird von Männern ebenso gerne angenommen wie von Frauen.

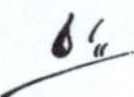

Optimal geeignet als Naturparfüm: alle 2–3 Stunden täglich 3–4 Tr. auf den Pulsbereich am Handgelenk, im Nacken oder in der Kniekehle auftragen. Wird das Öl über einen langen Zeitraum verwendet, genügt eine Anwendung 3 Mal täglich. Sollte sich die Blutdrucksituation stabilisieren, wird die Anwendung beendet.

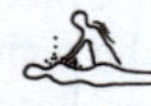

Als Körperöl für die morgendliche oder abendliche Hautpflege. Die Haut zuvor mit einem Hydrolat anfeuchten. Sie unterstützen die Wirkung des Öls, indem Sie es vom Herz weg körperabwärts auch auf Armen und Beinen einstreichen.

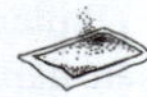

2–3 EL im Uhrzeigersinn auf dem Bauch einreiben oder auf einer großen Kompresse verteilen und dann einen feuchtwarmen Leibwickel anlegen. Meist genügen 15 Minuten Einwirkzeit, bis die Haut die Feuchtigkeit aufgenommen hat, aber grundsätzlich bestimmt der Patient, wann der Wickel abgenommen wird.

Nicht bei intensiver Sonneneinstrahlung anwenden, da die Mischung Zitrusöl enthält.

Entspannungsbad

Atlaszeder, Kamille römisch, Lavendel, Mandarine, Rosengeranie, Sandelholz; Badesalz: Jojobawachs; Meersalz. Ölbad: Sesamöl

Eine beruhigende, krautig-blumig riechende Salz- bzw. Ölmischung, die bei Alltagsstress, Angespanntheit und Unruhe wieder Halt und Zuversicht gibt. Ein entspannendes Bad hilft, die Seele baumeln zu lassen. Sollte dies nicht möglich sein, kann ein Fußbad zu einem täglichen Ritual werden, zumindest an Tagen, die aufregend waren.

2–3 EL für ein körperwarmes Aromabad. Die Zugabe von mindestens 500 g Meersalz unterstützt die tragende Wirkung des Wassers und verstärkt die entspannende Wirkung. Danach mit klarem Wasser duschen, um Salzreste auf der Haut zu vermeiden.

Nach einem Ölbad kann der Körper leicht ölig sein – es besteht Rutschgefahr.

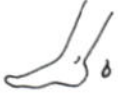

2 TL für ein Fußbad. Die Füße anschließend gut duschen und mit einer beruhigenden und entspannenden Ölmischung einreiben.

Fußbad ausgleichend

Angelikawurzel, Benzoe Siam, Lavendel, Manuka, Melisse, Neroli, Thymian; Jojobawachs; Meersalz

Duftet zart-krautig und wirkt angenehm balsamisch. Die beruhigende und entspannende Mischung unterstützt die Senkung des Blutdrucks.

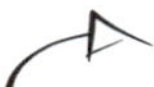

Fußbad siehe *Entspannungsbad*.

Fußcreme ausgleichend

Melisse, Neroli, Thymian, Zitrone; Melissen-, Rosenhydrolat; Mandelöl; Bienenwachs, Sheabutter, Wollwachs

Die zart-krautig duftende Creme ist schon am Morgen hilfreich, um den Tag gelassener zu beginnen, und am Abend, um den Füßen zu danken, dass sie uns durch den Tag getragen haben. Bettlägerige Menschen freuen sich am Abend über eine Fußeinreibung, vor allem, wenn der Tag voller Unruhe oder Sorgen war.

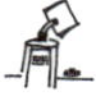

Die Füße mit der Fußcreme einmassieren, optimalerweise nach dem Fußbad (siehe oben).

Massageöl entspannend

Fenchel, Ho-Sho, Kamille römisch, Lavendel, Mandarine, Neroli, Rosenholz; Aprikosenkern-, Mandel-, Sonnenblumenöl

Würziger Kräuterduft vereint sich mit einer lavendeligen Fruchtnote für eine wohltuende Massage oder Einreibung. Die ätherischen Öle sind reich an Sesquiterpenestern, die eine Entspannung geradezu garantieren.

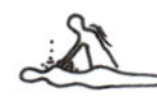

Anwendung siehe *Gelassenheit*.

Ätherische Öle in Jojobawachs

Die Verdünnung in Jojobawachs macht kostbare Öle auch für kleinere Geldbeutel erschwinglich. Innere Ruhe und Entspannung bringen:

- Melisse 10 %
- Sandelholz 10 %

7–10 Tr. in die Duftlampe geben. Ein zarter Melissenduft verbreitet sich im Raum, egal ob am Arbeitsplatz, zu Hause oder in der Klinik. Die Tropfenzahl kann hier nach Belieben erhöht werden und lässt sich wunderbar mit Lavendel oder Sandelholz kombinieren.

Anfangs mehrmals täglich 3–4 Tr. des Naturparfüms auf den Pulsbereich am Handgelenk, im Nacken oder in der Kniekehle auftragen. Später genügt meist eine Anwendung 3 Mal täglich oder nach Bedarf.

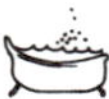

20–30 Tr. in 2 EL Honig, Sahne oder neutrales Duschgel vermischt ins Badewasser geben. Das entspannt den ganzen Körper.

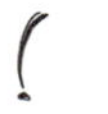

Nach einem Ölbad kann der Körper leicht ölig sein – es besteht Rutschgefahr.

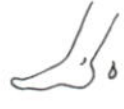

10 Tr. in 1 EL Honig, Sahne oder neutrales Duschgel vermischt für ein Fußbad. Anschließend die Füße mit einer beruhigenden und entspannenden Ölmischung einreiben.

Hydrolate

Ergänzend oder zwischendurch als hautfreundliche, leicht kühlende Maßnahme bieten sich Hydrolate an. Besonders zu empfehlen sind:

- Lavendelhydrolat
- Melissenhydrolat
- Rosenhydrolat

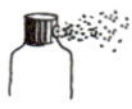

Vor dem Einreiben mit einem Körper- oder Massageöl das Hydrolat aufsprühen oder im Verhältnis 1:2 in einem Schälchen mit dem Öl mischen.

10.2 Hypotonie (Niedriger Blutdruck)/ Kreislaufschwäche

Bei einer Kreislaufschwäche ist meist ein zu niederer Blutdruck (Hypotonie) die Ursache. Dies kann eine Blutdruckmessung klären. Die Diagnose gilt, wenn der Blutdruckwert unter 100 zu 60 mmHg liegt. Blutniederdruck selbst ist keine Krankheit. Erst das Auftreten von Beschwerden wie Schwindelgefühl, Sternchen-Sehen oder Müdigkeit können ihn zu einem subjektiven Problem werden lassen. Hypotonie kann dazu führen, dass Kranke und vor allem alte Menschen nicht mehr oder nur bedingt selbstständig aufstehen können. Wenn sie es dennoch tun, dann können sie Schwindelanfälle erleiden und gefährlich stürzen, sodass sie von heute auf morgen zum Pflegefall werden. Deshalb muss bei Schwerkranken und alten Menschen in Kliniken wie auch bei Bewohnern von Senioreneinrichtungen ein besonderes Augenmerk auf die Kreislaufsituation gelegt werden.

Ganzheitliche Empfehlungen

Oft genügen einfache Hausmittel, um den Blutdruck auf Trab zu bringen, wie z.B. entsprechende **Kräutertees,** die grünen Tee, Rosmarin, Weißdorn und andere Kräuter enthalten. **Wechselduschen, Bewegung** an der frischen Luft oder **Übungen, die den Kreislauf anregen,** sind ebenso hilfreich, um den Kreislauf anzukurbeln. Insbesondere an heißen Tagen darf dann das Essen auch etwas mehr mit vollwertigem **Salz** (Steinsalz) gewürzt werden.

Aromapflege

Zur Kreislaufstärkung können stärkende und stabilisierende Aromamischungen unterstützend angewendet werden. Eines der bekanntesten ätherischen Öle ist hier das krautige, fast feurige Öl des **Rosmarin**strauchs. Das Öl stammt aus Wildbeständen rund ums Mittelmeer. Auch bei solchen Wildsammlungen ist – wie etwa beim Bio-Anbau – eine Zertifizierung erforderlich, z.B. jene von FairWild, denn nur so kann die Nachhaltigkeit gesichert und garantiert werden, dass auch in Zukunft hochwertiger, wilder Rosmarin für die Öldestillation zur Verfügung steht. Des Weiteren muss beim Einkauf von Rosmarinöl auch auf den Chemotyp geachtet werden, der je nach Herkunftsland variiert. Der Cineol-Typ aus Marokko ist z.B. bei Erkältungen hilfreich, der Verbenon-Typ aus Korsika und Frankreich sowie der Borneon-Typ aus Spanien regen jeweils den Kreislauf an. Allerdings kann der Campheranteil des Borneon-Typs recht hoch sein, was ihn für Asthmatiker, Schwangere und Kinder ungeeignet macht. Da die meisten pflegenden Personen Frauen sind und somit eine Schwangerschaft nicht ausgeschlossen werden kann, finden Sie den hoch campherhaltigen Rosmarin in den *Stadelmann®-Aromamischungen* nicht. Um auf Nummer sicher zu gehen und auch Verfälschungen auszuschließen, werden sämtliche Öle vor dem Mischen im Labor geprüft.

Die im Folgenden aufgeführten Aromamischungen können allesamt in der Pflege von Bettlägerigen und Kranken eingesetzt werden. Bei den Bewohnern von Senioreneinrichtungen leistet die eine oder andere Mischung hervorragende Hilfestellungen bei der Mobilisation.

Da Rosmarin aktivierend und belebend wirkt, bei Kranken und Pflegebedürftigen nicht am Abend anwenden. Für das Pflegepersonal dagegen lässt sich der Nachtdienst mit Rosmarinduft leichter durchhalten.

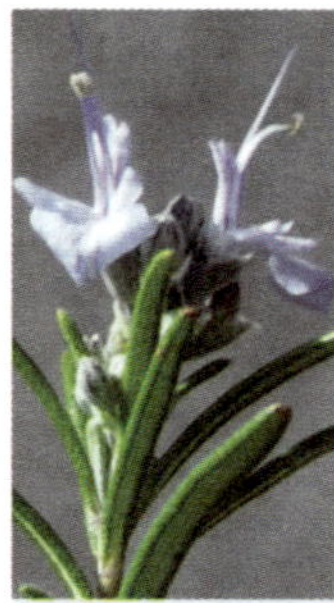

Hallo-Wach-Öl

Angelikawurzel, Karottensamen, Limette, Litsea, Rosmarin, Wacholderbeere

Der interessante, frisch-krautige und doch herbe Duft der ätherischen Ölmischung wirkt anregend, aufmunternd und entschlackend. Geprägt wird er von der dominanten, aromatischen Angelikawurzel und dem intensiv würzigen Karottensamen.

1–2 Tropfen der reinen ätherischen Ölmischung morgens und tagsüber wiederholt auf ein Taschentuch oder einen Riechstift geben und daran riechen (schnüffeln).

Bei Bettlägerigen in Einzelzimmern 5–7 Tr. in die Duftlampe oder den Vernebler geben.

Hallo-Wach-Bad

Angelikawurzel, Limette, Rosmarin, Wacholderbeere; Jojobawachs; Meersalz

Die krautige Mischung dieses anregenden und stärkenden Badesalzes ist sehr vielseitig anzuwenden. Bei Herzschwäche empfiehlt es sich als Waschzusatz für die Teil- oder Ganzkörperwaschung. Diese wird sinnvollerweise morgens durchgeführt. Bei einer Teilwaschung eignet sich eine Fußwaschung, denn diese weckt Herz und Gemüt innerlich und äußerlich.

1 TL auf 1 Liter temperiertes Wasser für eine anregende Waschung. Diese wird mit Streichungen von der Peripherie zum Herzen hin, also von unten nach oben, ausgeführt.

Handseife Ingwerkick

Combava, Ingwer, Limette, Rosmarin, Sandelholz, Zeder; neutrale Grundlage

Der vordergründig frische, herb-krautige Duft entfaltet beim Waschen einen nachhaltigen herb-holzigen Geruch auf der Haut. Die Handseife eignet sich für alle Betreuungspersonen, um morgens fit in den Tag zu gehen oder am Abend den Nachtdienst frohen Mutes anzugehen.

Einen Dosierspritzer aus der Spenderflasche für die Handreinigung oder 2–3 Tr. (1 TL) ins Waschwasser geben. Die Waschung wird mit Streichungen von der Peripherie zum Herzen und von unten nach oben ausgeführt.

Karotten-Limetten-Öl

Alant, Angelikawurzel, Karottensamen, Limette, Litsea, Rosmarin, Wacholderbeere; Jojobawachs

Das frische, krautig und dennoch erdig duftende Jojobawachs-Konzentrat regt Kreislauf und Stoffwechsel an. Die frische Note von Litsea und Limette verflüchtigt sich relativ schnell und lässt dann die anderen ätherischen Öle in den Vordergrund treten.

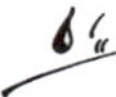

3 Mal täglich das Naturparfüm auf die Schläfe, hinterm Ohr, den Nacken, auf das Brustbein, der Kniekehle oder auf den Pulsbereich am Handgelenk auftragen. Nach Bedarf auch häufiger.

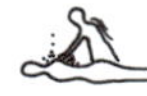

10–15 Tr. einem Körperöl auf Pflanzenölbasis zufügen oder 5 ml in 50 ml fettes Pflanzenöl nach Wahl einmischen und zur täglichen Körperpflege benutzen. Um eine blutdrucksteigernde Wirkung zu erreichen, sollte das Körperöl entlang der Arme und Beine von unten nach oben in Herzrichtung einmassiert werden.

Körperöl Andensonne

Eisenkraut Anden, Eukalyptus, Grapefruit, Limette, Myrte, Weihrauch; Mandel-, Sesamöl; Jojobawachs

Ein frisches, anregendes Körperöl, das Durchhaltevermögen und Ausdauer schenkt. Die Duftnoten der hohen Anden Perus sind hier in einer Körperölmischung vereint. Rosmarin und Myrte fördern zudem ein gutes Durchatmen. Das Atlaszedernöl sorgt in der Mischung mit seinem Duft für ein gleichmäßiges Atmen – so wie es in den Anden auf über 3000 Höhenmeter erforderlich ist.

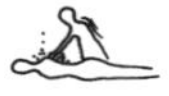

Körperöl für die tägliche Hautpflege. Sie unterstützen die Wirkung des Öls, indem Sie es entlang der Arme und Beine von unten nach oben in Herzrichtung einmassieren.

Waschzusatz Pfefferminz-Niaouli

Niaouli, Pfefferminze; Jojobawachs, Sesamöl; neutrale Grundlage

Der bewährte Waschzusatz, der ohne großen Aufwand immer einsatzbereit ist, wenn eine kreislaufanregende Waschung erwünscht ist. Betreuungspersonen nutzen die Aromamischung gerne für eine erfrischende Hand- oder Fußwäsche während oder nach anstrengenden Tagen.

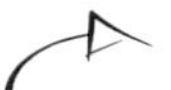

Anwendung siehe *Handseife Ingwerkick*

Rosmarinhydrolat

Der krautige und erfrischende Duft von Rosmarinhydrolat hat eine wunderbar belebende Wirkung. Er steigert die Kreislauffunktion bei Hypotonie und erfrischt. Ideal ist, die Haut damit zu befeuchten, bevor Sie ein Körperöl anwenden.

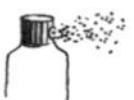

Morgens die Beine körperaufwärts, also zum Herz hin, damit einreiben. Oder jeweils einen Sprühstoß auf die Fußsohlen, in die Kniekehlen und/oder Ellbeugen und in den Nacken geben.

10.3 Herzinsuffizienz (Herzschwäche)

Bei einer Herzschwäche oder -insuffizienz wie etwa beim typischen Altersherz verliert das Herz langsam an Kraft und pumpt nicht mehr genügend Blut in den Lungen- bzw. Körperkreislauf. Ist der Herzmuskel geschädigt, z.B. durch Bluthochdruck oder einen Infarkt, kann dieser seine Funktion ebenfalls nicht mehr vollständig erfüllen, auch hier kommt es zu einer Herzinsuffizienz. Dabei staut sich das Blut vor der linken Herzkammer, von wo aus es durch den gesamten Körper gepumpt wird.

Der Betroffene gerät bei körperlichen Anstrengungen in eine vorzeitige Atemnot oder ermüdet sehr schnell, weil nicht mehr genug Blut und damit auch zu wenig Sauerstoff in die Muskeln transportiert wird. Je nach Ausprägung stellt sich die Atemnot auch im Ruhezustand ein, besonders nachts im Liegen, deshalb wollen Herzpatienten immer mit erhöhtem Oberkörper schlafen. Auch die Nieren sind unterversorgt und reagieren mit einer Reduzierung der Urinproduktion, d.h. Salz und Wasser werden im Körper zurückgehalten, was schließlich zu einem Nierenversagen führen kann und das Herz zusätzlich belastet.

Ganzheitliche Empfehlungen

Wichtig ist, das Herz zu stärken, aber auch entsprechend zu entlasten und mit **entwässernden Maßnahmen** zu unterstützen. Die Beschwerden und Ursachen können zwar schulmedizinisch gut behandelt, meist aber nicht vollständig beseitigt werden. Vielmehr kommt es in vielen Fällen zu einer chronischen Herzinsuffizienz, die für den Rest des Lebens behandelt und ärztlich begleitet werden muss.

Eine Herzinsuffizienz geht oft mit einer großen allgemeinen Schwäche und Erschöpfung als Folge der Krankheit einher. Hier hilft den Menschen das Komplexmittel **»Aufbaumittel Stadelmann«.** Darin sind die Mineralstoffe Calcium, Magnesium, Eisen, Kieselerde und Zink in homöopathischen Tiefpotenzen gemischt. Das Arzneimittel ist über Apotheken erhältlich. Allerdings kann auch das Aufbaumittel die tatsächlichen Ursachen nicht beseitigen, sondern nur die Symptome lindern.

Aromapflege

Eine altersbedingte Herzschwäche kann zwar nicht mehr behoben werden, aber das Herz-Kreislauf-System kann mit anregenden und stärkenden Ölen unterstützt werden. Überdies fördert jede Einreibung die Durchblutung.

Alles, was dazu beiträgt, den Kreislauf zu stimulieren, sollte frühzeitig genutzt werden.

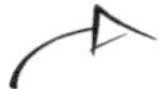

Aromamischungen und Anwendungen siehe Kap. 10.2, S. 280–282.

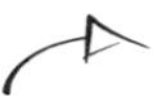

Bei Wassereinlagerungen siehe Aromamischungen und Anwendungen siehe Kap. 6.5, S. 210 f.

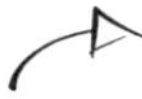

Bei Schwächezuständen siehe Aromamischungen und Anwendungen Kap. 15.3, S. 420–423.

10.3.1 Herzangst/Beklemmungsgefühl

Eine Herzschwäche ist eine belastende Situation für alle. Die Krankheit verändert das ganze Leben und ist immer wieder Auslöser für Angst, Beklemmungsgefühle und sogar Panik bis hin zu Todesangst.

Ganzheitliche Empfehlungen

Grundsätzlich gilt es, beim Kranken Ängste nicht unnötig zu provozieren und keine neuen Ängste heraufzubeschwören. **Homöopathie** und **Bach-Blüten** bieten eine ganze Reihe von Hilfsmitteln aus dem Fundus der Naturheilkunde. Aconitum etwa ist eines der meist benötigten Mittel bei plötzlich auftretenden Panikattacken und Herzenge um Mitternacht, wenn diese mit Atemnot einhergeht. Arsenicum album wiederum ist das Mittel, wenn die Herzangst in Kombination mit der Angst vor dem Sterben auftritt. Gelsemium empfiehlt sich, wenn bekannte Situationen wieder eintreten und mit Stirnkopfschmerzen morgens, innerem Zittern und einem verstärkten Drang zum Wasserlassen einhergehen.

Die aufgeführten Arzneien sind nur drei von vielen möglichen. Sie sollen beispielhaft zeigen, wie differenziert die Homöopathie eine Beschwerden- bzw. Krankheitssituation betrachtet, und Mut machen, diese komplementäre Methode einzusetzen, denn sie schadet nicht und hilft so oft.

Ebenso hilfreich sein können fünf Tropfen der Bach-Blüten-Notfallmischung (Rescue-Remedy), die in einem Glas Wasser aufgelöst und schluckweise getrunken werden oder einfach die Lippen damit benetzen. Bach-Blüten werden bei rein seelischen Ängsten gerne bevorzugt.

Ob nun die Homöopathie oder Bach-Blüten gewählt werden, die Person, die darüber entscheidet und die Mittel empfiehlt, muss in jedem Fall über fundiertes Wissen in diesen Bereichen verfügen. Selbstbehandlung ist natürlich immer erlaubt. Andererseits muss die Patientin oder der Bewohner einer Einrichtung die Wahl haben können, ob sie oder er mit diesen komplementären Methoden behandelt werden will. Die einen freuen sich, wenn sie auch in diesen Lebensphasen mit ihren gewohnten naturheilkundlichen Arzneien versorgt werden, andere wiederum konnten sich mit nichtschulmedizinischen Methoden noch nie so recht anfreunden. Letztendlich steht der betroffene Mensch im Mittelpunkt und hat ein Recht, über sich und seine Behandlungsmethoden selbst zu bestimmen.

Aromapflege

Bei Beklemmungszuständen und Herzangst bieten sich ätherische Öle mit einem hohen Gehalt an Sesquiterpenen an, denn diese Inhaltsstoffe gelten als stark beruhigend und entspannend. Eingemischt in Naturparfüms bieten solche Öle eine schnelle, unkomplizierte Anwendungsmöglichkeit, das Fläschchen sollte deshalb immer griffbereit zur Hand sein. Hilft der ausgewählte Duft, dann sollte er beibehalten werden, denn diese positive Erfahrung wird im Gehirn abgespeichert und möglicherweise sind im Laufe der Zeit immer weniger Anwendungen notwendig bzw. genügt schon das Riechen am Fläschchen.

Aromamischungen mit Iris, Melisse, Rose, Neroli oder Atlaszeder zählen bei Beklemmungsgefühlen zu den Favoriten. Eine gut geeignete Mischung ist z.B. der *Rosengarten,* ein Naturparfüm auf Jojobawachs-Grundlage mit den Düften von Lavendel, Rose und **Atlaszeder.** Entstanden ist die Aromamischung nach dem Besuch eines typischen südenglischen Rosengartens. Das warme, süßlich-schwere Öl aus dem Holz des mächtigen Atlaszederbaums stammt von der Atlaszeder aus Marokko. Es wird immer wieder mit der billigeren Virginiazeder, einer Juniperus-(Wacholder-)Art, verwechselt, wenn nicht sogar gepanscht. Außerdem muss bei der Atlaszeder darauf geachtet werden, dass es sich um junges Öl handelt, denn wenn es bereits etwas älter ist, entwickelt sich ein hautreizender Stoff, das Beta-Himachalen-Epoxid. Zum Erstaunen vieler Aromafreunde ist dieses Holzdestillat nämlich nicht lange haltbar. In der Mischung mit Rosenöl und Jojobawachs gewinnt es jedoch an Stabilität und ist gut haltbar. Außerdem sorgt die umfassende Qualitätssicherung bei der Herstellung der *Stadelmann®-Mischungen* dafür, dass Sie sich als Verbraucherin bei richtiger Handhabung jederzeit auf die Produkte verlassen können.

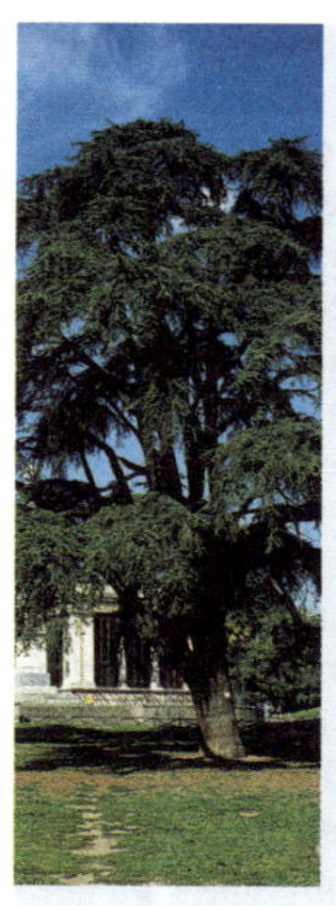

Rosengarten

Atlaszeder, Lavendel, Rose; Jojobawachs

Die konzentrierte Mischung mit dem betörenden Duftbouquet wirkt klärend, erdend, sinnlich, schützend und stark entspannend. Obwohl sie den eher weiblichen Rosenduft enthält, lieben sie auch Männernasen. Das liegt am Lavendel und der herben Atlaszeder. Ob die Ölmischung als Naturparfüm, Auflage oder nur zum Riechen eingesetzt wird, können Pflegende oder Betroffene selbst entscheiden. Wichtig ist nur, dass die Mischung schnell zur Hand ist, damit sich die Enge und die damit verbundene Angst wieder lösen können. Bei Menschen, die beständig an Beklemmungsgefühlen oder Ängsten leiden, kann die Aromamischung bei der täglichen Versorgung unabhängig von der Körperpflege benutzt werden.

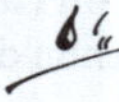

Das Naturparfüm auf die Schläfe, hinterm Ohr, den Nacken, auf das Brustbein, der Kniekehle oder auf den Pulsbereich am Handgelenk auftragen. Je nach Bedarf anwenden.

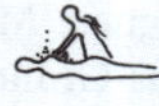

Für den Hausgebrauch 1 ml in 50 ml Körperöl oder fettes Pflanzenöl nach Wahl mischen. Zur angstlösenden und beruhigenden Teileinreibung oder Ausstreichung (bevorzugt Hände und Füße) verwenden.

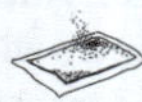

10–15 Tr. auf eine Baumwollkompresse träufeln und erwärmen (temperierte Ölkompresse), dann auf das Brustbein auflegen, als wärmeregulierenden Abschluss noch ein Stück Heilwolle oben aufgeben. Die Kompresse kann mehrere Stunden belassen werden (bevorzugt nachts). Alternativ als Pulswickel anlegen.

Körperöl Iris-Marula

Benzoe Siam, Irisbutter, Neroli, Rose; Borretsch-, Granatapfel-, Nachtkerzensamenöl, Marulaöl; Jojobawachs

Das Körperöl mit der einzigartigen Duftsymphonie aus den wertvollsten und angstlösenden ätherischen Öle von Neroli und Rose sowie der bayerischen Irisbutter ist geradezu prädestiniert für Menschen mit Ängsten und Beklemmungsgefühlen. Die Grundlage aus hochwertigen Pflanzenölen pflegt die Haut auf ganz besondere Weise.

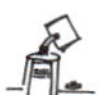

Als Körperöl für die morgendliche oder abendliche Hautpflege. Die Haut zuvor mit Rosen- oder Nerolihydrolat anfeuchten.

Sprachlos

Iris, Melisse, Rose; Jojobawachs

Ein warmer, rosiger, zartherber und schützender Duft für schwerkranke Patienten, die unter großen Ängsten und an Unruhezuständen leiden. Hier vereinen sich die kostbarsten ätherischen Öle der Aromatherapie zu einem neuen, eigentlich unbeschreiblichen Duft, daher der Name der Mischung.

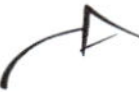

Anwendungen siehe *Rosengarten*.

Ätherische Öle in Jojobawachs

In Jojobawachs-Verdünnung sind ätherische Öle auch optimal geeignet für die Anwendung auf der Haut. Bei Herzangst beruhigen:

- Iris 1 %
- Neroli 10 %
- Melisse 10 %

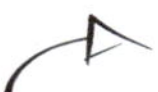

Anwendungen siehe *Rosengarten*.

10.4 Durchblutungsstörungen der Extremitäten (PAVK)

Die periphere arterielle Verschlusskrankheit (PAVK) ist eine Erkrankung der Blutgefäße der Beine und seltener der Arme. Dabei kommt es meist durch eine Arterienverkalkung (Arteriosklerose) zu starken Einengungen oder sogar zum kompletten Verschluss von Gefäßen und damit zu Durchblutungsstörungen. Häufigste Entstehungsursache sind Gefäßveränderungen infolge von Rauchen, Diabetes mellitus sowie Fettstoffwechselstörungen. Durch die gestörte Durchblutung verschlechtert sich die Sauerstoffversorgung der Muskeln in den Beinen und Armen. Werden diese belastet und damit noch mehr Sauerstoff benötigt, sind heftige Schmerzen die Folge. Das Syndrom ist auch unter dem Namen »Schaufensterkrankheit« bekannt, denn die betroffenen Menschen müssen nach ein paar Metern immer wieder stehen bleiben, weil jeder Schritt schmerzhaft ist und zur Qual wird.

Ganzheitliche Empfehlungen

Um das Krankheitsbild und die damit verbundenen Schmerzen nicht zu verstärken, sollte Folgendes beachtet werden:

- keine beengende Kleidung, beengende Strümpfe und einengende Schuhe tragen
- übermäßige Kälte oder Wärmeeinwirkungen vermeiden
- Tieflagern der Beine bei Ruheschmerz
- Schutz vor möglichen Hautverletzungen, weil diese nicht mehr gut heilen, z.B. durch festes Schuhwerk und Beinkleidung
- konsequentes Gehtraining, da die Bildung von Umgehungskreisläufen hinter der Gefäßengstelle gefördert wird, wenn die Muskulatur regelmäßig beansprucht wird
- Risikofaktoren minimieren, die zur Entstehung beigetragen haben.

Aromapflege

Hier sind vor allem ätherische Ölmischungen gefragt, die die Durchblutung anregen und so schmerzlindernde Maßnahmen unterstützen. Die darin enthaltenen ätherischen Öle werden zu Beginn hochdosiert eingesetzt, allerdings handelt es sich dann um therapeutische Mischungen, die von einem Arzt verordnet werden müssen.

Für eine solche Rezeptur ist insbesondere **Wintergrün**öl *(Gaultheria procumbens)* zu empfehlen. Dieses Öl kann aus Nepal und China stammen, wobei als Heimat meist Nordamerika und Kanada genannt wird, da es bei den Indianern seit Jahrhunderten als »Schmerzöl« verwendet wird. Der stark aromatische, süß-holzige Duft ist extrem dominant und beherrschend, auch in Kombination mit anderen Ölen. Er erinnert stark an Kaugummi. Zudem ist umstritten, ob es als ätherisches Öl im Sinne eines Vielstoffgemisches bezeichnet werden kann, denn Wintergrünöl besteht zu 98 % aus Methylsalicylat. Dieser Inhaltsstoff wirkt schmerzlindernd, kann allerdings auch Unverträglichkeiten hervorrufen, was aber in einer Mischung mit fettem Öl eher unwahrscheinlich ist, das hat die Erfahrung bestätigt, zumal in der rechts stehenden Rezeptur andere gut hautpflegende Öle mit eingemischt werden. Hier kann dann auch der campherhaltige Rosmarin Chemotyp Borneon verwendet werden, um die Durchblutung anzukurbeln.

Mit den Einzelölen Rosmarin Ct. Borneon und Wintergrün sollten nur Fachleute hantieren.

Findet die betroffene Person mit der folgenden Rezeptur Erleichterung und die Krankheit nimmt aufgrund der medizinischen Behandlung sowie Ernährungs- und Lebensumstellungen einen positiven Verlauf, kann später auf eine pflegende *Stadelmann®-Aromamischung* zurückgegriffen werden. Oder es wird morgens die verordnete Rezeptur und abends die weniger intensiv riechende Aromamischung benutzt.

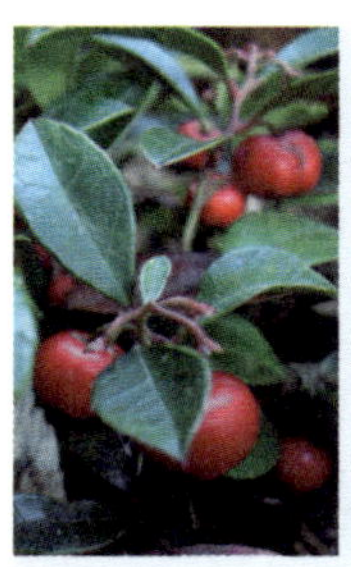

Rezeptur

10 Tr. *Angelica archangelica* (Angelikawurzel)
25 Tr. *Gaultheria procumbens* **(Wintergrün)**
25 Tr. *Helichrysum italicum* (Immortelle)
40 Tr. *Melaleuca cajuput* (Cajeput)
30 Tr. *Rosmarinus officinalis* (Rosmarin Ct. Borneon)
30 ml *Calophyllum inophyllum* (Tamanuöl)
ad 100 ml *Oleum Arnica montana* (Arnikaöl)

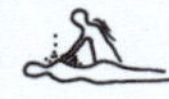

Morgens und abends die betroffenen Extremitäten intensiv einölen.

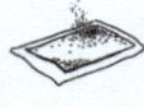

1–2 TL auf eine ES-Kompresse verteilen, auf das betroffene Körperteil auflegen und Heilwolle darübergeben. Bei Bedarf mit einem nicht zu warmen Außentuch fixieren.

Bei Bluthochdruck, Epilepsie und während einer homöopathischen Behandlung nur unter Rücksprache anwenden

Allgäuer-Öl

Cajeput, Immortelle, Latschenkiefer, Lavendel, Weißtanne; Johanniskraut in Olivenöl; Calophyllum-inophyllum-, Sesamöl; Jojobawachs

Das intensiv krautige, zunächst leicht kühlende Massageöl entspannt nicht nur die Muskulatur, sondern fördert die Durchblutung und kann als ergänzende und unterstützende Maßnahme bei PAVK zur Pflege eingesetzt werden – vor allem, wenn die oben genannte hochdosierte Ölmischung bereits Linderung gebracht hat und für die weiterführenden Maßnahmen ein pflegendes Hautöl ausreicht.

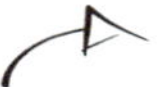

Anwendungen siehe Rezeptur.

Kemptener-Öl

Eukalyptus, Latschenkiefer, Lavendel, Rosmarin, Wacholderbeere; Arnika in Oliven-, Johanniskraut in Olivenöl; Calophyllu- inophyllum-, Sonnenblumenöl

Das intensiv krautige Massageöl eignet sich, um mit einer Einreibung die Muskulatur zu lockern und die Durchblutung zu fördern. Die erwärmende Wirkung ist an kalten Tagen angenehm und wohltuend. An heißen Tagen können die Beschwerden durch zusätzliche Verwendung eines anregenden, aber kühlenden Hydrolats gemindert werden.

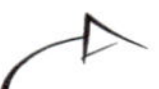

Anwendungen siehe Rezeptur.

Hydrolate

Ergänzend und als hautfreundliche, leicht kühlende, belebende und durchblutungsfördernde Maßnahme zwischendurch bieten sich Hydrolate an:

- Pfefferminzhydrolat
- Rosmarinhydrolat

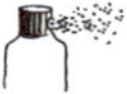

1–2 Sprühstöße auf das betroffene Bein bzw. den Arm geben oder in die Hand sprühen und Bein oder Arm damit einreiben.

10.5 Venöse Erkrankungen

Die Venen transportieren sauerstoffarmes Blut über das Herz in die Lunge, um es dort mit frischem Sauerstoff anzureichern und über das Herz wieder in alle Organe zu pumpen. Daneben gibt es noch ein spezielles, inneres, venöses Gefäßsystem, das Pfortadersystem. Es ist für den Zu- und Abtransport von Nährstoffen und Stoffwechselprodukten zuständig, indem es Blut aus den Verdauungsorganen sammelt und über die Pfortader (Vena portae) in die Leber leitet. Dort wird das Blut gefiltert und entgiftet, um schließlich in den großen Körperkreislauf weitergepumpt zu werden. Bei Menschen mit Herzschwäche (siehe Kap. 10.3, S. 283 f.) ist dieses gesamte System belastet, da die Pumpkraft des Herzens geschwächt ist. Im äußeren venösen System wiederum können sich Krampfadern und Hämorrhoiden bilden, die häufig ein Pflegethema sind.

10.5.1 Krampfadern (Varizen)

Krampfadern sind dauerhaft erweiterte, unregelmäßig geschlängelte Venen. Der Fachbegriff Varizen kommt aus dem Lateinischen und bedeutet »Knoten«. Auch der Volksmund spricht von knotigen Adern. Sie kommen vor allem an den Beinen vor, mitunter auch im Beckenbereich. Mehr als ein Drittel aller Mitteleuropäer im Erwachsenenalter leidet unter den häufig stark hervortretenden Adern, oftmals aus ästhetischen Gründen, aber auch, weil sie tatsächliche Schmerzen verursachen. Die »Minimalvariante«, die eigentlich harmlosen Besenreiser – das sind kleinste, erweiterte Hautvenen –, empfinden viele Betroffene zumindest als kosmetisch störend.

Die Ursachen des Krampfaderleidens sind vielfältig und die Entstehungsmechanismen nach wie vor nicht genau bekannt. Viele Menschen haben eine vermutlich erbliche Veranlagung zur Bindegewebs- und Venenschwäche und neigen dann auch zu Krampfadern. Bei Frauen zeigen sich diese oft erstmals in der Schwangerschaft, verschwinden dann wieder, um in oder nach den Wechseljahren wiederzukehren. Männer sind ebenso von Krampfadern betroffen, auch hier werden sie im Alter immer mehr zur Last. Bewegungsmangel, Übergewicht und stehende berufliche Tätigkeiten begünstigen das Venenleiden.

Erste Symptome sind schwere, müde oder schmerzende Beine sowie Ödeme (Wassereinlagerungen) und manchmal auch Juckreiz, vor allem nach langem Stehen oder Sitzen. Abends und bei warmen Temperaturen nehmen die Beschwerden zu, bessern sich aber, wenn die Beine hochgelagert oder gekühlt werden.

Ganzheitliche Empfehlungen

Eine **gesunde Lebensweise, Gewichtskontrolle, Ausdauersportarten** sowie kühle oder kalte **Unterschenkel- oder Kniegüsse nach Kneipp** beugen vor und helfen bei bestehenden Venenerweiterungen, diese in Schach zu halten oder gar zu mindern (siehe auch Kap. 3.6, S. 108–112).

Erkranken Menschen von heute auf morgen und werden bettlägerig, dann ist eine routinemäßige **Pflege der Beine,** unabhängig ob Krampfadern vorliegen oder nicht, mit Ausstreichungen in Richtung Herz wichtig. Um den Rückfluss zum Herzen weiter zu unterstützen, muss auch das Fußende des Bettes hochgestellt werden.

Venenunterstützende Tees, die Buchweizenkraut, Mäusedorn, Rosskastanienblätter, Steinklee und Zitronenschale enthalten, immer wieder über mehrere Wochen trinken. Wenn Fertigpräparate bevorzugt werden, stehen solche mit Rosskastanie oder rotem Weinlaub zur Verfügung. Lassen Sie sich von einer naturheilkundlich bewanderten Ärztin oder in einer Apotheke beraten. **Lebensmittel, die nur wenig tierische Fette enthalten,** ergänzen sowohl das Vorbeugungsprogramm wie auch eine ganzheitliche Behandlung, sie minimieren das Risiko von Thromben in den Venen, Arteriosklerose oder eines Schlaganfalls.

Aromapflege

Aromamischungen bieten bei venösen Beschwerden eine gute Unterstützung. Sanfte Einreibungen mit den Ölen stärken das Bindegewebe, regen den Lymphfluss an und pflegen und aktivieren das Immunsystem. Ein wahres Multitalent – oder wie die Wissenschaft es nennt: ein Multitargetöl (engl. target = Ziel) – ist in diesem Fall das *Lavendel-Zypressen-Öl,* denn das pflanzliche Vielstoffgemisch wirkt vielfältig.

Multitargetöle wie ätherische und fette Öle es sind, enthalten zahlreiche Wirkstoffe, die in einem Gemisch ein noch größeres Wirkprofil gewinnen, indem sie an verschiedenen Orten gleichzeitig angreifen. Sie beeinflussen z.B. die Hautdurchblutung und fördern gleichzeitig den Blutfluss in den Gefäßen, aktivieren aber auch deren Elastizität sowie die Zellregeneration, enthalten Wirkstoffe, die Thromben abbauen, sind entzündungshemmend und lindern Schmerzen. Diese synergistische Wirkung von Pflanzenwirkstoffen ist von der Wissenschaft noch längst nicht gänzlich erforscht.

Anwendungen siehe Kap. 3.6, S. 108–112.

10.5.2 Venenentzündung (Thrombophlebitis)

Eine Thrombophlebitis ist eine örtlich begrenzte Entzündung einer oberflächlichen Vene. Sie kann von einer Gerinnselbildung begleitet oder auch ausgelöst werden. Meist entsteht eine oberflächliche Venenentzündung in der Folge eines Krampfaderleidens. Auch entzündliche Grunderkrankungen, Tumorleiden oder eine Verletzung der Venenwand können der Grund für eine oberflächliche Venenentzündung sein. Eine der häufigsten Ursachen im klinischen Bereich ist ein (meist zu lange in der Vene belassener) intravenöser Verweilkatheter.

Typische Symptome einer Venenentzündung sind Rötung der Haut, Überwärmung und teils erhebliche Schmerzen im betroffenen Bereich (besonders bei Muskelanspannung). Die entzündete Vene ist als geröteter harter Strang tastbar, der auf Druck mit Schmerzen reagiert. Fieber tritt vor allem bei bakteriellen Entzündungen auf.

Eine ärztliche Untersuchung muss klären, ob die tieferen Venen beteiligt sind oder nicht. Wenn ja, dann liegt eine **tiefe Beinvenenthrombose (Phlebothrombose)** vor. Diese ist sehr schmerzhaft und benötigt intensive Aufsicht, gute Behandlung und vor allem Bettruhe. Das betroffene Bein muss hochgelagert werden, außerdem empfiehlt sich ein optimal passender Venenstrumpf. Ist (noch) kein Strumpf zur Hand, hilft ein fachgerecht angelegter Kompressionsverband, d.h. das Bein wird mit Kurzzugbinden (*Pütterbinde*®) aus dem Fachgeschäft eingewickelt.

Ursache einer Beinvenenthrombose ist z.B. zu langes Sitzen auf Reisen, insbesondere bei Langstreckenflügen. Bei Menschen mit Krampfadern oder älteren Personen, die bereits einmal eine Beinvenenthrombose erlitten haben, kann bereits eine Autoreise von wenigen Stunden eine neue Erkrankung auslösen. Die Prophylaxe muss in diesem Fall umso ernsthafter betrieben werden: Nicht nur Beinfreiheit und Beine bewegen ist wichtig, sondern auch regelmäßige Pausen und reichlich Flüssigkeitszufuhr.

Eine gefürchtete Spätfolge einer tiefen Thrombose ist das postthrombotische Syndrom, da sich daraus bei ca. 20 % der Erkrankten ein schlecht bis nicht mehr heilendes Geschwür (Ulcus cruris) ausbilden kann. Hier empfiehlt auch die Schulmedizin mittlerweile die feuchte Wundbehandlung als optimale Therapie und arbeitet mit hydroaktiven Wundverbänden. Die Aromatherapie und Aromapflege wissen ebenfalls Rat (siehe Kap. 5.1 und 5.2, S. 162–173).

Ganzheitliche Empfehlungen

Regelmäßiges Hochlagern der Beine ist wichtig, damit der Rückfluss zum Herzen gewährleistet wird. Hierzu empfiehlt sich ein **Venenkissen,** das für eine druckentlastende Lagerung der Beine sorgt. Einfache **Muskelanspannungsübungen** der Beine regen die Venenpumpe an, lassen Sie sich vom Pflegepersonal diese Übungen zeigen. Eine der bewährtesten und zudem noch angenehm kühlenden Maßnahmen sind **Quarkauflagen** (siehe S. 294). Der Quark wird niemals kühlschrankkalt verwendet, da dies zu einem Kälteschmerz führen kann. Anstelle von Quark kann auch ein Breiumschlag mit **Heilerde** (Peloid) gemacht werden. Hierzu wird die Heilerde mit einem Hydrolat angerührt, idealerweise mit einer Aromamischung vermengt und wie die Quarkauflage auf eine ES-Kompresse gestrichen. Auch diese wird abgenommen, ehe sie bröselig wird. Zusätzlich kann **Ringelblume** mit ihren entzündungshemmenden Wirkstoffen eingesetzt werden. d.h. dem Quark oder dem Heilerdebrei wird Calendula-Essenz (*Weleda®*) zugefügt, je nach Größe der entzündeten Region genügen ca. 10 bis 30 Tropfen. Zusätzlich kann Calendula (Ringelblume) als homöopathische Arznei innerlich eingenommen werden.

Aromapflege

Eine Venenentzündung kann mit entzündungshemmenden, kühlenden Auflagen und dem Zusatz von Aromamischungen bestens unterstützend behandelt werden. Vor allem das *Lavendel-Zypressen-Öl* ist ein beliebtes »Venenöl«. Es enthält das intensiv krautig riechende ätherische Öl der **Schafgarbe,** das meist aus Osteuropa stammt, Hauptanbauländer sind Ungarn und Bulgarien. Schafgarbenöl hat sich bei der Wundbehandlung sowie Entzündungen aller Art bewährt. In der Aromamischung prägt es neben dem Duft auch die Farbe, denn diese schwankt von einem tiefen Grün zu einem intensiven Blaugrün. Urheber ist der Inhaltsstoff Chamazulen, der in der Pflanze selbst nicht vorhanden ist, sondern erst durch die Destillation entsteht. Dies ist übrigens auch beim Öl der Deutschen Kamille der Fall. Die Fachleute sprechen hier von einem sogenannten Artefakt, das sind chemische Verbindungen, die im Ausgangsstoff ursprünglich nicht vorhanden waren. Duft und Farbe des Schafgarbenöls variieren von Ernte zu Ernte und von Charge zu Charge, deshalb kann es gut sein, dass beim nächsten Öl Duft und Farbe wieder eine Nuance anders ausfallen. Daran können Sie auch erkennen, dass die Rohstoffe naturbelassen verarbeitet wurden, denn die Natur kennt keine Standardisierungen.

Gute Dienste bei Venenentzündungen tut auch das *Ysop-Immortellen-Öl.* Steht das *Immortelle-Akut-Spray* nicht zur Verfügung, um die Haut vor dem Einölen zu befeuchten, so ist es wichtig, eines der anderen empfohlenen Hydrolate zu verwenden.

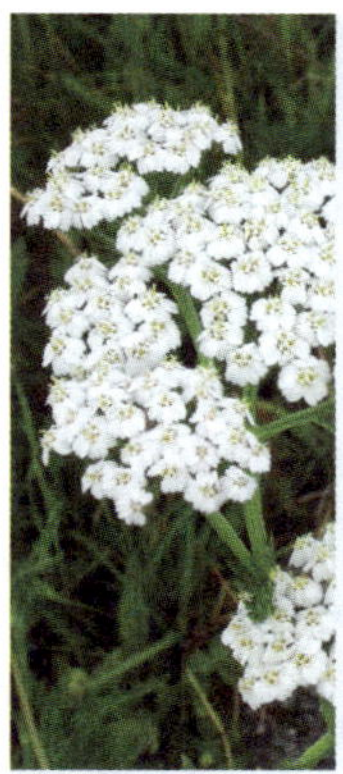

Lavendel-Zypressen-Öl

Lavendel, Lemongras, Myrte, **Schafgarbe,** Wacholderbeere, Zypresse; Ringelblumen in Mandelöl

Das »Venenöl« mit dem krautigen Duft beruhigt schmerzhafte Venen. Anwendungen mit der Duftmischung haben sich insbesondere bei durchblutungsfördernden, gefäßstabilisierenden und entschlackenden Maßnahmen bewährt und sind eine unterstützende und therapiebegleitende Wohltat bei Venenproblemen. Daneben steht auch das *Lavendel-Zypressen-Öl* kühlend zur Wahl, hier ist noch zusätzlich das kühlende ätherische Öl der Pfefferminze enthalten.

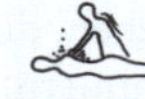

2–3 Mal mit ca. 1–2 TL täglich die Beine wie oben beschrieben herzwärts ausstreichen. Bei berührungsempfindlichen Venen entsprechend vorsichtig vorgehen. Wichtig ist, die Haut unbedingt vorher mit Wasser oder Hydrolat anzufeuchten oder Wasser und Hydrolat zu mischen. Dann die Beine einölen.

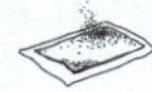

Bei akuten Beschwerden und einer beginnenden Entzündung 1 EL Öl in 2 EL Quark einarbeiten. Eine große ES-Kompresse auf einem Küchenbrett auseinanderfalten, Quark und Öl messerrückendick auftragen, Kompresse so falten, dass sie die zu behandelnde Stelle abdeckt, und als »Quark-Öl-Päckchen« auf die schmerzhaften Venen legen. Darüber eine weitere, trockene Kompresse geben und das Ganze mit einem abgeschnittenen, gut passenden Baumwollstrumpf befestigen oder zusätzlich noch temperaturausgleichende Heilwolle oder ein reines Seidentuch auflegen und bei mobilen Menschen dann den Baumwollstrumpf als Fixierung überziehen.

Die Auflage wird entfernt, bevor der Quark ganz trocken oder gar krümelig geworden ist, das dauert je nach Hauttemperatur ca. 30 Minuten bis 1 Stunde. Die Behandlung sollte solange kontinuierlich wiederholt werden, bis eine sichtbare Besserung eintritt. Je konsequenter die Anwendung, desto eher ist sie erfolgreich!

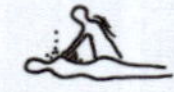

Mehrmals täglich, jedoch mindestens 2 Mal pro Tag die betroffene Hautpartie einreiben. Ideal in Kombination mit *Immortelle-Akut-Spray* oder einem passenden Hydrolat. Diese Einreibung wird nach dem akuten Geschehen noch einige Tage bis zu einer Woche durchgeführt.

Pfefferminz-Litsea-Hydrolat

Litsea, Nanaminze, Pfefferminze, Rosmarin; Pfefferminz-, Rosmarinhydrolat

Das zitronig-minzige, frische Hydrolat mit den anregenden ätherischen Ölen erfrischt und aktiviert. Es belebt neben den Venen ebenso den Kreislauf und macht müde Beine wieder munter – auch bei den Menschen, die sich den ganzen Tag um all die Kranken und Pflegebedürftigen kümmern.

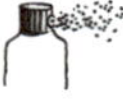

Die hautfreundliche Aromamischung vor dem Ausstreichen der Beine aufsprühen. Kann auch zwischendurch mehrmals täglich benutzt werden.

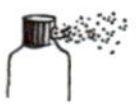

Ideal auch zur Anwendung vor dem Anlegen von Kompressions- oder Anti-Thrombose-Strümpfen.

Während einer homöopathischen Behandlung nur unter Rücksprache anwenden.

Hallo-Wach-Bad

Angelikawurzel, Limette, Rosmarin, Wacholderbeere; Jojobawachs; Meersalz

Die intensiv krautig riechende Badesalzmischung ist sehr vielseitig einsetzbar. Als Fußbad und bei einer Beinwaschung angewendet wirkt sie anregend, entschlackend und steigert die Durchblutung.

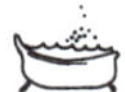

1–2 TL auf 1 Liter warmes Wasser für ein Fußbad am Morgen und/ oder am Nachmittag. Im Anschluss daran die Füße und Unterschenkel von unten nach oben mit kaltem Wasser abduschen.

Hamamelis-Myrte-Balsam

Lavendel, Myrte, Zypresse; Hamamelishydrolat; Johanniskraut in Olivenöl; Sheabutter, Wollwachs; Meersalz

Die intensiv krautig, aber trotzdem angenehm riechende Salbe wirkt bei akuten Beschwerden lindernd und zusammenziehend. Sie empfiehlt sich, wenn keine der hier genannten Ölmischungen zum Einreiben zur Verfügung steht oder eine Salbe bevorzugt wird. Wenden Sie den *Hamamelis-Myrte-Balsam* unbedingt sparsam an!

In akuten Situationen die Salbe 1–2 Mal täglich auftragen.

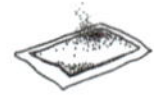

Bei einer akuten Venenentzündung 1 cm Salbe mit 1 EL Quark für eine Auflage vermischen. Anwendung siehe *Lavendel-Zypressen-Öl*.

Immortelle-Akut-Spray

Immortelle, Lavendel; Immortellen-, Lavendel-, Rosenhydrolat

Der herbe Duft des Immortellen-Sprays lindert akute Haut- und Venengeschehen oder Hautdefekte. Zur Pflege von besonders schmerzhaften und gestauten Hautarealen. In Kombination mit dem *Lavendel-Zypressen-Öl* ein wahrer Duftgenuss.

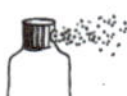

Zur Befeuchtung, Kühlung und Pflege der gereizten Haut mehrmals täglich aufsprühen. Idealerweise die Haut damit besprühen, bevor die oben genannte Salbenkompresse aufgelegt oder das betroffene Hautareal eingerieben wird.

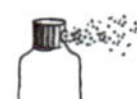

Bei Entzündungen der Venen, die von einer Venenverweilkanüle verursacht wurden, mehrmals aufsprühen. Ideal in Verbindung mit *Ysop-Immortellen-Öl*.

Ysop-Immortellen-Öl

Immortelle, Lavendel, Palmarosa, Rosmarin, Ysop;
Calophyllum-inophyllum-Öl, Sesamöl; Jojobawachs

Das krautig-herbe Öl bringt Linderung bei Schwellungen, Blutergüssen und entzündlichen Prozessen. Mehrmaliges Auftragen in kurzen Zeitabständen und gut getränkte Ölkompressen haben sich in vielen Fällen bewährt. Ideal ist, wenn mit der unterstützenden Pflege begonnen wird, sobald die Entzündung oder Entzündungsneigung erkannt wird. Das mit dem Öl und *Immortelle-Akut-Spray* gepflegte Gewebe bleibt geschmeidig und die Zellregeneration wird gefördert. Vor allem bei Wärmeentwicklungen durch eine beginnende Entzündung der gestauten Vene hat es sich bewährt, die Körperstelle vor dem Auflegen einer Kompresse zusätzlich mit einem Hydrolat zu besprühen. Diese sanfte Kühlung führt den Zellen Feuchtigkeit zu und unterstützt ebenfalls den Genesungsvorgang.

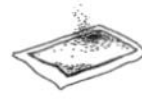

Bei akuten Beschwerden siehe *Lavendel-Zypressen-Öl*.

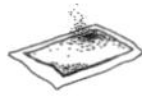

Bei Schwellungen und Entzündungen aufgrund einer Venenverweilkanüle mehrmals auftragen oder als Ölkompresse auflegen.

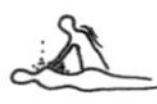

Mehrmals täglich, jedoch mindestens 2 Mal pro Tag die betroffene Hautpartie einreiben. Ideal in Kombination mit *Immortelle-Akut-Spray* oder *Immortellenhydrolat*. Diese Einreibung wird nach dem akuten Geschehen noch einige Tage bis zu einer Woche durchgeführt.

Hydrolate

Die Wirksamkeit der ätherischen Ölmischungen verstärkt sich in Kombination mit einem Hydrolat. Durch ihre sanfte Wirkungsweise sind Hydrolate auch allein oder zwischendurch eine hautfreundliche, leicht kühlende und aktivierende Maßnahme für die Venen. Es bieten sich folgende Hydrolate an:

- Immortellenhydrolat
- Melissenhydrolat
- Myrtenhydrolat
- Pfefferminzhydrolat
- Rosmarinhydrolat
- Salbeihydrolat

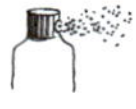

Vor dem Einreiben mit einem Körper- oder Massageöl das Hydrolat aufsprühen oder im Verhältnis 1:2 in einem Schälchen mit dem Öl mischen.

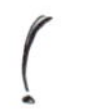

Ideal auch zur Anwendung vor dem Anlegen von Kompressions- oder Anti-Thrombose-Strümpfen.

10

10.6 Hämorrhoiden

Unterschiedliche Ursachen können dazu beizutragen, dass ein Hämorrhoidalleiden entsteht. Als wichtigster Auslöser gilt zu starkes Pressen und Nachpressen beim Stuhlgang – beispielsweise bei chronischer Verstopfung, wenn der Stuhl zu hart ist. Durch den Druck der »Bauchpresse« kommt es zu einer erhöhten Füllung der sogenannten Hämorrhoidalgefäße. Diese venösen Gefäße werden gedehnt, leiern allmählich aus, es bilden sich knotenförmige Aussackungen. Ebenfalls negativ auf die Hämorrhoidalgefäße wirkt sich langes Verweilen (Zeitunglesen) auf der Toilette aus. Ungünstig ist aber nicht nur zu harter Stuhl, sondern auch eine häufige Entleerungsfrequenz bei weicher Stuhlkonsistenz – z.B. bei längerem Durchfall oder dem Missbrauch von Abführmitteln. Ebenso kann zu warmes und vor allem langes Sitzen auf unbelüftetem Untergrund, wie z.B. auf beheizten Autositzen, zu Hämorrhoiden führen.

Im Alter kann das Bindegewebe generell an Festigkeit verlieren. Deshalb häufen sich Hämorrhoiden-Probleme mit zunehmendem Lebensalter. Hämorrhoiden können lästiges Nässen, Jucken, Brennen oder Bluten am Po und Schmerzen beim Stuhlgang verursachen. Kommen dann noch kleine Einrisse im Analgewebe (Analfissuren) hinzu, wird es richtig schmerzhaft.

Ganzheitliche Empfehlungen

Eine gesunde **ballaststoffreiche Ernährung, ausreichend Flüssigkeit** und **viel Bewegung** verhelfen zu einer geregelten Verdauung. Regelmäßige Nutzung eines Bidets oder einer im WC-Ring integrierten Podusche sind kein Luxus, sondern eine wirksame Hilfe. Vor allem Menschen, die erkannt haben, dass tägliche Ganzkörperduschen ihrer Haut mehr schaden als nutzen, schätzen diese gezielte tägliche **Genitalhygiene,** die mit kühlem Wasser ausgeführt werden sollte. Die Pflanzenheilkunde bietet Unterstützung mit der **Zaubernuss** und ihrer adstringierenden Wirkung. Bewährt hat sich diese auch als homöopathische Arznei – Hamamelis – in einer tiefen Potenz.

Aromapflege

Gegen leichte Beschwerden wie Juckreiz oder Schwellungen helfen ätherische Ölmischungen in Form von Salben, Zäpfchen oder Sitzbädern, die Hamamelis als Wirkstoff enthalten. Sie wirken entzündungshemmend, schmerzlindernd, adstringierend und juckreizstillend. In der Apotheke sind sowohl Fertigpräparate erhältlich wie auch eigens hergestellte Suppositorien (siehe rechts).

In der Aromatherapie hat sich bei der Pflege von Hämorrhoiden der *Hamamelis-Myrte-Balsam* bestens bewährt. Namensgeber ist u.a. Hamamelishydrolat, das aus dem Zaubernussstrauch *(Hamamelis virginiana)* gewonnen wird. In der Pflanzenheilkunde wird der wässrige Auszug als lokal blutstillend, entzündungshemmend und wundheilungsfördend beschrieben. Die pflegenden Eigenschaften der Salbengrundlage tun ein Übriges, doch wäre die Mischung ohne die krautigen ätherischen Öle von Lavendel, Myrte und Zypresse alles andere als nasenfreundlich. Der angenehme Duft der Aromamischungen scheint ohnehin immer wieder der Grund dafür zu sein, dass Menschen gerne die Pflege für sich selbst und somit auch Eigenverantwortung übernehmen. Dies erleichtert dem Pflegefachpersonal das Arbeiten oft erheblich, ob bei der ambulanten Versorgung oder in klinischen Einrichtungen, zumal die bürokratischen Hürden von der Genehmigung bis zur Beschaffung einer Ätherisch-Öl-Mischung für die professionelle Pflege meist unüberwindbar scheinen. Und die Besucher der Pflegebedürftigen freuen sich, wenn sie wissen, welches hilfreiche Mitbringsel ganz besonders erwünscht ist.

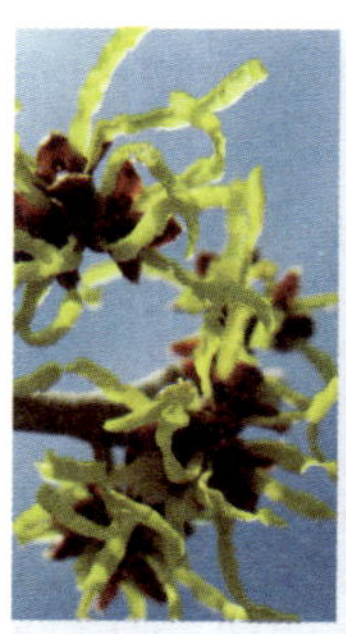

Hamamelis-Myrte-Balsam

Lavendel, Myrte, Zypresse; **Hamamelis**hydrolat; Johanniskraut in Olivenöl; Sheabutter, Wollwachs; Meersalz

Die intensiv krautig, aber trotzdem angenehm riechende Salbe wirkt bei akuten Beschwerden lindernd und zusammenziehend. Sie hat sich bei Frauen im Wochenbett und in der häuslichen Pflege längst bewährt. Wenden Sie den *Hamamelis-Myrte-Balsam* unbedingt sparsam an!

In akuten Situationen die Salbe 1–2 Mal täglich gekühlt auftragen. Sie können sie vor dem Auftragen auch kurz ins Gefrierfach legen. Allerdings muss die Salbe dazu vorher portionsweise (haselnussgroß) auf kleine Kompressen gegeben werden.

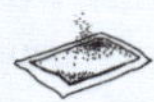

Bei stark gereizten Hämorrhoiden die Aromamischung in Quark einarbeiten. Dazu ca. 0,5 cm Salbe mit 1 TL Quark vermischen, in eine ES-Kompresse verpacken und kurz im Gefrierfach kühlen. 1–2 Mal täglich eine solche Kompresse anwenden. Linderung verschafft auch ein Eiswürfel, der dünn mit dem Balsam bestrichen und in eine Mullkompresse eingewickelt auf die Hämorrhoiden gelegt wird.

Lauwarmes oder kühles Sitzbad: Dazu 2 Mal täglich 1 TL Balsam – eventuell noch 1 EL Meersalz hinzufügen – in 1 Liter Wasser auflösen. Im Anschluss an das Sitzbad den Unterkörper mit klarem Wasser abspülen. Die Wassertemperatur und die Dauer des Sitzbads richten sich nach dem persönlichen Befinden.
Als Zusatz können 3–5 Tr. Lavendel, Myrten- oder Zypressenöl verwendet werden.

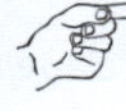

Zäpfchen mit *Hamamelis-Myrte-Balsam* werden auf Anfrage in der Bahnhof-Apotheke in Kempten hergestellt.

Rezeptur für Hämorrhoiden-Zäpfchen

Zäpfchen auf der Basis von Shea- oder Kakaobutter mit ätherischen Ölen stellen eine wirksame alternative Therapie dar. Fragen Sie in Ihrer Apotheke nach und lassen Sie sich eine individuelle Rezeptur Ihrer »Bio-**Suppositorien**« herstellen. Eine mögliche Rezeptur ist:

2 Tr. *Helichrysum italicum* (Immortelle)

7 Tr. *Myrtus communis* (Myrte)

5 Tr. *Cupressus sempervirens* (Zypresse)

in 20 g Shea- und Kakaobuttergrundlage

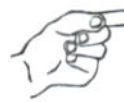

Anwendung 2 Mal täglich

Sitzbad

Kamille deutsch, Lavendel, Rose, Rosengeranie, Schafgarbe; Jojobawachs; Meersalz

Das blumig, krautig-intensiv duftende Wundbadesalz enthält die wichtigsten »Wundpflanzen« der Phytotherapie, nämlich Kamille, Lavendel, Rose und Schafgarbe. Sie sorgen für eine entzündungshemmende, zellregenerierende und blutstillende Wirkung. Die Rosengeranie gibt dem Ganzen eine freundliche Duftnote.

1 TL auf 1 Liter Wasser geben. Im Anschluss an den Toilettengang den Po damit spülen oder 2 Mal täglich ein lauwarmes oder kühles Sitzbad damit nehmen. Die Wassertemperatur und die Dauer des Sitzbades richten sich nach dem persönlichen Befinden. Im Anschluss an das Sitzbad den Unterkörper mit klarem Wasser abspülen.

Lavendel 10 %

Lavendel; Jojobawachs

Das Lavendelöl als Erstmaßnahme beruhigt juckende und brennende Hämorrhoiden.

2–3 Mal täglich bzw. bei Bedarf auf die Hämorrhoiden auftragen.

Hydrolate

Aufgrund ihrer sanften Wirkungsweise bieten sich Hydrolate sowohl in Kombination mit den vorgenannten Aromamischungen an wie auch allein bzw. zwischendurch. Sie sind ideal als hautfreundliche, leicht kühlende Maßnahme nach jedem Toilettengang.

Folgende Hydrolate empfehlen sich:

- Immortellenhydrolat
- Melissenhydrolat
- Myrtenhydrolat
- Pfefferminzhydrolat
- Salbeihydrolat
- Weißtannenhydrolat

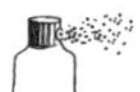

Das Hydrolat direkt auf den Anus aufsprühen.

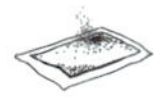

Eine kleine ES-Kompresse mit dem Hydrolat befeuchten, dann 1–2 cm *Hamamelis-Myrte-Balsam* auftragen und auf die Hämorrhoiden auflegen. Die Feuchtigkeit und Kühle ist sehr wohltuend.

10.7 Lymphsystem/Anregen des Lymphflusses

Das Lymphsystem besteht aus den Lymphbahnen und den lymphatischen Organen Milz, Thymus, lymphatischer Rachenring (Rachen-, Zungen-, Gaumenmandeln) sowie dem Lymphatischen Gewebe des Dünndarms (Peyersche Plaques). Die Lymphgefäße (Lymphbahnen, siehe Abb. S. 495) durchziehen den Körper entlang der Blutgefäße und transportieren die Lymphflüssigkeit in Richtung Herz. Diese enthält Lymphozyten, eine spezielle Art von weißen Blutkörperchen mit wichtigen Aufgaben denn sie wirken am Immunsystem mit, regulieren das Volumen der Flüssigkeit zwischen den Zellen (Lymphe) und führen diese dem Blutkreislauf zu, außerdem sind sie zuständig für den Transport von Nahrungsfetten.

Der Flüssigkeitstransport in den Lymphbahnen erfolgt durch rhythmisches Zusammenziehen der Lymphgefäßmuskulatur, auch Lymphpumpe genannt. Sie funktioniert ähnlich wie die Muskelpumpe bei den Venen. Bei sportlicher Betätigung bzw. bei Muskelarbeit kann der Lymphabfluss um das 10- bis 15-Fache ansteigen. Aber auch sanfte Streichungen auf der Haut regen die Lymphe an, ebenso wie das Hin- und Herziehen eines Handtuchs auf dem Rücken, z.B. nach dem Baden oder Duschen.

Das Lymphsystem hat neben dem Anliefern von Lymphozyten eine weitere, wichtige Aufgabe im Gesamtstoffwechsel, die lange Zeit vernachlässigt wurde: den Abtransport von Schlackenstoffen. Bei Erkrankungen und Entzündungen aller Art lässt sich der Stoffwechsel mittels einfacher Einreibungen oder (professioneller) Massagen somit positiv beeinflussen. Stauungen der Lymphflüssigkeit sollten möglichst vermieden werden, um den Stoffwechsel zu entlasten und das Gefäßsystem der Peripherie nicht zusätzlich zu belasten. Wird der Lymphfluss dennoch unterbrochen oder beeinträchtigt, kann sich durch den Stau Lymphflüssigkeit im Gewebe ansammeln und ein Lymphödem bilden (siehe Kap. 6.5, S. 208–212). Ursachen dafür sind z.B. eine Bindegewebsschwäche, Bewegungsmangel sowie fehlende oder verletzte Lymphknoten.

Ganzheitliche Empfehlungen

Die tägliche Körperpflege ist viel mehr als nur ein Reinigen, es geht auch darum, alle Organfunktionen anzuregen. So muss bei immobilen und bettlägerigen Menschen besonders darauf geachtet werden, das Lymphsystem in Gang zu halten, am besten mit einer regelmäßigen **Bewegungstherapie** und **Lymphdrainage.** Pflegende Angehörige können sich von der Physiotherapeutin die notwendigen Handgriffe zeigen lassen, um das Lymphsystem in der Zeit bis zum nächsten Hausbesuch der Fachkraft zusätzlich zu unterstützen. Solange es möglich ist, sollten auch die Betroffenen selbst immer wieder über alle Körperstellen streichen, die sie noch erreichen können. Die Streichungen gehen immer in Richtung zum nächsten großen Lymphknoten, also an den Armen Richtung Achselhöhle und Schlüsselbein, an den Beinen und am Bauch jeweils zur Leiste hin.

Darüber hinaus sollten **große Hitze und Kälte vermieden** werden, das gilt auch für heiße und kalte Anwendungen wie Bäder, Wickel, aber auch Sauna oder Sonnenbaden. Stehen und Sitzen ist ebenfalls schlecht, dagegen sind **Laufen und Liegen** bei Lymphödemen angeraten.

Die Phytotherapie empfiehlt als ergänzende Maßnahme **Frischpflanzenpressaft aus Schachtelhalm** zu trinken.

Aromapflege

Die Aromapflege ist hier eine äußerst willkommene Möglichkeit, um physiologische Abläufe zu trainieren und zu unterstützen. Ob die eigens für die Lymphdrainage kreierte Aromamischung *Palmarosa-Lymphöl* oder das *Lavendel-Zypressen-Öl* benutzt werden oder doch das Lieblingsöl, ist weniger entscheidend als vielmehr die richtige Anwendung. Lassen Sie sich von Fachpersonen zeigen, wie es geht, und haben Sie Mut, die Handgriffe in der häuslichen Pflege einfach auszuprobieren. Wenn Sie achtsam und vorsichtig sind, können sie kaum etwas falsch machen. Wichtig sind sanfte, leicht klopfende Einreibungen, die buchstäblich unter die Haut gehen, aber nicht bis zur Muskulatur durchdringen.

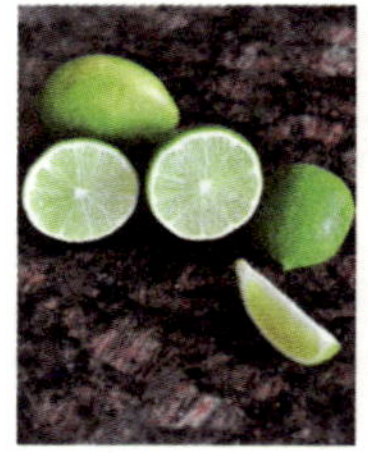

Hier noch ein Tipp für ein erfrischendes und wassertreibendes Getränk: Ritzen Sie die Schale einer ungespritzten Limette mehrfach der Länge nach ein und schneiden Sie die **Limette** dann in Scheiben. Geben Sie diese in ein Glas Wasser und drücken Sie die Limette darin mit einem Löffel kräftig aus, sodass der Saft aus Frucht und Schale sich mit dem Wasser vermischt. Dieser alkoholfreie Caipirinha schmeckt gut, regt die Nierentätigkeit an und hilft so, die von den Lymphen gesammelten Schlackenstoffe auszuscheiden.

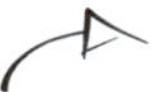

Geeignete Aromamischungen und Anwendungen siehe Kap. 6.5, S. 208–212.

Hallo-Wach-Bad

Angelikawurzel, Limette, Rosmarin, Wacholderbeere; Jojobawachs; Meersalz

Die krautige Mischung dieses anregenden, stärkenden und entschlackenden Badesalzes ist sehr vielseitig anzuwenden. Bei Lymphödemen empfiehlt es sich als Waschzusatz für die Teil- oder Ganzkörperwaschung.

1 TL auf 1 Liter temperiertes Wasser für eine anregende Waschung. Diese wird mit Streichungen von der Peripherie zum Herzen hin, also von unten nach oben, ausgeführt.

Bei Bluthochdruck, Epilepsie und während einer homöopathischen Behandlung nur in Absprache verwenden.

Führen Sie die Einreibungen und Waschungen möglichst am Vormittag durch, denn es kann zu einer vermehrten Ausscheidung kommen, die durchaus erwünscht ist. Wird später als 16.00 oder 17.00 Uhr »gelympht«, wird der Kranke nachts zu häufig von Harndrang geweckt.

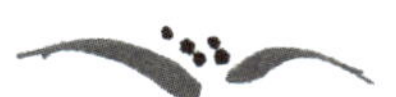

11 Verdauungssystem

Das menschliche Verdauungssystem ist sehr komplex. Es reicht vom Mund bis zum After. Dazwischen finden sich Speiseröhre, Magen, Leber, Gallenblase, Bauchspeicheldrüse, Dünn-, Dick- und Mastdarm.

Je vielschichtiger ein System ist, desto häufiger kommt es zu Störungen: Zu den typischen Verdauungsbeschwerden zählen Appetitlosigkeit, Übelkeit, Sodbrennen, Völlegefühl, Blähungen, Verstopfung oder Durchfall. Die Ursachen für diese von der Medizin als Dyspepsie bezeichneten Verdauungsstörungen sind sehr vielfältig. Im Volksmund ist häufig ganz unspezifisch nur von Bauchschmerzen die Rede.

Am häufigsten klagen Kinder und Jugendliche über Bauchweh, allerdings seltener, weil sie unter Verdauungsstörungen leiden, sondern vielmehr, weil sie mehr elterliche Aufmerksamkeit und Zuwendung brauchen, denn unser Bauch ist auch unser Gefühlszentrum. Unspezifische Bauchschmerzen bei Erwachsenen können ebenfalls ein Ruf nach Zuwendung sein. Jeder von uns hat es sicher schon erlebt, dass Kummer und Sorgen »auf den Bauch schlagen« oder »schwer im Magen liegen«, während Verliebte »Schmetterlinge im Bauch« haben. Bauchschmerzen liegt also nicht immer eine organische Krankheit zugrunde. Andererseits sollten Sie bei Bauchschmerzen nicht nur auf der seelischen Ebene nach der Ursache suchen. Wenn die Ernährung stimmt, die Zuwendung vorhanden ist, und auch Stress und Aufregung nicht der Anlass sein können, dann muss ärztlicher Rat eingeholt werden.

Ganzheitliche Empfehlungen

Auch wenn die Verdauungsbeschwerden keinen psychosomatischen Hintergrund haben, so zeigt sich gerade in der Kranken- und Altenpflege, wie wichtig **zwischenmenschliche Zuwendung** für den Heilungsprozess ist. Dazu gehören z.B. einfache äußerliche Anwendungen wie wärmende Fußbäder, feuchtheiße Bauchkompressen und Baucheinreibungen. Oftmals tritt eine rasche Linderung ein, so unangenehm, quälend und belastend die Bauchsymptome auch gewesen sein mögen.

Ebenfalls hilfreich bei banalen Bauchbeschwerden sind die **Phytotherapie** und **Homöopathie.** Wie immer benötigt die Homöopathie individuelle Angaben zu den Symptomen, um das richtige Arzneimittel zu finden. In die engere Wahl kommen meist: Arsenicum album, Bryonia, Carbo vegetabilis, Chamomilla, Nux vomica und Pulsatilla. Die **Phytotherapie** verarbeitet wie die Aromatherapie die Ätherisch-Öl-Gewürzpflanzen Fenchel, Koriander, Kümmel und Anis, neben Ingwer, Kamille, Pfefferminze, Zimt und anderen Pflanzendrogen (siehe hierzu auch Literaturverzeichnis [26]). Bei schwerwiegenden Erkrankungen dagegen wird eine allopathische oder sogar chirurgische Therapie oft unumgänglich.

11.1 Appetitlosigkeit (Inappetenz)

Kurz dauernde Appetitlosigkeit, z.B. während eines grippalen Infekts, erfordert keine Intervention. Nach der Genesung stellt sich der Appetit wieder ein und ein leichter Gewichtsverlust ist schnell von selbst ausgeglichen. Dauerhafte Appetitlosigkeit aber ist ernst zu nehmen. Geht sie mit auffälligem Gewichtsverlust einher, ist unbedingt eine ärztliche Diagnose erforderlich.

Schwindender Appetit ist leider eine häufige Begleiterscheinung des natürlichen Alterungsprozesses. Geschmacks- und Geruchssinn nehmen im höheren Lebensalter ab und damit fehlen die Reize, die »das Wasser im Munde zusammenlaufen« lassen. Die Folge ist eine ungenügende Magensaftsekretion, die wiederum eine verzögerte oder schlechte Verdauung der Speisen mit sich bringt. Das Essen liegt dann schwer und lange im Magen, was die Appetitlosigkeit noch fördert – ein Teufelskreis beginnt.

Ganzheitliche Empfehlungen

Eine einfache und hilfreiche Variante ist, mit wohlschmeckenden frischen **Kräutern** und **Gewürzen** zu kochen. Dass die meisten Würzpflanzen nicht nur den Appetit anregen, sondern auch Heilwirkung haben, ist längst bekannt. Alte Menschen, die zu Hause von einem Essensservice mit fertigen Gerichten versorgt werden, sollten mit den wichtigsten Kräutern und Gewürzen ausgestattet sein, um das Essen entsprechend nachwürzen zu können. Hier sind auch die Pflegeeinrichtungen gefordert, ein entsprechend schmackhaftes Essen auf den Tisch zu bringen.

Aromapflege

Ätherische Öle können auf reflektorischem Weg, also einfach nur durch Riechen oder aber auch mittels einer Einreibung, die Ausschüttung von Verdauungssäften anregen. Diese verstärkte Sekretion reicht häufig aus, um

Lust aufs Essen zu machen. Oft genügt es, vor dem Essen an einem entsprechenden Fläschchen zu riechen oder 10 bis 20 Minuten vor dem Essen eine Duftlampe oder einen Vernebler zu aktivieren.

Gefällt ein Duft, kann dieser immer wieder benutzt werden. Trotzdem ist es sinnvoll, die Aromamischung öfter zu wechseln, um keine Gewöhnung entstehen zu lassen. Dies geschieht am besten, wenn ein Fläschchen leer ist, denn ist es erst einmal geöffnet, beginnt langsam, aber sicher der Oxidationsprozess (siehe Kap. 1.2.6, S. 28 f.). Pflegeeinrichtungen sind hier im Vorteil, sie können öfter den Duft wechseln, weil die Fläschchen oft auch für andere Indikationen eingesetzt werden können. Der Vorteil appetitanregender Öle ist, dass alle davon profitieren, weil sie auch für gute Laune im Haus sorgen, wie dies beim Öl der **Grapefruit** stets der Fall ist.

11

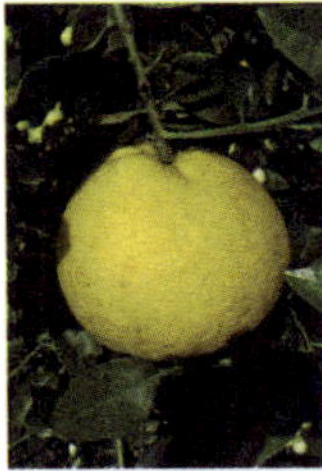

Grapefruit

Der fruchtige, volle Duft erfrischt und belebt, außerdem macht er wieder Appetit auf Speisen. Bei manchen Menschen genügt schon der Anblick von Zitrusfrüchten, um den Speichelfluss anzuregen. Das geschieht beim Riechen umso mehr. Ganz nebenbei macht Grapefruit auch noch glücklich, und zwar alle, die den Duft riechen dürfen.

Bei Bedarf als Riechfläschchen benutzen.

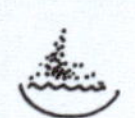

7–9 Tr. in die Duftlampe oder den Vernebler geben.

Reines ätherisches Öl – nicht unverdünnt auf die Haut auftragen.

Hallo-Wach-Öl

Angelikawurzel, Karottensamen, Limette, Litsea, Rosmarin, Wacholderbeere

Der interessante, frisch-krautige und doch herbe Duft der ätherischen Ölmischung wirkt anregend, aufmunternd und entschlackend. Er wird geprägt von der dominanten, aromatischen Angelikawurzel und dem intensiv würzigen Karottensamen.

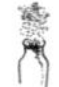

1–2 Tr. der reinen ätherischen Ölmischung morgens und tagsüber wiederholt auf ein Taschentuch geben und den Duft inhalieren oder wiederholt an dem Fläschchen riechen (schnüffeln).

5–7 Tr. in die Duftlampe oder den Vernebler geben.

Reines ätherisches Öl – nicht unverdünnt auf die Haut auftragen.

Motivationsduft

Atlaszeder, Grapefruit, Ingwer, Koriander, Rosmarin; Naturparfüm in Jojobawachs

Der frische und anregende Duft fördert nicht nur die Konzentration, sondern regt auch den Appetit an. Außerdem verleiht er dem Personal Durchhaltevermögen an anstrengenden Tagen.

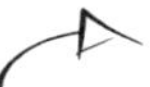

Anwendungen siehe *Hallo-Wach-Öl.*

Zitruskorb

Grapefruit, Limette, Orange, Pfefferminze, Zitrone

Der minzig-frische, fruchtige Duft muntert auf und aktiviert. Ein willkommener Duft an heißen Sommertagen.

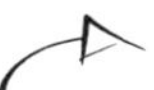

Anwendungen siehe *Hallo-Wach-Öl.*

Rosmarinhydrolat

Der krautige und erfrischende Duft von *Rosmarinhydrolat* hat eine wunderbar belebende Wirkung. Es regt den Appetit an und steigert die Kreislauffunktion.

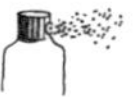

1–2 Sprühstöße vor dem Essen in die Hände, aufs Dekolleté, vors Gesicht oder in den Nacken geben.

11.2 Übelkeit (Nausea)/Erbrechen (Emesis)

Oft kündigt Übelkeit ein nahes Erbrechen an. Mit diesem Schutzreflex versucht der Körper, sich selbst zu helfen, indem er Schädliches wieder loswird. Brechsignale treffen häufig vom Verdauungstrakt her ein, z.B. durch erhöhten Druck im Magen oder Darm, Alkoholreizungen oder Entzündungen. Auch andere Körperregionen, das Gehirn selbst oder der Gleichgewichtssinn können Brechalarm melden. Ebenso können alle akuten Erkrankungen der Bauch- und Brustorgane, der Nieren und Harnwege, Stoffwechselstörungen und -entgleisungen Erbrechen auslösen. Übelkeit und Erbrechen gehören darüber hinaus zu den häufigsten Nebenwirkungen einer Chemotherapie.

Ganzheitliche Empfehlungen

Um bei Übelkeit die Beschwerden zu lindern und dem Körper wieder Energie zuzuführen, empfiehlt sich die Zubereitung von warmem **Ingwerwasser** (siehe Kap. 9.2, S. 252). Trinken Sie davon den ganzen Tag über kleine Schlucke. Manche schwören bei Übelkeit auch auf **Colagetränke**. Allerdings ist es sinnvoll, vorher die Kohlensäure entweichen zu lassen – entweder durch wiederholtes Schütteln der Flasche oder kräftiges Rühren im Glas –, da sie bei vielen Menschen zu Aufstoßen und Blähungen führt.

Die **Homöopathie** bietet ebenfalls Unterstützung. Häufig helfen die Mittel Arsenicum album, Cocculus, Ipecacuanha, Tabacum, Nux vomica, Pulsatilla und Sepia. Lesen Sie dazu entsprechende Literatur oder lassen Sie sich in der Apotheke beraten.

Aromapflege

Bei Übelkeit und Erbrechen muss mit dem Duft ätherischer Öle sehr behutsam umgegangen werden. Manche Patienten lehnen in diesem Zustand jeglichen Duftreiz ab, andere wiederum empfinden bestimmte Gerüche als erleichternd und beruhigend und erholen sich dadurch sogar.

Eine Aromamischung, die bei Übelkeit lindernd wirkt und zudem den Kreislauf anregt, ist das *Lemongras-Ingwer-Öl.* Darin vermischt sich, wie der Name bereits andeutet, der feurig-scharfe Duft von **Ingwer** mit zitronig-süßlichem Lemongras. Studien belegen die antiemetische (Erbrechen verhindernde) Wirkung des ätherischen Öls von Ingwer, das mit dem frischen und leicht süßlichen Öl von Lemongras eine feine und gut akzeptierte Duftnote entwickelt. Diese wird unterstützt vom blumigen Neroli. Der Blütenduft sorgt dafür, dass der von vielen Menschen als unangenehm empfundene herbe und schwere Geruch von Angelikawurzel, die das Immunsystem stärkt und die Selbstheilungskräfte aktiviert, in der Mischung vollständig in den Hintergrund tritt.

Das scharf und feurig riechende Ingweröl stammt aus den Ländern Sri Lanka, Indien, China, Indonesien und Madagaskar. Wenn Sie den Geschmack von frischem Ingwer kennen, werden Sie jedoch vom Geruch des Einzelöls eher enttäuscht sein. Grund dafür ist, dass die typisch scharfen, geschmacksgebenden Gingerole der frischen Wurzel nicht wasserdampfflüchtig sind und somit nicht ins ätherische Öl übergehen. Die Lebensmittelindustrie arbeitet deshalb mit CO_2-Extrakten, hierbei bleiben die Scharfstoffe enthalten.

Die Kombination von Ingwerwasser (siehe Kap. 9.2, S. 252) und der Anwendung von *Lemongras-Ingwer-Öl* hat sich, wie Rückmeldungen zeigen, bereits in vielen Fällen bewährt. Ob Sie das Öl als Riechfläschchen oder Naturparfüm nutzen, oder doch lieber auf eines der anderen aufgeführten Öle zurückgreifen, weil Sie es z.B. gerade griffbereit zu Hause haben, ist Ihnen überlassen.

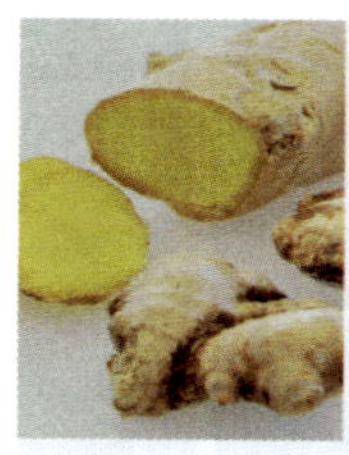

Lemongras-Ingwer-Öl

Angelikawurzel, **Ingwer,** Lemongras, Neroli; Jojobawachs

Die fruchtig-würzige Jojobawachsmischung wirkt unterstützend bei Übelkeit und regt den Kreislauf an. Sie hat sich während Chemo- und Strahlentherapien hervorragend bewährt.

Die Ölmischung tut als Riechfläschchen oder -stift gute Dienste und wird nach Bedarf angewendet. Sie sollte immer griffbereit sein, egal ob unterwegs oder im Krankenzimmer.

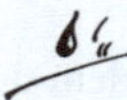

Ca. 20–25 Tr. in die Duftlampe oder den Vernebler geben. Das Jojobawachs bleibt im Gefäß zurück und muss bei der Reinigung entfernt werden.

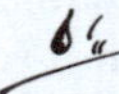

7–9 Tr. auf ein Tüchlein geben, das Sie in einer Jacken- oder Hosentasche bei sich tragen und bei Bedarf herausholen, Frauen können es auch in den BH stecken. Eine weitere Möglichkeit ist, das Tüchlein mittels einer Sicherheitsnadel an der Kleidung zu befestigen oder es bei Bettlägerigen an der Aufrichthilfe am Bett anzubringen.

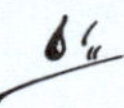

1 Tr. im Nacken, auf dem Sonnengeflecht und/oder auf dem Puls am Handgelenk auftragen. Meist ist eine häufige Anwendung in kurzen Zeitabständen, ca. 1–2 stündlich, erforderlich.

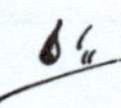

2 Tr. mehrmals täglich auf dem Oberbauch einreiben.

Für ein morgendliche Waschung, um den Tag zuversichtlicher anzugehen: Dafür 1 TL mit 1 EL Honig oder neutralem Duschgel mischen.

Konzentrationsöl frisch

Ho-Sho, Myrte, Nanaminze, Pfefferminze, Rosenholz
(Hautspray: Pfefferminz-, Rosenhydrolat; Ethanol)

Der frische minzige Geruch macht alle müden Geister wach. Die Erfahrung zeigt, dass er insbesondere bei enormer Übelkeit und Schwindelgefühl hilfreich ist, die von reichlich Speichelfluss und Kreislaufschwäche begleitet werden.

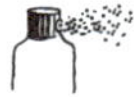

Nach Bedarf das Hautspray mehrmals täglich auf Hals-, Gesichtsbereich, den Nacken oder auf den Pulsbereich am Handgelenk aufsprühen oder ein paar Sprühstöße in die Nähe des Bettes geben.

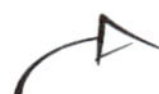

Weitere Anwendungen siehe *Lemongras-Ingwer-Öl.*

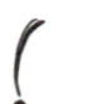

Reine ätherische Ölmischung nicht unverdünnt auf die Haut auftragen.

Neroli 10 %

Neroli; Jojobawachs

Das zart blumig-süßliche Öl ist in der Verdünnung in Jojobawachs angenehm, während viele Nasen das reine ätherische Öl als zu intensiv empfinden. Das ätherische Öl der Orangenblüten wirkt beruhigend, ausgleichend und kreislaufstabilisierend. Als Erste-Hilfe-Öl hindert es den Magen daran zu »rotieren«. Es ist immer dann willkommen, wenn Rosenduft nicht akzeptiert wird.

Als Riechfläschchen oder Riechstift bei Bedarf oder 5–7 Tr. des Naturparfüms auf ein Riechtüchlein geben.

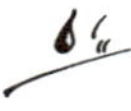

1–2 Tr. im Nacken, auf dem Sonnengeflecht und/oder auf dem Puls am Handgelenk auftragen. Meist ist eine häufigere Anwendung erforderlich.

Pfefferminzhydrolat

Der frische Geruch der Minze belebt und regt an. Ist Kühle erwünscht, passt die Pfefferminze immer. Das Hydrolat erfrischt auch bei Übelkeit und Erbrechen.

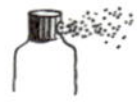

Nach Bedarf mehrmals täglich auf den Hals- und Gesichtsbereich (Augen schließen!), den Nacken oder auf den Pulsbereich am Handgelenk aufsprühen oder ein paar Sprühstöße in die Nähe des Bettes geben.

11.3 Unterstützung der Leberfunktion/ Oberbauchbeschwerden

Die Leber ist das größte Organ im Oberbauch und besonders in der Nacht, ungefähr zwischen ein und drei Uhr morgens, aktiv. Sie regelt den Kohlenhydrat-, Fett-, und Eiweißstoffwechsel, zudem fungiert sie als Entgiftungsfilter, der schädliche Stoffe abbaut und wieder aus dem Organismus schleust – sowohl solche, die der Körper selbst produziert, wie auch von außen eingedrungene. Die Leber hat darüber hinaus die bemerkenswerte Eigenschaft, sich zu regenerieren. Allerdings nur bis zu einem gewissen Grad: regelmäßiger Alkohol- oder Drogenmissbrauch z.B. überlastet das Organ dauerhaft und kann es auf irreparable Weise schädigen.

Störungen der Leberfunktion zeigen sich unter anderem in Leistungsschwäche, Appetitlosigkeit, Völlegefühl und Blähungen, Druck im rechten Oberbauch, Fettunverträglichkeit und Schlafstörungen.

Ganzheitliche Empfehlungen

Eine **ausgewogene, fett- und fleischarme Ernährung** sowie der **Verzicht auf Alkohol, Nikotin und Drogen** schaffen optimale Bedingungen für die Leber und beugen Leberschäden vor. Auch sind leberanregende **Kräutertees,** Kräuterelexiere oder auch phytotherapeutische Fertigpräparate hilfreich. Wichtig ist, diese regelmäßig und über einen längeren Zeitraum einzunehmen. Dazu gehören alle Pflanzen, die Bitterstoffe enthalten. An erster Stelle sind hier Artischockenblätter, Schöllkraut, Mariendistel sowie Löwenzahnkraut und -wurzel zu nennen. In der Küche ist es sinnvoll, häufig mit Kurkuma zu würzen und öfter Ingwer zu verwenden. Achten Sie auch auf Ihre Essgelüste, diese zeigen oftmals schon das richtige Bedürfnis an.

Eine der am häufigsten eingesetzten Arzneien der **Homöopathie** bei diesem Beschwerdebild sind Lycopodium und Nux vomica.

Aromapflege

Bei Leberbeschwerden empfehlen sich vor allem warme Auflagen oder Wickel, in die unterstützende Aromamischungen eingearbeitet werden. Infrage kommen in erster Linie Öle, die den Stoffwechsel anregen (siehe auch Kap. 11.1, S. 308–311 und Kap. 10.2, S. 280–282).

Wertvolle Dienste leistet hier das *Karotten-Limetten-Öl*, es wird in der Geburtshilfe seit Jahren mit Erfolg zur Leberaktivierung angewendet. Schwerkranke, die viele Medikamente benötigen, was wiederum die Leber belastet, sollten präventiv regelmäßig mit Leberwickeln versorgt werden, um das Organ zu unterstützen.

Das *Karotten-Limetten-Öl* verbindet die Frische der fruchtigen Limette mit jener der chinesischen Litseafrucht. Alant, Rosmarin und **Wacholderbeere** sorgen für eine krautige Komponente. Das Öl der Karottensamen bringt eine erdige und würzige Note in die Mischung und rundet sie ab.

Das Wacholderbeerenöl wird aus den blauen Beeren des Wacholderstrauchs destilliert. Leider sind viele Fälschungen auf dem Markt, sodass nur eine moderne Analytik, wie sie bei den *Stadelmann®-Mischungen* routinemäßig durchgeführt wird, die Echtheit garantieren kann. Es kursieren übrigens immer wieder Berichte, die behaupten, Wacholderbeerenöl führe zu Nierenreizungen. Tatsächlich jedoch gehen die nierenwirksamen Inhaltsstoffe bei der Destillation gar nicht ins Öl über. Sie können das *Karotten-Limetten-Öl* also unbesorgt anwenden.

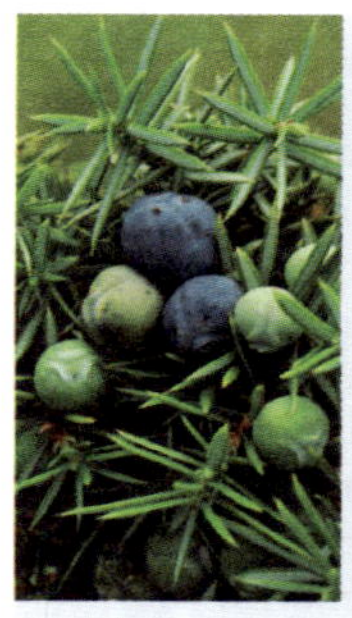

Karotten-Limetten-Öl

Alant, Angelikawurzel, Karottensamen, Limette, Litsea, Rosmarin, **Wacholderbeere; Jojobawachs**

Das frisch, krautig und dennoch erdig duftende Jojobawachskonzentrat regt Kreislauf und Stoffwechsel an. Es eignet sich für eine unkomplizierte schnelle Einreibung ebenso wie für einen wohltuenden Leberwickel. Welche Anwendung in der momentanen Beschwerdesituation die optimale ist, entscheiden Patient und Pflegepersonal gemeinsam.

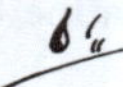

Mit 5–7 Tr. den rechten Oberbauch einölen.

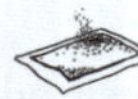

1 TL mit 1 EL fettem Pflanzenöl für eine wohltemperierte Ölkompresse mischen, die einige Stunden oder über Nacht auf die Lebergegend (rechter Oberbauch) aufgelegt wird

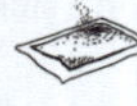

Bei akuten Oberbauchbeschwerden 1 Mal bis mehrmals täglich die Ölkompresse in Kombination mit einem feuchtwarmen Bauchwickel anlegen. So lange einwirken lassen, wie der Wickel warm ist und als angenehm empfunden wird.

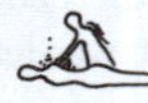

1 TL Öl mit reichlich fettem Pflanzenöl auf dem mit warmem Wasser oder mit *Lavendel-, Rosen-* oder *Melissenhydrolat* befeuchteten Bauch in Uhrzeigerrichtung gut einmassieren und danach einen feuchtwarmen Wickel auf den einmassierten Bauch legen (siehe oben).

Fenchel-Kümmel-Öl

Anis, Fenchel, Koriander, Kreuzkümmel, Liebstöckel; Borretschsamen-, Mandel-, Nachtkerzensamenöl

Die Würze von Anis, Fenchel, Kümmel und Koriander, eingemischt in hautfreundliche Pflanzenöle, regt die Verdauungsenzyme an. Was sich bei Babys und Kindern bewährt hat, hilft auch Erwachsenen und kranken Menschen. Im *Fenchel-Kümmel-Öl für Erwachsene* sind die ätherischen Öle höher dosiert, zusätzlich enthält es das eher unbekannte ätherische Öl des verdauungsfördernden Liebstöckels, auch Maggikraut genannt.

Bitte beachten: Das *Fenchel-Kümmel-Öl* kann ohne weitere Verdünnung durch ein Pflanzenöl verwendet werden, da es kein Konzentrat, sondern ein gebrauchsfertiges Massageöl ist.

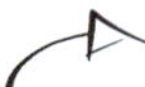

Anwendungen siehe *Karotten-Limetten-Öl.*

Hallo-Wach-Bad

Angelikawurzel, Limette, Rosmarin, Wacholderbeere; Jojobawachs; Meersalz

Die krautige Mischung dieses anregenden und stärkenden Badesalzes ist sehr vielseitig einsetzbar. Denn ob bei Herzschwäche, Kreislaufproblemen oder Völlegefühl, letztendlich geht es darum, den Stoffwechsel, d.h. insbesondere die Leberfunktion, zu aktivieren.

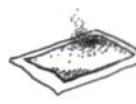

1 TL der Salzmischung in 1 Liter heißes Wasser mischen, um damit einen feuchtwarmen Leber-Bauch-Wickel anzufertigen. So lange einwirken lassen, wie der Wickel warm ist und als angenehm empfunden wird. Idealerweise nachmittags oder abends anlegen, um die verdauungsaktive Zeit zu unterstützen.

Sandmännchen

Fenchel, Lavendel, Orange, Zirbelkiefer; Naturparfüm in Jojobawachs

Eine fruchtig-frische, krautig duftende Aromamischung, die entspannt, beruhigt und hilft, den Tag zu verdauen – sowohl in körperlicher wie in psychischer Hinsicht, ob nun ein zu schweres Essen Probleme bereitet oder die sprichwörtliche Laus über die Leber gelaufen ist. Zudem bietet das Öl eine willkommene Abwechslung zum *Fenchel-Kümmel-Öl.*

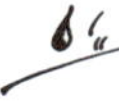

5–7 Tr. des Naturparfüms mit 1 EL fettem Pflanzenöl vermischen und den Bauch einmassieren. Weiteres Vorgehen siehe *Fenchel-Kümmel-Öl.*

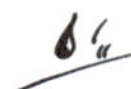

Mit 2–3 Tr. des Naturparfüms am Abend die Fußsohlen massieren.

!

Die reine ätherische Ölmischung nicht unverdünnt auf die Haut auftragen!

11.4 Völlegefühl/Magenbeschwerden/Magenschleimhautentzündung (Gastritis)

Magenschmerzen werden oft als Völlegefühl, Krämpfe oder Sodbrennen wahrgenommen. Wird dies nicht ernst genommen und treten die Beschwerden immer öfter und stärker auf, hat sich höchstwahrscheinlich eine Magenschleimhautentzündung (Gastritis) entwickelt. Dies bedeutet, dass der Schutzfilm, der die Magenwand innen auskleidet, gereizt und beschädigt ist. Bei gesunden Menschen sorgt der zähflüssige Schleim dafür, dass sich der Magen nicht selbst verdaut. Im Falle einer Gastritis kann die Magensäure jedoch bis zur Magenwand durchdringen. Diagnostisch wird unterschieden zwischen einer akuten und chronischen Gastritis. Eine **akute Entzündung der Magenschleimhaut** ist sehr schmerzhaft, tritt plötzlich auf und kann mit heftigen Magen- und gar Rückenschmerzen sowie Appetitlosigkeit, Übelkeit, Erbrechen, Völlegefühl und Blähungen einhergehen. So schmerzhaft sie sein kann, so spontan heilt eine akute Gastritis meist dennoch wieder ab. Halten die Beschwerden allerdings länger als drei Wochen an, wird Blut erbrochen oder im Stuhl sichtbar, dann ist eine ärztliche Behandlung dringend erforderlich.

Von einer **chronischen Magenschleimhautentzündung** sind besonders ältere Menschen betroffen, sie kann sich schleichend entwickeln und über Jahre hinweg bestehen. Wenn überhaupt, treten in der Regel folgende Beschwerden nach dem Essen auf: Magenschmerzen, Druckgefühl, Völlegefühl, Übelkeit und Aufstoßen. Vor allem schwerverdauliche Lebensmittel bereiten dann Schwierigkeiten. Ob es sich bei dem Beschwerdebild um ein Magengeschwür oder eine Infektion mit dem Erreger Heliobacter pylori handelt, muss medizinisch geklärt werden.

Ursachen für Magenreizungen sind neben negativem (Dys-)Stress meist eine falsche Ernährung, zu viel Alkohol, Kaffee oder die Einnahme von magenreizenden Medikamenten wie z.B. Schmerztabletten mit Acetylsalicylsäure (ASS). Zu viel Schwarztee sowie Tee aus zu hoch dosierter frischer Pfefferminze aus dem Garten kann übrigens ebenfalls zu Sodbrennen, saurem Aufstoßen und einer Reizung führen.

Was den Kaffeekonsum anbelangt, so erhöht der Wirkstoff Coffein entgegen der landläufigen Meinung zwar nicht das Risiko für Herz-Kreislauf-Erkrankungen, aber er schadet in größeren Mengen dem Magen. Die magenreizende Wirkung ist auf einen hohen Anteil Bitterstoffe und das

Röstverfahren zurückzuführen. Eine schonende und längere Röstung macht Kaffee bekömmlicher und reduziert den Gehalt an reizenden Bitterstoffen. Eine Tasse Espresso enthält übrigens weniger Koffein als Filterkaffee und regt nachweislich die Verdauung an.

Ganzheitliche Empfehlungen

Die beste Prävention sind eine **ausgewogene, fett- und fleischarme Ernährung** sowie der **Verzicht auf Alkohol** und ein **besonnener Umgang mit ASS-haltigen Schmerzmedikamenten**. Eine **Fachberatung für eine basische Ernährung** kann helfen, eine akute Reizung zu lindern und gilt langfristig ebenfalls als Präventionsmaßnahme gegen eine chronische Magenschleimhautreizung.

Traditionell ist bekannt, was die Wissenschaft bestätigt hat: **Kamillenblüten** helfen bei Magenproblemen. Die Pflanzenheilkunde kennt diese neben weiteren Pflanzen in diversen Zubereitungsformen.

Die ganz zu Beginn dieses Kapitels genannten **homöopathischen Arzneien** (siehe S. 307 f.) bieten eine gute ganzheitliche Therapie. In Frage kommen Coffea, Nux vomica und Lycopodium, neben den vielen möglichen anderen Arzneien. Sinnvoll ist eine Fachberatung oder noch besser ein Besuch in einer homöopathischen Fachpraxis, um Ihr persönliches Konstitutionsmittel zu finden.

Aromapflege

Die Aromapflege bietet hilfreiche Unterstützung mit wohlduftenden ätherischen Ölen wie etwa dem Naturparfüm *Kamille römisch 10 % in Jojobawachs* oder dem Massageöl *Kamille-Fenchel-Öl*. Die entspannende und beruhigende Wirkung der Römischen Kamille wurde bereits an anderer Stelle beschrieben (siehe Kap. 8.3.3, S. 245). Im *Kamille-Fenchel-Öl* erhält sie Unterstützung von chinesischem Ho-Sho und Rosenholz aus Mexiko und Brasilien. Das ebenfalls beigemischte ätherische Öl aus Fenchelsamen wirkt krampflösend und blähungswidrig. Die **Bergamotte** rundet die Aromamischung mit ihrem frisch-herben Duft ab.

Das wunderbar stimmungsaufhellende Aroma der Bergamotte stammt zum größten Teil aus Kalabrien, aber auch Argentinien und Brasilien zählen zu den Lieferantenländern. Das Öl wird aus den Schalen der Früchte gepresst und gehört wie auch andere Öle von Zitrusfrüchten wie Grapefruit, Limette, Mandarine, Orange und Zitrone zu den sogenannten Agrumenölen, abgeleitet vom italienischen Wort »agrume« für Zitrusfrucht. Wegen ihres frisch-fruchtigen Dufts sind die Öle allseits beliebt. Allerdings ist das Bergamotteöl in der Herstellung am teuersten, denn im Gegensatz zu den anderen Zitrusfrüchten sind die Schalen, aus denen das Öl gepresst wird, kein Abfallprodukt aus der Saftgewinnung, sondern die Bergamottefrüchte werden ausschließlich zur Ölherstellung geerntet. Ihr Fruchtfleisch wie auch der Saft schmecken zu bitter, um Abnehmer zu finden.

Bergamotteöl wirkt stimmungsaufhellend. Ein paar Tropfen in der Duftlampe erfreuen nicht nur kranke Menschen, sondern auch Besucher und Pflegefachkräfte.

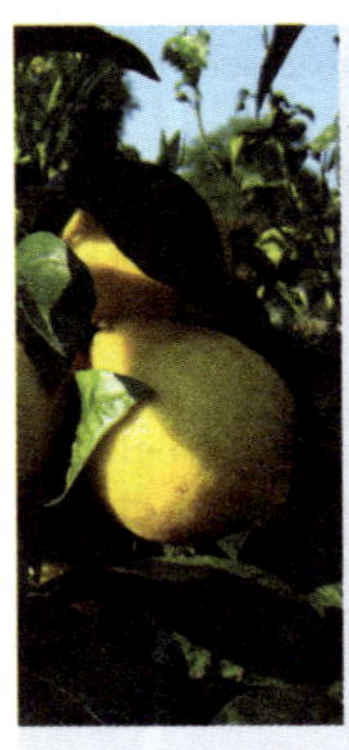

Kamille-Fenchel-Öl

Bergamotte, Ho-Sho, Fenchel, Kamille römisch, Rosenholz; Mandel-, Sesam-, Sonnenblumenöl; Jojobawachs

Die krautig-süße Duftmischung ist ideal für eine entspannende, entkrampfende, beruhigende Massage, wenn der Bauch drückt, der Magen zwickt, das Essen zu spät eingenommen wurde oder zu viel Fett enthielt – oder einfach der Tag voller Stress war. Ob eine Baucheinreibung bzw. Massage oder eine Ölkompresse angezeigt ist, wird von Fall zu Fall entschieden.

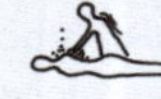

Mit ca. 1–2 TL Öl morgens und abends den Bauch mit sanften, kreisenden Bewegungen mit warmen Händen im Uhrzeigersinn einreiben.

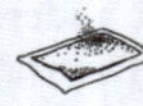

1 TL Öl mit 1 EL fettem Pflanzenöl für eine wohltemperierte Ölkompresse mischen und für einige Stunden oder über Nacht auf die Magengegend auflegen.

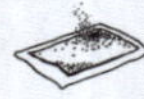

Bei akuten Magenbeschwerden 1 Mal bis mehrmals täglich eine Ölkompresse (siehe oben) in Kombination mit einem feuchtwarmen Bauchwickel anlegen. So lange einwirken lassen, wie der Wickel warm ist und als angenehm empfunden wird.

! Nach der Anwendung direkte Sonneneinstrahlung vermeiden.

Kamille römisch 10 %

Kamille römisch; Jojobawachs

Das Öl der römischen Kamille wirkt entspannend und entkrampfend. Die Mischung ist ideal, wenn nur ein örtlich begrenzter Bereich behandelt werden soll und bei Menschen, die keine erwärmende Anwendung wünschen. Der Duft besänftigt die Sinne auch bei der Anwendung in der Duftlampe, allerdings hinterlässt das Jojobawachs einen Wachsfilm, deshalb muss die Schale oder der Vernebler anschließend gut gereinigt werden.

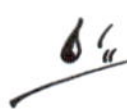

Bei Bedarf mehrmals täglich 1–3 Tr. auf die betroffenen Stellen am Bauch auftragen.

10–12 Tr. zusammen mit einer blumigen Note wie Rosengeranie (2–3 Tr.) beruhigen und entspannen das Gemüt.

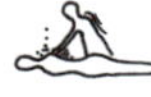

5–7 Tr. in ein fettes Pflanzenöl einmischen und den Oberbauch im Uhrzeigersinn einstreichen. Das ist für Menschen ideal, die weder eine Massage, noch eine warme Auflage wünschen. Zudem werden durch das Einstreichen die Lymphe angeregt.

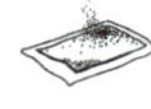

10–15 Tr. für eine wohltemperierte Ölkompresse, die auf den Oberbauch aufgelegt und dort mehrere Stunden belassen wird (bevorzugt nachts).

11

11.5 Blähungen

Blähungen werden durch Gärungs- und Verdauungsprozesse in Magen und Darm hervorgerufen, lösen dadurch eine Spannung der Bauchdecke aus und verursachen somit Bauchschmerzen. Im Normalfall entweichen die bei der Verdauung entstandenen Gase durch einen »Pups«, in der Fachsprache Flatulenz genannt. Diese wird meist von einem recht unangenehmen Geruch begleitet, weil die Darmgase schwefelhaltig sind. Das alles ist eigentlich ganz normal. Kann diese Luft aber nicht entweichen oder wird sie aus Scham, z.B. im Krankenzimmer, zurückgehalten, kann dies zu einem unangenehmen Druck- und Völlegefühl führen.

Ursachen für Blähungen sind in der Regel in der Ernährung zu finden. Manche Menschen reagieren empfindlicher auf blähungsfördernde Früchte, Gemüse und Getreide als andere. Auch hastiges Essen, Nahrungsmittelunverträglichkeiten, zu viel Rohkost oder besonders lufthaltige Lebensmittel wie Eis, Getränke mit viel Kohlensäure oder Bier können zu Blähungen führen. Je älter der Mensch wird, desto sensibler reagiert seine Verdauung. Aber auch Bewegungsmangel kann ein Grund für die Beschwerden sein.

Ganzheitliche Empfehlungen

Eine einfache und oft hilfreiche Methode ist, auf die **Essenshygiene** zu achten. Das bedeutet: nicht zum Essen trinken, sondern eine halbe Stunde vorher oder eine halbe Stunde nachher, beim Essen nicht sprechen und besonders gut kauen. Schon das kann die Luftansammlung im Bauch reduzieren.

Genau hier aber tun sich kranke und ältere Menschen oft schwer. Entweder sie haben keinen Einfluss auf die Auswahl ihrer Speisen, oder sie können nicht mehr gut oder gar nicht kauen, da sie an Krankheiten leiden, die die Mund- und Verdauungsschleimhaut beeinträchtigen. Mitunter leiden sie auch an Schmerzen im Gesichtsbereich, oder sie haben keine eigenen Zähne mehr, können aber ihr Gebiss aus verschiedenen Gründen nicht nutzen. Hier ist die Pflege gefordert, für das Wohl von Kranken und Alten zu sorgen. Dazu gehört auch ein **Speiseplan mit leicht verdaulicher Kost** und **kleinen häufigen Mahlzeiten.** Außerdem sollten sich die Pflegebedürftigen so oft wie möglich **bewegen.** Bei Schwerkranken oder im hohen Alter sind schon wenige Schritte besser als gar keine.

Ist es trotz aller Vorsichtsmaßnahmen zu Blähungen gekommen, so bietet die Natur einen ganzen Strauß von Heilpflanzen. Hilfreich sind vor allem Anis, Fenchel, Kümmel und Koriander, aber auch Melisse und Kamille wirken Blähungen entgegen. Dazu wird vor dem Essen ein Esslöffel **Tee,** der aus den genannten Kräutern aufgegossen wird, wie ein Aperitif eingenommen.

Aromapflege

Die Kräuter und Gewürze, die gegen Blähungen gewachsen sind, eignen sich auch hervorragend für Aromamischungen.

Im *Kamille-Fenchel-Öl* stand, wie der Name schon sagt, das **Fenchel**öl Pate. Das süß-warm duftende Öl wird mittels Wasserdampfdestillation aus den Fenchelfrüchten bzw. -samen gewonnen und stammt meist aus Ungarn, aber auch aus der Ukraine, Russland oder Italien. In den *Stadelmann®-Aromamischungen* wird ausschließlich der süße Fenchel *(Foeniculum vulgare* ssp. *vulgare* var. *dulce)* verarbeitet, da dieser nahezu frei ist von Fenchon, einem Inhaltsstoff, der zur Gruppe der Ketone zählt und als neurotoxisch gilt. Leider kommen häufig Verwechslungen vor mit dem Öl des bitteren Fenchel *(Foeniculum vulgare* ssp. *vulgare* var. *vulgare)*, der einen höheren Fenchon- als auch Estragolgehalt aufweist. Bei den Aromamischungen können Sie aber unbesorgt sein, denn bereits beim Einkauf wird streng auf die richtige Qualität geachtet, das Fenchelöl im hauseigenen Labor noch einmal geprüft und selbstverständlich verträglich dosiert.

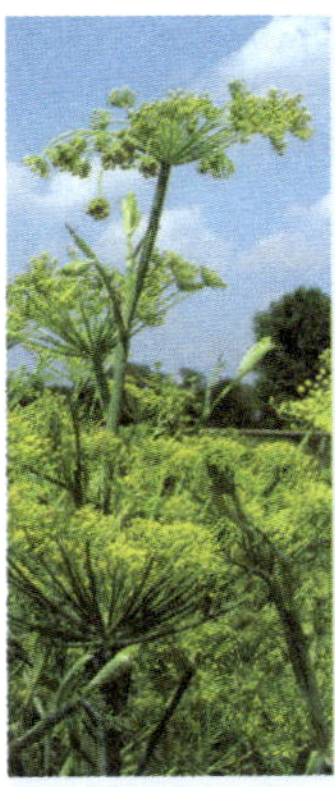

Kamille-Fenchel-Öl

Bergamotte, Ho-Sho, **Fenchel,** Kamille römisch, Rosenholz; Mandel-, Sesam-, Sonnenblumenöl Jojobawachs

Die krautig-süße Duftmischung ist ideal für eine entblähende, entspannende und entkrampfende Massage, wenn der Bauch drückt, der Magen zwickt, das Essen zu spät eingenommen wurde oder zu viel Fett enthielt – oder einfach der Tag voller Stress war. Ob ein paar punktuell aufgetragene Tropfen ausreichen oder eine Baucheinreibung bzw. Massage oder eine Ölkompresse angezeigt ist, wird von Fall zu Fall entschieden.

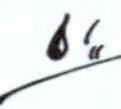

2–3 Tr. des Öls auf die Magengegend oder einfach nur auf den Pulsbereich auftragen. Geschieht dies bereits vor (!) dem Essen, bleiben nach dem Essen die Beschwerden weg oder treten nur in geringem Maß auf.

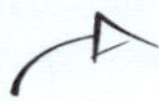

Weitere Anwendungen siehe Kap. 11.4, S. 320 f.

Fenchel-Kümmel-Öl

Anis, Fenchel, Koriander, Kreuzkümmel, Liebstöckel; Borretschsamen-, Mandel-, Nachtkerzensamenöl

Die Würze von Anis, Fenchel, Kümmel und Koriander, eingemischt in hautfreundliche Pflanzenöle, regt die Verdauungsenzyme an. Was sich bei Babys und Kindern bewährt hat, darf auch bei Erwachsenen und kranken Menschen zur Anwendung kommen. Im *Fenchel-Kümmel-Öl für Erwachsene* sind die ätherischen Öle höher dosiert, zusätzlich enthält es das eher

11

unbekannte ätherische Öl des verdauungsfördernden Liebstöckels, auch Maggikraut genannt.

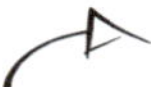

Anwendungen siehe *Kamille-Fenchel-Öl* sowie Kap. 11.3, S. 316.

Ätherische Öle in Jojobawachs

Ätherische Öle in Jojobawachs-Verdünnung bieten sich insbesondere als Naturparfüm und anderen Anwendungen auf der Haut an. Bei Blähungsbeschwerden entspannend und die beruhigend wirken:

Melisse 10 %
Kamille römisch 10 %

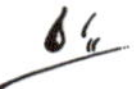

1–2 Tr. des Naturparfüms auf den Solarplexus auftragen.

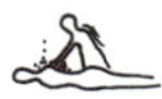

Für eine leichte Bauchmassage im Uhrzeigersinn 5 Tr. mit 1 TL fettem Pflanzenöl mischen.

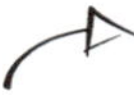

Weitere Aromamischungen und Anwendungen siehe Kap. 11.3, S. 316 f. und Kap. 11.4, S. 320 f.

11.6 Durchfall (Diarrhoe)

Von Durchfall (Diarrhoe) sprechen wir, wenn häufige Darmentleerungen mit dünnflüssigem Stuhl stattfinden, und zwar öfter als drei Mal am Tag. Unterschieden wird zwischen akutem und chronischem Durchfall. Das akute Geschehen tritt plötzlich auf und ist eine Schutzfunktion des gesunden Organismus, der auf diesem Weg Krankheiterreger oder Giftstoffe schnell wieder loswerden möchte. Der **akute Durchfall** wird oft von Übelkeit, Bauchschmerzen und evtl. auch Fieber begleitet. Nicht zu unterschätzen ist der Verlust an Elektrolyten, die den Menschen schwächen und seinen gesamten Stoffwechsel in ein Defizit führen.

Chronische Durchfälle halten dagegen länger als zwei Wochen an. Diese Durchfallerkrankungen beginnend oft schleichend und sind ein Zeichen von Darmkrankheiten wie Zöliakie, Morbus Crohn u.a. Ärztliche Diagnosen und Therapien sind hier unumgänglich.

Ebenso können Nahrungsmittelunverträglichkeiten sowie Medikamentennebenwirkungen zu Durchfällen führen, hierzu gehören auch Durchfälle nach Strahlenbehandlungen. Angst und Stress sind ebenfalls Auslöser für Durchfallbeschwerden, der Volksmund nennt es bezeichnenderweise »Schiss haben«.

Bei Schwerkranken und Palliativpatienten kann eine Diarrhoe mit hohem Wasserverlust zum Tod führen.

Ganzheitliche Empfehlungen

Durchfall bei Kindern muss wegen der Gefahr der Dehydrierung immer ernst genommen werden und es muss sofort für Flüssigkeitszufuhr und gegebenenfalls ärztliche Hilfe gesorgt werden. Erwachsene, die nur wenige Tage Durchfall haben, müssen sich keine Sorgen machen. Dauert er jedoch mehr als drei Tage an, gilt er nicht mehr als harmlos, jetzt muss auch hier der Flüssigkeitsverlust ausgeglichen werden. Im Ernstfall muss mittels Infusionen Flüssigkeit zugeführt werden.

Bei akuten Durchfällen ist das bekannte **»Teefasten«** über zwei, drei Tage hilfreich, das aber nur ansonsten gesunde Menschen durchführen sollten. Für die Teezubereitung eignen sich Brombeerblätter, Frauenmantel, Heidelbeerfrüchte, Odermennig, aber auch schwarzer und grüner Tee. Dem Tee wird von Anfang an eine Prise Salz, 1 Löffelspitze Natron und 1 TL Zucker pro Tasse zugegeben. Nach dem Teefasten wird dann ganz allmählich wieder mit festerer Nahrung begonnen wie z.B. geriebene Äpfel mit einer zerdrückten Banane, nach weiteren ein bis drei Tagen wird Zwieback, Schleimsuppe (Reis- und Hafer), leichtverdauliches gedünstetes Gemüse und fettarme Kost gereicht.

Nicht nur Kinder, sondern auch Erwachsene schwören bei Durchfall auf gut gekaute Salzstangen. Auch wenn diese traditionelle Form als obsolet gilt, so kann sie über eine Notzeit hinweghelfen, bis Hilfe aus der Medizin oder Apotheke eintrifft. Die immer wieder erwähnte Zufuhr von Bananen sollte besser erst nach zwei der drei Tage erfolgen.

Eine hervorragende Hilfe stellt hier auch die **Klassische Homöopathie** dar. Als Erste-Hilfe-Maßnahme in Betracht kommen entweder Arsenicum album – das Mittel, wenn die Beschwerden um Mitternacht beginnen und von viel Angst begleitet werden – oder Nux vomica, wenn Stress und gefühlt zu viel Medikamente der Auslöser sind. Nehmen Sie homöopathische Arzneien nur nach genauer Literaturprüfung oder Nutzung einer entsprechender App ein. Es muss eben immer das ähnlichste Mittel sein. Ansonsten lassen Sie sich am besten in einer kompetenten, ganzheitlich orientierten Apotheke beraten.

Geschwächte, kranke Menschen entkräftet ein Wasserverlust, wie ihn heftige Durchfälle mit sich bringen, zusätzlich. Um der Gefahr einer Austrocknung (Exsikkose) zu begegnen, muss auf eine ausreichende **Zufuhr von Flüssigkeit sowie Elektrolyten und Mineralstoffen** geachtet werden. Wie diese Zufuhr dann stattfindet, muss von Fall zu Fall geklärt werden. Die Maßnahmen reichen von Teetrinken, nassen Wickeln, nassem Einölen, Einläufen mit körperwarmem Wasser bis zur Infusion mit Elektrolyten. Wird eine ältere Person aufgrund eines heftigen Durchfalles sehr geschwächt und bettlägerig, so denken Sie bitte unbedingt auch daran, dem Wundliegen vorzubeugen (siehe Kap. 3.1, S. 89–93).

Aromapflege

Die Aromapflege kann keinen Einfluss auf die Stuhlhäufigkeit sowie dessen Beschaffenheit nehmen, bietet aber wohltuende Unterstützung, wenn Bauchkrämpfe und ein Bedürfnis nach Wärme das Geschehen begleiten. Hier sind sanfte Einreibungen, warme Auflagen und nasses Einölen mit dem *Massageöl beruhigend* eine Wohltat. Ist der Durchfall Begleitsymptom ernster Krankheitsbilder oder liegt die Pflegebedürftige gar im Sterben, so hilft *Neroli 10 % in Jojobawachs,* den Tatsachen ins Auge zu sehen und zuzulassen, was geschieht.

Im *Massageöl beruhigend* dominiert eine frische, krautige Duftkombination aus Ho-Sho, Majoran, Lavendel und **Rosenholz.** Die Römische Kamille mit ihrer süßlichen Note bleibt dagegen zunächst im Hintergrund und entfaltet sich erst nach einiger Zeit auf der Haut. Das Rosenholzöl wird aus dem riesigen Rosenholzbaum mit seinem wunderbar roten Holz gewonnen und stammt nur aus Aufforstungsplantagen, da der Baum zu einer gefährdeten Art zählt. Aus dem Abfallholz, das in solchen Plantagen anfällt, wird das ätherische Öl destilliert. Ho-Sho-Öl wie Rosenholzöl sind inhaltsstofflich und somit auch geruchlich nahezu identisch im Vergleich zu Linaloeholz. Letzeres ist im Ätherisch-Öl-Welthandel nur noch selten zu erhalten. Alle diese Öle sind reich an dem Monoterpenol Linalool, das auch im Lavendel reichlich enthalten ist und deshalb auch die Duftverwandtschaft erklärt. Diesem biochemischen Stoff wird auf psychischer Ebene eine stark beruhigende und ausgleichende Wirkung zugesprochen, die zudem stimmungsaufhellend ist und die Aufmerksamkeit fördert.

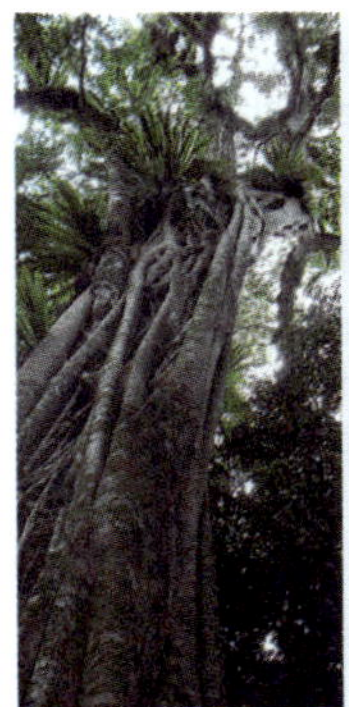

Massageöl beruhigend

Ho-Sho, Kamille römisch, Lavendel, Majoran, Rosenholz; Sesam-, Sonnenblumenöl, Jojobawachs

Ein frisch-krautiger, klarer Duft dominiert diese Ölmischung, die die Muskeln entspannt und bei krampflösenden Maßnahmen beruhigend auf das Verdauungssystem wirkt. Warme Anwendungen sind vor allem bei Kälteempfinden angezeigt, das häufig bei Durchfällen zu beobachten ist. Sorgen Sie für jede Form von Wärme, damit der kranke Körper nicht noch zusätzlich entkräftet wird.

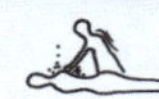

Morgens und abends eine sanfte Baucheinreibung mit warmen Händen und kreisenden Bewegungen im Uhrzeigersinn.

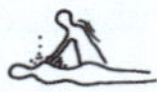

Eine Teil- oder Ganzkörpereinreibung mit Öl und reichlich gut temperiertem Wasser kombiniert Hautpflege und Flüssigkeitszufuhr. Ob eine Ganzkörpereinölung durchgeführt werden soll oder eine partielle ausreicht, muss von Fall zu Fall entschieden werden. Die Einreibung sollte bei der täglichen Körperpflege und tagsüber mehrmals nach Bedarf wiederholt werden, bis der Patient anderweitig wieder ausreichend Flüssigkeit erhält. Auf diese Weise werden über die Haut außerdem das zentrale Nervensystem, der Kreislauf und das Immunsystem aktiviert.

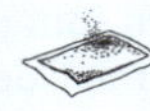

1–2 EL Öl für einen feuchtwarmen Bauchwickel. Den Kranken gut zudecken und den Wickel so lange einwirken lassen, wie er warm ist und als angenehm empfunden wird. Einmal bis mehrmals täglich anwenden.

11

Ätherische Öle in Jojobawachs

Ätherische Öle in Jojobawachs-Verdünnung sind ideal, wenn nur ein örtlich begrenzter Bereich behandelt werden soll. Entspannend, beruhigend und schmerzerleichternd bei Bauchschmerzen wirken:

- Kamille römisch 10 %
- Neroli 10 %

Bei Bedarf mehrmals täglich 1–3 Tr. auf dem Solarplexus auftragen. Meist ist eine häufigere Anwendung erforderlich.

10–12 Tr. zusammen mit einer blumigen Note wie z.B. Rosengeranie (2–3 Tr.) besänftigen die Sinne und entspannen das Gemüt.

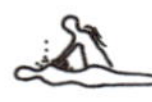

5–7 Tr. in ein fettes Pflanzenöl einmischen und den Bauch im Uhrzeigersinn sanft einstreichen. Das ist für Menschen ideal, die weder Massage, noch eine warme Auflage wünschen. Zudem wird dadurch der Lymphfluss angeregt.

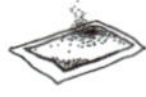

10–15 Tr. mit 1 EL fettem Pflanzenöl für eine wohltemperierte Ölkompresse mischen, die auf den Bauch aufgelegt wird. Die Kompresse darf mehrere Stunden belassen werden (bevorzugt nachts).

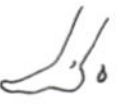

Für ein Fußbad 15 Tr. in wohltemperiertes Wasser einmischen. Als Emulgator kann Honig oder eine neutrale Seifenbasis verwendet werden. Morgens und abends 10–15 Minuten lang die Füße darin baden.

11.7 Darmträgheit/Verstopfung (Obstipation)

Anzeichen einer Darmträgheit und Verstopfung können geringe Stuhlmengen, harter Stuhl, Schwierigkeiten bei der Entleerung, Schmerzen und seltene Stuhlentleerung sein.

Wenn der Stuhl über die Dauer von mindestens drei Wochen immer länger als drei bis vier Tage ausbleibt, und nach langem Pressen auf der Toilette das Gefühl bleibt, den Darm nicht vollständig entleert zu haben, handelt es sich um eine **chronische Verstopfung.**

Die Ursachen sind sehr vielfältig, ihnen können Ernährungsfehler, Bewegungsmangel, Bettlägerigkeit, Schwäche, Schmerzen, geringe Flüssigkeitszufuhr oder die Einnahme von Medikamenten mit einer entsprechenden Nebenwirkung zugrunde liegen. Die Beschwerden reichen von Völlegefühl bis hin zu kolikartigen Schmerzen.

Obstipation zählt zu den häufigsten Problemen bei alten, kranken, schwerstkranken oder sterbenden Menschen. Auslöser sind hier meist Opiate, die zur Schmerzbekämpfung notwendig sind.

Eine Verstopfung kann darüber hinaus auch auf psychische Ursachen zurückgehen. Manche Leute z.B. haben eine Abneigung gegen fremde Toiletten und halten den Stuhl mitunter tagelang zurück, sodass es schließlich zu einer »hausgemachten« Verstopfung kommt, ebenso bei Menschen, die aufgrund von Dauerstress keine Zeit haben, auf die Toilette zu gehen. Aber auch Konfliktsituationen können zu Verstopfung führen, wenn etwa Menschen ihre Probleme lieber für sich behalten anstatt darüber zu reden und den Ärger herauszulassen.

Ganzheitliche Empfehlungen

Mit ein paar **»Stuhl-Erziehungsmaßnahmen«** kann die Verdauung bei Menschen, die noch mobil sind, oft wieder in Gang gebracht werden. Das heißt: morgens frühzeitig aufstehen, ein großes Glas warmes Wasser trinken und dann mit Zeit, Ruhe und Entspannung (das Entspannen des Beckenbodens kann ebenso erlernt werden wie das Anspannen) die Toilette aufsuchen. Nie den Stuhl stark herauspressen, sondern kommen lassen. Ein normales »Pressen« setzt ein, wenn Sie z.B. die Nase kräftig schnäuzen. Hilfreich ist auch ein kleiner Fußschemel, denn wenn die Knie höher als der Beckengürtel stehen – wie bei einer Hocktoilette in südlichen Ländern –, entlastet das den Beckenboden.

Ist die Verstopfung ernährungsbedingt, so hilft es, das Essen **gut zu kauen, viel Wasser** (2–3 Liter) über den Tag verteilt zu **trinken,** mehrere **kleine Mahlzeiten** statt wenige große einzunehmen, auf Frischkost zu achten und täglich ein bis zwei Esslöffel gutes natives **Pflanzenöl** zu sich zu nehmen. Das sind einfach umsetzbare Maßnahmen, die auch präventiv angewendet werden können. Das Pflanzenöl kann auch morgens, mittags oder abends zum Essen gereicht werden, entweder ins Müsli, aufs Gemüse oder einfach auf ein Stück Brot geträufelt. Insbesondere Raps-, Mandel-, Hasel- und Walnussöl sind ein Genuss – und ein willkommenes Mitbringsel für den Krankenbesuch.

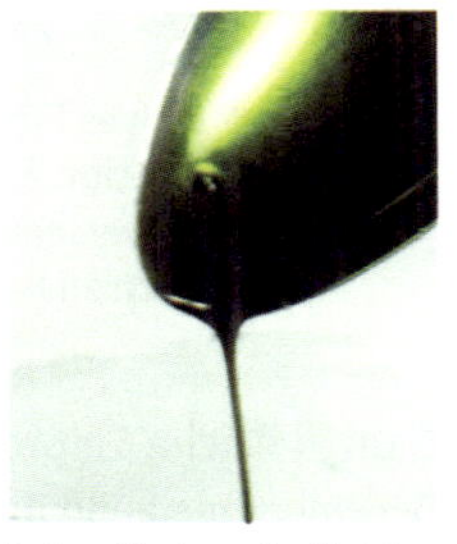

Denken Sie auch daran, dass Krankenkassen und Apotheken individuelle Ernährungsberatung anbieten. Geht die Verstopfung auf seelische Probleme zurück, dann sollte zusätzlich ein **Psychologe** um Rat gefragt werden. Bei akutem Geschehen sollte daran gedacht werden, dass ein **Einlauf** weitaus sinnvoller ist als jedes Abführmittel.

Aromapflege

Um den Darm in Schwung und in Bewegung zu halten, helfen dem Kranken regelmäßige Bauchmassagen, die wie immer nur im Uhrzeigersinn ausgeführt werden dürfen (siehe Kap. 1.2.9.5, S. 38).

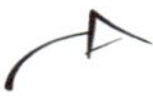

Geeignete Aromamischungen und Anwendungen siehe Kap. 3.3, S. 99 f., Kap. 11.3, S. 316 f. und Kap. 11.5, S. 323 f.

11.8 Darmlähmung nach Operation (Postoperative Darmatonie)

Generell kann eine Darmlähmung nach jeder Operation auftreten; bei minimal-invasiven Eingriffen ist das Risiko jedoch geringer. Operationen am Dickdarm sind besonders prädestiniert für eine postoperative Darmatonie, während Eingriffe an Dünndarm, Magen und Leber seltener zu der Organlähmung führen. Häufig benötigt der Darm anschließend mehrere Tage, bis er seine normale Tätigkeit wieder aufnehmen kann. Die postoperative Darmatonie belastet den Betroffenen und geht einher mit Unwohlsein, Bauchschmerzen bis hin zum Erbrechen. Auch Medikamente, die Patienten zur Schmerzstillung nach der Operation erhalten, können eine Darmlähmung forcieren.

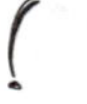

Massives Erbrechen und heftigste Unterleibschmerzen nach einer Operation können immer ein Zeichen eines lebensbedrohlichen Darmverschlusses (Ileus) sein, hier gilt es umgehend notfallmedizinisch zu handeln!

Ganzheitliche Empfehlungen

Bei einer Operation im Bauch kann es verständlicherweise zu »Verwirrungen« der so zahlreichen Darmschlingen kommen. Eine Frau meinte mir gegenüber einmal: »Ich glaube, die haben da Unordnung in meinem Bauch hinterlassen, es grummelt und murmelt nämlich darin, als würden sich meine Darmschlingen beschweren, dass sie nicht am richtigen Platz liegen.«

An erster Stelle der Empfehlungen stehen hier **leichtverdauliches, gut**

gekautes Essen und **moderate Bewegung.** Die Schatzkiste der Naturheilkunde greift hier auf die gleichen Mittel zurück wie bei der Obstipations-Prophylaxe (Kap. 3.3, S. 98), Blähungen (Kap. 11.5, S. 322) und Verstopfung (Kap. 11.7, S. 329).

Aromapflege

Pflegende Maßnahmen aus der Aromatherapie sind hier wohltuend und willkommen, wenn geklärt ist, dass es sich nicht um einen akuten Darmverschluss handelt.

Das *Fenchel-Kümmel-Öl* gehört bei vielen Pflegefachkräften bereits zum Pflegestandard. Allerdings hat vor allem Stationspersonal nicht immer die Zeit, um nach einer Operation regelmäßige Bauchmassagen durchzuführen. Hier sind Familienangehörige oder Freunde gefragt: einfach den Mut zusammennehmen, und dem Pflegebedürftigen den Bauch liebevoll, aber vorsichtig im Uhrzeigersinn massieren. Sind Verbände oder Wunden am Bauch, müssen Sie sich natürlich zuerst fachlichen Rat holen.

Im *Fenchel-Kümmel-Öl* ist, wie der Name schon verrät, Kümmelöl enthalten. Jedoch nicht das ätherische Öl des bei uns gebräuchlichen Kümmels *(Carum carvi),* sondern jenes vom **Kreuzkümmel** *(Cuminum cyminum),* wie er vor allem in der orientalischen Küche verwendet wird. Die beiden Kümmelarten sind nicht miteinander verwandt. Das warm-würzige, leicht süße und im Nachgang fast moschusartige, an Schweißgeruch erinnernde ätherische Öl des Kreuzkümmels enthält einen hohen Anteil an Monoterpenaldehyd, ein Wirkstoff, der stark entkrampfend und beruhigend sowie blähungswidrig ist. Der normale Kümmel hingegen wirkt schleimlösend und blähungswidrig. Diese blähungswidrige Funktion übernehmen in dem beliebten Massageöl auch die anderen Gewürzöle Anis, Fenchel, Koriander und Liebstöckel. Sie harmonieren gut mit dem Kreuzkümmelöl und überdecken seine unangenehmen schweißigen Begleitnoten. Ursprungsländer des Kreuzkümmelöls sind Ägypten, Iran, Spanien und Indien.

Zur Abwechslung, oder wenn Ärger und Unmut sich im Krankenzimmer breit machen, kann das *Kamille-Fenchel-Öl* zum Einsatz kommen. Wie bereits beschrieben (siehe Kap. 8.3.3, S. 245), eignen sich Mischungen mit Römischer Kamille immer, wenn es darum geht, die Sinne zu besänftigen.

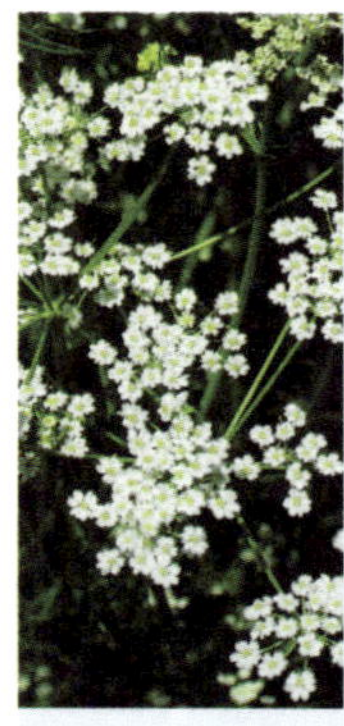

Fenchel-Kümmel-Öl

Anis, Fenchel, Koriander, **Kreuzkümmel,** Liebstöckel; Borretschsamen-, Mandel-, Nachtkerzensamenöl

Die Würze von Anis, Fenchel, Kümmel und Koriander, eingemischt in hautverträgliche Pflanzenöle, regt die Verdauungsenzyme an. Was sich bei Babys und Kindern bewährt hat, darf auch bei Erwachsenen und kranken Menschen zur Anwendung kommen. Im *Fenchel-Kümmel-Öl für Erwachsene* sind die ätherischen Öle höher dosiert, zusätzlich enthält es das eher unbekannte ätherische Öl des verdauungsfördernden Liebstöckels, auch Maggikraut genannt.

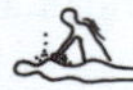

2–3 EL Öl für eine wohltuende Baucheinreibung mit kreisenden, kräftigen Bewegungen und warmen Händen. Anschließend den Bauch mit einem warmen Wolltuch oder Ähnlichem umhüllen und für eine Ruhepause sorgen.

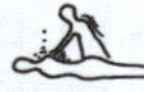

2–3 EL Öl für eine Kolonmassage. Bei Darmträgheit und Verstopfung bringt eine Massage des Dickdarms wohltuende Linderung der Beschwerden. Dabei wird die Bauchdecke an fünf Stellen des Dickdarms in kreisenden Massagebewegungen, synchron mit der Atmung und vom oberen Abschnitt des Dickdarms in Richtung Darmöffnung, massiert.

Eine Kolonmassage darf nur von professionellen Pflegekräften mit Fachkenntnissen angewendet werden.

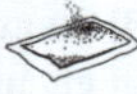

Die Wirkung der Aromaeinreibung kann mit einem feuchtwarmen Bauchwickel intensiviert werden. Das Ganze ca. 30 Minuten einwirken lassen.

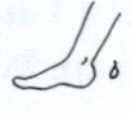

Ein anregendes Fußbad am Morgen weckt innerlich und äußerlich. Diesem kann 1 TL der anregenden *Hallo-Wach-Bad*-Aromamischung zugesetzt werden.

Bauchwickel und Auflagen bei einer postoperativen Darmatonie in Folge einer Bauchoperation immer um die Nähte bzw. Verbände herum auflegen bzw. die Nähte mit Folienverband schützen.

Kamille-Fenchel-Öl

Bergamotte, Ho-Sho, Fenchel, Kamille römisch, Rosenholz; Mandel-, Sesam-, Sonnenblumenöl; Jojobawachs

Die krautig-süße Duftmischung ist ideal für eine darmanregende Massage. Ob ein paar punktuell aufgetragene Tropfen ausreichen oder eine Baucheinreibung bzw. Massage oder eine Ölkompresse angezeigt ist, wird von Fall zu Fall entschieden.

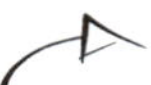
Anwendungen siehe Kap. 11.4, S. 320.

Kamille römisch 10 %

Kamille römisch; Jojobawachs

Das Öl der römischen Kamille wirkt entspannend und entkrampfend. Die Mischung ist ideal, wenn nur ein örtlich begrenzter Bereich behandelt werden soll, und bei Menschen, die keine erwärmende Anwendung oder Berührung in Form von Massagen und Wickeln wünschen. Der Duft besänftigt die Sinne auch bei der Anwendung in der Duftlampe, allerdings hinterlässt das Jojobawachs einen Wachsfilm, deshalb muss die Schale oder der Vernebler anschließend gut gereinigt werden.

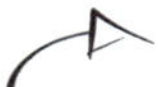
Anwendungen siehe Kap. 11.4, S. 321.

11.9 Reizdarmsyndrom

Ein zunehmendes Krankheitsbild stellt das Reizdarmsyndrom dar. Die Beschwerden sind vielfacher Natur und reichen von Schmerzen im Oberbauch über Blähungen bis zu Verstopfung im Wechsel mit Durchfall. Grundsätzlich müssen auch hier eine umfangreiche ärztliche Untersuchung und Ausschlussdiagnostik stattgefunden haben.

Ganzheitliche Empfehlungen

Eine psychologische Betreuung wird sicher ebenfalls hilfreich sein, denn eigentlich liegt keine wirkliche körperliche Erkrankung vor. Ursache sind oftmals Stress, Kummer, Sorgen sowie eine unregelmäßige oder falsche Ernährung. Lesen Sie alle Informationen zu den ganzheitlichen Empfehlungen im Kapitel 11 (siehe S. 307 f.), dort finden Sie viele nützliche Hinweise.

Gönnen Sie sich ruhige (Meditations-)Stunden und gemütliche Spaziergänge in der Natur, lesen Sie wieder schöne Romane und hören romantische Musik, das alles hilft, Ihren Körper und Ihre Seele wieder in Balance zu bringen.

Aromapflege

In klinischen Studien ist die therapeutische Wirkung des Fertigarzneimittels Medacalm®, das Pfefferminzöl in Kapselform enthält, mehrfach bei Reizdarmsyndrom bestätigt worden. Fragen Sie in Ihrer Apotheke nach.

Ausgesprochen wohltuend und unterstützend sind regelmäßige Verwöhn- und Selbstpflegestunden mit entspannenden Aromamischungen wie dem *Massageöl Marula*. Das bisher noch weitgehend unbekannte, nicht ganz billige **Marula**öl, das aus den Fruchtkernen des Elefantenbaums in Afrika gewonnen wird, eignet sich wie auch andere Pflanzenöle bestens für eine regelmäßige Baucheinreibung. Es pflegt und glättet die Haut nicht nur, sondern verwöhnt sie auch noch mit Pflanzenöstrogenen. Die ätherischen Öle Majoran und Lavendel helfen entspannen, während Neroli die Sorgen nimmt und Rosmarin und Thymian neben einer leicht anregenden Wirkung für eine sanfte Durchblutung sorgen.

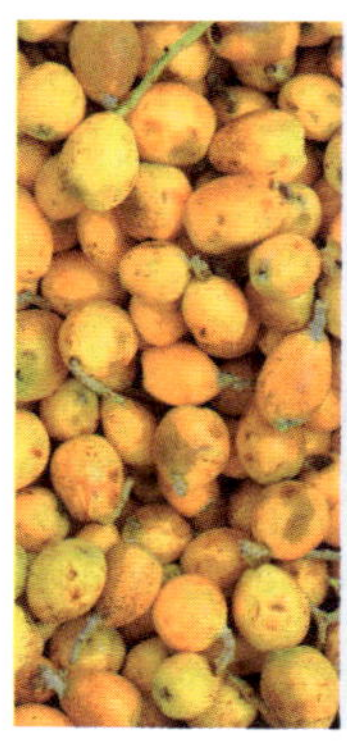

Massageöl Marula

Lavendel, Majoran, Mandarine, Neroli, Rosmarin, Thymian; Borretschsamen-, Mandel-, **Marula**-, Nachtkerzesamennöl

Das hervorragende Hautpflegeöl ist ein wahrer Cocktail an Fettsäuren und Pflanzenwirkstoffen. Den ätherischen Ölen verdankt es seinen krautig-herben Duft, der Haut und Sinne entspannen lässt.

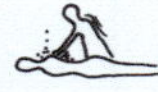

1–2 Mal täglich den mit Hydrolat befeuchteten Bauch im Uhrzeigersinn einreiben. Dabei den Bauch langsam von außen nach innen, also zuerst mit großen kreisenden Bewegungen und zuletzt mit kleinen wohltuenden Streichungen, verwöhnen. Wenn Sie mögen, summen Sie dabei ein weiches Mmmhmmhmm vor sich hin.

Massageöl beruhigend

Ho-Sho, Kamille römisch, Lavendel, Majoran, Rosenholz ; Sesam-, Sonnenblumenöl, Jojobawachs

Ein frisch-krautiger, klarer Duft dominiert diese Ölmischung, die den Bauch entspannt und beruhigend auf das Verdauungssystem wirkt. Warme Anwendungen sind meist angenehm.

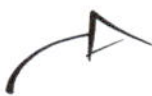

Anwendungen siehe *Massageöl Marula* und Kap. 11.8, S. 332: *Fenchel-Kümmel-Öl*.

Massageöl wärmend

Eisenkraut Anden, Ingwer, Nelkenknospe, Pfeffer, Zimtrinde; Arnika in Oliven-, Johanniskraut in Olivenöl; Calophyllum-inophyllum-Öl

Das würzig-warm duftende Massageöl eignet sich als wärmendes Öl, wenn Tiefenwärme und Entspannung erwünscht sind.

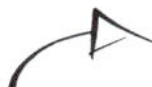

Anwendungen siehe *Massageöl Marula*.

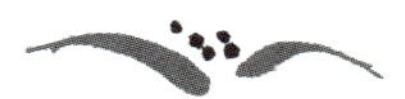

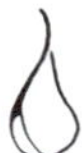

12 Nieren- und Harnwegssystem

Die paarig angelegten Nieren übernehmen sehr komplexe Aufgaben in unserem Stoffwechsel und bilden zusammen mit den Harnleitern, der Harnblase und der Harnröhre das Harnsystem. Dieses ableitende System ist zuständig für die Ausscheidung sämtlicher wasserlöslichen Abbauprodukte aus dem Stoffwechsel sowie von Giftstoffen. Außerdem regulieren die Nieren den Flüssighaushalt, den Blutdruck (über die Steuerung des Natrium- und Kaliumhaushalts) und den Säure-Basen-Haushalt.

In den ersten Abschnitten dieses Kapitels werden zunächst die Diagnosen Restharn, Reizblase und Harnwegsinfektionen thematisiert. Aromapflegende Anwendungen für diese Krankheitsbereiche finden sich dann zusammenfassend ab S. 341. Danach folgen die Beschwerdebilder Harninkontinenz, Blasenentleerungsstörungen und Prostatavergrößerung mit den jeweils dazugehörigen aromapflegerischen Maßnahmen.

Ganzheitliche Empfehlungen

Um all seine Funktionen zu erfüllen, benötigt das Nieren- und Harnwegssystem eine **ausreichende Flüssigkeitszufuhr.** Ein Erwachsener benötigt pro Tag durchschnittlich zwei bis drei Liter Flüssigkeit, wobei es sicher individuelle Abweichungen gibt. Als Getränke zu empfehlen sind vor allem Wasser und dünne Kräutertees. Limonaden und Fruchtsäfte sind wegen ihres hohen Zuckergehalts dagegen weniger geeignet und sollten nur in Maßen getrunken werden. Außerdem dürfte es sich von selbst verstehen, dass Alkohol nicht als Durstlöscher infrage kommt.

Alte, pflegebedürftige und kranke Menschen sehen sich oft außerstande, die empfohlene Tagesmenge von zwei bis drei Litern Wasser zu sich zu nehmen, insbesondere, wenn sie auch im bisherigen Leben nicht viel getrunken haben. Es kann nicht erwartet werden, dass ein alter Mensch nun plötzlich seine Gewohnheiten ändert. Eine alte Frau gestand mir einmal augenzwinkernd: »Seit sich meine Schwiegertochter um mich kümmert, soll ich zwei Mal am Tag eine Kanne Tee trinken, obwohl ich das vorher nie getan habe. Wenn ich so viel trinke, dann komme ich doch gar nicht mehr vom Klo runter und kann gleich dort sitzen bleiben und sterben! Jetzt wundert sie sich, dass bei mir alle Pflanzen kaputt gehen …«

Hat ein Mensch das Finalstadium (siehe Kap. 16.2, S. 448–452) erreicht und verweigert sowohl die Flüssigkeits- wie die Nahrungsaufnahme, muss das ebenfalls respektiert werden.

Grundsätzlich muss bei allen Beschwerden der Harnblase auch an die umgebenden Genital- und Darmorgane und damit an Erkrankungen wie Gebärmutter- oder Scheidensenkung sowie Entzündungen oder Tumore als mögliche Ursache gedacht werden, bei Männern kann die Störung möglicherweise mit einer Vergrößerung der Prostata zusammenhängen.

Nicht zu unterschätzen sind außerdem psychische Erlebnisse. Von der Angst vor Unbekanntem bis hin zum Missbrauch können sie Ursache einer Blasenerkrankung sein, denn die Blase versinnbildlicht ungeweinte Tränen.

12.1 Restharn

Wird die Harnblase nicht gänzlich entleert, lautet die Diagnose »Restharnbildung«. Geschieht dies über einen längeren Zeitraum, können durch den stets in der Blase zurückbleibenden Urin Infektionen entstehen, was dann zu schmerzhaftem Wasserlassen führt.

Ganzheitliche Empfehlungen

Wichtig sind ein geruhsamer und **entspannter Toilettengang** und **Beckenbodentraining.** Männer können übrigens im Stehen ihre Blase besser entleeren.

12.2 Reizblase

Ein klinisch schwierig zu behandelndes Symptomenbild ist die Reizblase. Es ist durch häufigen Harndrang, d.h. bis zu 20–30 Mal am Tag, und teils heftige Unterbauchschmerzen gekennzeichnet, manche haben außerdem Schmerzen am Ende des Wasserlassens. Durch den häufigen nächtlichen Harndrang kommen oft noch Schlafstörungen hinzu.

Die Auslöser sind noch nicht gänzlich geklärt, denn es gibt keine Befunde wie etwa einen Bakteriennachweis im Urin. Neben hormonellen Gründen werden u.a. psychosomatische Ursachen angenommen. In manchen Fällen wird sogar von einem Antrainieren der Reizblase gesprochen, wenn Menschen, vorwiegend Frauen, vor jeder Aufgabe oder aus noch so kleinem Anlass erst zu Toilette gehen. Oftmals stehen Konflikte in der Partnerschaft, in der Familie oder im Arbeitsumfeld dahinter. Dann steht eine Klärung dieser Probleme an erster Stelle, um die Reizblase wieder zu beruhigen.

Ganzheitliche Empfehlungen

Beckenbodentraining sorgt für eine gesunde Durchblutung und Stärkung der Harnwege. Schon einfache regelmäßige Übungen helfen Frauen und Männern gleichermaßen, egal ob jung oder alt.

Bestehende Erkrankungen der Atemwege oder ein Angstsyndrom mit Hyperventilation können ebenfalls zu einer Reizblase führen. Hier helfen dann professionelle **Atemtherapie** und **Entspannungsübungen.** Auch vorausgegangene Operationen und ihre Narben können Ursache der Beschwerden sein. Dann gilt es, diese liebevoll zu pflegen und sich selber immer wieder mit dem Geschehen zu beschäftigen und zu versuchen, mit dem Erlebten Frieden zu schließen. In diesem Fall sind **psychotherapeutische Gespräche** hilfreich. Ebenso trägt eine wohltuende Intimpflege (siehe Kap. 4.1.2, S. 121–127) oftmals zur Besserung der Beschwerden bei, wenn psychische Ursachen im Vordergrund stehen.

Die **Klassische Homöopathie** empfiehlt meist Staphisagria als Mittel der Wahl.

Auch die richtige, **an das Wetter angepasste Kleidung** trägt dazu bei, Blasenbeschwerden zu vermeiden. Die Nieren- und Blasengegend sollte immer geschützt und warm genug gehalten werden. Ein langes Unterhemd und bis zur Taille reichende Unterhosen aus einem Wolle-Seide-Gemisch sowie ein Woll-Hüftwärmer halten den Unterleib an kühlen Tagen warm und tragen wesentlich zur Vorbeugung bei.

12.3 Harnwegsinfektionen

Ein Harnwegsinfekt ist bei einem gesunden Menschen in der Regel harmlos. Bei älteren Menschen und vor allem bei pflegebedürftigen Personen kann er aber unter Umständen kritische Folgeerkrankungen auslösen.

Die häufigste Ursache sind Bakterien (Darmbakterien), die über die Haut oder Schleimhäute in die ableitenden Harnwege gelangen. Hier verursachen sie eine sogenannte aufsteigende Infektion, die akut verläuft, im weiteren Verlauf oder bei entsprechender Veranlagung in jeder Etage des Harnwegsystems leider auch chronisch werden kann. Die Bakterien wandern über die Harnröhre hinauf zur Harnblase und unter Umständen weiter über die Harnleiter bis zu den Nieren.

Weitere Ursachen für einen Harnwegsinfekt können auch eine Immunschwäche und Diabetes sein. Im Vergleich zu Gesunden haben Diabetiker mehr Zucker im Urin, den die Bakterien als Energiequelle nutzen können. Aber auch Abflussbehinderungen der Harnwege, die z.B. durch Nierengries, eine vergrößerte Prostata oder Einengungen der Harnröhre entstehen, können Ursachen für eine Infektion sein. Ebenso ein Krankenhausaufenthalt, der eine sogenannte nosokomiale Infektion, also eine erworbene Infektion mit sich bringt (siehe hierzu auch Kap. 14.4, S. 402–408). In diesem Fall ist häufig ein Blasenkatheter Ursache für eine aufsteigende Infektion, da auf diesem Weg Keime eingeschleppt werden können und durch den zusätzlichen Dauerreiz das Gewebe geschwächt wird. Da Schwerkranke und Palliativpatienten besonders gefährdet sind, muss die Pflege von künstlichen Harnableitungen (Urin- oder Blasenkatheter) umso sorgfältiger ausgeführt werden.

Bei alten und dementen Personen verlaufen Harnwegsinfekte oft »stumm«, also unerkannt und ohne Nennung von Schmerzen, da sie häufig unter Schmerzmedikation stehen, deshalb sollte hier aufmerksam beobachtet werden.

12.3.1 Formen der Harnwegsinfekte

Harnwegsinfektionen werden unterschieden in Urethritis, Zystitis und Pyelonephritis.

Eine **Urethritis** ist eine Entzündung der Harnröhrenschleimhaut, ggf. auch der tieferen Schichten, mit Jucken und Brennen in der Harnröhre, brennendem Schmerz während des Wasserlassens und evtl. eitrigem Ausfluss aus der Harnröhre.

Von einer **Zystitis** sprechen die Mediziner, wenn eine Entzündung der Blasenschleimhaut, in schweren Fällen auch der gesamten Blasenwand vorliegt. Symptome sind ein plötzlicher Beginn mit häufigem Harndrang, tropfenweise unwillkürlicher Harnabgang und schmerzhaftes Brennen während des Wasserlassens und danach. Eine Rotfärbung des Urins ist möglich.

Pyelonephritis bedeutet eine bakterielle Infektion der oberen Harnwege mit Entzündung des Nierenbeckens. Sie ist die häufigste Nierenerkrankung. Zu den Symptomen gehören Schüttelfrost, dumpfes Spannungsgefühl in der Nierengegend, evtl. mit hohem Fieber einhergehend, unter Umständen auch Nierenkoliken. Gelegentlich zeigen sich im Vorfeld oder gleichzeitig leichte Blasenbeschwerden, Appetitlosigkeit und Verdauungsbeschwerden.

Gemeinsam ist allen Formen der Infektion, dass sie mit sehr unangenehmen, brennenden, aber z.T. auch kolikartigen Schmerzen verbunden sind. Nimmt der Schmerz zu und kommen evtl. noch Fieber und ein schneller Puls sowie Erbrechen und Verstopfung hinzu, liegt eine ernst zu nehmende Erkrankung vor. Dann wird es höchste Zeit, einen Arzt oder eine Klinik aufzusuchen. Im allerschlimmsten Fall kann eine nicht oder falsch behandelte Nierenerkrankung zu einer lebensbedrohlichen Blutvergiftung (Sepsis) führen.

Ganzheitliche Empfehlungen

Wichtig ist, die **Flüssigkeitszufuhr** zu erhöhen und entsprechende pflegende Maßnahmen zu ergreifen, die phytotherapeutisch und homöopathisch unterstützt werden können. Apotheken bieten neben geeigneten Tees für eine Durchspülungstherapie hilfreiche **Phytotherapeutika,** denn die Natur bietet hier eine Vielzahl von Heilkräutern, angefangen von Bärentraubenblätter über Hauhechelwurzel bis zu Zinnkraut, um nur einige zu nennen (mehr dazu im »Leitfaden Phytotherapie«, siehe Literaturverzeichnis [26] oder www.arzneipflanzenlexikon.info).

Wichtig ist auch hier, auf einen **warmen Unterleib** (siehe S. 339) und warme Füße zu achten. Beides wird durch das Tragen von Textilien aus Wolle oder einem Wolle-Seide-Gemisch erreicht, ebenso wie durch entsprechende Fußbäder oder Einreibungen.

Aromapflege für alle genannten Beschwerdebilder

Ätherische Öle und Mischungen daraus eignen sich hervorragend, um die empfindlichen Organe Blase und Niere schützend zu umhüllen, sei es mit behutsamen Einreibungen, Wickel, Auflagen oder Sitzbädern, die allesamt als symptomlindernde Pflegemaßnahmen bei Harnwegsinfektionen angezeigt sind.

Eine der hierzu eigens entwickelten Aromamischungen ist das *Sandelholz Sitzbad.* Das balsamische **Sandelholz**öl stammt vom weißen Sandelholzbaum, einem immergrünen Baum, der erst nach 20 Jahren sein Öl im Kernholz sammelt. Er war ursprünglich in Indien beheimatet. Mittlerweile wird das Öl aber auch aus Sandelbaumkulturen in Sri Lanka, Indonesien und dem Norden Australiens gewonnen, da indisches Sandelholzöl aus Mysore nicht mehr ausgeführt werden darf. Das neukaledonische Sandelholzöl ist jedoch ebenbürtig in Qualität und Duft. Es ist sehr gut haltbar und zählt zu den Ölen, die wie Rosenöl ihren Duft mit zunehmendem Alter sogar verbessern. Es besteht fast ausschließlich aus der Wirkstoffgruppe der Sesquiterpene, deren Ester stark entspannende und hautpflegende Eigenschaften aufweisen. Als Einzelöl wirkt es in hohen Dosen aphrodisierend –

ein Effekt, der bei Harnwegsbeschwerden allerdings zur Unzeit kommen würde.

Im *Sandelholz-Sitzbad* harmoniert der zarte Sandelholzduft bestens mit dem der Rose, der entspannende Wirkstoff Linalylacetat des Lavendels bzw. sein typischer Duft verleiht dem Ganzen zusammen mit der Bergamotte eine frische Note, die von der fruchtigen römischen Kamille zusätzlich unterstützt wird.

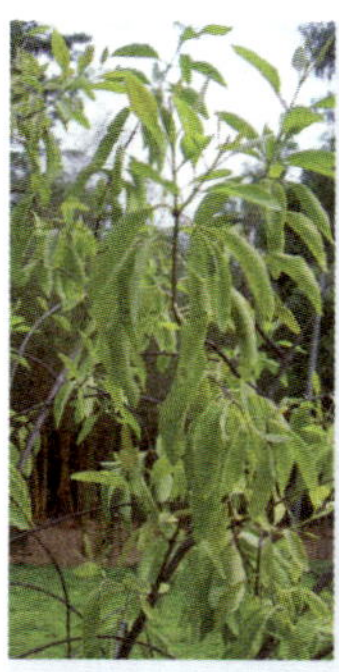

Sandelholz-Sitzbad

Bergamotte, Lavendel, Rose, **Sandelholz**, Schafgarbe; Jojobawachs; Meersalz

Der krautige, balsamische Duft entspannt Körper und Seele, ob nur zur Intimpflege oder bei Beschwerden im Harnwegs- und Genitalbereich. Die Mischung eignet sich auch zur Unterstützung von entzündungshemmenden Maßnahmen und kann regelmäßig beim Toilettengang benutzt werden, insbesondere als wohltuende Spülung, wenn es beim Wasserlassen stark brennt.

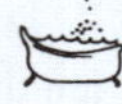

2 Mal täglich 1 TL auf 1 Liter gut temperiertes Wasser für ein wärmendes Sitzbad geben. Im Anschluss an das Sitzbad den Unterkörper mit klarem, warmem Wasser abspülen, gut trocknen und wieder warm anziehen. Nicht ohne warme Hülle vom Bad ins Krankenzimmer zurückgehen. Auch die Füße immer gut in Wollsocken warm halten.

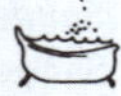

Für ein Vollbad 3–4 EL in ein warmes Bad geben. Danach mit klarem Wasser abduschen, um Salzreste auf der Haut zu vermeiden.

1 TL auf 1 Liter gut temperiertes Wasser geben, bei jedem Toilettengang als warme Spüllösung vor und beim Wasserlassen anwenden, das lindert den Schmerz und entspannt. Gut geeignet auch für Frauen nach Vaginaloperationen.

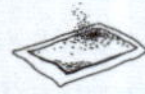

1 TL der Aromamischung in 1 Liter heißes Wasser geben und eine feuchtheiße Auflage bereiten. Den Kranken anschließend gut zudecken. Den Wickel so lange einwirken lassen, wie er als angenehm warm empfunden wird.

Entspannungsbad

Atlaszeder, Kamille römisch, Lavendel, Mandarine, Rosengeranie, Sandelholz (Badesalz: Jojobawachs; Meersalz. Ölbad: Sesamöl)

Die beruhigende, krautig-blumige Salzmischung und das hautpflegende Ölbad entspannen die Muskulatur und geben Halt und Zuversicht, sie verschaffen schon bei den ersten Anzeichen einer Harnwegsinfektion wohltuende Erleichterung. Angenehm auch als Fuß- und Handbad, dafür wird bevorzugt die Ölmischung eingesetzt.

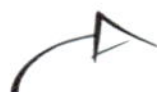

Anwendungen siehe *Sandelholz-Sitzbad*. Für Spülungen nur das Salzbad verwenden!

Nach dem Salzbad mit klarem Wasser abduschen, um Salzreste auf der Haut zu vermeiden.

Nach einem Ölbad kann der Körper leicht ölig sein – es besteht Rutschgefahr.

12

Fußbad ausgleichend

Angelikawurzel, Benzoe Siam, Lavendel, Manuka, Melisse, Neroli, Thymian; Jojobawachs; Meersalz

Duftet zart-krautig und wirkt angenehm balsamisch. Die beruhigende und entspannende Mischung unterstützt entzündungshemmende Maßnahmen. Ein Fußbad wärmt nicht nur die Füße, sondern wirkt auf den gesamten Organismus, entspannt die Sinne und lässt besser einschlafen.

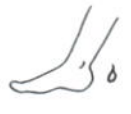

2 TL für ein Fußbad. Die Füße anschließend gründlich duschen. Anschließend die Füße mit einer beruhigenden und entspannenden Ölmischung einreiben.

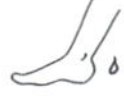

Für ein ansteigendes Fußbad beide Beine in ca. 35 °C warmes Wasser (Fußwanne) tauchen und durch langsames Zufügen von heißem Wasser (15 Minuten lang) auf 40–42 °C erwärmen; noch weitere fünf Minuten im Wasser verweilen. Die Füße zum Schluss klar abspülen. Dann die Beine abtrocknen und warm halten.
20 Minuten Bettruhe genießen – dabei zur Entspannung die Beine etwas hochlagern und die Füße mit *Kamille 10 % in Jojobawachs* oder *Sandelholz 10 % in Jojobawachs* oder *Luftikus* einreiben.

Luftikus

Honigwabe, Kamille römisch, Mandarine, Narde, Sandelholz (Naturparfüm in Jojobawachs)

Der süße, samtig-weiche Duft der Aromamischung wirkt beruhigend und entspannend, ob als Naturparfüm oder als Fußbad oder in einer anderen Anwendung. Auch in der Duftlampe vermittelt er eine angenehme Atmosphäre. Er war ursprünglich für unruhige Kinder gedacht, erfreut aber auch viele Erwachsene und Kranke.

5–7 Tr. des reinen ätherischen Öls in die Duftlampe geben.

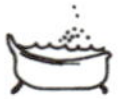

10–15 Tr. vom Naturparfüm für ein wärmendes Sitzbad in 1 EL Honig oder 2 EL Meersalz mischen.

Für ein Vollbad 2 TL in Honig oder Sahne vermischen.

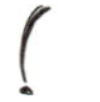

Nach einem Ölbad kann der Körper leicht ölig sein kann – es besteht Rutschgefahr.

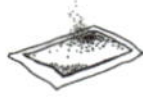

1 TL oder 2 ml mit Honig vermischen und für eine feuchtheiße Auflage in 1 Liter heißes Wasser geben. Weiteres Vorgehen siehe *Sandelholz-Sitzbad*.

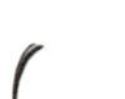

Die reine ätherische Ölmischung nicht unverdünnt auf die Haut auftragen.

Massageöl entspannend

Ho-Sho, Fenchel, Kamille römisch, Lavendel, Mandarine, Neroli, Rosenholz; Aprikosenkern-, Mandel-, Sonnenblumenöl

Würziger Kräuterduft vereint sich mit einer lavendeligen Fruchtnote für eine wohltuende Massage oder Einreibung. Die ätherischen Öle sind reich an Sesquiterpenestern, die Entspannung garantieren.

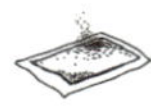

Für eine feuchtheiße Auflage Blasen- bzw. Nierengegend gut einölen. Dann Wickel auflegen und den Kranken gut zudecken. Den Wickel so lange einwirken lassen, wie er als angenehm warm empfunden wird.

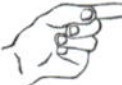

Auch **Entzündungen der Nieren** reagieren positiv auf Wärmebehandlungen. Ein warmes Bad oder Fuß- oder Sitzbad durchwärmt den Körper nachhaltig und sorgt für eine bessere Durchblutung der Nieren. Ebenso bringt eine temperierte Ölkompresse Wärme für die Nieren und beruhigt die Entzündung.

Eine feuchtheiße Blasen- oder Nierenauflage darf auch bei fiebernden Patienten angewendet werden, ein Sitzdampfbad oder Teil- und Vollbäder dagegen nur im fieberfreien Zustand – hier muss der Kreislauf stabil sein.

Sitzbad

Kamille deutsch, Lavendel, Rose, Rosengeranie, Schafgarbe; Jojobawachs; Meersalz

Der blumige, krautig-intensive Duft des Wundbadesalzes wirkt entzündungshemmend, zellregenerierend und blutstillend. Die ätherischen Öle verbreiten nicht nur einen angenehmen Duft, sondern bringen Linderung und Kühlung, wenn das ätherische Salz in Wasser gelöst ist. Das Sitzbad hat sich seit den 1980er-Jahren bei der Wundpflege im geburtshilflichen Bereich vielfach bewährt.

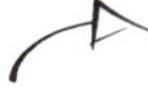

Anwendungen siehe *Sandelholz-Sitzbad.*

Ätherische Öle in Jojobawachs

Ätherische Öle in Jojobawachs-Verdünnung sind ideal, wenn nur ein örtlich begrenzter Bereich behandelt werden soll. Sie eignen sich auch bei Menschen, die keine erwärmende Maßnahme wünschen. Ihr Duft wirkt ebenso bei der Anwendung in der Duftlampe, allerdings hinterlässt das Jojobawachs einen Wachsfilm, deshalb muss die Schale oder der Vernebler anschließend gut gereinigt werden. Bei Harnwegsbeschwerden entspannen und entkrampfen insbesondere

- Kamille römisch 10 %
- Sandelholz 10 %

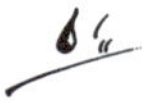

Häufig, eventuell stündlich ca. 5 Tr. auf den Unterbauch auftragen.

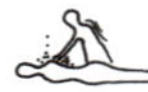

3 ml *Kamille 10 %* in 50 ml Johanniskrautöl einmischen und mehrmals täglich, besonders nach dem Wasserlassen, den oberen Schambereich und bei Bedarf auch die Nierengegend, dann den Genitalbereich und den oberen Bereich der Oberschenkelinnenseite einölen. Zusätzlich lindernd wirken Einreibungen der Fußsohle.

Für ein Dampfsitzbad zunächst 1 EL Kamillenblüten oder Heublumen in eine Schüssel oder einen Kochtopf geben und mit kochendem Wasser übergießen. Dann 5–7 Tr. *Kamille 10 %* oben aufgeben und das Gefäß in die Toilette oder in ein Bidet stellen, sodass sich der Betroffene bequem darüber setzen kann. Mit zugedecktem Unterleib ca. 10 Minuten einwirken lassen.

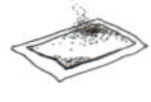

Für eine feuchtheiße Auflage 5–7 Tr. auf den Unterbauch oder die Nierengegend auftragen, dann die verschiedenen Wickellagen auflegen. Das Ganze so lange einwirken lassen, wie es als angenehm warm empfunden wird.

Rezeptur zur Schmerzlinderung

Zur Schmerzlinderung kann vom Arzt folgende hochdosierte Aromamischung verordnet werden, die in einer dafür spezialisierten Apotheke gemischt werden muss. Sie kann auch auf Eigenverantwortung des Patienten angefertigt werden:

10 Tr. *Chamaemelum nobile* (Römische Kamille)
15 Tr. *Matricaria recutita* (Kamille deutsch)
25 Tr. *Juniperus communis* (Wacholderbeere)
20 Tr. *Thymus vulgaris* Ct. Thujanol (Thymian)
15 Tr. *Gaultheria procumbens* (Wintergrün)
ad 25 ml *Oleum Calophyllum inophyllum* (Tamanuöl) und
25 ml *Oleum Hypericum* (Johanniskrautöl)

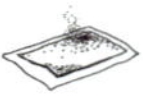

1 EL der Rezeptur für eine temperierte Ölkompresse, die auf die Blase oder die Nierengegend aufgelegt wird. Die Kompresse darf mehrere Stunden belassen werden.

12.4 Harninkontinenz

Eine Harninkontinenz oder Blasenschwäche bedeutet, dass die betroffene Person die Fähigkeit der Blasenkontrolle verloren hat. Meist tritt dieses Leiden, das eine erhebliche Einschränkung der Lebensqualität mit sich bringt, bei Frauen höheren Alters auf, jedoch können auch Männer und junge Menschen daran leiden. Im ansonsten noch aktiven und gesunden Leben kann unfreiwilliger Harnabgang beim Niesen vorkommen, während einer ausgeprägten Bronchitis mit starkem Husten, beim schweren Heben von Lasten und beim ausgiebigen Lachen.

Eine Infektion der Harnwege kann ebenfalls zu einer Inkontinenz führen. Besonders bei schwer Erkrankten oder Sterbenden geht die Kontrolle der Blase verloren.

Ganzheitliche Empfehlungen

Ist ein geschwächter Beckenboden die Ursache für die Harninkontinenz, so hilft regelmäßiges **Beckenbodentraining.** Nach einigen Stunden bei einer Trainerin können alle Übungen bis ins hohe Alter gut alleine und zu Hause durchgeführt werden und so die Beschwerden wieder behoben werden (lesen Sie dazu auch die Beckenboden-Bücher von Beckenbodentrainerin Susanne Schwärzler, siehe Literaturverzeichnis [28], [29]).

Aromapflege

Für stärkende Einreibungen bieten sich das *Körperöl festigend* und *Körperöl kräftigend* sowie das *Kemptener-Öl* an. Um die Wahrnehmung, Durchblutung und Nerventätigkeit im Unterkörper zu stärken, sind auch Einreibungen mit Johanniskrautöl empfehlenswert.

Das *Körperöl festigend* enthält **Eisenkraut** aus den Anden, aber auch in Frankreich wird die Pflanze destilliert. Beide Eisenkraut-Gewächse sind botanisch verwandt, sie gehören zur Familie der Verbenaceae (Eisenkrautgewächse). Das Öl aus Frankreich trägt den botanischen Namen *Lippia citriodora,* kommt es dagegen aus den Anden, firmiert es unter *Aloysia citriodora* oder auch *tripylla,* wobei die Bezeichnung *Lippia citriodora* auch hier korrekt wäre. Da die Pflanzen aber in unterschiedlichen Regionen und Höhenlagen kultiviert bzw. wie in Peru im Tal der Inkas auf knapp 3000 Höhenmetern wild gesammelt werden, weisen sie unter dem Einfluss von Klima und Boden unterschiedliche Inhaltsstoffe auf. Beide Öle duften wunderbar zitronig-frisch, wobei das Öl aus den Anden voller und runder im Duft ist. Inhaltsstofflich weist das Öl aus den Anden einen höheren Monoterpengehalt auf, während das aus Frankreich einen höheren Monoterpen-Aldehydanteil besitzt, was ihm den frischeren Charakter verleiht. In Körperölen wirkt Eisenkraut stimulierend auf das zentrale Nervensystem, was besonders wichtig ist bei Harninkontinenz, es beruhigt aber auch und reduziert somit Schmerzen.

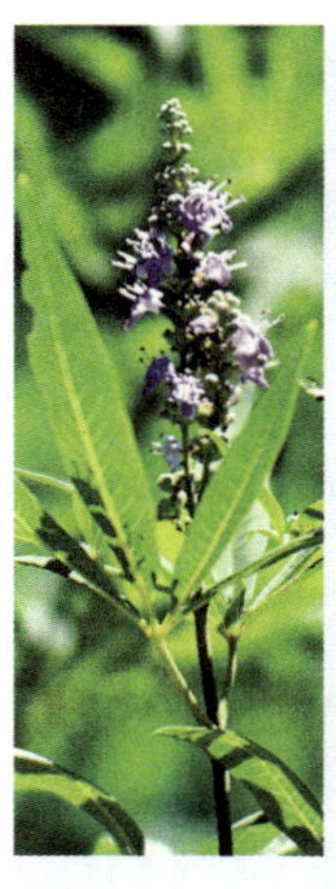

Körperöl festigend

Eisenkraut Anden, Jasmin, Muskatellersalbei, Myrte, Rosengeranie, Schafgarbe, Vetiver, Zypresse; Borretschsamen-, Mandel-, Nachtkerzensamenöl, Sesamöl; Jojobawachs

Das blumige und doch krautige Körperöl gibt Halt und Stabilität. Mit einer regelmäßigen Körperpflege und kräftigen Muskelmassagen mit dem Öl sowie fleißigem Beckenbodentraining wird sich das Gewebe wieder festigen. Frauen wie Männer lieben dieses Körperöl. Dennoch kann es passieren, dass die eine oder andere Nase den süßlichen Geruch des Jasmins, der sich nach einigen Minuten auf der Haut entfaltet, nicht mag, obwohl sehr gering dosiert. Dann verwenden Sie das *Körperöl kräftigend* (siehe unten).

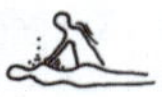

Täglich 2 Mal den Unterbauch, Gesäß, Genital- und inneren Oberschenkelbereich gut einreiben oder massieren, am besten bei nasser Haut.

Körperöl kräftigend

Atlaszeder, Grapefruit, Muskatellersalbei, Myrte, Neroli; Ringelblumen in Olivenöl; Aprikosenkern-, Sonnenblumenöl

Das herb, frisch und krautig riechende Körperöl erhält seine Duftnote hauptsächlich von Muskatellersalbei und Myrte. Grapefruit und Neroli verleihen ihm Frische, während Atlaszedernholz für Kraft und seelische Stütze sorgt. Die Aromamischung eignet sich bestens zur Hautpflege des Unterbauchbereiches, kann aber natürlich zur gesamten Körperpflege benutzt werden. Sie wird von Männern bevorzugt.

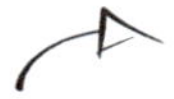

Anwendung siehe *Körperöl festigend*.

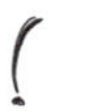

Nicht bei intensiver Sonneneinstrahlung anwenden, da die Mischung Zitrusöl enthält.

Kemptener-Öl

Eukalyptus, Latschenkiefer, Lavendel, Rosmarin, Wacholderbeere; Arnika in Oliven-, Johanniskraut in Olivenöl; Calophyllum-inophyllum-, Sonnenblumenöl

Das intensiv krautige Massageöl eignet sich für durchblutungsfördernde Einreibungen, um die Muskulatur zu wärmen. Sportler benutzen dieses Öl gerne zum Aufwärmen vor ihren Aktivitäten. Machen Sie es genauso, ehe Sie Ihre Beckenbodenübungen durchführen.

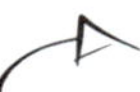

Anwendung siehe *Körperöl festigend*.

Myrtenhydrolat

Das *Myrtenhydrolat* riecht wunderbar frisch, leicht herb und etwas holzig. Es wirkt adstringierend, gewebestraffend und erfrischend.

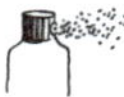

Die Haut vor dem Einölen besprühen oder in einem Schälchen 1:2 mit einem der Körperöle mischen.

12

12.5 Harnverhalt (Harnsperre/Harnatonie)

Wenn jemand plötzlich, z.B. durch Schreck, Panik, hohes Fieber, nach einer Operation (postoperativ) oder Ähnlichem, nicht mehr spontan die Blase entleeren kann, liegt eine Harnsperre vor. Diese Unfähigkeit, Wasser zu lassen, auch akuter Harnverhalt oder Harnatonie genannt, kann sehr schmerzhaft sein. Will das Wasserlassen gar nicht mehr spontan gelingen, kann der Harn letztendlich nur mittels Blasenkatheter entleert werden.

Eine Harnsperre kann aber auch durch Verlegung des Harnleiters oder der Harnröhre, durch Harnsteine oder schnell wachsende Tumore verursacht werden. In der Behandlung von Schwerkranken oder Palliativpatienten kommt es immer wieder zu dieser Diagnose. Dann ist ein Harnröhrenkatheter die einzige, wenn überhaupt noch mögliche Maßnahme. Ob sie durchführbar ist, hängt vom Schweregrad und Stadium der Erkrankung ab.

Ganzheitliche Empfehlungen

Bei Kindern und in der Geburtshilfe konnten bei akutem Harnverhalt nach Verletzungen gute Erfahrungen mit der **Homöopathie** gemacht werden. Infrage kommen hier die Mittel Aconitum und Causticum. Aconitum wird bei plötzlich auftretendem akuten Harnverhalt richtig sein, während Causticum bei älteren und kranken Menschen, sowie nach einer Operation das geeignete Mittel ist.

Aromapflege

Die Aromapflege kann mit entspannenden Einreibungen und warmen Auflagen begleitend und unterstützend eingesetzt werden. An erster Stelle steht das *Massageöl entspannend,* aber auch ein *Sandelholz-Sitzbad* sowie eine Einreibung mit *Luftikus* können Linderung bringen.

Im *Massageöl entspannend* ist das ätherische Öl der **Mandarine** erst beim zweiten Riechen zu erkennen. Der süß-spritzige und doch fruchtige Duft zählt zu den eher zarten Duftnoten. Es wird aus den Schalen der Frucht gewonnen. Werden die grünen Mandarinenschalen gepresst, wird das Öl als Mandarine grün angeboten, stammt es aus den Schalen der reifen roten Mandarinen, sprechen wir von Mandarine rot, so wie Sie es auch in den *Stadelmann®-Aromamischungen* wiederfinden. Im Gegensatz zum etwas spritzigeren, belebenden und sehr aufheiternd wirkenden Öl der grünen Mandarine riecht das der roten Frucht süßlicher und weicher. Eine Rarität auf dem ätherischen Ölmarkt ist das ganz besonders lieblich-frisch und doch süßlich duftende gelbe Mandarinenöl aus der heranreifenden Frucht. Die entspannende Wirkung ist eine der Besonderheiten von Fruchtschalenölen und passt deshalb hervorragend in dieses Massageöl. Unterstützung erhält die Mandarine von den linaoolhaltigen Ölen aus Lavendel und Rosenholz. Der Wirkstoff Linalool zählt zu den Monoterpenalkoholen und besitzt eine bakterienabtötende und zugleich beruhigende Eigenschaft.

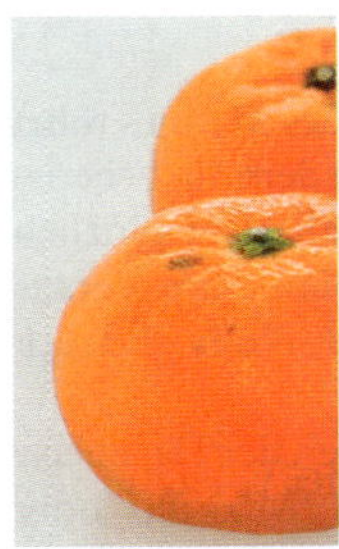

Massageöl entspannend

Ho-Sho, Fenchel, Kamille römisch, Lavendel, **Mandarine,** Neroli, Rosenholz; Aprikosenkern-, Mandel-, Sonnenblumenöl

Würziger Kräuterduft vereint sich mit einer lavendeligen Fruchtnote für eine wohltuende Massage oder Einreibung. Die ätherischen Öle sind reich an Sesquiterpenestern, die eine Entspannung geradezu garantieren.

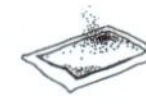

2 EL für eine feuchtheiße Auflage.

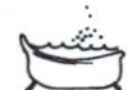

Dampfsitzbad, so heiß wie möglich, siehe Kap. 12.3.1, S. 346.

Sandelholz-Sitzbad

Bergamotte, Lavendel, Rose, Sandelholz, Schafgarbe; Jojobawachs; Meersalz

Der krautige, balsamische Duft entspannt Körper und Seele. Bei Beschwerden im Harnwegs- und Genitalbereich eignet es sich auch zur Unterstützung krampflösender Maßnahmen.

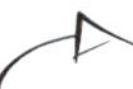

Anwendungen siehe Kap. 12.3.1, S. 342.

Luftikus

Honigwabe, Kamille römisch, Mandarine, Narde, Sandelholz (Naturparfüm in Jojobawachs)

Der süße, samtig-weiche Duft der Aromamischung wirkt beruhigend und entspannend, ob als Naturparfüm oder als Fußbad oder in einer anderen Anwendung. Auch in der Duftlampe vermittelt er eine angenehme Atmosphäre. Er war ursprünglich für unruhige Kinder gedacht, erfreut aber auch viele Erwachsene und Kranke.

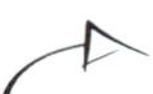

Anwendungen siehe Kap. 12.3.1, S. 344.

12.6 Prostatavergrößerung

Eine meist gutartig vergrößerte Vorsteherdrüse (Prostata) des Mannes führt zu Beschwerden beim Wasserlassen. 60–70 % Männer nach dem 50. Lebensjahr sind davon betroffen. Die Ursachen sind bis heute noch nicht gänzlich geklärt. In der Diskussion stehen hormonelle wie auch familiäre Veranlagungen, ebenso Übergewicht, Fettstoffwechselstörungen, Bluthochdruck und eine Beckenbodenschwäche.

Zu den Beschwerdebildern zählen Entleerungsstörungen der Harnblase wie abgeschwächter Harnstrahl, verlängertes Urinieren (Miktion) oder Nachträufeln, auch Unterbauchschmerzen können auftreten oder ein Harnverhalt. Letzterer kann Schädigungen der Nieren zur Folge haben. Ebenso jedoch kann es zu Harnspeicherstörungen kommen, die mit häufigem Harndrang einhergehen, auch nachts und mit sehr plötzlichem Drang bis hin zum unwillkürlichen Abgang von Urin,

Ein weiteres hinzukommendes Problem kann zur psychischen Belastung werden: eine zunehmende Erektionsstörung und noch häufiger Schwierigkeiten beim Samenerguss.

Ganzheitliche Empfehlungen

Wichtig ist, **langes Sitzen zu vermeiden, im Stehen zu urinieren** und **auf größere Mengen kaltes Bier zu verzichten** sowie auf eine **regelmäßige Blasen- und Darmentleerung** zu achten. **Warme Kleidung** aus Naturtextilien hilft auch Männern. Neben ausreichender Bewegung ist gezieltes **Beckenbodentraining** besonders ratsam. Hierzu sind die Beckenbodenbücher von Susanne Schwärzler empfehlenswert (siehe Literaturverzeichnis [28], [29]).

Die **Pflanzenheilkunde** kann bei Prostatavergrößerung auf erfolgreiche klinische Studien zurückgreifen. Zwar kann auch mit Heilpflanzen keine Verkleinerung der Prostata erreicht werden, aber zumindest eine Verbesserung der Beschwerden und somit der Lebensqualität. Empfohlen werden Kombinationsfertigpräparate mit den Wirkstoffen aus Brennnesselwurzel, Hypoxis-rooperi-Wurzel, Kürbissamen, Pflaumenbaumrinde, Sägepalmenfrüchten und Roggenpollen. Die Präparate sind in Apotheken erhältlich und zur langfristigen Einnahme geeignet.

Aromapflege

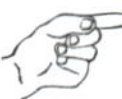

Bei Miktionsstörungen aufgrund einer Prostatavergrößerung wirkt eine Blasenauflage mit einer Aromamischung häufig entkrampfend und reduziert auf diese Weise Restharnmengen.

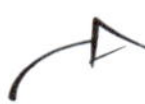

Aromamischungen und Anwendungen siehe Harnwegsinfektionen, Kap. 12.3, S. 341–346, und Harninkontinenz, Kap. 12.4, S. 348 f.

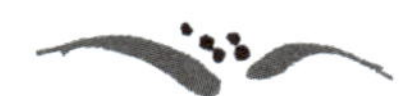

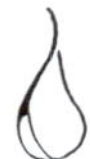

13 Knochen, Muskeln und Gelenke

Der Bewegungsapparat setzt sich zusammen aus Knochen, Muskeln und Gelenken, auch er ist ein komplexes Organsystem. Die Skelettmuskulatur mit ihren Anhangs- und Hilfsorganen wie Bänder, Sehnen und Faszien sichert unsere Körperhaltung und unsere Bewegungsmöglichkeiten. Knochen, Knorpel sowie Gelenke geben dabei die notwendige Stütze. Jede Form von Überbeanspruchung oder Verschleißerscheinung ist mit mehr oder weniger starken Schmerzen verbunden. Ist darüber hinaus die Beweglichkeit eingeschränkt oder geht sie ganz verloren, bedeutet das eine enorme Veränderung für jeden Betroffenen.

Zu den typischen Beschwerdebildern im Pflegealltag gehören Rückenschmerzen, Muskelkater, -krämpfe und -verspannungen, rheumatische Erkrankungen, aber auch Gicht, Prellungen, Zerrungen, Verstauchungen sowie Knochenverletzungen.

Ganzheitliche Empfehlungen

Bei Beschwerden des Bewegungsapparats ist vor allem die **Manualtherapie** gefragt, d.h. Physiotherapie und/oder Massagen. In diesen Praxen werden oft elastische Tapebänder aufgeklebt bzw. werden Anleitungen zum »Selbst-Tapen« gegeben. Zur Verfügung stehen darüber hinaus auch komplementäre Anwendungsformen wie **Chiropraktik, Fußreflexzonenbehandlung, Osteopathie oder Cranioscacral-Therapie,** die allerdings nicht immer von den Krankenkassen bezahlt werden. Dennoch schätzen viele Menschen diese ganzheitlichen Methoden. Dass eine Regeneration mit zunehmendem Alter länger dauert und möglicherweise auch nicht mehr zur gewohnten Belastbarkeit und Ausdauer zurückführen kann, dürfte verständlich sein. Dennoch können eine ganze Reihe von Leiden zumindest wieder soweit »repariert« werden, dass der Betroffene gut damit leben kann.

Manche Beschwerden können ganz vermieden werden, indem auf **ausreichend Bewegung,** am besten an der frischen Luft, und eine **gesunde Ernährung** geachtet wird. Ist das Gehen beeinträchtigt, so sind regelmäßige Besuche im Schwimmbad mit gezielten Bewegungsübungen und Wasseranwendungen eine sehr gute Alternative.

Bei Bettlägerigen ist es genauso wichtig, alle Register der Manualtherapie zu ziehen. Oft können durch diese zusätzliche Unterstützung Arzneimittel eingespart werden, was wiederum den gesamten Stoffwechsel des Patienten entlastet und seine Lebensqualität erhöht.

Auch die **Phytotherapie** und die **Homöopathie** leisten bei Verletzungen und Erkrankungen des Bewegungsapparates sehr gute Hilfe. Die Heilkräuter Arnika, Ringelblume und Beinwell sind das ABC der Wundheilung und ganz einfach zu merken: A wie Arnika, B wie Beinwell, C wie Calendula (Ringelblume). Zusätzlich kann immer eine homöopathische Arznei eingenommen werden, egal ob ein homöopathisches Einzelmittel oder ein sogenanntes Komplexmittel (lesen Sie dazu auch mein Buch »Homöopathische Haus- und Reiseapotheke«, siehe Literaturverzeichnis [32]). Homöopathische Arzneien können Sie auch immer vorab auf dem Weg zur medizinischen Erstbehandlung nehmen, vorausgesetzt Sie verfügen über Grundlagenwissen und besitzen eine homöopathische Hausapotheke.

Entgegen immer wieder anderslautenden Berichten ergänzen sich homöopathische Arzneien und ätherische Öle übrigens hervorragend (vgl. Literaturverzeichnis [9], [10], [30]). Entscheidend ist, dass auf Campher verzichtet wird. Da einige ätherische Öle wie Pfefferminze, Rosmarin Ct. Borneon und Ysop officinalis Campherbestandteile enthalten, sollten diese Öle während einer homöopathischen Behandlung vermieden werden (siehe auch Kap. 1.2.10.5, S. 49). Ob und inwieweit die campherigen Wirkstoffe in den Verdünnungen und geringen Anteilen, wie sie in Aromamischungen anzutreffen sind, tatsächlich noch eine antidotierende Wirkung aufweisen, ist nach wie vor unklar. Bislang beschäftigen sich noch zu wenige Homöopathen mit den vielseitigen komplexen Wirkstoffen der ätherischen Öle.

Aromapflege

Die Pflanzenwelt bietet zahlreiche Heilkräuter, die besonders bei Beschwerden des Bewegungsapparats angezeigt sind, wie etwa die Ringelblume, Beinwell, **Johanniskraut**, Arnika, Immortelle oder Rosmarin, um nur die wichtigsten zu nennen. Die Aromatherapie und -pflege nutzen die Wirkstoffe dieser Pflanzen in Form von Mazeraten, ätherischen Ölen und Hydrolaten. In gebrauchsfertigen Aromamischungen werden die verschiedenen Inhaltsstoffe auf optimale Weise zusammengeführt, sodass sie sich gegenseitig in ihrer Wirkung noch fördern, was auch als Synergieeffekt bezeichnet wird.

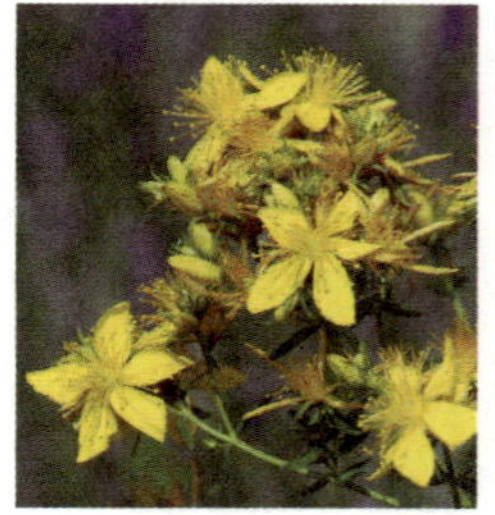

Bei allen akuten Verletzungen mit Entzündungen, bei Bluthochdruck und Herzminderleistung sowie Durchblutungsstörungen und schweren Venenerkrankungen, muss anfangs auf intensive Wärmeanwendungen verzichtet werden. Im weiteren Verlauf sollte dann auf eine gute Temperierung des verletzten Körperteiles geachtet werden, um die Durchblutung zu fördern und so die Wundheilung zu unterstützen.

Liegt nachweislich weder ein Bluterguss, noch eine innere Blutung oder eine Entzündung vor, kann bei stumpfen Verletzungen auch gleich mit warmen Auflagen gearbeitet werden. Alle ansprechbaren Personen werden sicher mitteilen, welche Anwendung angenehm für sie ist und ihnen gut tut. Im Zweifel sind körpertemperierte Anwendungen immer richtig.

13.1 Rückenschmerzen

So komplex wie unsere Wirbelsäule selbst ist, so komplex sind auch die Ursachen von Schmerzen in dieser Region. Sie gehen meist von Muskeln, Bändern und Sehnen aus und entstehen, wenn diese durch Verspannungen oder Reizungen in ihrer Funktion beeinträchtigt sind. Eine relativ neue wissenschaftliche Erkenntnis ist, dass auch Faszien akute oder chronische Rückenschmerzen auslösen können. Die dünne Bindegewebsschicht, die im ganzen Körper Muskeln und Organe, aber auch Bänder und Sehnen umhüllt, kann bei Bewegungsmangel, Fehlhaltungen oder Überlastung regelrecht verkleben und verhärtet dann.

Rückenschmerzen können sich unspezifisch in Form eines Hexenschusses, einer Ischialgie oder als Verspannungsschmerz zeigen oder aber organische Ursachen (Bandscheibenvorfälle, Wirbelgleiten, Osteoporose) haben.

Im Pflegealltag sind Patienten, Pflegepersonal oder pflegende Angehörige von diesen Beschwerden gleichermaßen betroffen. Während Erstere an einer Grunderkrankung oder -verletzung leiden, die z.B. die Wirbelsäule oder das Skelett betrifft, oder an den schmerzhaften Folgen von Fehlhaltungen, einseitigen Schonbelastungen oder von zu langem Liegen, geht Letzteren, den Pflegenden, vor allem die anstrengende körperliche Arbeit auf den Rücken.

Zyklisch auftretende Rückenschmerzen bei Frauen in den fruchtbaren Lebensjahren können auch einfach ein Anzeichen der bevorstehenden Menstruation sein oder auch einer stark nach hinten ins Kreuzbein verlagerten und vielleicht auch vergrößerten Gebärmutter. Oftmals nehmen diese Beschwerden nach den Wechseljahren ab.

Ganzheitliche Empfehlungen

Als Erstmaßnahme ist es sinnvoll, kurzfristig auf die Schmerzmittel der modernen Pharmazie zurückzugreifen, auch um Schonhaltungen zu vermeiden, die wiederum zusätzlichen Schaden anrichten können. Lassen Sie sich aber in der Apotheke in Bezug auf die optimale Dosierung beraten.

Die beste Prävention ist regelmäßige **Bewegung.** Wer zu Rückenschmerzen neigt, sollte auch an ein **rückenstärkendes Krafttraining** denken, denn durch den Muskelaufbau wird die Wirbelsäule entlastet. Viele Volkshochschulen bieten zudem »Rückenschulen« und gezieltes Rückentraining an. Auch ausreichend **warme Kleidung,** insbesondere in den Übergangszeiten Herbst und Frühling, hilft Rückenschmerzen zu vermeiden. Regelmäßige **Saunagänge** sorgen für eine durchblutungsfördernde, entspannende sowie entschlackende Unterstützung und bringen außerdem noch die notwendige Ruhe und Zeit, um innere Einkehr zu halten und zu klären, welche Belastungen im Leben gerade besonders drücken.

Bei bereits bestehenden Rückenbeschwerden bieten **Massagen, Craniosacral-Therapie und Osteopathie** willkommene Möglichkeiten der Linderung. Eine **Faszientherapie** kann ebenfalls Erleichterung bringen, denn, wie bereits erwähnt, sind die Ursachen für Beschwerden des Bewegungsapparats nicht selten im Bindegewebe, den Faszien, zu finden. Erkundigen Sie sich nach einer entsprechenden Fachtherapeutin. Überhaupt sollte die Manualtherapie vor jeder Chirurgie stehen. »Zuerst das Wort, dann die Pflanze, zuletzt das Messer!« Dieser Leitspruch wird dem griechischen Gott der Heilkunst, Asklepios, zugeschrieben. In unserer heutigen Zeit steht die Chirurgie allzeit bereit, sollte jedoch mit Bedacht und erst nach umfassender Information zum Zug kommen, denn jede Operation hinterlässt Narben fürs Leben, häufig nicht nur körperlich, sondern auch seelisch.

Nicht zu unterschätzen ist der Einfluss der **Ernährung.** Bei entzündlichen Erkrankungen wie z.B. Rheuma, sollte eine basische und vollwertige Ernährung, die arm bzw. frei von tierischem Fett und Eiweiß ist, aber reich an Gemüse und hochwertigen Pflanzenölen, im Vordergrund stehen, um einer die Entzündung fördernden Übersäuerung entgegenzuwirken.

Selbstverständlich bietet die Schulmedizin schmerzbekämpfende Maßnahmen von der Schmerztablette bis zur örtlichen Anästhesie, was im heftigen Akutstadium meist nicht zu vermeiden ist und eine hilfreiche

Bewegungstherapie oft erst ermöglicht. Aber auch die **Phytotherapie** und **Homöopathie** bieten hier hervorragende Hilfe. Zu nennen sind vor allem Arnica und Johanniskraut, neben Rosmarin, Giftsumach (Rhus toxicodendron) und Zaunrübe (Bryonia). Eine ganzheitliche Pflege und Behandlung nutzt die gesamte Klaviatur der Schmerztherapie und -linderung.

Aromapflege

Zusätzlich zu konventionellen Schmerzmaßnahmen können unterstützend Aromamischungen eingesetzt werden. Durch Anwendungen, die die Durchblutung fördern, wird die Muskulatur gelockert und der Schmerz reduziert. Warme bis heiße Moorkissen oder Kräuterkissenauflagen in Kombination mit Ölkompressen verschaffen wohltuende Linderung. Da bei manchen Betroffenen der Schmerz zu Beginn sehr heftig sein kann, eignet sich in der ersten Akutphase eine hochdosierte Salbe zum Einreiben. Hier kann dann **Kampher**öl verwendet werden. Das medizinisch-eukalyptusartig riechende Öl stammt aus China, Japan oder Taiwan und wird aus dem Holz und den Wurzeln des Kampherbaums destilliert. In der traditionellen Medizin ist es seit alters her als schmerzlinderndes Öl bei rheumatischen Beschwerden bekannt. Allerdings regt Kampher gleichzeitig das Herz-Kreislauf-System an und darf deshalb bei Personen, die unter Asthma, Epilepsie und Bluthochdruck leiden, nicht eingesetzt werden. Auch Kinder und Schwangere dürfen auf keinen Fall mit solchen intensiven und stark wirkenden Einreibemitteln behandelt werden – ja, sie sollten nicht einmal daran riechen, denn das Einatmen der Kampherduftstoffe kann bei Kindern zum oft beschriebenen Kratschmer-Reflex (Epiglottiskrampf) mit Atemstillstand führen. Bei Menschen mit empfindlicher Haut bitte vorher einen Verträglichkeitstest durchführen (siehe Kap. 1.2.10.1, S. 48).

Sie können Ihren Arzt bitten, eine entsprechend hochdosierte Rezeptur für ein Einreibemittel auszustellen (siehe S. 360), oder diese eigenverantwortlich direkt in einer Apotheke anfertigen lassen. Dort wird vorher auch geklärt, ob deren Zusammensetzung für Ihr Beschwerdebild geeignet ist. Diese Rezeptur darf dann aufgrund ihres hohen Ätherisch-Öl-Gehalts nur über einen kurzen Zeitraum von maximal einer Woche verwendet werden, danach können Sie auf pflegende *Stadelmann®-Aromamischungen* übergehen.

Da auch im Allgäu die Menschen dazu neigen, ihren Rücken zu überlasten, und ihnen dann nicht selten die »Hex ins Kreuz« fährt, war der Name für die folgende Rezeptur schnell gefunden.

13

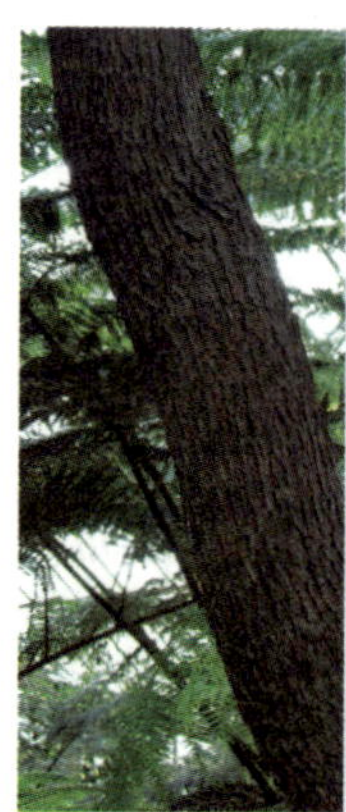

Rezeptur: Oberallgäuer Hexensalbe

10 Tr. *Melissae officinalis* (Melisse)
30 Tr. *Rosmarinus officinalis* Ct. Camphora (auch als Ct. Borneon bezeichnet) (Rosmarin)
50 Tr. *Cinnamomum camphora* **(Kampher)**
30 Tr. *Szygium aromaticum* (Nelkenknospe)
15 Tr. *Salvia sclarea* (Muskatellersalbei)
20 Tr. *Gaultheria procumbens* (Wintergrün)
20 g *Oleum Lauri expressum* (Lorbeeröl)
10 g *Oleum Calophyllum inophyllum* (Tamanuöl)
20 g *Vitellaria paradoxam* (Sheabutter)
ad 100 g *Adeps Lanae* (Wollfett)

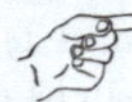

Kommt die Salbe auf kranker Haut zur Anwendung, kann eine gut hautpflegende Variante hergestellt werden, indem ein Drittel bis zur Hälfte des Wollfetts durch Sheabutter ersetzt wird oder das Wollfett zusätzlich mit 10–20 ml Baobaböl geschmeidig gerührt wird.

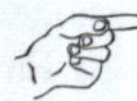

Für die oben genannten Risikogruppen wird die Rezeptur ohne Kampher hergestellt. Als Ersatz kann das Öl des schwarzen Pfeffers eingemischt und der Rosmarin Ct. Borneon durch Rosmarin Ct. Verbenon ersetzt werden.

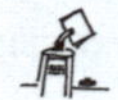

2 Mal täglich großzügig auf den betroffenen Bereich auftragen oder einmassieren.

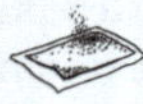

Für eine feuchtheiße Auflage zuerst den betroffenen Rückenbereich großzügig einölen. Dann den Wickel auflegen und so lange einwirken lassen, wie er als angenehm warm empfunden wird, idealerweise über Nacht.

Die kampherhaltige Salbe darf nicht bei Epilepsie, Bluthochdruck und während einer homöopathischen Behandlung angewendet werden.

Allgäuer-Öl

Cajeput, Immortelle, Latschenkiefer, Lavendel, Weißtanne; Johanniskraut in Olivenöl; Calophyllum-inophyllum-, Sesamöl; Jojobawachs

Das intensiv krautige, zunächst leicht kühlende Massageöl entspannt nicht nur bei verspannter Muskulatur, sondern fördert die Durchblutung und kann als ergänzende und unterstützende Maßnahme eingesetzt werden. Vor allem, wenn die »Hexensalbe« aufgebraucht ist bzw. Linderung gebracht hat, reicht die weiterführende Pflege mit dem Hautöl aus.

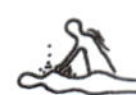

Den schmerzenden Bereich nach Bedarf mit dem Öl einreiben.

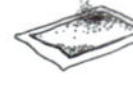

Anwendung siehe *Oberallgäuer Hexensalbe.*

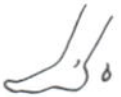

Eine Fußreflexzonenbehandlung mit dem Öl tut ebenfalls gut.

2 EL der Aromamischung in 2–3 EL Honig, Sahne oder neutrale Seifenbasis einmischen und ins gut temperierte Badewasser geben. Danach warm einpacken und eine halbe Stunde ruhen.

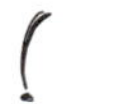

Nach einem Ölbad kann der Körper leicht ölig sein – es besteht Rutschgefahr.

13

Kemptener-Öl

Eukalyptus, Latschenkiefer, Lavendel, Rosmarin, Wacholderbeere; Arnika in Oliven-, Johanniskraut in Olivenöl; Calophyllum-inophyllum-, Sonnenblumenöl

Das intensiv krautige Massageöl eignet sich sehr gut, um mit einer Einreibung die Muskulatur zu lockern und die Durchblutung zu fördern. Die erwärmende Wirkung ist insbesondere an kalten Tagen angenehm und wohltuend. An heißen Tagen kann sie durch zusätzliche Verwendung eines anregenden, aber kühlenden Hydrolats gemindert werden. Nicht nur Männer, auch Frauen und vor allem Pflegepersonal lieben es sehr und in so manchem Haushalt ist es stets griffbereit.

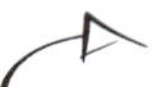

Anwendungen siehe *Allgäuer-Öl.*

Kreuzbein-Massageöl

Jasmin, Mandarine, Rosmarin, Wacholderbeere; Ringelblumen in Mandelöl; Borretschsamen-, Sesam-, Sonnenblumenöl; Jojobawachs

Das Massageöl mit dem dem zarten und sinnlichen Duft von Jasmin hat sich schon bei unzähligen Schwangeren mit Kreuzschmerzen bewährt, denn es unterstützt durchblutungsfördernde, krampflösende und entschlackende Anwendungen im Rücken- und Kreuzbeinbereich. Auch außerhalb dieser Lebensphase kann es selbstverständlich verwendet werden.

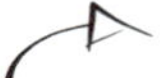

Anwendungen siehe *Allgäuer-Öl.*

Muskel- und Gelenkbalsam

Cajeput, Ingwer, Tonkabohne, Weihrauch, Wintergrün; Myrten-, Rosen-, Weihrauchhydrolat; Johanniskraut in Olivenöl, Marulaöl, Jojobawachs; Wollwachs, Bienenwachs, Sheabutter

Der Geruch von Wintergrün und Tonkabohne erinnert manche Menschen vermutlich an den „Bubble Gum"- Kaugummi und andere an Marzipan. Der Balsam unterstützt die Durchblutung, zieht langsam ein und hinterlässt zudem ein angenehmes Hautgefühl.

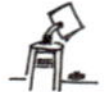

Nach Bedarf oder 1 – 2 Mal täglich die mit einem Hydrolat befeuchteten schmerzenden Rückenbereich mit dem Balsam einreiben. Bei Wärmebedürfnis mit Heilwolle abdecken und fixieren.

Massageöl Tonka

Atlaszeder, Bergamotte, Cajeput, Kamille röm., Tonkabohne; Arnika in Olivenöl, Johanniskraut in Oliven-, Sonnenblumenöl.

Das intensiv krautig-balsamisch duftende Massageöl eignet sich bei allen Formen von Gelenk-, Muskel- und Spannungsschmerzen. Es ist leicht wärmend und sorgt zugleich für Entspannung in den schmerzhaften Körperbereichen. Insbesondere auf die anstehende Nacht werden Sie eine angenehme Linderung Ihrer Schmerzen erfahren. Aromapflegefachkräfte möchten diese Aromamischung nicht mehr missen – ich auch nicht.

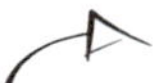

Anwendungen siehe *Allgäuer-Öl.*

Nicht bei intensiver Sonneneinstrahlung anwenden, da die Mischung Zitrusöl enthält.

Massageöl wärmend

Eisenkraut Anden, Ingwer, Nelkenknospe, Pfeffer, Zimtrinde; Arnika in Oliven-, Johanniskraut in Olivenöl; Calophyllum-inophyllum-Öl

Das würzig-warm duftende Massageöl eignet sich als wärmendes Öl sowohl vorbeugend wie auch als Sofortmaßnahme bei kalten Gliedmaßen an kalten Tagen. In der Pflege ist es hilfreich, wenn Tiefenwärme erwünscht ist und die Therapie mit der *Oberallgäuer-Hexensalbe* beendet ist.

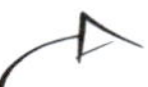

Anwendungen siehe *Allgäuer-Öl.*

Hydrolate

Diese Pflanzenwässer eignen sich bei Rückenbeschwerden hervorragend als ergänzende und hautpflegende Maßnahme:

- Immortellenhydrolat
- Rosmarinhydrolat
- Weihrauchhydrolat

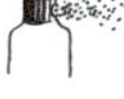

Vor dem Einreiben den Rücken mit dem Hydrolat einsprühen.

13.2 Muskelkater/Muskelverspannungen

Muskelkater kennen Menschen aller Altersgruppen, Er ist die Folge von ungewohnter Bewegung oder zu hoher Belastung, durch die Teile der Muskelfasern verletzt werden. Anschließend kommt es zu Muskelschwellungen, die die typischen Schmerzen verursachen und durchaus mehrere Tage anhalten können. Muskelkater entsteht also nicht, wie oft gehört, durch eine Übersäuerung der Muskulatur, sondern durch kleinste Muskelfaserrisse. (Größere Faserrisse bedeuten dagegen einen langwierigen Heilungsprozess.)

Bei Kranken tritt Muskelkater auf, weil durch Krankheit oder Unfall nun plötzlich andere Bewegungsabläufe eingeübt werden müssen, verletzte Extremitäten geschont und andere überbeansprucht werden. Oder weil nun eine Gehhilfe erforderlich ist und plötzlich Oberarmmuskeln beansprucht werden, die vorher nicht so regelmäßig und intensiv im Einsatz waren. Eine solche Überbeanspruchung, aber auch Schonhaltungen oder starke Schmerzen, können außerdem zu erheblichen Verspannungen führen.

Ganzheitliche Empfehlungen

Eine der wichtigsten Vorbeugungsmaßnahmen ist eine **aufgewärmte, gut durchblutete Muskulatur.** Bei bereits bestehendem Muskelkater hilft es, den betroffenen Körperteil ein paar Tage zu schonen, damit die Muskeln sich erholen können. Informieren Sie sich auch hier über **homöopathische Arzneien** wie bereits zu Beginn dieses Kapitels (S. 356) beschrieben.

Aromapflege

Bei verkrampfter und verspannter Muskulatur ist Entspannung und Wärme hilfreich. Wärmebehandlungen mit entspannenden Aromamischungen in Form von heißen Bädern, warmen Wickeln oder Massagen fördern die Durchblutung und verschaffen Linderung. Bei muskulärer Starre wie der Parkinson-Erkrankung helfen den Betroffenen oft lösende Einreibungen.

Erste Wahl bei Muskelverspannungen ist das *Kemptener-Öl.* Der Duft dieser Aromamischung wird unter anderem von der **Latschenkiefer** geprägt, die in den Österreicher, Südtiroler und deutschen Alpen beheimatet ist. Reines Latschenkieferöl riecht nadelig, harzig-waldig und frisch, es wird aus den Nadeln und den Zweigspitzen gewonnen. Das Öl weist bemerkenswerterweise je nach Lieferung große Schwankungen in den Inhaltsstoffen auf. Möglicherweise geraten hier und dort größere Zweige in den Destillationskessel, was die Zusammensetzung des Öls erkennbar verändert, sodass mitunter auch andere Wirkstoffe vorhanden sind. Wieder einmal zeigt sich, wie wertvoll eine gute Qualitätssicherung bei ätherischen Ölen ist, um beim Einkauf die richtige Entscheidung zu treffen und bei Bedarf bestehende Rezepturen an die Qualität eines Öls anzupassen.

Das Latschenkieferöl hat seinen festen Platz in der traditionellen Medizin und ist in vielen Einreibemitteln auf diversen Kräutermärkten, aber auch in Apotheken zu finden, wo es zur Entzündungshemmung, Schleimlösung und Schmerzlinderung angeboten wird. Auf jeden Fall lässt sein Duft gut durchatmen und erinnert an einen Spaziergang durch einen Bergwald. Er harmoniert sehr gut mit den krautig-frischen Duftnoten von Eukalyptus, Lavendel, Rosmarin und Wacholderbeere, die ebenfalls im *Kemptener-Öl* enthalten sind. Eingemischt werden die Düfte u.a. in ein Mazerat mit der ebenfalls alpenländischen Arnika, was es zu einem beliebten Massageöl nicht nur für Sportler macht. Dasselbe gilt für das *Sportöl* und das *Massageöl wärmend*. Wenn Sie eines dieser Öle bereits zu Hause haben, sind Sie gut versorgt.

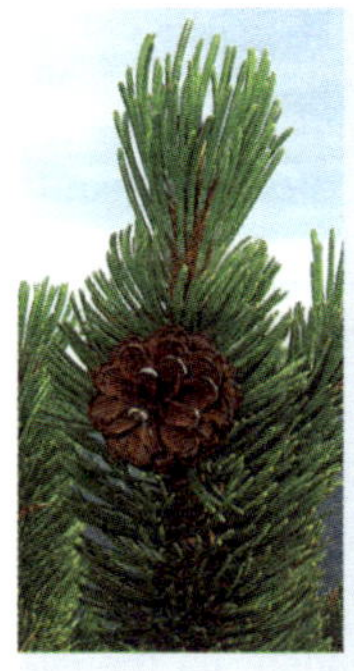

Kemptener-Öl

Eukalyptus, **Latschenkiefer,** Lavendel, Rosmarin, Wacholderbeere; Arnika in Oliven-, Johanniskraut in Olivenöl; Calophyllum-inophyllum-, Sonnenblumenöl

Das intensiv krautige Massageöl eignet sich für eine Einreibung, um die Muskulatur zu lockern und die Durchblutung zu fördern. Die erwärmende Wirkung ist an kalten Tagen angenehm und wohltuend. An heißen Tagen kann sie durch die zusätzliche Verwendung eines anregenden, aber kühlenden Hydrolats gemindert werden.

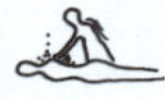

Die betroffene Muskulatur 2–3 Mal täglich mit dem Öl massieren.

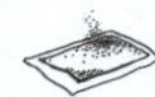

1–3 TL für eine wohltemperierte Ölauflage.

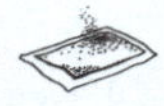

Je nach Muskelgröße 3 TL bis maximal 2 EL für einen feuchtheißen Wickel, oder den betroffenen Muskelbereich gut ein ölen. Den Wickel so lange einwirken lassen, wie er als angenehm warm empfunden wird.

Sportöl

Immortelle, Pfeffer, Rosmarin, Wacholderbeere; Arnika in Olivenöl; Calophyllum-inophyllum-, Mandelöl

Das würzig-krautig riechende Massageöl regt die Durchblutung an und hat sich bei Sportlern zum Aufwärmen der Muskulatur bewährt. In der Pflege eignet es sich, um vor Bewegungsübungen die Muskeln aufzuwärmen oder wenn nach langen Ruhephasen körperliche Aktivitäten anstehen.

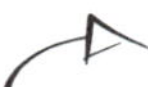

Anwendungen siehe *Kemptener-Öl*.

Massageöl Tonka

Atlaszeder, Bergamotte, Cajeput, Kamille röm., Tonkabohne; Arnika in Olivenöl, Johanniskraut in Oliven-, Sonnenblumenöl

Das intensiv krautig-balsamisch duftende Massageöl eignet sich bei allen Formen von Gelenk-, Muskel- und Spannungsschmerzen, wenn leichte Wärme erwünscht ist. Es sorgt zugleich für Entspannung in den schmerzhaften Körperbereichen. Aromapflegefachkräfte schätzen diese Aromamischung.

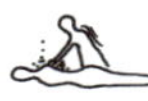

2–3 Mal täglich oder bei Bedarf auf die betroffenen Gelenke oder Körperpartien einmassieren.

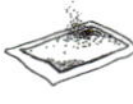

2–3 TL für eine wohltemperierte Ölkompresse, diese einige Stunden lang oder über Nacht auflegen. Die Kompresse am besten dünn mit Heilwolle abdecken und mit einem Tuch leicht fixieren.

Nicht bei intensiver Sonneneinstrahlung anwenden, da die Mischung Zitrusöl enthält.

Massageöl wärmend

Eisenkraut Anden, Ingwer, Nelkenknospe, Pfeffer, Zimtrinde; Arnika in Oliven-, Johanniskraut in Olivenöl; Calophyllum-inophyllum-Öl

Das würzig-warm duftende Massageöl eignet sich als wärmendes Öl, wenn Muskelkater und Verspannungen bei kalten Gliedmaßen mit einer Einreibung gelockert und erwärmt werden sollen.

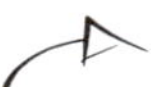

Anwendungen siehe *Kemptener-Öl*.

Entspannungsbad

Atlaszeder, Kamille römisch, Lavendel, Mandarine, Rosengeranie, Sandelholz (Badesalz: Jojobawachs; Meersalz. Ölbad: Sesamöl)

Sowohl die beruhigende, krautig-blumige Salzmischung wie das hautpflegende Ölbad entspannen die Muskulatur und geben Halt und Zuversicht. Ein Bad damit ist optimal zur Vorbereitung auf passive Bewegungsübungen.

1–2 EL in die bereits mit Wasser gefüllte Badewanne einrühren.

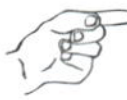

Bei geschwächten Personen zusätzlich 500–1000 g Meersalz hinzufügen. Das Salz verstärkt den Auftrieb und entlastet so den Körper, was wiederum zu einer wunderbaren Entspannung führt.

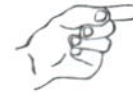

Die Badetemperatur kann in 5-Minuten-Schritten von 36 °C bis auf 40 °C erhöht werden. Nach 20 Minuten Badezeit warm einhüllen und ruhen. Eine kranke Person, die einigermaßen mobil ist, kann auch selbst entscheiden, wie lange das Bad dauern soll.

! Nach dem Salzbad mit klarem Wasser abduschen, um Salzreste auf der Haut zu vermeiden.

! Nach einem Ölbad kann der Körper leicht ölig sein – es besteht Rutschgefahr.

Saunaöl

Eisenkraut Anden, Grapefruit, Lärche, Salbei, Wacholderbeere, Zirbelkiefer

Ein intensiv krautig-würziger, leicht holziger Duft, der zum Durchatmen anregt, entschlackt und belebt. In der Sauna hilft ein Ölaufguss, das zunehmende Hitzeempfinden gut aushalten zu können, sodass die Wärme länger in den Körper dringt und die gesamte Muskulatur entspannt.

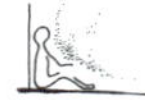

Beim zweiten Saunagang je nach Saunagröße 5–11 Tr. für einen Aufguss in die Wasserkelle geben.

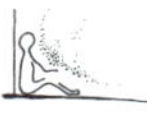

3–5 Tr. in 1 TL Salz vermischen und beim zweiten Saunagang die schwitzende nasse Haut damit einreiben. Auf dieses »Einsalzen« sollte beim ersten Gang noch verzichtet werden, da hier meist noch kein ausreichender Schweißprozess in Gang kommt. Die Salz-Prozedur kann beim dritten Saunagang wiederholt werden.

! Nach der Sauna ist ein kalter Guss ebenso notwendig wie die anschließende Ruhephase. Vor allem nach dem Einsalzen ist eine intensive Dusche fällig, damit keine störenden Salzreste auf der Haut zurückbleiben. Nach der Sauna gönnen Sie sich dann eine Einreibung mit einem der genannten Massageöle.

! Herz-Kreislauf-Kranke, Menschen mit akuten Venenentzündungen oder Infekten sowie grundsätzlich schlechtem Allgemeinzustand müssen auf die Sauna verzichten. Bei Unklarheiten sollte zuvor immer ein Arzt zu Rate gezogen werden.

13

Hydrolate

Hydrolate führen den Hautzellen wichtige Feuchtigkeit zu, wenn sie ergänzend zu Einreibungen verwendet werden. Geeignet sind hier:

- Lavendelhydrolat
- Melissenhydrolat
- Rosenhydrolat

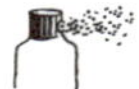

Vor dem Einölen die Haut mit Hydrolat befeuchten. Oder im Verhältnis 1:2 mit einem Massageöl in einer Schale mischen.

13.3 Rheumatische Beschwerden

Rheumatische Beschwerden werden durch Entzündungen hervorgerufen, die einen ziehenden und reißenden Schmerz verursachen. Sie können alle Strukturen des Bewegungsapparates betreffen: Knochen, Gelenke oder Knorpel ebenso wie Muskeln, Bänder oder Sehnen. Zu den typischen Beschwerden zählen schmerzhafte und steife Gelenke, die auch geschwollen und gerötet sein können. Vor allem das Knie ist häufig betroffen, ebenso Füße und Hände. In der Folge kommt es fast immer zu einer Bewegungseinschränkung, die die Lebensqualität erheblich beeinträchtigen kann.

Die Medizin spricht bei diesen Beschwerden auch vom sogenannten **rheumatischen Formenkreis.** Dieser Sammelbegriff bezeichnet zum Teil sehr unterschiedliche Krankheiten, die aber ähnliche Symptome hervorrufen, nämlich mit mehr oder weniger starken Schmerzen verbundene Funktionsstörungen des Bewegungsapparates.

Ganzheitliche Empfehlungen

Je nach Art der rheumatischen Erkrankung sind unterschiedliche Therapien erforderlich, in deren Mittelpunkt in erster Linie die Schmerzreduzierung steht. Bei entzündeten Gelenken verschaffen vor allem äußerliche **Wärme- oder Kälteanwendungen** Linderung. Dabei muss darauf geachtet, werden, ob es sich um eine akute oder chronische Entzündung handelt. Akut entzündete Gelenke sind in der Regel heiß, sehr schmerzhaft und geschwollen – hier ist Kühlung gefragt. Menschen mit chronischen Gelenkentzündungen haben hingegen meist ein großes Wärmebedürfnis und bevorzugen wohltemperierte Anwendungen jeder Art.

Nicht vergessen werden sollte dabei auch eine entsprechende **Kleidung.** Im Winter sind **Textilien** aus Schurwolle, in den Übergangszeiten Wolle-Seide-Gemische und im Sommer Seide optimal bei diesen Krankheitsbildern. Achten Sie bei Bettdecken oder Betteinlagen darauf, dass diese möglichst aus Schafwolle oder Kamelhaar gefertigt oder damit gefüllt sind. Die Betten in Pflegeeinrichtungen sind aufgrund von Hygienevorschriften zwar nicht mit solchen Decken ausgestattet, aber eine private Schafschurwolldecke ist als Mitbringsel sicher erlaubt und bringt wohlige, andauernde Wärme.

Ein Aspekt, der bei Erkrankungen aus dem rheumatischen Formenkreis bisher wenig beachtet wurde, ist die Rolle der **Ernährung.** Sie ist ein wichtiger Bestandteil ganzheitlichen Gesundheitsdenkens und -handelns. So sollten Sie z.B. bei allen entzündlichen Prozessen auf eine gemüsereiche, fett- und fleischarme Kost achten und außerdem regelmäßig native kaltgepresste Pflanzenöle zu sich nehmen, um dem Körper ausreichend ungesättigte Fettsäuren zuzuführen, denn diese sind ideale Radikalfänger. Wichtig ist auch eine Kaffee- und Alkoholabstinenz. Wird die Diagnose »rheumatische Erkrankung« nach einer chronischen oder schweren Erkrankungen gestellt, so ist es ratsam, sich in einer Apotheke außerdem zu **Mikronährstoffen** beraten zu lassen. Liegen nämlich Mangelerscheinungen vor, sind diese mit einer einfachen Ernährungsumstellung nicht so schnell auszugleichen. Hier hilft erst der gezielte Einsatz von Mikronährstoffen, also Vitaminen, Spurenelementen und Mineralstoffen.

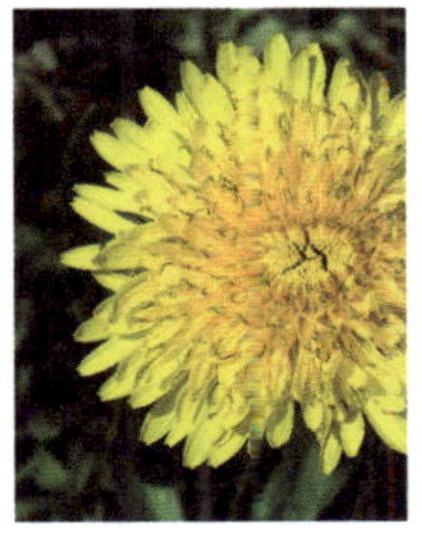

Als begleitende Therapie eignen sich außerdem **Kräuterteemischungen.** Zahlreiche Heilpflanzen bzw. Pflanzenteile enthalten entzündungshemmende, schmerzlindernde und durchblutungsfördernde Wirkstoffe (die übrigens nach der Destillation dann auch in den ätherischen Ölen enthalten sind). Zu empfehlen sind Arnikablüten, Beinwellwurzel, Birkenblätter, Cayennepfeffer, Goldrutenkraut, Heublumen, Meerrettichwurzel, Senfsamen, Steinklee, Teufelskralle und Weidenrinde. Letztere zählt zu den wissenschaftlich gut untersuchten Pflanzen und wird u.a. bei degenerativen Gelenkerkrankungen eingesetzt. Entsprechend wirksame Fertigpräparate sind in Apotheken erhältlich. Die Kräuterexpertin Ursel Bühring empfiehlt bei rheumatischen Beschwerden einen »Gelenkfit«-Tee aus Brennnesselblättern, Fenchel, Goldrutenkraut, **Löwenzahn**wurzel, Löwenzahnwurzel mit Kraut und Weidenrinde (Bezugsadresse im Anhang).

Hilfreich können auch **homöopathische Arzneien** sein. Eine davon ist Rhus toxicodendron, neben Cimicifuga und anderen. Holen Sie sich bei entsprechend geschulten Fachleuten aus der Medizin, Heilpraxis oder Apotheke Hilfe, um das individuelle Mittel zu finden.

Aromapflege

Aromamischungen können Wärme- und Kälteanwendungen hervorragend unterstützen. Sie stärken zudem Körper und Gemüt, durch die äußeren Anwendungen finden Zuwendung und Berührung statt, die wiederum das zentrale Nervensystem veranlassen, die Aufmerksamkeit noch intensiver auf den Schmerz zu richten und somit die Selbstheilung zu aktivieren. Mehr zu den geeigneten Ölmischungen und deren Anwendung finden Sie bei den jeweiligen Diagnosen.

13.3.1 Arthrose

Die Diagnose »Arthrose« bedeutet, dass der Gelenkknorpel langsam und beständig abgebaut wird. Dieser vornehmlich im Knie, in der Hüfte oder in der Schulter auftretende, schmerzhafte »Gelenkverschleiß« betrifft vor allem ältere Menschen. Aber auch Fehlstellungen, sowohl angeborene wie auch nach Unfällen, sind ein Risikofaktor, ebenso Übergewicht, Bewegungsmangel und hohe körperliche Belastung.

Ganzheitliche Empfehlungen

Eine Arthrose ist zwar nicht heilbar, aber ihr Fortschreiten zumindest kann verlangsamt werden. Dazu gehören regelmäßige, aber gelenkschonende **Bewegung** (z.B. Schwimmen), **physiotherapeutische Anwendungen** und **orthopädische Hilfsmittel,** die eine Entlastung bringen.

Ein weiteres, wichtiges Ziel ist die Schmerzlinderung, die vom Arzt verordnet wird.

Aromapflege

Aromamischungen ergänzen schmerzlindernde Wärmebehandlungen und durchblutungsfördernde Anwendungen auf optimale Weise und tragen so oftmals sogar zu einer Schmerzreduzierung bei.

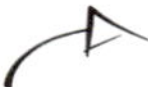

Geeignete Aromamischungen und Anwendungen siehe Kap. 13.1, S. 359–363 und Kap. 13.2, S. 365–368).

13.3.2 Arthritis

Bei einer Arthritis entzündet sich die Innenhaut von Gelenken, Sehnenscheiden und Schleimbeuteln. Sie kann plötzlich, aber auch schleichend auftreten. Erste Anzeichen sind Schwellungen, Überwärmung, Rötung sowie morgendliche Steifheit der Gelenke. Unter allen rheumatischen Erkrankungen ist die chronische Polyarthritis, auch rheumatoide Arthritis genannt, die häufigste Gelenkentzündung. »Poly« (griech. viel[e]) bedeutet, dass eine Vielzahl von Gelenken im Körper betroffen ist.

Ganzheitliche Empfehlungen

Wie eingangs zu diesem Kapitel bereits erwähnt (siehe S. 355 f.), spielen **Ernährung** und **Phytotherapie** eine große Rolle. Im Akutstadium der Entzündung geht es jedoch vor allem darum, die Symptome zu lindern. Hier stehen an erster Stelle **Schmerzmittel,** die zusätzlich **entzündungshemmende** Wirkstoffe enthalten. **Kühlende Quarkauflagen,** mit oder ohne Aromamischung, werden meist als sehr wohltuend und hilfreich empfunden.

Aromapflege

Bei Arthritis helfen schmerzlindernde Einreibungen und besser noch Auflagen. Vor allem Aromamischungen mit **Cajeput**öl, wie das *Allgäuer-Öl*, bringen in der Pflege Linderung und Unterstützung. Das bereits auf S. 218 beschriebene Cajeputöl zählt zu den neueren Errungenschaften der Aromatherapie und wird sicher auch bald in der Aromapflege seinen Platz finden. In der Duftlampe schafft es mit seinem mild-aromatischen, eukalyptusartigen Duft eine angenehme Atmosphäre im Krankenzimmer. Viele Naturkosmetikfirmen verwenden es außerdem für ihre Massageöle. Ob Sie das *Allgäuer-Öl* oder die unten empfohlene Rezepturmischung für eine Einreibung oder Auflage benutzen: es ist immer empfehlenswert, die Ölmischungen gleichzeitig mit der *Beinwellsalbe* zu kombinieren (mehr zum Beinwell siehe S. 384 f.).

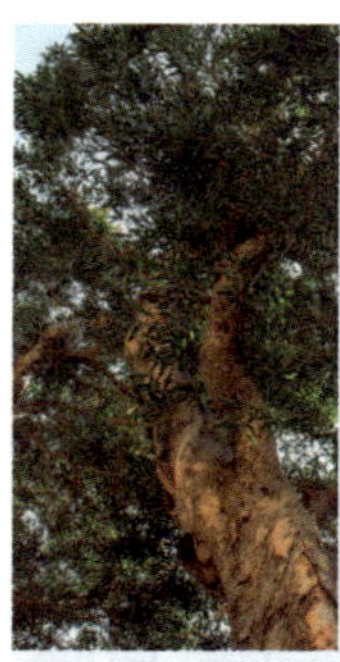

Allgäuer-Öl

Cajeput, Immortelle, Latschenkiefer, Lavendel, Weißtanne; Johanniskraut in Olivenöl; Calophyllum-inophyllum-, Sesamöl; Jojobawachs

Der süßlich-herbe und dennoch intensiv krautige Duft vermittelt zunächst eine leichte Kühle, wirkt aber dennoch sanft erwärmend. Auch seine schmerzstillende Eigenschaft wird als besonders angenehm empfunden. Das Öl wird nicht nur im Allgäu, sondern in vielen anderen Regionen geschätzt und zählt zu den Ölen, die immer griffbereit stehen sollten.

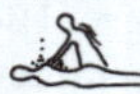

Die betroffenen Gelenke nach Bedarf sanft einölen.

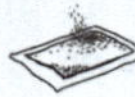

2–3 TL Öl für eine wohltemperierte Ölkompresse, die für einige Stunden oder über Nacht auf das betroffene Gelenk aufgelegt wird.

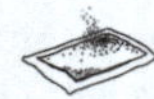

Für eine kühlende Auflage 2–3 TL mit 2–3 EL Quark oder Heilerde mischen. Quark oder Heilerde messerrückendick auf Verbandsmull oder dünnes Baumwolltuch streichen, einschlagen und auf das Gelenk legen. Darüber kommt eine Lage temperaturausgleichende Heilwolle, die gleichzeitig Schutz gibt. Die Auflage entsprechend fixieren. Alternativ kann auch ein fertiger Gelenkwickel angelegt werden, das spart Arbeit (Bezugsadresse im Anhang).

Beinwellsalbe

Johanniskraut in Oliven-, Ringelblumen in Mandelöl; Bienenwachs, Sheabutter, Wollwachs; Beinwelltinktur

Die seit Jahrzehnten bewährte balsamische Heilsalbe wirkt heilungsunterstützend bei allen entzündungshemmenden Maßnahmen, insbesondere auch in Gelenkbereichen. Um den gereizten Zellen Flüssigkeit zuzuführen, ist es ideal, den Hautbereich zuerst mit einem Hydrolat zu besprühen.

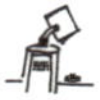

Mindestens 2 Mal täglich reichlich auf gefährdete Stellen auftragen, ideal in Kombination mit einer Ölauflage.

Massageöl Tonka

Atlaszeder, Bergamotte, Cajeput, Kamille röm., Tonkabohne; Arnika in Olivenöl, Johanniskraut in Oliven-, Sonnenblumenöl

Das intensiv krautig-balsamisch duftende Massageöl eignet sich bei allen Formen von Gelenk-, Muskel- und Spannungsschmerzen, wenn leichte Wärme erwünscht ist. Es sorgt zugleich für Entspannung in den schmerzhaften Körperbereichen. Aromapflegefachkräfte schätzen diese Aromamischung.

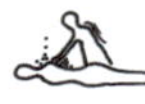

2–3 Mal täglich oder bei Bedarf auf die betroffenen Gelenke oder Körperpartien einmassieren.

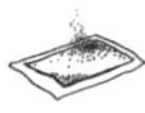

2–3 TL für eine wohltemperierte Ölkompresse, diese einige Stunden lang oder über Nacht auflegen. Die Kompresse am besten dünn mit Heilwolle abdecken und mit einem Tuch leicht fixieren.

Rezeptur für eine kühlende Aromamischung bei Arthritis

Sollten Sie keine Linderung erfahren, besteht auch hier die Möglichkeit, eine höher dosierte Rezeptur in einer auf Aromatherapie spezialisierten Apotheke herstellen zu lassen:

11 Tr. *Melalauca cajeputi* (Cajeput)
5 Tr. *Cinnamomum camphora* (Kampher)
7 Tr. *Mentha × piperita* (Pfefferminze)
5 Tr. *Boswellia serrata* (Weihrauch)
in 15 ml *Oleum Hypericum* (Johanniskrautöl) und
15 ml *Oleum Aloe-Vera* (Aloe-Vera-Öl)

13

Hydrolate

Pflanzenwasser haben sich bei allen entzündlichen Prozessen bewährt, wenn es darum geht, die Haut- und Wundpflege zu unterstützen. Außerdem befeuchten und kühlen sie das schmerzhafte Gelenk. Zur Auswahl stehen:

- Immortellenhydrolat
- Lavendelhydrolat
- Melissenhydrolat
- Weihrauchhydrolat
- Weißtannenhydrolat

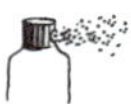

Vor dem Einreiben das Gelenk mit dem Hydrolat einsprühen. Auch zwischendurch eine Wohltat.

13.3.3 Gicht

Gicht ist eine Stoffwechselstörung, bei der sich die Harnsäurekonzentration im Blut erhöht. Es bilden sich Harnsäurekristalle, die sich in Gelenken, Schleimbeuteln und Sehnen ablagern und eine Gelenkentzündung verursachen. Extrem heftige Schmerzattacken – deshalb sprechen manche von Gichtanfällen – prägen den Beginn der Erkrankung. Oft ist beim akuten Gichtanfall als Erstes das Großzehengrundgelenk betroffen.

Ganzheitliche Empfehlungen

Ein wichtiges Augenmerk gilt der **Ernährung.** Absolute **Alkoholabstinenz** und eine den Säure-Basen-Haushalt ausgleichende, ausgewogene Ernährung ist wichtig. **Regelmäßige Bewegung** senkt den Harnsäurespiegel ebenfalls. Übergewicht dagegen kann Gicht begünstigen.

Aromapflege

Unterstützend zur konventionellen Therapie können Einreibungen mit Aromamischungen eine Abschwellung des betroffenen Gelenkes und somit eine Schmerzlinderung bewirken.

Zusätzlich zu den Mischungen, die bei Arthritis (siehe Kap. 13.3.2, S. 372 f.) beschrieben werden, sind hier Ringelblumenextrakte und Anwendungen mit Cajeputöl zu empfehlen. Die **Ringelblume** ist aus der naturheilkundlichen Apotheke und Therapiepraxis nicht wegzudenken. Sie zählt zu den einheimischen Heilpflanzen und wächst in jedem Garten, vorausgesetzt, der Boden ist nährstoffreich. Ihre orangefarbenen und gelben Blüten erfreuen uns von Juni bis September.

Wenn Sie für den Hausgebrauch ein selbstgemachtes Ringelblumenöl ansetzen wollen, benötigen Sie 300 g saubere, trockene Blüten. Noch besser ist, Sie zupfen die sogenannten Zungenblüten vom Köpfchen ab, das sind die strahlenförmigen, farbigen Blütenblätter, und legen nur diese für mehrere Wochen in einen Liter natives Oliven- oder Pflanzenöl ihrer Wahl. Diese etwas aufwändigere Art ergibt ein feines und gut hautverträgliches Öl, das Sie zur Pflege von gereizter Haut benutzen können. In der professionellen Pflege wird selbstverständlich nur geprüfte Qualität aus Apotheken verwendet, denn nur so ist einwandfreie Ware gewährleistet. Eine gute Ringelblumensalbe wird ausschließlich auf der Basis von natürlichen Rohstoffen hergestellt wie z.B. Bienen- und Wollwachs. Es versteht sich von selbst, dass hierzu nur rückstandsfreie, geprüfte Ware verarbeitet wird, wie es der Gesetzgeber auch vorschreibt. Völlig nutzlos wäre es, Salben auf der Basis von Vaseline zu verwenden, denn dann kann die Haut die Wirkstoffe nicht aufnehmen (siehe Hautpflege mit fetten Pflanzenölen, Kap. 1.3.2.1, S. 64–66). Ringelblumensalbe sollte in jedem Haushalt griffbereit sein, sie kann uns vom Baby- bis ins hohe Alter begleiten.

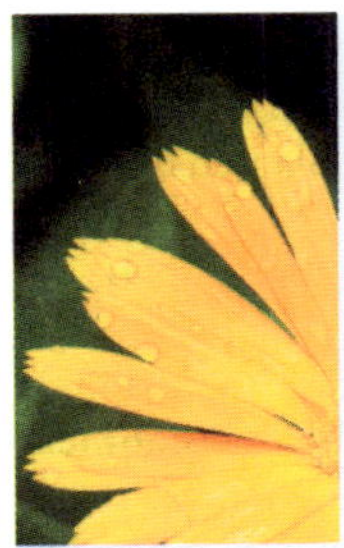

Ringelblumensalbe

Ringelblumen in Mandelöl; Bienenwachs, Wollwachs; Ringelblumentinktur

Die Ringelblumensalbe pflegt und unterstützt entzündungshemmende Maßnahmen, außerdem fördert sie die natürliche Regenerationsfähigkeit der Haut. Es bietet sich an, die Ringelblumensalbe vor jeder anderen Einreibung oder Ölauflage auf das schmerzhafte Gelenk aufzutragen.

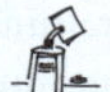

2–3 Mal täglich das betroffene Gelenk einreiben oder eine Salbenkompresse auflegen.

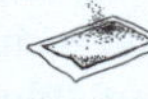

2–4 cm Salbenstrang auf einer Kompresse verteilen, dann die Kompresse mit dem Salbenstrang zusammenfalten und die dazwischenliegende Salbe mit den Fingern auf einer Seite leicht herausdrücken. Die »Salbenseite« auf das Gelenk auflegen.

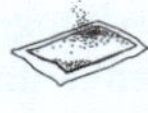

1 EL Quark oder Heilerde oder Ringelblumensalbe auf eine Kompresse geben und 2–3 Tr. Cajeputöl zufügen und als Auflage auf das betroffene Gelenk geben. Dies ist eine wohltuende Erstmaßnahme, die idealerweise mit *Immortellenhydrolat* kombiniert wird.

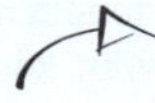

Immortellenhydrolat und weitere Aromamischungen siehe Kap. 13.3.2, S. 372 f.

13.3.4 Fibromyalgie

Die auch als »Weichteilrheuma« bekannte Fibromyalgie ist eine chronische Schmerzkrankheit, die den ganzen Körper betrifft und sehr wechselhaft in ihrem Erscheinungs- und Beschwerdebild ist, zu dem vor allem quälender Schmerz, Druckempfindlichkeit und Steifheitsgefühl gehören. Häufig sind

Hinterhaupt, Hals, Schulter, Brustkorb, Kreuzbeinregion und Oberschenkel betroffen. Frauen leiden häufiger darunter als Männer. Die Beschwerden gehen außerdem einher mit – für den rheumatischen Formenkreis eher untyptischen – Begleiterscheinungen wie Schlafstörungen, Ängsten und Müdigkeit.

Die Ursachen der Krankheit sind bisher unbekannt. Als Auslöser werden körperlicher, geistiger und emotionaler Stress ebenso wie Viruserkrankungen vermutet. Klinische Untersuchungen zeigen meist keine Befunde, nicht selten werden die betroffenen Personen sogar als Simulanten bezeichnet, obwohl sie wirklich leiden.

Ganzheitliche Empfehlungen

So diffus die Ursachen, so vielseitig sind die Behandlungsansätze bei Fibromyalgie. Im Fokus stehen vor allem **schmerzlindernde Maßnahmen.** Schulmedizinisch kann bei heftigen Schüben von Druckempfindlichkeit mit Lokalanästhetika Hilfe geleistet werden. Sie können unterstützt werden von regelmäßigen Dehnungsübungen, moderatem Bewegungstraining, physiotherapeutischen Anwendungen, Psychotherapie, Ernährungsumstellung, Entspannungsübungen, Akupunktur, Musiktherapie, Stressbewältigungsmanagement u.a.m. In den letzten Jahren hat sich mehr und mehr gezeigt, dass ein interdisziplinäres Team mit einem entsprechend **individuellen Behandlungsprogramm** gute Erfolge erzielen kann.

Aromapflege

Einreibungen mit erwärmenden und entspannenden Aromamischungen können Linderungen und Entspannung für die betroffenen Gelenke und Muskeln bringen.

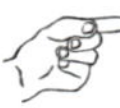

Empfehlenswerte *Stadelmann®-Aromamischungen* sind z.B. das *Kemptener-Öl* und das *Sportöl,* die im Wechsel für die morgendliche Einreibung betroffener Körperregionen verwendet werden können, während das *Massageöl entspannend* abends besser geeignet ist.

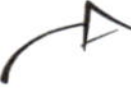

Geeignete Aromamischungen und Anwendungen siehe Kap. 13.2, S. 364–368, als auch *Muskel- und Gelenkbalsam,* S. 362.

13.4 Sehnenscheidenentzündung/ Karpaltunnelsyndrom

Die Sehnenscheiden dienen als Schutzhülle, die verhindert, dass sich die Sehnen zu sehr abnutzen beziehungsweise zu sehr reiben. Zu diesem Zweck befindet sich in ihrem Inneren eine Gelenkschmiere, mittels der die Sehne hin und her gleiten kann. Wird dieses Schutzsystem jedoch überlastet, entzündet sich die Sehnenscheide. Das ruft bei jeder Bewegung Schmerzen an der betreffenden Stelle hervor. **Sehnenscheidenentzündungen** treten am häufigsten am Handgelenk auf, können aber auch jede andere Sehne im Körper, die von einer Sehnenscheide geschützt wird, betreffen.

Ein ähnliches Beschwerdebild im Bereich des Handgelenks zeigt sich beim sogenannten **Karpaltunnelsyndrom.** Der Karpaltunnel ist ein Kanal in der Handwurzel, durch den neben den Beugesehnen der Hand auch der Mittelnerv (Nervus medianus) verläuft, mit dem die Bewegung von Fingern und Daumen gesteuert wird. Sind die Beugesehnenscheiden entweder entzündlich oder hormonell bedingt (Schwangerschaft, Wechseljahre) angeschwollen, drücken sie auf den Medianusnerv. Die Folgen sind Kribbeln, Taubheitsgefühle bis hin zu Dauerschmerzen.

Ursache für eine Entzündung sind meist Überlastung und einseitige Beanspruchung, in selteneren Fällen auch Diabetes. Nicht vergessen werden darf, dass eine immer wiederkehrende Entzündung mit einer falschen Ernährung (Übersäuerung) oder zu reichlichem Alkoholgenuss in Zusammenhang stehen kann.

Ganzheitliche Empfehlungen

Neben der Schonung und Ruhigstellung des betreffenden Gelenks bringen **Tapes** und **wärmende Kräuterauflagen** oftmals Hilfe. Für warme Handgelenke sorgen z.B. auch **Pulswärmer** oder **Armstulpen** aus Wolle. Zur Prävention bei täglicher Computerarbeit trägt eine **ergonomische Tastatur** ebenso bei wie regelmäßige **Dehnübungen** in schmerzfreien Intervallen: Eine einfache Übung ist z.B., die Hände mit der Außenseite auf den Tisch zu legen und im rechten Winkel zum Handgelenk zu knicken. Oder den Daumen regelmäßig kräftig Richtung Unterarm zu dehnen. Diese Übungen sollten mehrmals am Tag durchgeführt werden.

Ein nicht zu unterschätzender Rat ist auch hier, einen Blick auf den Säure-Basen-Haushalt zu richten, d.h. eine **achtsame Ernährung und Ver-**

zicht auf Alkohol und Zucker. Es ist immer einen Versuch wert, einige Wochen lang auf hochwertige Frischkost zu achten und grundsätzlich zu reichlich Kohlenhydrate, wie sie auch in Kartoffeln und Teigwaren vorhanden sind, sowie Alkohol wegzulassen, um zu sehen, ob eine Besserung eintritt. Der Körper wird diese Achtsamkeit auf Dauer mit Gesundheit belohnen. Schmerzmittel stehen ja immer schnell zur Verfügung, sind jedoch auf Dauer keine Lösung und sollten nur bei Schwerkranken oder Sterbenden ohne Bedenken in hohen Dosierungen eingesetzt werden.

Aromapflege

Aromamischungen in Kombination mit sanften Einreibungen oder wärmenden, feuchten Auflagen verschaffen Schmerzlinderung und reduzieren die Entzündungsbereitschaft.

Ist der betroffene Bereich angeschwollen, gerötet und warm, wird die Anwendung mit kühlenden Kompressen oder Auflagen ergänzt. Hilfreiche Dienste leistet hier z.B. die **Immortelle,** die bereits an anderen Stellen im Buch beschrieben wurde. An ihren herben, leicht holzigen Duft wird sich die Nase spätestens nach den ersten wohltuenden und erfolgreichen Anwendungen gewöhnt haben, zumal unsere Dufterfahrungen unauslöschlich in unserem Langzeitgedächtnis abgespeichert werden. Der herbe Geruch der Immortelle prägt auch den ersten Dufteindruck beim Öffnen des *Palmarosa-Lymphöls,* auf der Haut dringen dann aber alsbald die frischen Noten von Palmarosa und Zypressenöl durch.

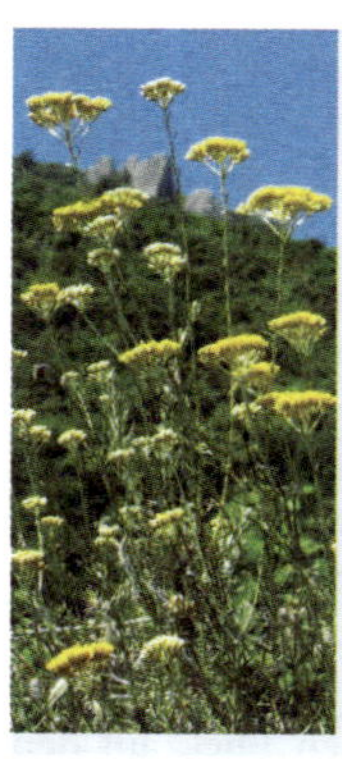

Palmarosa Lymphöl

Cistrose, **Immortelle,** Palmarosa, Wacholderbeere, Zypresse; Ringelblumen in Olivenöl; Mandel-, Sanddornfruchtfleischöl

Die frisch-krautige und auf der Haut dann leicht herb duftende Aromamischung ist sehr hautpflegend und hat sich bei Karpaltunnelsyndrom bestens bewährt. Bitte beachten: Das enthaltene Sanddornöl kann weiße Wäsche färben und unschöne Flecken verursachen. Deshalb sollten Sie das Öl gut einreiben oder als Öl-Kompresse auflegen, die dann gut abgedeckt wird. Oder Sie tragen dunkle Wäsche.

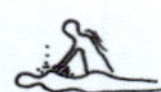
Tagsüber 2–3 Mal einreiben, idealerweise auf die zuvor mit *Immortellenhydrolat* befeuchtete Haut.

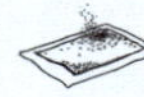
1 TL Öl auf eine ES-Kompresse geben, auf das mit Hydrolat befeuchtete Handgelenk auflegen, Heilwolle darüberlegen und fixieren. Am besten über Nacht einwirken lassen.

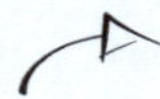
Weitere Anwendungen siehe Kap. 13.3.2, S. 372 f.

13.5 Prellung/Zerrung/Verstauchung

Kleinere, aber dennoch schmerzhafte und manchmal auch länger anhaltende Beschwerden bereiten Prellungen, Zerrungen und Verstauchungen. Diese sind altersunabhängig und werden in der Regel zu Hause auskuriert. Je älter ein Mensch ist, desto länger dauert meist die Heilung. Je nach Verletzung können die Schmerzen zwischen wenigen Tagen und einigen Wochen andauern.

Eine **Prellung** (Kontusion) tritt zumeist in Folge direkter, stumpfer Gewalteinwirkung auf, wie z.B. nach einem Sturz, Schlag oder Aufprall. Infolgedessen kommt es zu Quetschungen des Unterhautfettgewebes und der Muskulatur, wobei die Haut intakt bleibt. Aus den verletzten Gefäßen strömt Blut sowie Lymphflüssigkeit ins umliegende Gewebe aus. Schwellung, Bluterguss und Druckschmerz sind typische Symptome. Dabei kann es sich um eine Haut-, Muskel-, Gelenk-, Knochen-, Nervenprellung oder um eine Prellung der inneren Organe handeln.

Bei einer **Muskelzerrung** kommt es zu einer schmerzhaften Überdehnung des Muskels bzw. von Muskelfasern durch eine ungewöhnlich starke Belastung und unzureichendes Aufwärmprogramm. Das Ergebnis sind Druck- und Bewegungsschmerzen, die Beweglichkeit ist entsprechend eingeschränkt.

Verstauchungen (Distorsion) zählen zu den häufigsten Sportverletzungen. Dabei kommt es z.B. in Folge von Umknicken zu kleinen Fasereinrissen am Kapsel-Band-Apparat eines Gelenkes, die wiederum zu Schwellung, Bluterguss und Druckschmerz führen.

Ganzheitliche Empfehlungen

Bei Verletzungen wie Prellungen, Zerrungen und Verstauchungen hat sich für den Akutfall die sogenannte **PECH-Regel** bewährt:

P wie Pause
E wie Eis
C wie Compression (Verband mit schmerzstillender Salbe)
H wie Hochlagern

Nach der Akutmaßnahme Eis ist dann meist Wärme und vor allem Schutz für den betroffenen Körperteil notwendig. Hierzu eignen sich vor allem **Auflagen mit Heilwolle,** denn sie hält Kälte ab, leitet Hitze nach außen und reguliert die Körperwärme.

Lymphdrainage, Faszientherapie und **Kinesio-Taping** zählen gleich nach der PECH-Regel zu den wichtigsten Hilfsmöglichkeiten. Warten Sie nicht lange auf einen Überweisungsschein, sondern gönnen Sie sich diese wohltuenden physiotherapeutischen Maßnahmen ausnahmsweise aus der eigenen Tasche – oder lassen Sie sich von einem lieben Menschen mit einem Gutschein für eine solche Manualtherapie beschenken.

Wie die Aromatherapie bietet die **Homöopathie** hilfreiche Heilungsunterstützung mit den Arzneipflanzen Arnika, Beinwell, Ringelblume und Johanniskraut an. Phyto- wie aromatherapeutisch werden sie als Fettölauszüge, homöopathisch als Tiefpotenzen verabreicht. Im späteren Verlauf hat sich die Arznei Rhus toxicodendron in mittleren bis höheren Potenzen bewährt. Lassen Sie sich von Fachleuten beraten.

Aromapflege

Äußerlich angewendete Aromamischungen mit **Immortelle** (Kurzbeschreibung siehe Kap. 1.3.1, S. 53) sind zur lokalen Behandlung bestens geeignet. Die Anteile der Pflanze im ätherischen Öl sowie – in geringerem Umfang – im Hydrolat, können durch eine Einreibung mit Hautölen oder Salben oder durch eine feuchte Auflage ins verletzte Gewebe eindringen und unterstützen dort abschwellende, entzündungshemmende und schmerzlindernde Maßnahmen. Eine angenehme Variante an Kälte ist zerfließendes Eis. Hierzu werden Eiswürfel auf der betroffenen Körperstelle ständig hin und her bewegt, sodass das schmelzende Eiswasser ebenfalls gut ins Gewebe dringen kann.

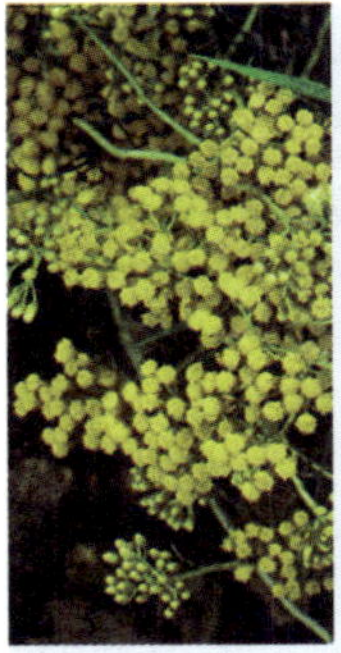

Immortelle-Akut-Spray

Immortelle, Lavendel; Immortellen-, Lavendel-, Rosenhydrolat

Das herb-lavendelig duftende Hautspray hat sich bei der Pflege von Verletzungen jeder Art, auch bei Prellungen, Zerrungen, Verstauchungen mit oder ohne Bluterguss bestens bewährt. Kommt es sofort zum Einsatz, bildet sich ein sichtbar entstehendes Hämatom sofort zurück. Das Spray lindert die Beschwerden und unterstützt Regenerationsmaßnahmen. Die kühlende Wirkung beim Aufsprühen ist eine Wohltat.

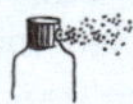

Direkt mehrmals in kurzen Zeitabständen auf das betroffene Hautareal aufsprühen.

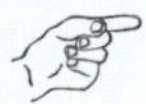

Ideal in Kombination mit *Ysop-Immortellen-Öl.*

Immortellenöl/Lavendelöl

1 Tr. der reinen ätherischen Öle Immortelle oder Lavendel auf einen Eiswürfel träufeln und dann auf dem schmerzenden Areal hin- und her bewegen.

13

Ysop-Immortellen-Öl

Immortelle, Lavendel, Palmarosa, Rosmarin, Ysop; Calophyllum-inophyllum-, Sesamöl; Jojobawachs

Das krautig-herbe Öl bringt Linderung bei Schwellungen, Verstauchungen und Blutergüssen. Mehrmaliges Auftragen in kurzen Zeitabständen oder gut getränkte Ölkompressen haben sich in vielen Fällen bewährt. Am besten geschieht dies schnellstmöglich. Aber auch noch Tage danach bringt die Aromamischung Erleichterung. Das mit Öl gepflegte Gewebe bleibt geschmeidig und die Zellregeneration wird gefördert.

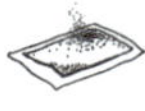

Bei akuten Beschwerden eine ES-Kompresse oder ein Baumwolltuch in Größe der entsprechenden Körperregion mit dem Öl tränken und auflegen. Darüber zusätzlich eine trockene Kompresse

geben, dann mit Heilwolle abdecken und mit einem atmungsaktiven Kleidungsstück fixeren. Die Ölkompresse bleibt solange liegen, bis das Öl gänzlich eingezogen ist, dies kann bis zu vier Stunden dauern. Dann wird die Auflage so oft wiederholt, bis die Spannungsschmerzen nachlassen und ein evtl. entstandenes Hämatom erblasst.

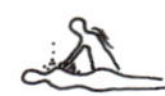

Mehrmals täglich die betroffene Hautpartie einreiben.

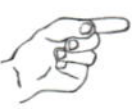

Ideal in Kombination mit *Immortelle-Akut-Spray* oder *Immortellenhydrolat.*

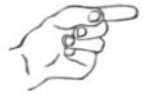

Mischungen mit Immortelle sind sowohl als Erste-Hilfe-Maßnahme als auch zur Therapieunterstützung nach Operationen hilfreich. Ob bei blauen Flecken oder als Wundschutz – sie sollten in keiner Hausapotheke fehlen.

13.6 Knochenverletzungen

Verletzungen im Bereich der Knochen werden meistens durch Sturz, Unfall oder Sport verursacht. Nicht immer muss es sich um einen Knochenbruch handeln, es kann auch eine Gelenk-Luxation (Ausrenken, Auskugeln) oder eine Knochenhautentzündung vorliegen. Auf jeden Fall sind Verletzungen im Bereich der Knochen sehr schmerzhaft, sie heilen oft zögerlich und führen zu erheblichen Bewegungseinschränkungen. Je älter ein Mensch ist, desto langsamer und schwieriger ist der Heilungsprozess der Knochen. Die traumatisierten Zellen »beschweren« sich monate- oder jahrelang, vor allem bei Wetterwechsel.

Ganzheitliche Empfehlungen

Bei Knochenbrüchen und Luxationen ist immer ärztliche Hilfe erforderlich, damit das ausgerenkte Gelenk reponiert (eingerenkt) oder der gebrochene Knochen rechtzeitig korrigiert werden kann. Selbstverständlich müssen auch entsprechende Verbände oder Fixationen vorgenommen werden. Ist die betroffene Körperstelle zugänglich, kann sofortiges **Tapen** die Heilung unterstützen.

Bei größeren Verletzungen wie Luxationen, Knie-, Hüft- oder Schulterverletzungen mit oder ohne Operationen können die verletzten Körperbereiche einige Wochen lang mit **Heilwolle** abgedeckt werden. Denn auch wenn der Schmerz nachlässt und die Wunden verheilt sind, sitzt das Trauma immer noch tief im Gewebe und erinnert Sie lange Zeit immer wieder an das Geschehen, indem die betroffene Körperstelle z.B. mit Schmerzen auf Kälte- oder Wettereinflüsse reagiert.

Die Angaben zur **Homöopathie** entnehmen Sie bitte dem vorhergehenden Kapitel, S. 380 bzw. der entsprechenden Literatur, siehe S. 490 f.

Aromapflege

Pflegerische Maßnahmen mit ätherischen Ölen sind je nach Verletzungsart sofort oder nach Entfernen des Verbandes möglich. Es empfiehlt sich, das traumatisierte Gewebe so bald wie möglich mit Salben und Ölen zu behandeln. Pflanzenwirkstoffe in Pflanzenölen oder natürlichen Salbengrundlagen dringen durch die Haut in die tieferen Gewebs- und Muskelschichten bis zum Knochengerüst und unterstützen so die Heilung.

13.6.1 Knochenhautentzündung

Die Knochenhaut überzieht den Knochen und besteht aus zwei Schichten: Während an der äußeren Schicht Bänder und Sehnen ansetzen, enthält die innere zahlreiche Gefäße und Nerven und ist entsprechend empfindlich. Verschieben sich nun Knochen und Knochenhaut gegeneinander, wenn auch nur ganz geringfügig, und reiben dadurch gegeneinander, kann es zu einer recht schmerzhaften Entzündung der Knochenhaut kommen. Häufig sind Laufsportler davon betroffen, z.B. durch Überlastung oder falsches Schuhwerk. Aber auch im gewöhnlichen Alltag kann sich die Knochenhaut nach einem heftigen Stoß an einem harten Gegenstand gegen den Knochen entzünden. Dies geschieht nicht nur bei Kindern schnell, sondern auch bei älteren Menschen, deren Feingefühl für Distanz und Bewegung nicht mehr so ausgeprägt ist. Hier reicht schon der Zusammenstoß mit einem Möbelstück, um eine Knochenhautentzündung auszulösen.

Neben mechanischen Ursachen kann die Entzündung aber auch von Krankheitserregern hervorgerufen werden, insbesondere bei Menschen mit einem schwachen Immunsystem.

Ganzheitliche Empfehlungen

Eine wichtige Erstmaßnahme ist, den betroffenen Knochen z.B. mit **Tapeverbänden** ruhigzustellen und für **Kühlung** zu sorgen, um die Schwellung zu reduzieren (siehe auch PECH-Regel, S. 380). Je älter der betroffene

Mensch, desto wichtiger ist es, alles zu tun, um den Körper mit **physiotherapeutischen Maßnahmen** wie Lymphdrainage und Faszienmassage zu aktivieren und zu unterstützen.

Aromapflege

Aromamischungen in Kombination mit zunächst kühlenden und später leicht wärmenden Auflagen sind eine willkommene Hilfe. Im Mittelpunkt steht dabei neben der vielgepriesenen Immortelle *die* Heilpflanze, wenn es darum geht, die Zellregeneration nahe oder direkt am Knochen zu fördern: der **Beinwell.** Nicht umsonst nennt der Volksmund sie Bein-wohl. Dieses »Unkraut«, das in unseren Breitengraden wächst, besitzt die nachweisliche Fähigkeit, Hämatome abzubauen, enthält wundheilungsförderndes Allantoin und kann die Zellbildung am und im Knochengewebe aktivieren (Kallusbildung). Ebenso übt der Beinwell einen positiven Einfluss auf die Produktion der Gelenkschmiere, die Synovia, aus. Diese Zellen bilden eine dickflüssige Substanz in der Gelenkkapsel und ernähren diese. Werden sie gut durchblutet und sind sie ausreichend mit Flüssigkeit versorgt, schützen sie die Gelenke, alles bewegt sich wie »geschmiert«. Diese mittlerweile auch wissenschaftlich nachgewiesene Wirkweise nutzt die traditionelle Heilkunde seit alters her und setzt den Beinwell bei allen Verletzungen und Schmerzen im Bereich von Knochen und Gelenken ein.

Allerdings hat die Pflanze einen Makel, sie produziert nämlich in ihren Wurzeln gesundheitsschädliche Substanzen: die Pyrrolizidinalkaloide. Diese werden dem Pflanzenextrakt deshalb bei der Salbenherstellung entzogen, sodass die Beinwellsalbe unbesorgt angewendet werden kann. Sollte rund um Ihr Haus Beinwell wachsen, so können Sie bei Verrenkungen, Zerrungen oder Knochenhautentzündungen trotzdem ein großes Blatt mit seiner rauen Unterseite auf das befeuchtete schmerzende Körperteil legen, denn die Alkaloide befinden sich, wie gesagt, in der Wurzel. Diese Giftstoffe können die Leber schwer belasten, allerdings müssten Sie dazu eine sehr große Menge über die Haut aufnehmen, was sehr unwahrscheinlich ist. Umso mehr muss aber vor einer inneren Einnahme gewarnt werden, auch wenn dies von Kräuterkundigen fälschlicherweise immer wieder empfohlen wird.

Ob Sie den Beinwell nun phytotherapeutisch, homöopathisch oder pflegend in einer hautschützenden Salbe anwenden, er wird Sie nicht im Stich lassen und dem verletzten Körperteil wohltun.

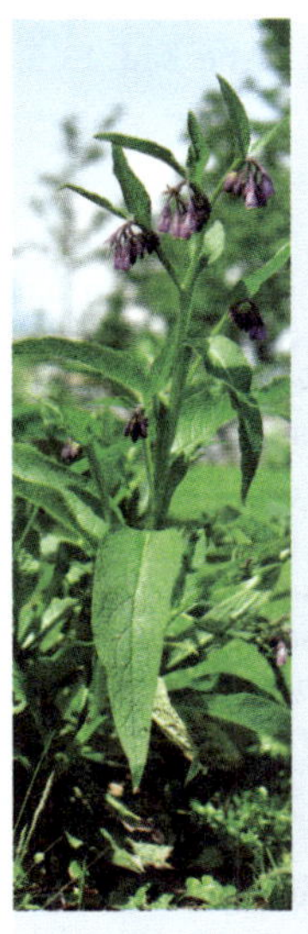

Immortelle-Beinwell-Salbe

Immortelle, Lavendel, Palmarosa; Johanniskraut in Oliven-, Ringelblumen in Mandelöl; Bienenwachs, Sheabutter, Wollwachs; **Beinwelltinktur**

Der leicht krautige und doch balsamische Duft der Beinwellsalbe, die von vielen nur als »meine Wundsalbe« bezeichnet wird, wirkt heilungsunterstützend bei allen in der Tiefe des Gewebes liegenden Defekten. Die Salbe ist ideal, wenn die Haut an der Oberfläche evtl. leicht gerötet ist und der Knochen darunter schmerzt. Bestens bewährt hat sich die Verbindung mit Heilwolle-Auflagen. Heilwolle reguliert die Temperatur, lässt weder Hitze noch Kälte von außen nach innen, aber führt auch nicht zum Hitzestau, denn überschüssige Wärme kann nach außen dringen. Sie schützt angenehm vor Stößen oder anderen unachtsamen Berührungen.

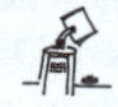

1–2 Mal täglich großzügig auf den betroffenen Knochen oder das Gelenk auftragen. Eine ES-Kompresse mit *Ysop-Immortellen-Öl* tränken und darüberlegen, den verletzten Körperteil gut mit Heilwolle bedecken.

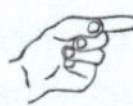

Optimal ist die Kombination mit *Immortelle-Akut-Spray*.

Allgäuer-Öl

Cajeput, Immortelle, Latschenkiefer, Lavendel, Weißtanne; Johanniskraut in Olivenöl; Calophyllum-inophyllum-, Sesamöl; Jojobawachs

Der süßlich-herbe und dennoch intensiv krautige Duft vermittelt zunächst eine leichte Kühle, wirkt aber dennoch sanft erwärmend. Auch seine schmerzstillende Eigenschaft wird als besonders angenehm empfunden. Das Öl wird nicht nur im Allgäu, sondern in vielen anderen Regionen geschätzt und zählt zu den Ölen, die immer griffbereit stehen sollten. Wenn die ersten Akutmaßnahmen vorüber sind, den betroffenen Knochenbereich und die umgebende Muskulatur regelmäßig massieren.

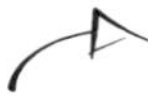

Weitere Aromamischungen und Anwendungen siehe Kap. 13.5, S. 380–382.

Hydrolate

Entwickelt sich Wärme im Bereich der betroffenen Körperstelle, so hat es sich bewährt, diese vor dem Auflegen der Ölkompresse zusätzlich mit Hydrolat zu besprühen. Die sanfte Kühlung führt den Zellen Feuchtigkeit zu und unterstützt den Genesungsvorgang ebenfalls. Zu empfehlen sind:

- Immortellenhydrolat
- Lavendelhydrolat
- Weihrauchhydrolat

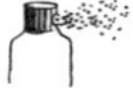

Das gewählte Hydrolat sobald wie möglich nach der Verletzung in kurzen Abständen, ca. alle halbe Stunde, aufsprühen, zumindest aber in Kombination mit einer erneuten Salben- oder Ölkompresse.

13.6.2 Knochenbruch

Damit ein Knochen bricht, müssen sehr hohe Kräfte auf ihn einwirken. Liegt jedoch eine Erkrankung des Knochens vor, etwa Osteoporose, geschehen Knochenbrüche oftmals ohne größere Einwirkungen von außen. Die Verletzungen reichen von kleinen unkomplizierten Brüchen bis hin zu kritischen Zertrümmerungen.

Kleine Handgelenksknochen regenerieren im Allgemeinen innerhalb von sechs Wochen, die großen Röhrenknochen an Ober- und Unterschenkel sind im Normalfall nach etwa 12 Wochen wieder normal belastbar. Leichte Brüche werden in der Regel mithilfe von Schienen und stabilen Verbänden fixiert, um die Bruchstellen in der richtigen Position zu halten und benachbarte Gelenke stillzulegen. Nur wenn der Bruch komplizierter ist oder andere Gewebestrukturen verletzt worden sind, muss operiert werden.

Bei älteren Menschen können Knochenbrüche fatale Folgen haben. Nicht selten reicht schon ein Sturz aus dem Stand, denn mit zunehmendem Alter wird die Knochensubstanz brüchiger, zumal viele Ältere unter Osteoporose leiden. Auch die Heilung dauert länger, weil die Regenerationsfähigkeit ebenfalls mit dem Alter abnimmt. In manchen Fällen führen die Verletzungen direkt in die Pflegebedürftigkeit oder schlimmstenfalls zum Tod.

Ganzheitliche Empfehlungen

Stürzen bei älteren Menschen kann vorgebeugt werden, indem die **Wohnung entsprechend angepasst** wird. Eine erste Maßnahme ist, sämtliche Teppiche und andere **Stolperfallen zu entfernen**. Das Bett sollte außerdem breit genug sein, um ein Herausfallen zu verhindern, oder es wird eine entsprechende Absturzsicherung am Bett angebracht. Das mag auf den ersten Blick aussehen wie ein Gefängnis, aber ist ein wirksamer Schutz zum Wohle aller.

Grundsätzlich sind auch hier die in den beiden vorhergehenden Kapiteln aufgeführten Maßnahmen und **homöopathischen Arzneien** hilfreich, vor allem wenn ein Gips angelegt werden muss und lokale Maßnahmen nicht möglich sind.

Aromapflege

Äußerliche Anwendungen mit geeigneten Aromamischungen unterstützen an der Bruchstelle die Neubildung von Knochengewebe (Kallus), lindern Schmerzen und beschleunigen die Abheilung eines Blutergusses – vorausgesetzt, der betroffene Körperteil ist zugänglich. Bitten Sie um entsprechend abnehmbare Verbände oder Schienen, so kann der verletzte Körperteil mindestens zwei Mal täglich mit Aromamischungen versorgt werden. Ist es möglich, dass der Körperteil im Liegen ruhig gestellt wird und zugänglich ist, so kann gleich nach dem Unfall mit regelmäßigen Auflagen begonnen werden. Haben Sie Mut und behandeln Sie sich so schnell wie möglich selbst bzw. bitten Sie Ihre Familie, Sie entsprechend zu versorgen. Klinisch wird sicher eine gute Erstversorgung des Bruches stattfinden, damit aber ist es meist getan. »Schmieren und Salben hilft allenthalben«, hieß es im Volksmund früher immer, doch ist der alte Spruch ein wenig in Vergessenheit geraten, obwohl er nichts von seiner Berechtigung verloren hat. Selbstbehandlung ist immer erlaubt, wenn hygienisch einwandfreie Substanzen verwendet werden, die zudem aus der Apotheke stammen. Lernen Sie Ihr Leben und Ihre Verletzungen selbst in die Hand zu nehmen, es hilft wirklich.

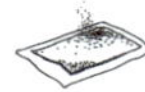

2–3 Mal täglich eine Salben-Ölkompressen-Behandlung durchführen. Es hat sich bewährt, bei geschlossenen Brüchen bzw. nach einer Bruchoperation die genähte Wunde und somit den darunterliegenden Bruch mit einer Kombination von Aromamischungen zu versorgen, oft liegen nämlich neben dem Bruch auch noch Hämatome und Hautläsionen vor. Zunächst tragen Sie *Immortelle-Beinwell-Salbe* vorsichtig auf das betroffene Hautareal auf und legen darüber eine mit *Ysop-Immortellen-Öl* getränkte Kompresse und decken alles mit Heilwolle ab.

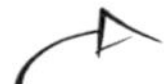

Weitere Anwendungen siehe Kap. 13.5, S. 380–382, und Kap. 13.6.1, S. 384–386

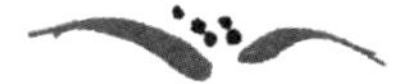

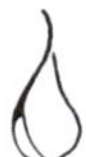

14 Unterstützung der Immunabwehr

Unser Immunsystem ist Motor und Garant für unsere Gesundheit. Zu seinen Organen zählen Thymusdrüse, Milz, Knochenmark, Lymphknoten, der lymphatische Rachenring (Rachen-, Zungen-, Gaumenmandel) und das lymphatische Gewebe im Darm. Bei der Geburt bekommt jeder Mensch den mütterlichen Immunschutz mit auf den Weg. Dieser verliert sich jedoch nach den ersten Monaten, sodass der Körper im Laufe des ersten Lebensjahres ein eigenes Abwehrsystem aufbauen muss, das ihn dann ein Leben lang mal mehr, mal weniger erfolgreich vor Krankheitserregern verschiedenster Art schützt.

Das Immunsystem agiert wie alle Körpersysteme nicht unabhängig, sondern steht in einer kontinuierlichen Wechselbeziehung mit dem Hormon- und Nervensystem. Das Forschungsgebiet, das diese Interaktionen untersucht, ist die Psycho-Neuro-Immunologie (PNI). Sie untersucht u.a., wie die Botenstoffe der verschiedenen Systeme gegenseitig aufeinander einwirken. Eine der wichtigsten Erkenntnisse der PNI ist, dass unsere Psyche unsere Abwehrkräfte beeinflusst und Stress, Emotionen sowie psychische Belastungen das Immunsystem schwächen und so körperliche Krankheiten begünstigen können. Andererseits können angenehme und erfreuliche Ereignisse durch die damit verbundenen positiven Emotionen das Immunsystem stärken. Im Krankheitsfall kann über diesen Weg die Selbstheilung angeregt werden.

Die Immunabwehr nimmt im Laufe des Älterwerdens immer mehr ab, sodass der Mensch im hohen Alter selbst gegen einfache Infektionen manchmal nur noch einen geringen bis keinen Abwehrmechanismus mehr besitzt. Er wird anfällig für Krankheiten und sollte (wieder) lernen, sich davor zu schützen, indem er sich insbesondere von ansteckenden Krankheiten fernhält. Für einen ohnehin geschwächten Körper kann schon ein banaler Erkältungsvirus tödlich enden. So sterben viele Menschen letztendlich nicht an den chronischen Erkrankungen, an denen sie vielleicht schon seit Jahren leiden, sondern an einer Lungenentzündung, gegen die ihre Abwehrkräfte machtlos sind.

Ganzheitliche Empfehlungen und Aromapflege

Wir können die körpereigene Immunabwehr durch verschiedene Maßnahmen aktiv unterstützen und stärken und so Krankheiten vorbeugen (zur Prävention siehe auch Kap. 3, S. 89–112). Dazu gehören neben Bewegung, Kneippschen Anwendungen, gesunder Ernährung, Stressreduzierung und positivem Denken auch die Aromatherapie und -pflege. Wie, wird in den folgenden Abschnitten näher ausgeführt.

14.1 Ganzheitliche Prävention nach Sebastian Kneipp

In der ganzheitlichen Prävention nimmt die Gesundheitslehre von Pfarrer Sebastian Kneipp (1821–1897) einen besonderen Stellenwert ein. Bemerkenswert dabei ist, dass Kneipp eigentlich medizinischer Laie war, seine Lehre heute jedoch als seriös und anerkannt gilt und längst auch wissenschaftlich untermauert wurde.

Nach Kneipp bilden Körper, Seele und Geist eine Einheit, die unter der Einwirkung von Wasser, Licht und Luft sowie Bewegung Anreize erhält, die zur Entschlackung und Gesundung beitragen. Zu Kneipps ganzheitlicher Betrachtung der Gesunderhaltung gehört auch eine gesunde Ernährung und insbesondere eine bewusste Lebensführung (Ordnungslehre), um den Körper mit den ihm zur Verfügung stehenden eigenen Kräften zu stärken und zur Selbstheilung anzuregen. Bei der Kneippschen Lehre handelt es sich also keineswegs um eine reine Wassertherapie, wie manche meinen – gleichwohl diese einen sehr wichtigen Part einnimmt –, sondern um eine ganzheitliche Naturheilkunde, zumal Kneipp auch die Heilkraft von Pflanzen für seine Anwendungen nutzte.

Die Grundlage der Kneippschen Gesundheitslehre bilden demnach fünf Elemente: Wasser, Heilpflanzen, Ernährung, Bewegung und Lebensordnung, wie sie im Folgenden näher beschrieben werden:

Wasser

Ist das Wasser »für den gesunden Menschen ein vorzügliches Mittel, seine Gesundheit und Kraft zu erhalten, so ist es auch in der Krankheit das erste Heilmittel; es ist das natürlichste, einfachste und – wenn recht ange-

wendet – das sicherste Mittel. Das Wasser ist mein bester Freund und wird es bleiben, bis ich sterbe.« (Sebastian Kneipp)

Das Element Wasser als Vermittler natürlicher Lebensreize steigert die Leistungsfähigkeit, regt die Abwehrkräfte an und verbessert das Körperbewusstsein. Wasseranwendungen können sowohl vorbeugend als auch therapeutisch eingesetzt werden, sie wirken harmonisierend auf das Nerven- und Hormonsystem sowie auf die Psyche.

Heilpflanzen

»Mit jedem Schritt und Tritt, welchen wir in der herrlichen Gottesnatur machen, begegnen wir immer wieder neuen Pflanzen, die für uns höchst nützlich und heilbringend sind.« (Sebastian Kneipp)

Mild wirkende Pflanzen oder Pflanzenteile werden als Heilmittel, zur Vorbeugung oder als Pflegemittel zum inneren und äußeren Gebrauch in Form von Tees, Säften, Bade- und Wickelzusätzen, Inhalationen sowie als Auflagen und Salben eingesetzt.

Ernährung

»So lange keine durchgreifende Änderung in unserem Ernährungssystem eintritt, können die argen Schäden, an denen die Menschheit krankt, nicht behoben werden, es wird im Gegenteil noch schlechter werden.« (Sebastian Kneipp)

Eine gesunde Ernährung im Sinne von Kneipp besteht aus einer ausgewogenen und möglichst naturbelassenen, vollwertigen Kost. Sie sollte dem jeweiligen Energiebedarf und der individuellen Verdauungs- und Stoffwechselleistung angepasst sein.

Bewegung

»Die Bewegung erhöht die Lebenslust und hilft dem Menschen durch die Stärkung seines Körpers.« (Sebastian Kneipp)

Körperliche Aktivitäten, sinnvoll und dosiert angewendet, verbessern Kraft, Ausdauer und Beweglichkeit. Sie stärken das Immunsystem, regen Verdauung und Stoffwechsel an und kräftigen das Herz-Kreislauf-System. Regelmäßiger Sport erhöht die Stresstoleranz und stärkt das Selbstwertgefühl. Therapeutische Bewegungsübungen, Massagen und Physiotherapie sind bei Bedarf eine effektive Ergänzung.

Lebensordnung

»Kaum ein Umstand kann schädlicher auf die Gesundheit wirken als die Lebensweise unserer Tage. Es muss ein Ausgleich gefunden werden, um die überanstrengten Nerven zu stärken; ihre Kraft zu erhalten; es muss ein Gleichgewicht hergestellt werden.« (Sebastian Kneipp)

Unter dem Begriff Lebensordnung ist eine ausgewogene, weitgehend natürliche Lebensgestaltung zu verstehen, also eine Balance zwischen Aktivität und Passivität. Das heißt, Bewegung wird durch Ruhe, Erholung und ausreichend Schlaf ausgeglichen, Anstrengung durch Genuss. Sodann bedeutet Lebensordnung auch den Einklang von Körper, Geist und Seele sowie von Individuum und persönlichem Umfeld. Viele Menschen finden Ausgleich und Balance heute z.B. in Yoga-Übungen. Aber auch das ruhige Sitzen in einer entspannten Körperhaltung und mit einem gleichmäßigen Atemfluss mitten in der Natur bedeutet, die innere Mitte zu finden und sich so zu stärken.

Darüber hinaus ist mit Lebensordnung ebenso gemeint, sich seiner Verantwortung für die eigene Gesundheit bewusst zu werden. Gesundes Verhalten kann erlernt werden und heißt nichts anderes als pfleglicher Umgang mit den eigenen Ressourcen. Dieser Lernprozess sollte frühzeitig beginnen, denn der Gesundheitszustand im Alter ist weitgehend das Ergebnis des Verhaltens in jungen Jahren.

14.2 Infektabwehr

Eine Erkältung bzw. ein grippaler Infekt entsteht nicht alleine durch kalte Temperaturen. Dennoch leidet bei Unterkühlung die Immunabwehr, da sämtliche Stoffwechselprozesse im Körper beeinträchtigt werden. Viren und Bakterien, die vor allem über die Schleimhäute der Atemwege in den Körper gelangen, haben dann leichteres Spiel. Ist die Nasenschleimhaut zudem durch Heizungsluft stark ausgetrocknet, bietet sie nur noch geringen Schutz gegen Eindringlinge. Auch die Schleimhäute in den Bronchien können Krankheitskeime nur ungenügend abwehren, wenn ihnen schlechte und schmutzige Luft sowie Zigarettenrauch ohnehin schon zu schaffen machen. Das Gleiche gilt für die Flimmerhärchen in den Bronchien, die wie ein Luftfilter wirken: Sie werden von Staub, Ruß und anderen Schadstoffen in der Luft so in Mitleidenschaft gezogen, dass sie Erreger nicht mehr ausreichend aufhalten können.

Stress und nervliche Belastungen beeinträchtigen die Immunabwehr ebenfalls. Werden die eigenen Energiereserven ausgezehrt, schwächeln auch die Abwehrkräfte. Zur angegriffenen seelischen Konstitution kommt dann meist noch eine Infektion hinzu. Spätestens dann zwingt uns der Körper, einen Gang zurückzuschalten.

Ganzheitliche Empfehlungen

Grundsätzlich sind die **Kneippschen fünf Elemente** (siehe S. 390–392) neben an das Wetter angepasster Kleidung und einer Prise Humor die beste Prävention gegen Erkältungskrankheiten (siehe Kap. 9.2, S. 251–255).

Regelmäßige Kneippsche Waschungen üben einen wohldosierten Kältereiz auf den Körper aus und bewirken so eine Tonisierung der peripheren Gefäße und damit eine verbesserte Durchblutung, die Abwehrkräfte werden gestärkt.

Eine solche Waschung kann an gesunden wie an kranken Tagen bereits beim Säugling durchgeführt werden. Der Kältereiz wird allerdings sehr individuell wahrgenommen: Manche empfinden ihn bereits bei einer Wassertemperatur von 35 °C, andere wiederum, die sich oft schon seit Jahren kalt waschen, erst bei 16 °C.

Regelmäßige **Saunagänge** aktivieren das Immunsystem ebenfalls, die anschließenden kalten Güsse stehen in bester Kneippscher Tradition. Beim Saunieren wird durch das Öffnen der Hautporen und das Schwitzen der gesamte Stoffwechsel aktiviert, es kommt zu einem Entschlackungsprozess. Außerdem befreit das tiefe Durchatmen in der Sauna die Lungen. Die Hitze entspannt und bei der anschließenden Liegepause finden Körper und Geist wohltuende Ruhe.

! Unerlässlich ist die **regelmäßige Desinfektion der Hände,** sowohl bei der Pflege zu Hause wie auch auf der Krankenstation, vor allem, wenn Grippewellen durchs Land rollen.

Aromapflege

Die Aromapflege kann im Sinne einer immunstärkenden Körperpflege wunderbare Dienste leisten. Der sogenannte Wohlfühlfaktor ätherischer Öle oder Ölmischungen hat eine eindrucksvolle und nachhaltige Wirkung auf das Immunsystem. Zudem sorgen Hydrolate auf eine einfache Art und Weise für feuchte Schleimhäute.

Neben den in Kapitel 3 (S. 89–112) beschriebenen Prophylaxen stehen je nach Lebensphase und Krankheitszustand verschiedene Pflegemöglichkeiten zur Verfügung. In gesunden Zeiten stimulieren kurmäßige Hals- und Brusteinreibungen sowie Saunagänge, kalte Güsse nach Kneipp und Waschungen, kombiniert mit Aromamischungen, den Organismus. In Krankheitsphasen ist neben Waschungen und Einreibungen auch eine gezielte Raumbeduftung hilfreich.

Ein eher unbekanntes, aber dennoch wohltuendes Öl in Erkältungszeiten ist, neben dem wissenschaftlich bestens untersuchten Thymian, das exotische **Niaouli**öl. Der zu den Melaleucagewächsen zählende Strauch wächst in Nordaustralien und Südguinea. Dort wird das frische, zart süßliche und sich dann blumig entfaltende Öl destilliert. In Aromamischungen liegt der Vorteil des Öls insbesondere in seiner guten Verträglichkeit und in seinem angenehmen Duft. Es gibt dem herben Thymian, der in Mischungen immer gerne die Nase vorne hat, eine rundere Note. Auch mit anderen Ölen harmoniert Niaouli bestens. Eigentlich verdient es eine größere Aufmerksamkeit in der Ätherisch-Öl-Welt, denn eines seiner Wirkstoffe, das 1,8-Cineol, ist äußerst wirksam, um angesammelten Schleim abzuhusten. Pharmazeuten ist die klinisch getestete Einzelsubstanz gut bekannt, findet sie sich doch in der pflanzlichen Arznei *Gelomyrtol®*. Niaouli ist Bestandteil des *Erkältungsöl befreiend*, das zur Keimminderung sowohl in der Duftlampe wie auch für einen Aufguss in der Sauna eingesetzt werden kann. Vielleicht haben Sie es auch schon in anderen Aromamischungen wie z.B. dem *Thymian-Myrte-Bad* kennengelernt.

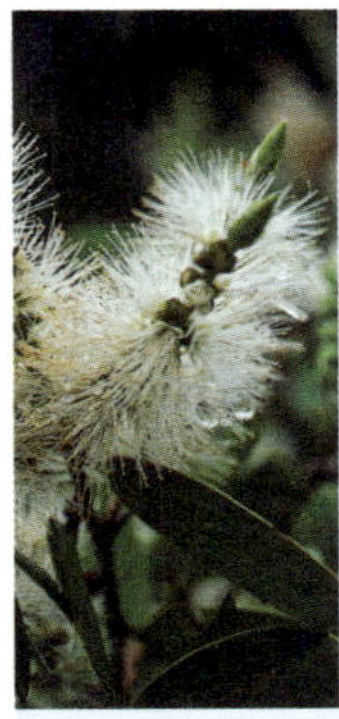

Erkältungsöl befreiend

Alant, Myrte, Niaouli, Salbei, Thymian, Ysop, Zirbelkiefer (Raumspray: Myrten-, Rosenhydrolat; Ethanol)

Ein intensiver, frischer Duft mit einer befreienden, krautigen Note, der die Atmung erleichtert und die Schleimlösung fördert. Die Aromamischung hat sich in der Erkältungszeit (siehe auch Kap. 9, S. 251–267) bei Jugendlichen und Erwachsenen bewährt, nicht zuletzt auch als Zusatz für den Saunaaufguss. Bei Bettlägerigkeit kann die Aromamischung in der Duftlampe ihre Wirkung tun.

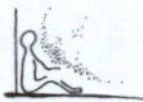

Je nach Saunagröße 5–11 Tr. beim zweiten Saunagang für einen Aufguss in die Wasserkelle geben.

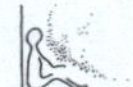

3–5 Tr. mit 1 TL Salz vermischen und beim zweiten Saunagang auf die schwitzende nasse Haut verteilen. Nach der Sauna dann erst recht gut abduschen, damit keine Salzreste zurückbleiben. Dieses »Einsalzen« sollte beim ersten Gang noch nicht stattfinden, da hier meist noch kein ausreichender Schweißprozess in Gang gesetzt wird. Die Salzprozedur kann beim dritten Gang natürlich wiederholt werden.

Herz-Kreislauf-Kranke, Menschen mit akuten Venenentzündungen oder Infekten sowie grundsätzlich schlechtem Allgemeinzustand müssen auf die Sauna verzichten. Bei Unklarheiten sollte zuvor immer ein Arzt zu Rate gezogen werden.

Als Riechfläschchen direkt unter die Nase halten und dabei tief einatmen.

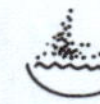

7–10 Tr. in der Duftlampe oder im Vernebler verdampfen.

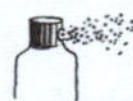

Bei Bedarf 1–3 Sprühstöße in die Umgebung sprühen.

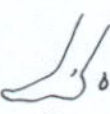

3–5 Tr. für ein erwärmendes, stärkendes Fußbad in Salz, Honig, Sahne oder neutraler Seife vermischen.

14

Reine ätherische Ölmischung nicht unverdünnt auf die Haut auftragen.

Allgäuer Atemöl

Alant, Cajeput, Ravintsara, Zirbelkiefer; Jojobawachs

Diese krautig-frisch riechende Aromamischung eignet sich ganz besonders für atemstimlierende Einreibungen. Der Duft regt das tiefe Durchatmen an und aktiviert das Immunsystem.

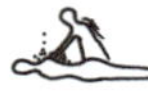

1–2 TL für eine Rückeneinreibung vor dem Zubettgehen, die bei Bedarf während der Nacht wiederholt werden kann, wenn Atemnot Sie nicht schlafen lässt.

2 TL in 2 EL Honig oder Sahne vermischen für ein stärkendes Aromabad.

Nach einem Ölbad kann der Körper leicht ölig sein – es besteht Rutschgefahr.

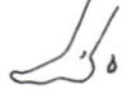

7–10 Tr. für eine Fußmassage am Abend vor dem Zubettgehen. Auf diese Weise wird das gesamte Immunsystem über die Fußreflexzonen angeregt, vor allem, wenn im Anschluss noch eine Einreibung mit *Thymian-Benzoe-* oder *Thymian-Angelika-Öl* stattfindet.

Handspray

Angelikawurzel, Cajeput, Zitrone; Rosenhydrolat; Ethanol

Das zitronig-frische alkoholische Handspray dient der Reinigung der Hände und hat nebenbei eine angenehm keimtötende Wirkung. Sprühen Sie sich die Hände regelmäßig ein, wenn Grippeviren Sie bedrohen oder Sie schwer krank im Krankenhaus liegen. So steigt die Wahrscheinlichkeit, multiresistenten Keimen den Garaus zu machen (siehe Kap. 14.4, S. 402–406). Auch Besucher müssen um eine regelmäßige Handdesinfektion gebeten werden.

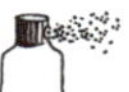

1–2 Sprühstöße für beide Hände genügen. Die Häufigkeit der Anwendung richtet sich nach dem Bedarf.

Mundpflegespray

Manuka, Niaouli, Ravintsara; Rosenhydrolat; Aloe-Vera in Rapsöl

Das zart krautig duftende, wässrige, nur leicht ölige Mundwasser ist ideal zur Befeuchtung und Pflege trockener Schleimhäute in Mund und Rachen. Es wirkt bakterieller Besiedlung entgegen, schützt vor Infektionen, unterstützt die Schleimhautregeneration und stabilisiert die Mundflora.

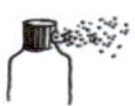

Je nach Zustand der Mundhöhle werden die Mundschleimhäute mehrmals täglich eingesprüht oder mit einem getränkten Watteträger gepinselt.

Saunaöl

Eisenkraut Anden, Grapefruit, Salbei, Wacholderbeere, Zirbelkiefer

Ein intensiv krautig-würziger, leicht holziger Duft, der zum Durchatmen anregt, entschlackt und belebt. In der Sauna hilft der Duft der ätherischen Öle, gut durchzuatmen, so können Sie das zunehmende Hitzeempfinden gut aushalten, die Wärme dringt dann besser in Ihren Körper und entspannt die gesamte Muskulatur. Nach der Sauna ist ein kalter Guss ebenso notwendig wie die anschließende Ruhephase im Liegen. Nach dem letzten Saunagang gönnen Sie sich dann zum Abschluss noch eine Einreibung mit einem der vorher genannten Massageöle.

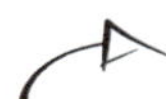

Anwendungen siehe *Erkältungsöl befreiend.*

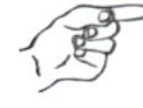

Eine Raumbeduftung hilft, die Keime zu reduzieren und unterstützt so die Abwehrkräfte (siehe Kap. 2.3, S. 87 f.)

14

Starke Sieben

Angelika, Combava, Douglasfichte, Limette, Muskatellersalbei, Neroli, Vetiver; Jojobawachs

Die sieben bewährtesten ätherischen Öle sind in dieser Aromamischung vereint und bringen hoffentlich das Abwehrsystem auf Trab. Ob als Raumduft oder im Riechstift oder auch als Badezusatz, wichtig ist eine mehrmals tägliche Anwendung.

Bewohnern und Pflegebedürftigen, die sich selbst versorgen können, kann die Mischung als Riechfläschchen oder Riechstift oder Duftfleckerl (siehe S. 36) zur Verfügung gestellt werden, damit sie immer wieder (alle 2–3 Stunden) intensiv daran riechen. Betreuungspersonen tragen es am besten in der Kitteltasche und benutzen es auch häufig.

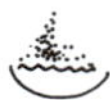

Je nach Raumgröße und Befindlichkeit 5–7 Tr. in der Duftlampe oder im Zerstäuber verdampfen, der mittels Intervall-Zeitschaltuhr ca. alle 2 Stunden aktiviert wird.

Thymian-Angelika-Öl

Angelikawurzel, Cajeput, Muskatellersalbei, Thymian, Zirbelkiefer; Ringelblumen in Mandelöl; Sesamöl; Jojobawachs

Die Aromamischung mit dem würzigen, intensiven Duft hat sich längst zur Immunstärkung bewährt, wenn Erkältungszeiten anstehen. Sie beruhigt die Bronchien und erleichtert die Atmung.

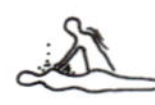

Bei den ersten Anzeichen eines grippalen Infektes empfiehlt es sich, zur Stärkung des Immunsystems Hals, Brust und Rücken regelmäßig einzumassieren. Sollten Sie häufig an Erkältungen erkranken, ist es ratsam, das Öl kurmäßig über einen längeren Zeitraum von etwa 2–3 Monaten anzuwenden.

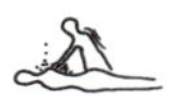

Morgens und abends die nasse Haut vom Hals- und Brustbereich aus bis über die Schultern zum Oberarm einölen.

Thymian-Benzoe-Öl

Benzoe Siam, Lavendel, Ho-Sho, Lavendelsalbei, Melisse, Ravintsara, Rosenholz, Salbei, Thymian; Jojobawachs

Das balsamisch-warm duftende Naturparfüm mit den ätherischen Ölen des *Erkältungsöl wärmend* eignet sich gut für unterwegs, um zwischendurch schnell mal besser atmen zu können. Die ätherischen Öle aktivieren das Immunsystem und schützen vor Erregern.

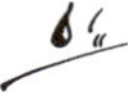

1–2 Tr. des Naturparfüms mehrmals täglich punktuell auf die Schläfe oder das Brustbein auftragen als Schutz vor Erkältungen.

 5–10 Tr. für eine Fußmassage.

Thymian-Myrte-Bad

Myrte, Salbei, Thymian, Ysop, Zirbelkiefer; Jojobawachs; Meersalz

Dieses intensiv krautig riechende Bad auf der Basis von Meersalz befreit den Atem und beruhigt die Bronchien. Als Fußbad angewendet, kann es auf den ganzen Körper Einfluss nehmen. Es erwärmt und stärkt das Abwehrsystem.

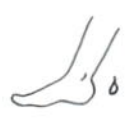 1–2 TL auf 1 Liter temperiertes Wasser für ein Fußbad. Nach dem Bad mit klarem Wasser abduschen, um Salzreste auf der Haut zu vermeiden.

 Bei Erkältungsneigung und Kältegefühl 1 TL auf 1 Liter temperiertes Wasser geben für eine anregende Waschung, die in kreisförmigen Bewegungen zum Herzen hin ausgeführt wird.

14.3 Fieber

Fieber tritt im Zuge zahlloser Infektionskrankheiten auf. Es ist ein Signal, dass das Immunsystem gerade verstärkt damit beschäftigt ist, Krankheitserreger abzuwehren.

Bei einer Erkältung kommt es meist nur zu einer leicht erhöhten Temperatur (bis 38 °C), während das Thermometer bei Grippe meist höher klettert. Ab 39 °C bis 40 °C sprechen wir von hohem Fieber.

Durch die Erhöhung der Körpertemperatur werden die Abwehrmechanismen intensiviert, Fieber ist also eine durchaus sinnvolle Einrichtung – eine Tatsache, die Paracelsus bereits im 16. Jahrhundert erkannt hatte.

Dennoch gibt es Situationen, in denen es besser ist, Fieber zu senken, etwa wenn hohe Temperaturen dem Betroffenen sehr zusetzen und dieser bereits von anderen Krankheiten stark geschwächt ist. Bei der Fiebersenkung muss unbedingt beachtet werden, dass die Extremitäten gut warm sind. Nur dann können kühlende Wickel zum Wärmeentzug angelegt werden. Die Wassertemperatur sollte je nach Konstitution und Reizverträglichkeit 1–5 °C unter der Fiebertemperatur liegen. Alle Waschungen müssen immer mit Strichen vom Körper weg ausgeführt werden!

Ganzheitliche Empfehlungen

Der pflegerische Umgang mit Fieber begleitet den Temperaturanstieg ebenso unterstützend wie die Fiebersenkung und ist abhängig von der Belastbarkeit und Grunderkrankung des Betroffenen. Ganz zu Beginn des Fieberanstiegs, wenn der Körper noch richtig fröstelt, kann ein **heißes Vollbad** (je nach Kräfte- und Kreislaufzustand) Linderung verschaffen.

Schweißtreibende Tees mit Holunder und Lindenblüten sowie Alant, Kornblume, Salbeiblättern, Zitronenschalen und Zitronen-Verbene unterstützen den Fieberverlauf positiv. Auch wenn kein Fieber entwickelt wird, so kann der Tee helfen, dass der Erkrankte ins Schwitzen kommt, und jede Form von Ausscheidung unterstützt wiederum das Immunsystem.

Eine ebenso hilfreiche Methode, das Selbstheilungssystem zu aktivieren, ist die **Klassische Homöopathie,** die auch bei Fieber gute Erfolge verzeichnen kann.

Aromapflege

Für pflegerische Anwendungen bei Fieber hat sich die Aromamischung *Thymian-Myrte-Bad* bewährt, die auch als *Dusch & Shampoo* in flüssiger Form zur Verfügung steht. Sie enthält, wie auch eine Reihe anderer Mischungen, das gut hautverträgliche **Ysop**öl. Wie bereits in Kapitel 1.2.4 (S. 28) beschrieben, wird in den *Stadelmann®-Aromamischungen* nur das Öl des kriechenden Ysop *(Ysop decumbens)* verwendet. Es riecht würzig, leicht süßlich und kräftig und stammt meist aus Italien, Ungarn, Russland oder Bulgarien. Das Öl besitzt einen hohen Anteil an 1,8-Cineol, das einen hustenreizstillenden und beruhigenden Einfluss auf die Bronchien hat, sodass ein verbessertes Durchatmen bei fieberhaften Infekten möglich wird, außerdem kann das Fieber mit der antibakteriellen Wirkung dieses Inhaltsstoffs positiv unterstützt werden. *Ysop-decumbens*-Öl zählt zu den Raritäten auf dem Ätherisch-Öl-Markt. Beim Einkauf muss unbedingt darauf geachtet werden, es nicht mit dem Öl des *Ysop officinalis* zu verwechseln, mit dem es öfter auch gefälscht wird. Letzteres enthält einen hohen Kampferanteil, der hier nicht erwünscht ist, da er bei Kindern und alten Menschen zu Atemdepressionen führen kann. Abermals zeigt sich also, wie wichtig eine gute Qualitätssicherung ist, um Fälschungen oder Verwechslungen zu vermeiden.

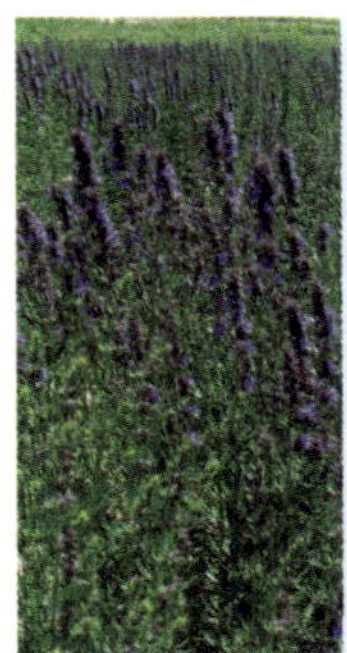

Thymian-Myrte-Bad

Myrte, Salbei, Thymian, **Ysop,** Zirbelkiefer; Jojobawachs; Meersalz (in flüssiger Form: neutrale Grundlage)

Dieses intensiv krautig riechende Bad auf der Basis von Meersalz befreit den Atem und beruhigt die Bronchien. Als Fußbad angewendet, nimmt es Einfluss auf den ganzen Körper und erwärmt und stärkt das Abwehrsystem. Die Aromamischung kann bei Fieberanstieg auch für warme Pulswickel eingesetzt werden, um mit deren erwärmender Wirkung einen entlastenden Schwitzprozess in Gang zu setzen.

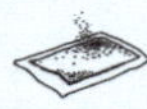

1 TL in 100 ml temperiertem Wasser (1–5 °C über der Körpertemperatur) auflösen. Ein Wickelinnentuch darin tränken, auswringen und als Pulswickel um die Handgelenke wickeln, mit einem Außentuch abschließen. Nach 10 min abnehmen und wiederholen.

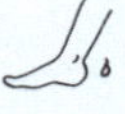

Für ein Fußbad 1 TL auf 1 Liter temperiertes Wasser geben. Nach dem Bad mit klarem Wasser abduschen, entweder um Salzreste oder Reste der flüssigen Seife auf der Haut zu vermeiden. Wohltuender Abschluss der Anwendung bietet eine Einreibung mit *Thymian-Benzoe-* oder *Thymian-Angelika-Öl.*

14

Lavendel-Zitrone-Bad

Lavendel, Ravintsara, Zitrone (Badesalz: Jojobawachs; Meersalz. Ölbad: Sesamöl)

Die zitronig-lavendelige Duftnote wird ergänzt von der frischen, leicht eukalyptusartigen Note des Ravintsara und gerne für Waschungen oder Teilbäder eingesetzt.

Für eine fiebersenkende Waschung wird 1 TL des Salzbades oder des Ölbades ins Waschwasser gegeben. Die Streichungen gehen hier immer körperabwärts Richtung Hände und Füße.

Lavendel-Zitrone-Öl

Lavendel, Ravintsara, Zitrone; Jojobawachs

Der frisch-lavendelige Duft erfrischt und beruhigt zugleich. Er eignet sich sowohl als Naturparfüm, das punktuell auf die Haut aufgetragen wird, wie auch für eine hautpflegende Einreibungen bei Fiebernden.

Für eine Waschung werden 7–9 Tr. mit neutraler Seife vermischt und ins Waschwasser gegeben.

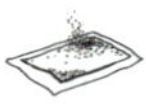

Für einen Pulswickel werden 3–5 Tr. auf jeweils beide Handgelenke leicht eingerieben und dann ein feuchtwarmer Wickel aufgelegt.

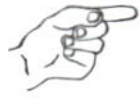

Ein feuchtwarmer **Zitronen-Pulswickel** lindert beim Fieberanstieg und tut gut: Hierzu den Saft einer Zitrone mit doppelt so viel heißem Wasser verdünnen. Weiter wie oben.

Nicht bei intensiver Sonneneinstrahlung anwenden, da die Mischung Zitrusöl enthält.

Waschzusatz Pfefferminz-Niaouli

Niaouli, Pfefferminze; Jojobawachs, Sesamöl; neutrale Grundlage

Der bewährte Waschzusatz, der ohne großen Aufwand immer einsatzbereit ist, wenn eine kühlende Erfrischung erwünscht ist. Auch für kühlende Wickel geeignet. Das Pflegepersonal empfindet eine Hand- oder Fußwäsche oder eine Erfrischung der Unterschenkel mit dem Zusatz als eine willkommene Erfrischung im anstrengenden Dienst.

1 TL in eine Waschschüssel mit lauwarmem Wasser mischen.

14.4 Multiresistente Keime

Bakterien gelten gemeinhin als Krankheitskeime. Dennoch sind längst nicht alle gesundheitsgefährdend. Im Gegenteil, unsere Haut und unser Darm beispielsweise sind dicht besiedelt von Bakterien, die an diesen Stellen wichtige Schutzfunktionen übernehmen. Wird unser Organismus jedoch von krankheitserregenden Bakterien angegriffen, so setzen körpereigene Abwehrmechanismen ein, um die Eindringlinge zu bekämpfen.

Dies passiert z.B., wenn Erreger über Wunden in den Körper gelangen. Das Eindringen der Keime und die Reaktion des Immunsystems darauf werden dann als Infektion (lat. inficere: hineintun; vergiften) bezeichnet. Wie heftig diese Infektion und die daraus resultierenden Krankheitssymptome ausfallen, hängt von der Art des Erregers und der Abwehrstärke des Immunsystems ab. In der Regel wird eine bakterielle Infektion mit Antibiotika behandelt. Diese sind jedoch weitgehend machtlos, wenn es sich bei den Eindringlingen um multiresistente Keime handelt.

Von solchen resistenten Erregern ist die Rede, wenn Krankheitskeime auf die Behandlung mit Medikamenten nicht mehr reagieren, weil sie eine Widerstandsfähigkeit dagegen entwickelt haben. Sprechen Bakterien bei der Infektionsbehandlung auf kaum ein Antibiotika mehr an, werden sie als *multi*resistent (lat. multi: vielfach) bezeichnet und diese Tatsache macht sie so gefährlich.

Ursache für diese Multiresistenzen ist zum einen der häufige Einsatz von Antibiotika beim Mensch sowie in der landwirtschaftlichen Tierhaltung, zum anderen Anwendungsfehler bei den Patienten (v.a. zu kurze Einnahmedauer).

Zu den bekanntesten multiresistenten Keimen gehört der Methicillin-resistente Erreger Staphylococcus aureus (MRSA), nicht zuletzt deshalb, weil er bevorzugt in Krankenhäusern auftritt, wo er bei immungeschwächten Menschen zu schwersten Folgeerkrankungen führen kann. Aber auch Klebsiellen, Pseudomonaden, Enterokokken und bestimmte Clostridien können lebensbedrohliche Infektionen verursachen.

Gefürchtet sind diese sogenannten Krankenhauskeime vor allem bei der Wundversorgung. Der **Biofilm,** im Volksmund Schleimschicht genannt, ist zunächst ein natürlicher Mechanismus der Wundheilung. Kommt es darin zu einer Besiedelung mit kritischen Keimen und liegt zudem noch ein geschwächtes Immunsystem vor, so wandelt sich der Wundbelag in einen pathogenen (krankmachenden) Biofilm, d.h. an der meist feuchten Wundoberfläche bildet sich eine Bakterienpopulation, die Wundheilung stagniert und eine klinische Infektion entwickelt sich. Gegen eine solche Massenansammlung von krankmachenden Bakterien hat das menschliche Immunsystem fast keine Chance, zudem ist hier die Antibiotikaresistenz meist um das Tausendfache erhöht.

Ganzheitliche Empfehlungen

Um eine Infektion mit multiresistenten Keimen zu vermeiden, ist **peinlichste Sauberkeit** oberstes Gebot! Auch wenn es sich unangenehm anfühlen mag, so ist das Pflegepersonal angehalten, jeden Patienten mit **Gummihandschuhen** anzufassen und auf eine möglichst häufige **Handdesinfektion** zu achten, denn zu schnell werden Keime von einem Patienten zum anderen übertragen. Je häufiger desinfiziert wird und je mehr Handschuhe verwendet werden, desto sicherer können Sie sich fühlen. Auch die Besucher sollten auf eine korrekte Handdesinfektion achten.

Aromapflege

Wissenschaftliche Untersuchungen unterstützen die Verwendung von ausgewählten ätherischen Ölen bei der Therapie von Infektionen, die auf Antibiotika-resistente Bakterienstämme zurückgehen (siehe Literaturverzeichnis [33]). Getestet wurden z.B. Nelkenknospen-, Zimtrinden-, Teebaum-, Pfefferminz-, Rosmarin- und Thymianöl. Auch zeigt sich, dass durch die Behandlung mit hoch dosierten ätherischen Ölen (5–15 %) die Erreger wieder auf Antibiotika ansprechen bzw. dass ätherische Öle, in diesem Fall Pfefferminz-, Eukalyptus- und Teebaumöl, die Resistenz von Bakterien gegen Antibiotika vermindern. Als weitere MRSA-wirksame ätherische Öle werden genannt: Myrte Ct. Cineol, Lavendel, Wacholder und **Zitrone.**

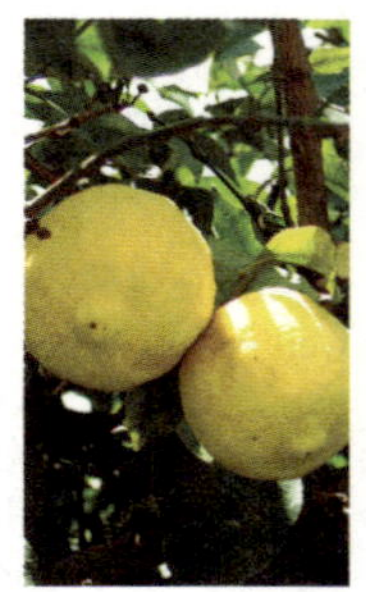

Empfindlichkeiten von Bakterien gegenüber ätherischen Ölen konnten in vitro bereits in niedrigen Konzentrationen nachgewiesen werden (siehe Literaturverzichnis [23]). Darüber hinaus belegen Studien, dass Teebaumöl bereits nach 15 Minuten Einwirkzeit die Strukturen eines Biofilms (S. 403) auflöst und zerstört, sodass 99 % der vorhandenen Bakterien abgetötet werden (siehe Literaturverzeichnis [17]). Dies alles zusammen genommen bedeutet, dass eine zusätzliche Verwendung von ätherischen Ölen während einer Antibiotikatherapie überaus sinnvoll ist (mehr dazu in »Aromatherapie in Wissenschaft und Praxis«, Literaturverzeichnis [36]).

Da die Sensibilität von Bakterien gegenüber den Einzelwirkstoffgruppen der ätherischen Öle unterschiedlich ist, ist es immer sinnvoll, mit Ätherisch-Öl-Mischungen zu arbeiten, um deren Synergieeffekte zu nutzen. Die ätherischen Öle können dabei vielfältig zum Einsatz kommen: zur Raumbeduftung, als Nasenöl oder Inhalation, als Einreibung, bei Hautwaschungen oder zur Wundreinigung. Zur Prävention empfiehlt sich insbesondere eine gut kontrollierte Raumbeduftung (siehe Kap. 2.3, S. 87 f.).

Um ausgewählte ätherische Öle bei Infektionen mit multiresistenten Keimen erfolgreich therapeutisch einsetzen zu können, kann der betreuende Mediziner ein Rezepturarzneimittel verordnen, das in einer entsprechend sachkundigen Apotheke hergestellt wird.

Dazu bieten sich folgende Rezepturen an:

Rezepturen bei MRSA-Infektion der Atemwege

(siehe Literaturverzeichnis [35])

Ölmischung zur Einreibung

10 Tr. *Lavandula angustifolia* (Lavendel)
5 Tr. *Melaleuca alternifolia* (Teebaum)
5 Tr. *Santalum album* (Sandelholz)
10 Tr. *Thymus vulgaris* Ct. Thymol (Thymian Ct. Thymol)
ad 100 ml *Oleum Hypericum* (Johanniskrautöl)

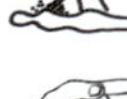

1–2 Mal täglich Brust und/oder Rücken einreiben.

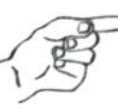

Anstelle von Johanniskrautöl 70 ml Ringelblumen in Mandelöl und 30 ml Nachtkerzensamenöl verwenden.

Ölmischung zur Inhalation

7 Tr. *Citrus limon* (Zitrone)
5 Tr. *Eukalyptus globulus* (Eukalyptus globulus)
3 Tr. *Juniperus communis* (Wacholderbeere)
7 Tr. *Lavandula angustifolia* (Lavendel)
3 Tr. *Melaleuca alternifolia* (Teebaum)
3 Tr. *Mentha × piperita* (Pfefferminze)
5 Tr. *Myrtus communis* (Myrte türkisch)
3 Tr. *Thymus vulgaris* Ct. Thymol (Thymian Ct. Thymol)

4 Tr. der Grundmischung mit 1 TL Meersalz vermischen und in heißes Wasser geben. 1–3 Mal täglich inhalieren.

Rezeptur bei MRSA-Infektion der Nasenschleimhaut
(siehe Literaturverzeichnis [35])

2 Tr. *Lavandula angustifolia* (Lavendel)
1 Tr. *Mentha × piperita* (Pfefferminze) oder *Citrus limon* (Zitrone)
3 Tr. *Thymus vulgaris* Ct. Thymol (Thymian Ct. Thymol)
ad 30 ml *Oleum Sesamum indicum* (Sesamöl)

2 Mal täglich 2–3 Tr. des Öls auf einen Watteträger geben und die Nasenschleimhaut vorsichtig behandeln.

Rezepturen bei MRSA auf der Haut (nach Ingeborg Stadelmann)

Es empfiehlt sich, auch die täglichen Waschungen mit ätherischen Ölen durchzuführen bzw. bei der Körperpflege entsprechende Aromamischungen einzusetzen. Hilfreich sind Waschungen mit Meersalz, aber auch Pflanzenölseifen eignen sich hervorragend. Im Anschluss sollte die Haut mit einem Hydrolat gepflegt werden und/oder mit einer der im Folgenden beschriebenen Ölrezepturen eingerieben werden, um ihre Abwehrkraft zu stärken.

Ölmischung zur Waschung

5 Tr. *Lavandula officinalis* (Lavendel)
5 Tr. *Myrtus communis* (Myrte)
7 Tr. *Melaleuca alternifolia* (Teebaum)
5 Tr. *Thymus vulgaris* Ct. Thymol (Thymian Ct. Thymol)
9 Tr. *Citrus limon* (Zitrone)

2 Mal täglich 3–4 Tr. dieser Grundmischung mit 1 TL Salz mischen, ins Waschwasser geben und den Körper damit waschen. Bei mobilen Patienten 6–9 Tr. in 1 EL neutrales Duschgel geben, den Körper damit einseifen und dann abduschen.

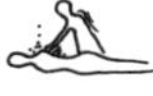

Die ätherische Ölrezeptur wird in 2-facher Menge in 20 ml Johanniskrautöl und 30 ml Sonnenblumenöl gemischt. Diese Aromamischung zur täglichen Hautpflege benutzen.

Rezepturen bei MRSA und Wundbehandlung
(nach Ingeborg Stadelmann)

Ölmischung zur Wundreinigung

Zur Wundreinigung kann eine Ringerlösung verwendet werden, in die ätherische Öle eingemischt werden:

7 Tr. *Lavandula angustifolia* (Lavendel)

5 Tr. *Melaleuca alternifolia* (Teebaum)

5 Tr. *Thymus vulgaris* Ct. Thujanol (Thymian Ct. Thujanol)

2 Tr. *Szygium aromaticum* (Nelkenknospe)

2 Tr. *Cinnamomum zeylanicum* (Zimtrinde)

ad 250 ml Ringerlösung

Mit dieser Lösung können großflächige Wunden ausgespült werden, bei kleinflächigen Wunden reicht die Lösung für häufigere Anwendungen. Die benötigte Menge mit einer Einmalspritze, z.B. 10 ml, aufziehen und dann die Wunde damit spülen.

Ölmischung zur Wundbehandlung

Zur **lokalen öligen Wundbehandlung** dient die antimikrobielle und wundheilungsfördernde Wundauflage mit:

15 Tr. *Helichrysum italicum* (Immortelle)

25 Tr. *Lavandula officinalis* (Lavendel)

25 Tr. *Melaleuca alternifolia* (Teebaum)

13 Tr. *Thymus vulgaris* Ct. Thymol (Thymian Ct. Thymol)

5 Tr. *Szygium aromaticum* (Nelkenknospe)

ad *Oleum Hypericum* (Johanniskrautöl), *Oleum Calendulae officinalis ex Prunis dulcis* (Ringelblumen in Mandelöl), 20 ml *Oleum Calophyllum inophyllum* (Tamanuöl)

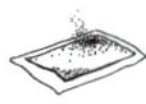

Je nach Wundgröße wird eine sterile ES-Kompresse mit der benötigten Menge Öl getränkt und aufgelegt.

Rezeptur bei MRSA im Magen-Darm-Trakt
(nach Dr. Wolfgang Steflitsch)

Hierzu laufen derzeit noch klinische Studien, um Erfahrungswerte zu bestätigen (siehe Literaturverzeichnis [41]).

Für den oberen Gastroindestinaltrakt (oberer Magen-Darm-Bereich):

3 Tr. *Thymus vulgaris* Ct. Thymol (Thymian Ct. Thymol)

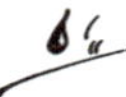

Auf 1 TL Honig oder Würfelzucker einnehmen, am besten auf der Zunge zergehen lassen. Präventiv 1 Mal täglich. Therapeutisch 2–3 Mal täglich. Nach zwei Wochen entweder pausieren oder das ätherische Öl wechseln. Wissenschaftlich untersucht wurden: Thymian Ct. Thujanol, Eukalyptus globulus (Eukalyptus), Lavandula stoechas (Schopflavendel).

Rezeptur bei MRSA im Dünn- oder Dickdarm
(nach Dr. Wolfgang Steflitsch)

3 Tr. *Thymus vulgaris* Ct. Thymol (Thymian Ct. Thymol)

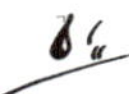

In 1 ml Solubol und 4 ml Wasser auflösen und 2–3 Mal täglich einnehmen.

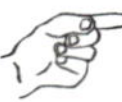

Die Apotheke stellt auf ein ärztliches Rezept magenresistente Kapseln her. 2 Mal täglich 1 Kapsel einnehmen.

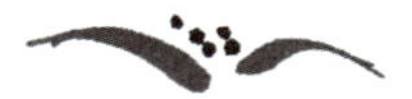

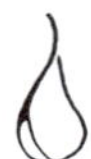

15 Seelische Beschwerden und psychische Veränderungen

»Angst essen Seele auf«, dieses geflügelte Wort, das auf einen Filmtitel zurückgeht, haben Sie sicher auch schon einmal gehört. Angst hat viele Gesichter, vor allem bei Kranken und Pflegebedürftigen: Angst, nicht mehr in die eigenen vier Wände zurückkehren zu können, Angst, dass das nächste Aufstehen zu anstrengend wird, Angst vor dem Ergebnis eines Laborbefundes, Angst vor Schmerzen, Angst vor dem Ersticken, Angst vor dem Sterben (viel mehr noch als Angst vor dem Tod). Ängste können dazu beitragen, dass vorhandene Beschwerden und Schmerzen sich ins Unerträgliche steigern, dass der Mensch sich in seinem Verhalten und seinen Emotionen verändert. Damit Ängste diese Lebensphase nicht dominieren, ist es umso wichtiger, sich um das Seelenleben der Betroffenen zu kümmern und ihnen mit viel Verständnis zu begegnen. Sie sollten jederzeit die Möglichkeit haben, über ihre Ängste zu sprechen, wenn sie es möchten. Wenn nicht, dann ist es wichtig, einfach da zu sein und zu signalisieren: Ich steh dir bei, so gut ich kann.

Ganzheitliche Empfehlungen

Ein Faktor, der bei psychischen Beschwerden unterschätzt und leicht übersehen wird, ist die **Wohnumgebung** von Kranken und Pflegebedürftigen. Eine entsprechende Wohnraumgestaltung kann nämlich wesentlich dazu beitragen, dass sich die Menschen in ihrer Umgebung wohlfühlen und sich dann auch das Gemüt wieder aufhellt.

Erfreulicherweise wenden immer mehr Architekten bei der Gestaltung von Krankenzimmern, Altenheimen und Hospizeinrichtungen die Erkenntnisse der Farbpsychologie und des Feng-Shui an. Im Mittelpunkt dieser chinesischen Lehre steht die Harmonisierung des Menschen durch eine entsprechende Gestaltung der Wohn- und Lebensräume. Wichtig ist, dass die Lebensenergie (Qi) in der Wohnumgebung frei fließen kann. Das gelingt, wenn alles im Gleichgewicht ist und Ausgewogenheit herrscht, alles mit Achtsamkeit wahrgenommen wird.

Schon im einfachen täglichen Leben können Kleinigkeiten dieser Harmonielehre genutzt werden. So lohnt es sich, einmal bewusst darauf zu achten, welche Farben und Formen den ganzen Tag auf die anvertrauten

Personen einwirken. Ein weiteres Problem: Werden Menschen in Einrichtungen, in denen sie nun längere Zeit verbringen werden, in einem Zweibettzimmer untergebracht, sollten beide vom Typ her einigermaßen zusammenpassen, sonst sind Konflikte vorprogrammiert. Diese können einen so starken negativen Einfluss ausüben, dass die Ängste wachsen, der Schmerz zunimmt, das Leiden sich verstärkt und die Psyche immer mehr belastetet wird – ein Teufelskreis, aus dem es scheinbar kein Entrinnen mehr gibt, vor allem, wenn er dann nur noch mittels Beruhigungsmittel in den Griff zu bekommen ist, die aber das Organsystem zusätzlich belasten.

Im Gegensatz dazu ist eine angenehme Wohnatmosphäre in Pflegeeinrichtungen ungemein beruhigend, auch für die Familie, die hier einen lieb gewordenen Menschen pflegt oder pflegen lässt und vielleicht auf dessen letzten Weg begleitet.

Gute Unterstützung bei Angstattacken bieten die **homöopathischen Arzneien** Aconitum oder Arsenicum album. Auch die »Notfall-Tropfen« der Bachblüten kommen gerne zum Einsatz.

Aromapflege

Im Folgenden werden die häufigsten Beschwerden seelischer Natur betrachtet und mögliche Hilfestellungen aus der Aromapflege vorgestellt. Diese können wie immer begleitend zu anderen Maßnahmen eingesetzt werden.

Im hohen Alter und in den letzten Lebensphasen genügen meist schon geringe Duftreize, um eine Reaktion hervorzurufen. Auch wenn das Riechvermögen im Alter generell nachlässt, so beobachten aufmerksame Pflegepersonen, dass viele alte Menschen sehr wohl eine empfindliche Nase haben. Woran das liegt, hat die Forschung noch nicht geklärt.

15.1 Angst, Panikattacken

Lebenskrisen und schwere Krankheiten lösen verständlicherweise oft Ängste aus, die kurzfristig überhandnehmen und den Betroffenen lähmen können. Halten sie länger an, können Ängste dauerhaft belasten, den Alltag beherrschen, handlungsunfähig machen und blockieren. Betroffene können regelrechte Angstanfälle, sogenannte Panikattacken erleiden. Diese wiederum lösen teilweise sehr heftige körperliche Symptome aus: Betroffene fangen an zu zittern, verspüren Schmerz und Druck in der Brust, haben starkes Herzklopfen, Atemnot und Schwindelgefühle (siehe auch Herzangst, Kap. 10.3.1, S. 284–287). Solche Panikattacken dauern oft nur wenige

Minuten, können aber auch Stunden anhalten. Andere Ängste wiederum kommen nicht überfallartig, sondern manifestieren sich erst mit der Zeit. Am Anfang steht oft nur ein undefinierbares, mulmiges Gefühl, während die innere Anspannung und Unruhe immer mehr zunehmen. Auch Stress und starke seelische Belastungen können anhaltende Angstgefühle oder Panikattacken nach sich ziehen.

Ganzheitliche Empfehlungen

Wichtig ist, die Person und ihre Ängste ernst zu nehmen. Mit **Hilfestellungen vielfältiger Art** kann so manches Angstsyndrom gemildert oder abgebaut werden, sei es durch eine Halte- und/oder Rufvorrichtung am Bett, bei mobilen Menschen auch durch gemeinsames Gehen, miteinander alltägliche Dinge tun oder einfach nur dasein und zuhören.

Andererseits sollten auch die Angehörigen darüber aufgeklärt werden, dass sie ihre Ängste aussprechen dürfen, denn die kranke Person spürt die Hilflosigkeit, die dadurch noch gesteigert wird. Mitunter kann es helfen, einen **(Klinik-)Psychologen** einzuschalten, der zwischen Familie, Patient und Fachpersonal vermittelt. Wichtig ist auf jeden Fall, das Sicherheitsgefühl zu stärken und Unterstützung anzubieten.

Aromapflege

Aromamischungen können in Lebenssituationen, die von Angst, Furcht und Verzweiflung geprägt sind, Schutz, Klarheit und Halt geben. Sind die Duftvorlieben einer betroffenen Person bekannt, so können auf diesem Weg positive Erinnerung abgerufen werden, die wiederum für Entspannung und Beruhigung sorgen. Aber Achtung: auch das Gegenteil ist möglich, dann nämlich, wenn nicht bekannt ist, welche Gerüche jemand mag und aufs Geratewohl ein Duft eingesetzt wird, der dann plötzlich negative Erinnerungen weckt. Das kann zu einer ablehnenden Haltung, im schlimmsten Fall sogar zu aggressiven Reaktionen führen. Pflegeeinrichtungen, die mit ätherischen Ölen arbeiten möchten, sollten ihre Bewohner (oder die Angehörigen) deshalb auch nach Geruchsvorlieben und -abneigungen befragen bzw. wissen, von welchen Gerüchen die Pflegebedürftigen im Alltag umgeben waren. Verständlicherweise wird nicht jeder Duft bei jedem Menschen die gleiche Reaktion hervorrufen, denn was den einen freut und entspannt, reizt die Nase des anderen.

Eine Mischung, die mit ihrem blumig lieblichen, an **Vanille** erinnernden Duft sehr viele Menschen anspricht, ist *Geborgenheit*, erinnert dieser doch an glückliche Kindheitszeiten mit Pudding und anderen Süßspeisen. Was damals indessen meist zu riechen war – und das ist bei industriell gefertigten Produkten in der Regel immer noch so –, war nicht echte Vanille, sondern künstlich hergestelltes Vanillin, weil der synthetische Aromastoff sehr viel billiger ist als der Naturstoff. Das hat leider dazu geführt, dass viele Menschen die echte Vanille, die mittels Alkoholextraktion gewonnen wird, mit ihrem weichen, lieblichen und balsamischen Duft gar nicht auf Anhieb erkennen können. Die Aromamischung *Geborgenheit* jedoch enthält, wie alle anderen Mischungen auch, nur natürliche Duftstoffe. Die Vanilleschoten für den Extrakt stammen meist aus Madagaskar, extrahiert wird dann in Europa. Dieses echte Vanilleextrakt verbindet sich in der Duftmischung unter dem süßlichen Einfluss von Jasmin und Orange mit Benzoe Siam, dem Extrakt des Harzes vom Styraxbaum, zu einem vanilleartigen, lieblichen Duft. Menschen mit Angst finden darin vielleicht die Geborgenheit, die ihnen das Leben im Moment nicht bieten kann. Aber auch die Jojobawachs-Konzentrate von Lavendel, Rose, Melisse und Neroli helfen, als Naturparfüm angewendet, Ängste zu überwinden.

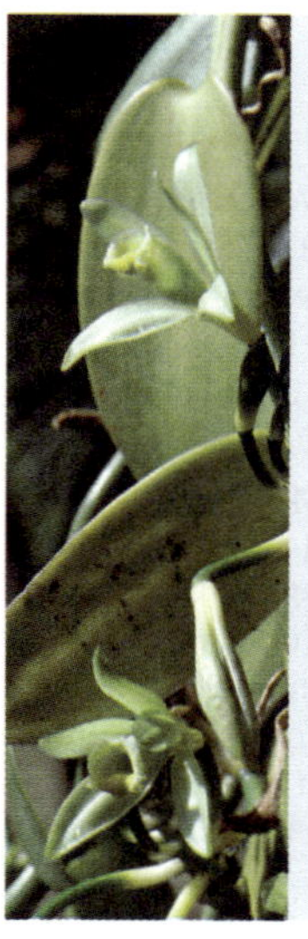

Geborgenheit

Benzoe Siam, Iris, Jasmin, Lemongras, Melisse, Orange, **Vanille** (Naturparfüm in Jojobawachs)

Ein blumiger, samtig einhüllender und lieblicher Duft lässt die beruhigende und stärkende Wirkung dieser Ölmischung sofort erahnen, die Schutz und Zuversicht vermittelt. Der Duft entspannt und gleicht aus, wenn der Betroffene unruhig und ängstlich ist.

Denken Sie daran, auch Erwachsene können erheblich unter Heimweh leiden, was vermehrt Ängste auslösen kann. Menschen wiederum, die früher viel gereist sind und nun von der Krankheit ans Haus oder gar Bett gefesselt sind, entwickeln Ängste, diesen Platz nie mehr wieder verlassen zu können bzw. in dieser Umgebung die letzten Lebenstage verbringen zu müssen. Hier helfen ein Bad, ein Raumduft oder das ganz persönliche Naturparfüm.

5–7 Tr. der reinen ätherischen Ölmischung in der Duftlampe verdampfen.

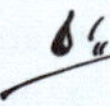

1–2 Tr. Naturparfüm punktuell an den Handgelenken und/oder Schläfen auftragen und sanft einreiben. Ältere Menschen lieben die zusätzliche Umhüllung mit einem Pulswickel.

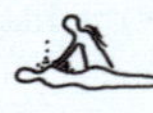

Für beruhigende Hand und Fußausstreichungen 2–3 Tr. Naturparfüm mit 1 TL fettem Pflanzenöl oder Jojobawachs verdünnen.

1 TL Naturparfüm, eingemischt in 1–2 EL Honig, Sahne oder neutrale Seifenbasis, ins Badewasser geben für ein abendliches Aromabad, um nächtliche Ängste in Schach zu halten.

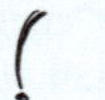

Nach einem Ölbad kann der Körper leicht ölig sein – es besteht Rutschgefahr.

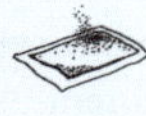

10 Tr. Naturparfümöl mit 1 EL fetten Pflanzenöl für eine temperierte Ölauflage auf eine Kompresse geben. Einige Stunden oder über Nacht auf den Bauch auflegen.

Ätherische Öle in Jojobawachs

In der Verdünnung mit Jojobawachs sind reine ätherische Öle auch für vielfältige Anwendungen auf der Haut geeignet. Werden sie in der Duftlampe verdampft, muss diese anschließend gut gereinigt werden, weil Wachsreste zurückbleiben. Angstlösend, entspannend und ausgleichend wirken insbesondere:

- Iris 1 %
- Lavendel 10 %
- Melisse 10 %
- Neroli 10 %
- Rose 1 %

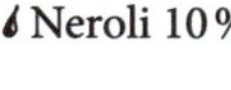

Anwendungen siehe *Geborgenheit*.

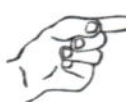

Stellen Sie bei Menschen mit Ängsten eine **Melissenpflanze** im Topf in den Raum. So kann der Betroffene immer wieder ein Blatt zupfen, daran riechen und es auch essen. Ein frischer **Melissentee** tut ebenfalls gut und wirkt beruhigend.

15.2 Angespanntsein und Reizbarkeit

Im Zustand erhöhter Reizbarkeit reagieren Menschen auf einströmende Reize von außen wie Licht, Lärm, unerwarteten psychischer Stress, aber auch Berührungen heftiger als sonst. Schon der kleinste Anlass genügt dann, um aggressives Verhalten bis hin zur Zerstörungswut auszulösen. Die Ursachen für diese labile emotionale Stimmung sind vielfältig, seien es Ängste, unerträgliche Schmerzen, die Nebenwirkungen von Medikamenten oder Narkosen oder aber auch Demenzerkrankungen.

Ganzheitliche Empfehlungen

Menschen mit erhöhter Reizbarkeit brauchen nach Möglichkeit ausreichend **Freiraum** und **Ruhezeiten.** Sie wollen in Phasen des Angespanntseins lieber allein sein und nicht am sozialen Geschehen teilhaben. Sind diese Menschen immobil, hilft es, ihnen irgendetwas in Reichweite zu legen, das sie derb anpacken oder zerstören dürfen, um ihren Aggressionen ein **Ventil** zu geben, und sei es einfach nur eine Zeitung, ein Handtuch oder ein Kräuterkissen (siehe S. 438), das aber in einen festen Stoff eingenäht sein sollte. Manchmal reicht es schon, mit ihnen gemeinsam zu schimpfen, um ihnen quasi den Wind aus den Segeln zu nehmen.

In der Teepause schmeckt und hilft ein warmer, entspannender **Kräutertee** wie der »Ärger-Dich-nicht«-Tee (Bezugsadresse im Anhang). Er enthält Brombeerblätter, Kamillenblüten, Pfefferminzblätter, Süßholzwurzel und Tausendgüldenkraut. Zudem hat die Kräutermischung mit den beruhigenden Wirkstoffen den Vorteil, dass sie keine Reizstoffe enthält wie Kaffee oder Schwarztee.

Aromapflege

Bei Personen mit bekannter, erhöhter Reizbarkeit muss vorab geklärt sein, dass die Düfte, die eingesetzt werden sollen, als angenehm empfunden werden und keinen zusätzlichen negativen Reiz auslösen. Dafür ist in Pflegeeinrichtungen eine gute und durchgängige Dokumentation notwendig, die jeder Pflegefachkraft Einblick in die bisher gemachten Erfahrungen, auch im Umgang mit ätherischen Ölen und Mischungen daraus, gibt (siehe Kap. 1.2.11, S. 49).

Bei psychotischer Gereiztheit und Aggression kann eine vermeintlich gut ausgewählte Mischung mit ausgleichender und beruhigender Wirkung, wie z.B. Rosenöl, eine paradoxe Wirkung hervorrufen.

Möglicherweise kann die Aromamischung *Gelassenheit* helfen. In ihr vereinen sich fünf ätherische Öl zu einem neuen Duft, der vom leicht krautigen Muskatellersalbei bis zum intensiv blumigen und sehr süßlichen Duft des Ylang-Ylang reicht. Die angenehm zarte Frische von Litsea und Zitrone, die dem Duftbouquet vorausgeht, verblasst schnell auf der Haut, um der blumig-herben Note von **Vetiver** Platz zu machen, die das Ganze abrundet. Das Vetivergras, das in Indien beheimatet ist, zählt mit seinem erdigen, fast moosigen und doch süßlich-balsamischen Geruch zu den schweren Duftnoten. Es wird immer sparsam als Fixativ in Parfüms benutzt, da sein Duft lange auf der Haut haftet. In der Duftmischung *Gelassenheit* kann es vielleicht vor Ängsten und Panikattacken bewahren.

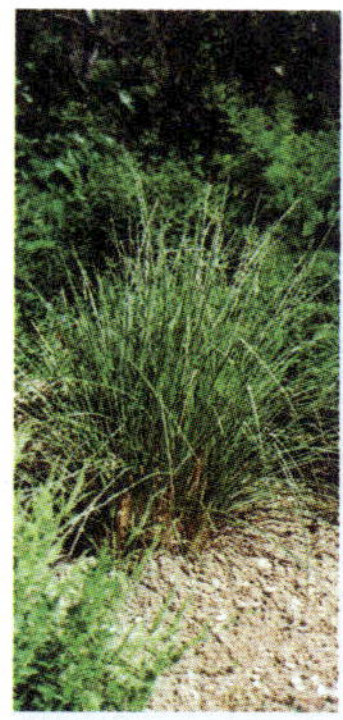

Gelassenheit

Litsea, Muskatellersalbei, Vetiver, Ylang-Ylang, Zitrone; Mandel-, Sesamöl; Jojobawachs

Ein Körperöl, das bei ständiger Anspannung erdet und ausgleicht. Eine unkomplizierte Anwendung ist, es als Naturparfüm punktuell aufzutragen, sobald eine Attacke kommt. Die Aromamischung kann in solch anstrengenden Lebensphasen zum ständigen Begleiter werden: morgens wird mit dem Öl die Haut gepflegt, zwischendurch wird es als Parfüm genutzt und abends beruhigt und entspannt ein Öl-Aromabad.

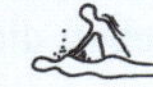

Morgens und evtl. auch abends zur Hautpflege. Die Haut zuvor idealerweise mit einem Hydrolat anfeuchten.

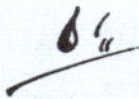

Anfangs mehrmals täglich 3–4 Tr. auf den Pulsbereich am Handgelenk, im Nacken oder in der Kniekehle auftragen. Wenn die Gereiztheit weniger wird, kann es als Schutzparfüm eingesetzt werden. Ab dem Moment, wo es vergessen wird, benötigen es die Seele und der Körper auch nicht mehr.

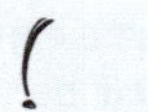

Nicht bei intensiver Sonneneinstrahlung anwenden, da die Mischung Zitrusöl enthält. (Auch bei *Massageöl entspannend*.)

Massageöl entspannend

Fenchel, Ho-Sho, Kamille römisch, Lavendel, Mandarine, Neroli, Rosenholz; Aprikosenkern-, Mandel-, Sonnenblumenöl

Würziger Kräuterduft vereint sich mit einer lavendeligen, blumigen Note für eine wohltuende Massage oder Einreibung. Die ätherischen Öle sind reich an Sesquiterpenestern, die Entspannung garantieren.

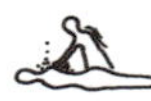

Als Teil- oder Ganzkörpereinreibung für die morgendliche oder abendliche Hautpflege. Die Haut zuvor idealerweise mit einem Hydrolat anfeuchten. Mit ableitenden Strichen zu den Extremitäten hin wird es zu einer harmonisierenden Einreibung.

Ruheoase

Atlaszeder, Muskatellersalbei, Neroli, Sandelholz, Tonkabohne, Vetiver, Weihrauch (Naturparfüm in Jojobawachs)

Balsamisch bis würzig und doch zart-krautig – eine wahre Duftmelodie wird den Raum erfüllen. Menschen, die Ruhe brauchen, aber auch Kraft tanken möchten, können dem Leben vielleicht mit mehr Gelassenheit begegnen.

Als Riechfläschchen oder mittels Riechstift bei Bedarf mit mehreren Atemzügen tief einatmen.

5–7 Tr. der reinen ätherischen Ölmischung in der Duftlampe oder einem Vernebler verdampfen.

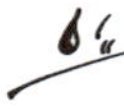

1 –2 Tr. Naturparfüm punktuell an Handgelenken und/oder Schläfen auftragen und sanft einreiben. Ältere Menschen lieben die zusätzliche Umhüllung mit einem Pulswickel.

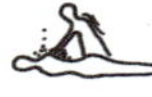

Für beruhigende Hand- und Fußausstreichungen 2–3 Tr. Naturparfüm mit 1 TL fetten Pflanzenöl oder Jojobawachs verdünnen.

7–12 Tr. in 1–2 EL Honig, Sahne oder neutrale Seifenbasis einmischen und ins Badewasser geben. Ein abendliches Aromabad hilft, nächtliche Ängste im Schach zu halten.

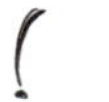

Nach einem Ölbad kann der Körper leicht ölig sein – es besteht Rutschgefahr.

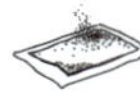

7–10 Tr. Naturparfüm auf eine Kompresse geben und aufs Brustbein oder den Solarplexus auflegen. Der verströmende Duft hüllt ein, beruhigt und tröstet. Bei frierenden Menschen die Kompresse in Kombination mit einem erwärmten Moorkissen auflegen.

Die reine ätherische Ölmischung nicht unverdünnt auf die Haut auftragen.

Ätherische Öle in Jojobawachs

In der Verdünnung mit Jojobawachs sind reine ätherische Öle auch für vielfältige Anwendungen auf der Haut geeignet. Werden sie in der Duftlampe verdampft, muss diese anschließend gut gereinigt werden, weil Wachsreste zurückbleiben. Um eine beruhigende, ausgleichende und entspannende Wirkung zu erzielen, empfehlen sich vor allem:

- Kamille römisch 10 %
- Melisse 10 %
- Rose 1 %

Anwendung siehe *Ruheoase*

Entspannungsbad

Atlaszeder, Kamille römisch, Lavendel, Mandarine, Rosengeranie, Sandelholz (Badesalz: Jojobawachs; Meersalz. Ölbad: Sesamöl)

Eine beruhigende, krautig-blumig riechende Salz- oder Ölmischung, die bei Alltagsstress, Angespanntheit und Unruhe wieder Halt und Zuversicht bringt. Ein entspannendes Bad hilft, die Seele baumeln zu lassen. Sollte ein Bad nicht möglich sein, kann ein Fußbad zu einem täglichen Ritual werden, zumindest an Tagen, die aufregend waren.

2–3 EL für ein körperwarmes Aromabad. Die Zugabe von weiteren mindestens 500 g Meersalz unterstützt die tragende Wirkung des Wassers und verstärkt die entspannende Wirkung. Nach dem Salzbad mit klarem Wasser abduschen, um Salzreste auf der Haut zu vermeiden.

Nach einem Ölbad kann der Körper leicht ölig sein – es besteht Rutschgefahr.

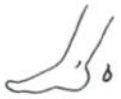

2 TL für ein Fußbad. Die Füße anschließend gut duschen und dann mit einer beruhigenden und entspannenden Ölmischung einreiben.

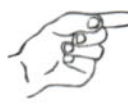

Für ein beruhigendes **Kräuterkissen** 50–150 g Kräutermischung, z.B. mit Hopfenzapfen, Johanniskraut, Melisse, Lavendel, Orangenblüten, in ein Baumwollsäckchen füllen (Bezugsadresse für Fertigprodukte siehe Anhang). Die Kräuter können auch in Rohwolle eingeknetet und dann in einen Kissenbezug gegeben werden, der neben das Kopfkissen gelegt wird oder bei Unruhe in die Hände genommen werden kann.

15.3 Antriebsschwäche/Müdigkeit/ Fatigue-Syndrom

Körperliche Schwäche ist bei schwereren Erkrankungen oftmals ein deprimierender Zustand. Es belastet die Betroffenen erheblich, dass sie für einfachste Verrichtungen Hilfe brauchen.

Aber auch ohne feststellbare Ursache können Menschen unter anhaltender Müdigkeit und Schwäche leiden, die Medizin spricht in diesem Fall von einem chronischen Fatigue-Syndrom (franz. fatigue: müde). Die Beschwerden unterscheiden sich deutlich von bisher erlebten Phasen körperlicher und geistiger Erschöpfung. Die extreme Müdigkeit auch tagsüber setzt ungewohnt stark nach anstrengenden, aber auch nur normalen Tätigkeiten ein. Ruhepausen und Schlaf verbessern den Zustand nicht. Die Symptome können sich schleichend entwickeln und selbst einfache Tätigkeiten zunehmend erschweren.

Mögliche Verursacher für das Fatigue-Syndrom können Nebenwirkungen von Medikamenten oder Blutarmut (Anämie) sein, sehr häufig tritt es nach Chemotherapien auf. »Es ist, als wären alle Zellen auf Stillstand, nichts geht mehr, nichts hilft mehr. Nicht mal mehr die Emotion lebt«, so die Beschreibung einer betroffenen Frau. Allerdings darf das Syndrom nicht nur mit anderen Erkrankungen in Verbindung gebracht werden. Vielmehr wird diskutiert, ob das Syndrom auch als selbstständiges Krankheitsbild zu sehen ist, obwohl es ist nicht immer einfach von einer Depression (siehe auch Kap. 15.4, S. 423–428) abgegrenzt werden kann.

Junge Menschen sind stärker betroffen als ältere, denn die Jungen werden durch schwere Krankheiten mitten aus dem Leben katapultiert, ihre Lebenspläne sind möglicherweise plötzlich Makulatur und sie haben den Boden unter den Füßen verloren.

Ganzheitliche Empfehlungen

Bei der Pflege von mobilen Menschen sind **Bewegung** in jeder Form, gesunde **Frischkost** und nach Krankheiten auch die vom Arzt oder Apotheker individuell zusammengestellte Gabe von **Nahrungsergänzungsmitteln** hilfreich.

Die **Teemischung »Pack's an«** (Bezugsadresse im Anhang) mit den Kräutern Damiana, Engelwurz, Johanniskraut, Lavendel, Schafgarbe wirkt ausgleichend, kräftigend und nervenstärkend in Lebenssituationen wie etwa beim Burn-out. In anstrengenden Zeiten ist der Tee auch dem Pflegepersonal zu empfehlen. Bitte beachten: Pro Tag werden immer nur 3 TL des Krauts auf 3 Tassen aufgegossen. Wenn Sie mehr als 3 Tassen trinken möchten, können Sie die Wassermenge jederzeit erhöhen, nicht aber die Kräutermenge.

Aromapflege

Die Ätherisch-Öl-Welt bietet hier optimale Möglichkeiten, denn Düfte gehen geradewegs in unser Gehirn und aktivieren dort jene Hirnareale, die auch unsere Emotionen steuern. Vielleicht lässt sich mit einer gut gewählten Aromamischung im Riechfläschchen, Waschwasser oder bei der Körperpflege doch etwas in Gang bringen. Bei bettlägerigen Patienten können die richtigen Öle den Duft der Jahreszeiten ersetzen.

Insbesondere der wunderbar spritzige Duft der **Grapefruit** zaubert oft ein Lächeln auf die Gesichter. Das ätherische Öl, das aus der Pressung sämtlicher Rückstände wie Schalen, Kerne und Fruchtfleisch gewonnen wird, stellt eine Besonderheit unter den Zitrusfruchtölen dar und wird deshalb *Grapefruitöl komplett* genannt. Bei den anderen Zitrusfrüchten werden nur die Schalen gepresst. Die Lieferantenländer sind Israel und Mexiko. In dem frisch-fruchtigen, typisch nach Grapefruit duftenden Öl sind sogenannte Mercaptanverbindungen wie das α-Thioterpineol enthalten. Diese Substanz hat den niedrigsten Geruchsschwellenwert, d.h. α-Thioterpineol kann in geringsten Mengen noch wahrgenommen werden, und genau diesem Inhaltsstoff wird die stark psychische Wirkung des Grapefruitöls zugeschrieben. Er bewirkt offenbar eine Ausschüttung von Enkephalinen, körpereigenen Botenstoffen, die eine euphorische Stimmung auslösen. Das Öl ist also wie geschaffen für die Anwendung bei Menschen mit Antriebslosigkeit und Müdigkeit. Es ist auf alle Fälle eine einfache Möglichkeit, ihnen Linderung zu verschaffen und sie aus ihrer Lethargie zu holen.

In Aromamischungen wie dem *Motivationsduft* ist ebenfalls Grapefruit eingemischt. Auch die anderen unten aufgeführten Mischungen regen die Hirnareale dazu an, Glückshormone und -botenstoffe auszuschütten, aber eben mit anderen Wirkstoffen und nicht mit der gleichen Intensität.

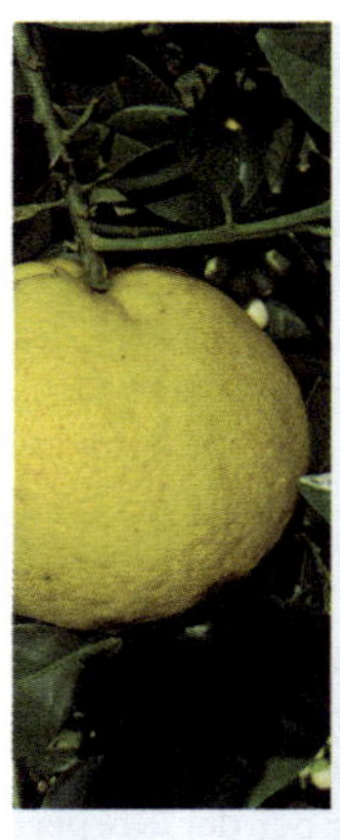

Grapefruitöl

Grapefruit (reines ätherisches Öl)

Das fruchtig-frische Öl wirkt aufmunternd und konzentrationsfördernd, es veranlasst die Ausschüttung von Botenstoffen, die uns glücklich machen. Das Grapefruitöl kann sehr gut als Einzelöl benutzt werden, ob als Riechfläschchen oder in der Duftlampe. Eine kontinuierliche Beduftung ist allerdings nicht sinnvoll, ideal ist eine häufige kurze oder Intervall-Beduftung. Zudem muss darauf geachtet werden, dass das Öl nicht zu heiß wird, denn Zitrusöle benötigen nur ca. 35–40 °C, um sich optimal zu entfalten. In einer zu heißen Duftlampe würde es sofort kaputt gehen.

Bei Bedarf am Fläschchen riechen.

Je nach Raumgröße 5–7 Tr. in die Duftlampe oder einen Vernebler geben.

Hallo-Wach-Öl

Angelikawurzel, Karottensamen, Limette, Litsea, Rosmarin, Wacholderbeere

Der interessante, frisch-krautige und doch herbe Duft der ätherischen Ölmischung wirkt anregend, aufmunternd und entschlackend. Geprägt wird der Duft von der dominanten aromatischen Angelikawurzel und dem intensiv würzigen Karottensamen. Er eignet sich gut, um in die Gänge zu kommen.

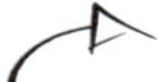
Anwendungen siehe Grapefruit.

Hallo-Wach-Bad

Angelikawurzel, Limette, Rosmarin, Wacholderbeere; Jojobawachs; Meersalz

Die krautige Mischung dieses anregenden und stärkenden Badesalzes kann sehr vielseitig angewendet werden. Es empfiehlt sich nicht nur als Bad, sondern auch als Waschzusatz für eine Teil- oder Ganzkörperwaschung, die sinnvollerweise morgens durchgeführt wird. Für eine Teilwaschung eignet sich insbesondere eine Fußwaschung, denn sie weckt Herz und Gemüt innerlich und äußerlich.

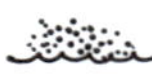
Für eine anregende Waschung 1 TL auf 1 Liter temperiertes Wasser geben. Die Waschung wird mit Streichungen von der Peripherie zum Herzen und von unten nach oben ausgeführt.

Körperöl kräftigend

Atlaszeder, Grapefruit, Muskatellersalbei, Myrte, Neroli; Ringelblumen in Olivenöl; Aprikosenkern-, Sonnenblumenöl

Das herb-frisch und krautig riechende Körperöl erhält seine Duftnote hauptsächlich von Muskatellersalbei und Myrte, während Grapefruit und Neroli ihm Frische verleihen. Das ebenfalls enthaltene Öl der Atlaszeder steht für Kraft und seelische Stütze. Die Aromamischung eignet sich zur Hautpflege für den ganzen Körper.

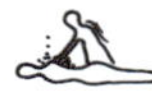
Zur regelmäßigen Hautpflege auf die nasse Haut auftragen. Zur Hautbefeuchtung eignen sich insbesondere die anregenden Hydrolate von Pfefferminz und Rosmarin. Das Körperöl von unten nach oben einstreichen, also herz- und kopfwärts, um den Organismus anzuregen.

1–2 EL der Aromamischung, eingemischt in Honig, Salz oder neutrale Seifenbasis, ins temperierte Badewasser geben. Im Anschluss kühl abduschen, um den Geist und die Gemüter aufzuwecken.

Nach einem Ölbad kann der Körper leicht ölig sein – es besteht Rutschgefahr.

Nicht bei intensiver Sonneneinstrahlung anwenden, da die Mischung Zitrusöl enthält.

Motivationsduft

Atlaszeder , Grapefruit, Ingwer, Koriander, Rosmarin (Naturparfüm in Jojobawachs)

Der frische und anregende Duft der Aromamischung bringt an tristen und müden Tagen frische Motivation. Auch Pflegende benutzen das Öl an anstrengenden Arbeitstagen gerne selbst.

Bei Bedarf am Fläschchen des reinen ätherischen Öls wie auch des Naturparfüms riechen.

Je nach Raumgröße 5–7 Tr. reine ätherische Ölmischung in die Duftlampe oder einen Vernebler geben.

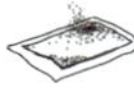

1 TL des Naturparfüms mit 1 EL fettem Pflanzenöl für eine temperierte Ölkompresse mischen. Für einige Stunden oder über Nacht auflegen

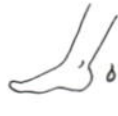

12–15 Tr. in 50 ml nativem Pflanzenöl vermischen und damit 2 Mal täglich, gerne auch häufiger, eine anregende Fußsohleneinreibung durchführen.

Das Naturparfüm punktuell auf den Handpuls, hinters Ohr oder im Nacken auftragen.

3 Tr. der reinen ätherischen Ölmischung oder 13–15 Tr. des Naturparfüms für eine Kneippsche Waschung in neutrale Seife mischen und in kühles Waschwasser geben. Die noch nasse Haut im Anschluss mit derselben Verdünnung wie bei der Fußeinreibung (siehe oben) einölen, Körper warm einhüllen.

Hydrolate

Die zart duftenden und hautpflegenden Pflanzenwässer eignen sich immer zur anregenden Hautpflege und Erfrischung. Zu empfehlen sind:

- Pfefferminzhydrolat
- Rosmarinhydrolat

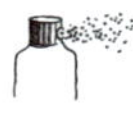

1–2 Sprühstöße immer wieder auf die Haut geben. Vor dem Einölen mit *Körperöl kräftigend* die Haut damit einsprühen oder in einer Massageölschale das Hydrolat und Öl im Verhältnis 1:2 mischen.

15.4 Depressive Verstimmung

Niedergeschlagen, bedrückt, traurig, mut- und antriebslos, erschöpft – das sind die typischen Anzeichen eines Stimmungstiefs bzw. einer depressiven Verstimmung, die jeden Menschen, nicht nur Kranke, treffen kann. Diese – meist wieder vorübergehende – Gemütslage kann unterschiedlich stark ausgeprägt sein und hat in der Regel einen ganz konkreten Auslöser wie private oder berufliche Konflikte, eine schwere Krankheit oder Verlusterlebnisse wie Scheidung oder Tod. Der Begriff »depressiv« geht auf das lateinische »deprimere« zurück und bedeutet »niederdrücken«. Genau so fühlt sich die betroffene Person oft: wie von schwerer Last bedrückt, oft auch sichtbar an der gebeugten Körperhaltung.

Die Abgrenzung einer depressiven Verstimmung zu einer Depression oder einem Burn-out ist nicht immer deutlich und die Krankheitsbilder greifen in fortgeschrittenen Stadien auch ineinander über. Depressionen können die unterschiedlichsten, oft recht komplexe Ursachen haben, während das Burn-out-Syndrom als Folge beruflicher Überlastung gilt.

Ganzheitliche Empfehlungen

Eines der einfachsten Mittel, um einer depressiven Verstimmung entgegenzuwirken, ist regelmäßige **Bewegung** an der frischen Luft, falls dies möglich ist. In Pflegeeinrichtungen können gemütliche »**Snoezelenräume**« (siehe Kap. 2, S. 78) dazu beitragen, die Stimmung zu heben und wieder positive Gedanken zu fassen. Auch eine verstärkte **Zuwendung** tut den Betroffenen gut. Sorgen Sie dafür, dass depressive Menschen viel **Berührung** erfahren, denn die Haut steht in direktem Kontakt mit dem zentralen Nervensystem und aktiviert Wohlfühlhormone und Glücksbotenstoffe. Hier sind vor allem die Angehörigen gefragt: schon eine einfache Umarmung vermittelt Rückhalt und Geborgenheit und signalisiert Unterstützung in schwierigen Zeiten.

Die Phytotherapie bietet hier mit großem Erfolg **Johanniskrautpräparate** an. Mehrere klinische Studien bestätigen die antidepressive Wirkung der Pflanzenextrakte. Es muss in diesem Fall allerdings auf Fertigpräparate zurückgegriffen werden, in denen die Wirkstoffe Hypericin und Hyperforin in hohen Dosierungen zur innerlichen Einnahme zur Verfügung stehen. Lassen Sie sich unbedingt von Fachleuten beraten.

Kräuterteemischungen können Sie immer eine kleine Menge (max. 10 %) **Damianakraut** hinzufügen, denn dieses genügt bereits als Stimmungsaufheller. In größeren Mengen verdirbt das bitter schmeckende Kraut jedoch den Teegenuss. Lemongras und das duftende Eisenkraut dagegen schmecken angenehm und zählen ebenfalls zu den aufheiternden und positiv stimmenden Kräutern.

Aromapflege

Menschen mit großer Lust- und Antriebslosigkeit müssen in der Pflege gut beobachtet werden. Aufmunternde ätherische Ölmischungen mit stimmungsaufhellenden Zitrusfrüchten, kombiniert mit balsamischen Düften, die einhüllend und schützend wirken, können zur Verbesserung der Situation beitragen.

Allerdings benötigen viele Menschen mit depressiven Verstimmungen erst einmal Geborgenheit und Zeit. Es hat keinen Sinn, sie sofort mit anregenden Düften zu aktivieren.

Deshalb ist es umso wichtiger, entsprechende Aromamischungen zusammen mit der betroffenen Person auszuwählen. Passt der Duft, kann er eine echte Hilfe werden, um aus dem tiefen Tal der Dunkelheit wieder ans Licht zu kommen. Sehr gut geeignet ist z.B. das ätherische Öl der Bergamotte. In der Duftlampe eingesetzt (siehe Hinweis beim Grapefruitöl, S. 420), trägt es bestimmt zu einer positiveren Stimmung bei, ebenso wie Grapefruitöl.

Der Duft von ätherischen Ölen kann aber auch ein Stück Heimatgefühl wiederbringen, vor allem, wenn Umzug, Trauer und Verlassenheit die depressiven Verstimmungen ausgelöst haben. Der an Mandeln und Weihnachten erinnernde süße, balsamisch warme Duft der **Tonkabohne** scheint wie geschaffen zu sein, um Menschen das Gefühl der Geborgenheit zu geben. In der Aromamischung *Heimkommen* fügt sich der alkoholische Auszug der aus Südamerika stammenden Tonkabohne wunderbar in die anderen weichen, einhüllenden Duftnoten von Orange, Sandelholz und Ylang-Ylang ein.

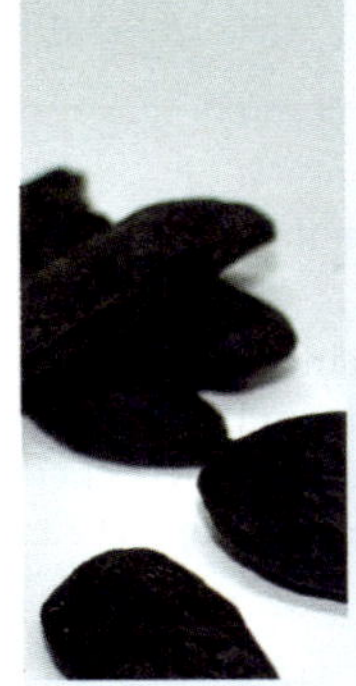

Heimkommen

Orange, Sandelholz, **Tonkabohne,** Ylang-Ylang (Naturparfüm in Jojobawachs)

Die fruchtig-süße und doch balsamische Aromamischung vereint die typisch weibliche Duftnote des Ylang-Ylang mit dem weich-holzigen, aber als sehr männlich geltenden Geruch von Sandelholz. Das Öl lädt zum Entspannen, Abschalten und Sich-Wohlfühlen ein, es vermittelt Ruhe, Frieden und Geborgenheit, ob in der Duftlampe, als täglicher Begleiter oder in einem Wellnessbad in der eigenen Badewanne.

Bei Bedarf am Fläschchen mit der reinen ätherischen Ölmischung oder dem Naturparfüm riechen.

Je nach Raumgröße 5–7 Tr. der reinen ätherischen Ölmischung in die Duftlampe oder einen Vernebler geben.

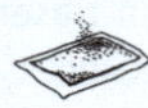

1 TL Naturparfüm mit 1 EL fettem Pflanzenöl für eine temperierte Ölkompresse mischen. Für einige Stunden oder über Nacht auf den Bauch auflegen.

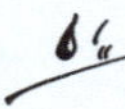

Das Naturparfüm punktuell auf den Handpuls, hinters Ohr oder im Nacken auftragen.

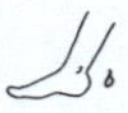

12–15 Tr. in 50 ml nativem Pflanzenöl einmischen und damit eine wohltuende Fußsohleneinreibung durchführen.

3 Tr. der reinen ätherischen Ölmischung oder 13–15 Tr. des Naturparfüms, jeweils vermischt in neutrale Seife, für eine Kneippsche Waschung in kühles Waschwasser geben. Die noch nasse Haut im Anschluss mit derselben Verdünnung wie bei der Fußeinreibung (siehe oben) einölen, Körper warm einhüllen.

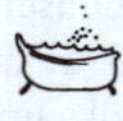
Für ein Aromabad 7–12 Tr. der reinen ätherischen Ölmischung in Honig, Sahne oder neutrale Seifenbasis einmischen und ins Badewasser geben.

Nach einem Ölbad kann der Körper leicht ölig sein – es besteht Rutschgefahr.

Bergamotte-Neroli

Bergamotte, Grapefruit, Neroli (Raumspray: Myrten-, Rosenhydrolat; Ethanol)

Der fruchtig-frische und aufmunternde Duft erinnert manche Menschen an Kölnischwasser. Die Schalenpressungen von Bergamotte und Grapefruit zählen zu den beliebtesten »Stimmungsaufhellern« unter den ätherischen Ölen. Neroli nimmt Ängste und hält die leichtflüchtigen Fruchtdüfte etwas länger im Raum.

Bei Bedarf am Ätherisch-Öl-Fläschchen riechen.

Je nach Raumgröße 5–7 Tr. der reinen ätherischen Ölmischung in die Duftlampe oder einen Vernebler geben.

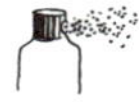
2–3 Sprühstöße in den Raum, vor die Nase oder auf die Bettdecke geben, oder ein Tüchlein damit besprühen und dieses in Nasennähe legen bzw. als Einstecktuch in eine Brusttasche stecken.

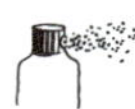
Raumspray in 30 cm Abstand vor (nicht: in!) das Gesicht sprühen.

Geborgenheit

Benzoe Siam, Iris, Jasmin, Lemongras, Melisse, Orange, Vanille (Naturparfüm in Jojobawachs)

Ein blumiger, samtig einhüllender und lieblicher Duft lässt die beruhigende und stärkende Wirkung dieser Ölmischung sofort erahnen. Sie vermittelt Schutz und Zuversicht.

Der Duft entspannt und gleicht aus, wenn der Betroffene unter Heimweh leidet oder unter depressiver Verstimmung.

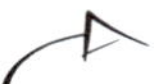
Anwendungen siehe *Heimkommen*.

Grapefruitöl

Wenn aufrichtende und ermutigende Düfte gefragt sind, wird Grapefruitöl schnell zum Favoriten. Das fruchtig-frische Öl wirkt aufmunternd und konzentrationsfördernd, es regt die Ausschüttung von Botenstoffen an, die uns glücklich machen. Das Grapefruitöl kann gut als Einzelöl benutzt werden, ob als Riechfläschchen oder in der Duftlampe.

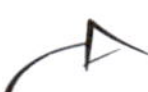
Anwendungen siehe *Bergamotte-Neroli*.

In der Duftlampe darauf achten, dass das Öl nicht zu heiß wird, denn Zitrusöle benötigen nur ca. 35–40 °C, um sich optimal zu entfalten. In einer zu heißen Duftlampe würde es sofort kaputt gehen.

Mandarinzauber

Mandarine, Rose, Sandelholz, Vanille; Jojobawachs

Ein wohliger Duft zum Entspannen für Jung und Alt, schenkt Geborgenheit und Beruhigung.

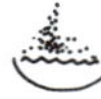
Je nach Raumgröße 5–7 Tr. der reinen ätherische Ölmischung in die Duftlampe oder einen Vernebler geben.

Für ein Aromabad 7–12 Tr. der reinen ätherischen Ölmischung in Honig, Sahne oder neutrale Seifenbasis einmischen und ins Badewasser geben.

Nach einem Ölbad kann der Körper leicht ölig sein – es besteht Rutschgefahr.

Zitruskorb

Grapefruit, Limette, Orange, Pfefferminze, Zitrone
(Hautspray: Pfefferminzhydrolat; Ethanol)

Der frische Duft muntert auf und aktiviert. Wenn aufrichtende und ermutigende Düfte angesagt sind, bietet das Öl eine willkommene Abwechslung. In kritischen Lebensphasen den Duft immer wieder wechseln, damit er im Gedächtnis nicht dauerhaft in Verbindung mit Krankheit abgespeichert wird.

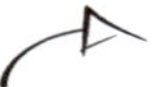

Anwendungen siehe *Bergamotte-Neroli*.

Körperöl festigend

Eisenkraut Anden, Jasmin, Muskatellersalbei, Myrte, Rosengeranie, Schafgarbe, Vetiver, Zypresse; Borretschsamen-, Mandel-, Nachtkerzensamen-, Sesamöl; Jojobawachs

Das blumige und doch krautige Körperöl gibt der depressiven Seele Halt und stabilisiert den Körper. Mit einer regelmäßigen Körperpflege – gerne auch einer Ganzkörpermassage, denn diese ist ebenfalls Zuwendung pur – werden die entsprechenden Hirnareale angeregt, Glücksbotenstoffe auszuschütten.

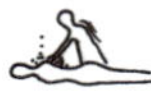

Zur täglichen Körperpflege die nasse Haut damit einölen.

1–2 EL der Aromamischung in Honig, Salz oder neutrale Seifenbasis einmischen und ins temperierte Badewasser geben.

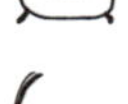

Nach dem Salzbad mit klarem Wasser abduschen, um Salzreste auf der Haut zu vermeiden.

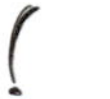

Nach einem Ölbad kann der Körper leicht ölig sein – es besteht Rutschgefahr.

15.5 Desorientierung/Verwirrtheit/Demenz

Von Desorientierung und Verwirrtheit sprechen wir, wenn sich jemand nicht mehr zurechtfindet, gar halluziniert, Dinge hört oder fühlt, ohne dass es äußere Sinnesreize dafür gibt. Dieser Zustand kann vorübergehend oder dauerhaft sein.

Ursachen können Schlafentzug, Flüssigkeitsmangel, Alkohol- und Drogenentzug, Medikamenteneinflüsse, Erkrankungen im Gehirn – hier vor allem Demenzerkrankungen – oder aber psychische Erkrankungen sein. Tritt die Bewusstseinsstörung und Verwirrung infolge einer Narkose oder intensivmedizinischen Behandlung auf, spricht die Medizin vom Durchgangssyndrom. Dies kann von Herzrasen, Schwitzen und hohem Blutdruck begleitet sein und einige Stunden oder Tage anhalten.

Die Betroffenen leiden sehr oft unter einer krankhaften Unruhe, die zu heftigen und hastigen Bewegungen führen kann, auch während des Schlafs. Die Menschen fühlen eine enorme Nervosität und innere Getriebenheit, sie vibrieren innerlich buchstäblich. Ist das Syndrom abgeklungen, erinnern sich die betroffenen Personen hinterher oftmals nicht an diesen psychotischen Zustand.

Halten die Störungen dauerhaft an, ist der Austausch zwischen den Nervenzellen gestört, sodass der gesamte Gehirnstoffwechsel beeinträchtigt wird. Der Zustand der Verwirrtheit geht dann einher mit dem Verlust geistiger Funktionen, also Denken, Erinnern und Orientieren, aber auch die gesamte Persönlichkeit verändert sich allmählich. In diesem Fall lautet die Diagnose **Demenz.** Die häufigste Form ist die **Alzheimer-Demenz,** eine unheilbare Langzeiterkrankung, bei der das Gehirn immer mehr degeneriert. Es gibt Versuche, diese Erkrankung mit Antidementiva zu behandeln, um die Störungen im Bereich der Botenstoffe zu beeinflussen. Die Medikamente können derzeit allerdings nur die Beschwerden lindern und eine Verschlechterung des Krankheitsbilds um mehrere Monate hinauszögern. Die eigentliche Ursache jedoch, der Abbau des Gehirns, kann nicht aufgehalten werden.

Eine Vorwarnung dieser Demenzerkrankung kann der Verlust des Riechvermögens sein. Dies muss jedoch unbedingt ärztlich abgeklärt werden, denn Ursache für die Anosmie, so der Fachausdruck, können auch Nasennebenhöhlenerkrankungen oder ein Hirntumor sein.

Frauen sind von der Alzheimerkrankheit häufiger betroffen als Männer. Die Diagnose bedeutet für die Betroffenen wie für die Angehörigen einen heftigen Schicksalsschlag. Das Leben und das Miteinander werden sich gänzlich ändern. Zu den ersten Gedächtnisschwächen und Vergesslichkeiten kommen allmählich Sprach- und Sehstörungen hinzu und immer mehr auch Verhaltensänderungen – ein schleichender Prozess, der sehr individuell verlaufen und sich über Jahre hinziehen kann. Irgendwann ist keine Kommunikation mehr möglich, der demente Mensch taucht in eine andere Welt ein, an der niemand teilhaben kann. Erschwerend kommt hinzu, dass die Kontrolle über Blase und Stuhlgang verloren geht, der Mensch ganz und gar pflegbedürftig wird und ohne fremde Hilfe nicht mehr leben kann. Diese Pflegebedürftigkeit zu akzeptieren, fällt den gesunden Lebenspartnern immer schwerer, denn das Verhalten des Demenzkranken kann mit sehr derben bis brutalen oder aber auch sehr kindlichen Gefühlsäußerungen und Verhaltensmustern einhergehen. Das kann so weit führen, dass eine Pflege zu Hause für die Angehörigen nicht mehr leistbar ist.

! Spätestens bei der Diagnose »beginnende Demenz« werden Sie dankbar sein, wenn Sie bereits eine **Patientenverfügung** verfasst haben. Denken Sie daran, dies in gesunden Zeiten zu erledigen und die Verfügung am besten jährlich zu erneuern. Informationen und Musterblätter finden Sie im Internet, auch der Hausarzt berät. Pflegepersonal in Alten- und Senioreneinrichtungen sowie natürlich auch von Schwerkranken sollte Angehörige unbedingt rechtzeitig auf die Möglichkeit der Selbstbestimmung aufmerksam machen, solange dies noch umsetzbar ist.

Ganzheitliche Empfehlungen

Beim Krankheitsbild Desorientierung, Verwirrtheit oder gar Demenz sind Psychopharmaka ebenso gefragt wie professionelle Hilfe. Als Phytotherapeutikum eignet sich **Baldrian** *(Valeriana officinalis)* hervorragend. Seine beruhigende, sedierende Wirkung ist wissenschaftlich bestens untersucht und bestätigt. Fertigpräparate sollten jedoch nur nach Rücksprache und mit exakter Dosierung eingenommen werden, denn zu schwach dosiert kann der Baldrian gegenteilige Wirkungen auslösen.

Eine Demenzkrankheit macht die Pflege zu Hause meist sehr anstrengend bis unmöglich, denn die betroffenen Menschen können keine Minute mehr allein gelassen werden und benötigen auch nachts ein gesichertes Bett. Ihre Persönlichkeit verändert sich völlig, was den Umgang miteinander zusätzlich erschwert. So kommt es oft zwangsläufig zu dem Entschluss, die Pflege einer Institution zu überlassen. An dieser Stelle bedürfen oft auch die Angehörigen viel Zeit und Zuwendung, um das Geschehen zu verstehen oder zumindest zulassen zu können.

Aromapflege

Je nach Grad der Verwirrtheit und möglicher Agitiertheit des Betroffenen haben sich beruhigende Einreibungen und Ausstreichungen bewährt. Bei der Wahl der ätherischen Ölmischung muss vorab geklärt werden, ob der Duft als angenehm empfunden wird, um zu vermeiden, dass die Verwirrtheit aufgrund unangenehmer Assoziationen noch verstärkt wird (siehe Kap. 15.2, S. 414 f.).

Bei Wirklichkeitsverlust stabilisieren vor allem Wurzelöle wie Angelikawurzel, Vetiver und das Öl der **Narde** *(Nardostachys jatamansi),* einer Baldrianpflanze aus dem nepalesischen Himalaya. Diese Pflanze ist streng geschützt, sodass entsprechend dem Artenschutzabkommen nur eine begrenzte Menge ätherisches Öl exportiert werden darf. Der Bedarf ist jedoch sehr gering, da es erdig-schwer und intensiv duftet und daher extrem sparsam dosiert wird. Als Einzelöl ist es recht gewöhnungsbedürftig, aber seine Duftnote stabilisiert, erdet, gibt Festigkeit und Halt. Wird es mit anderen Ölen in die Duftlampe gegeben oder für eine Anwendung auf der Haut einer Aromamischung beigemischt, so genügt ein Tropfen! Narde kann den Raum mit herbem Duft erfüllen, was aber bei unruhigen Menschen durchaus erwünscht sein mag.

Denken Sie außerdem daran, dass Baldrianduft Katzen anlockt, dabei ist es egal, um welche Baldrianart es sich handelt. Allerdings kann der Besuch des »Stubentigers«, der es sich bei der kranken und verwirrten Personen mit einem ausdauernden Schnurren bequem macht, genau das Richtige sein, denn es wird immer wieder berichtet, dass Katzen auf unruhige und nervöse Personen sehr beruhigend wirken. Zumindest im häuslichen Bereich kann dann die Hygiene auch mal hintenangestellt werden.

In der Aromamischung *Schlafmütze* findet sich nur eine ganz geringe Menge Nardenöl, das dennoch zu riechen ist. Diese Aromamischung war ein Wunsch von Pflegefachfrauen, um unruhigen und schlaflosen Menschen Hilfe anzubieten, ohne dass noch mehr Medikamente verordnet werden müssen. Daher hat sie auch ihren Namen erhalten. Sie hilft auch den Betreuungspersonen, um am Abend oder nach dem Nachtdienst leichter abschalten und vielleicht besser einschlafen zu können.

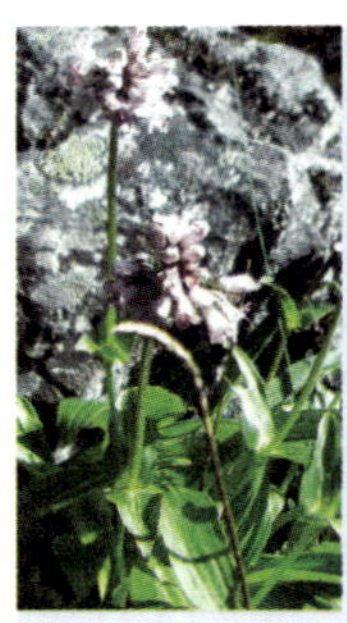

Schlafmütze

Honig, Immortelle, **Narde,** Palmarosa, Weihrauch; Sesam-, Sonnenblumenöl; Jojobawachs

Der angenehm balsamische, honigartige Duft der Aromamischung lässt sofort ausatmen und entspannen, er hilft abzuschalten und im Hier und Jetzt zu sein. Ob als Naturparfüm, Auflage oder Einreibung: die Aromamischung fördert nicht nur das Ein- und Durchschlafen, sondern stabilisiert auch, erdet und gibt Vertrauen.

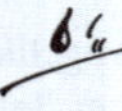

Das Naturparfum punktuell an Handgelenken und Pulsstellen auftragen und sanft einreiben. Ältere Menschen lieben die zusätzliche Umhüllung des Handgelenks mit einem Pulswickel.

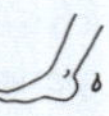

5–7 Tr. Naturparfüm mit 1 EL Jojobawachs verdünnen und Hände und Füße damit ausstreichen. Auch eine harmonisierende Nacken- oder Rückeneinreibung kann hilfreich sein.

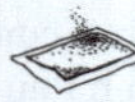

1 TL Öl mit 1 EL Pflanzenöl für eine temperierte Ölkompresse mischen. Diese einige Stunden oder über Nacht auf den Bauch auflegen. Benötigt der Mensch viele Medikamente, ist es sinnvoll, die Kompresse auf den rechten Oberbauch (Lebergegend) zu legen, denn jedwede Wärme tut dem Organ gut.

1 EL der Aromamischung in Honig, Sahne oder neutrale Seifenbasis einmischen und in temperiertes Wasser geben.

Geborgenheit

Benzoe Siam, Iris, Jasmin, Lemongras, Melisse, Orange, Vanille (Naturparfüm in Jojobawachs)

Ein blumiger, samtig einhüllender und lieblicher Duft lässt die beruhigende Wirkung dieser Ölmischung sofort erahnen. Sie vermittelt Schutz und gibt psychischen Halt. Der Duft entspannt und gleicht aus, wenn der Betroffene unter depressiver Verstimmung leidet.

Bei Bedarf am Fläschchen mit der reinen ätherischen Ölmischung oder dem Naturparfüm riechen.

Je nach Raumgröße 5–7 Tr. der reinen ätherische Ölmischung in die Duftlampe oder einen Vernebler geben.

Für ein Aromabad 7–12 Tr. der reinen ätherischen Ölmischung in Honig, Sahne oder neutrale Seifenbasis einmischen und ins Badewasser geben.

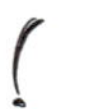
Nach einem Ölbad kann der Körper leicht ölig sein – es besteht Rutschgefahr.

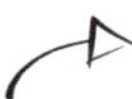
Anwendung als Kompresse oder Waschung siehe *Schlafmütze*.

Trennungsschmerz

Atlaszeder, Benzoe Siam, Grapefruit, Iris, Melisse, Sandelholz, Schafgarbe, Zirbelkiefer (Naturparfüm in Jojobawachs)

Der krautige, leicht blumige, erdige Duft mit seinem balsamischen Hintergrund beruhigt, spendet Geborgenheit und hüllt ein. Die Duftnoten der enthaltenen ätherischen Öle reichen von anregend-frisch bis tiefgründig-schwer und geben damit alle Stimmungslagen des Lebens wieder.

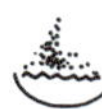
5–7 Tr. in der Duftlampe verdampfen.

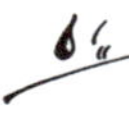
Das Naturparfum punktuell an Handgelenken und Pulsstellen auftragen und sanft einreiben. Ältere Menschen lieben die zusätzliche Umhüllung des Handgelenks mit einem Pulswickel.

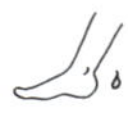
3–5 Tr. Naturparfüm mit 1 EL Jojobawachs verdünnen und eine beruhigende Hand- und/oder Fußausstreichung durchführen.

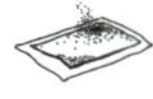
Anwendung siehe *Schlafmütze*. Auf Brust oder Bauch auflegen.

Rezeptur

Die folgende Rezeptur aus sehr erdenden und entspannenden Ölen ist bei ganz schwierigen Fällen einen Versuch wert:

2 Tr. *Angelica archangelica* (Angelikawurzel)
15 Tr. *Citrus sinensis* (Orange)
1 Tr. *Iris germanica* (Iris)
2 Tr. *Nardostachys jatamansi* (Narde)
4 Tr. *Santalum album* (Sandelholz)
1 Tr. *Vetiveria zizanioides* (Vetiver)
ad 10 ml *Simmondsia chinensis* (Jojobawachs)

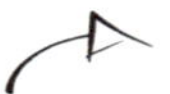

Anwendungen siehe *Trennungsschmerz* (Naturparfüm).

15.6 Gedächtnis- und Konzentrationsstörungen

Unsere geistige Leistungsfähigkeit kann von einer Vielzahl von Faktoren beeinträchtigt werden. Dazu gehören mangelnder Schlaf, Dauerstress und Überlastung ebenso wie etwa zu viel Koffein, Alkohol oder Nikotin. Einsamkeit und zu wenig geistige Anregung können sich ebenfalls negativ auf unsere Hirntätigkeit auswirken.

Auch Medikamente oder aber Krankheiten können Gedächtnisstörungen auslösen, so z.B. ein schlecht eingestellter Diabetes oder Vitamin- und Mineralstoffmangel.

All diesen Ursachen ist gemeinsam, dass die von ihnen ausgelösten Störungen vorübergehender Natur sind und wieder behoben werden können, indem der Auslöser beseitigt wird.

Ganzheitliche Empfehlungen

Neben einer **gesunden und ausgewogenen Frischkost** ist **Hirntraining** in Form von Konzentrationsspielen wichtig. Kartenspiele wie Uno und Legespiele wie Memory erfreuen auch die Enkel- und Urenkelkinder, wenn Sie zusammen spielen. Aber geben Sie sich wirklich Mühe, auch mal zu gewinnen. Kreuzworträtsel halten die Hirnzellen ebenfalls auf Trab.

Gedächtnisstörungen können, wie erwähnt, auch eine Nebenwirkung von Medikamenten sein. Lassen Sie sich unbedingt in einer kompetenten Apotheke hierzu beraten und bitten Sie Ihren Arzt und Ihren Apotheker, sich zu Ihrem Wohle miteinander zu besprechen und die **Medikation entsprechend anzupassen.** Um den Organismus optimal mit allen Substanzen zu versorgen, kann auch eine individuelle **Mikronährstoffmischung** aus der Apotheke empfohlen werden. Dort können Sie sich auch beraten lassen, welche Fertigpräparate aus der **Pflanzenheilkunde** hilfreich sind Gingko zählt hier zu den wissenschaftlich gut untersuchten Pflanzen, sie ist durchblutungsfördernd und verbessert die Kommunikation zwischen den Nervenzellen. Manchmal ist es jedoch sinnvoller, Vitamin B 12 einzunehmen. Lassen Sie sich unbedingt von Fachpersonen beraten.

Aromapflege

Mit Aromamischungen können kraftvolle Impulse gesetzt werden, um aufzumuntern und die Aufmerksamkeit anzuregen und zu aktivieren. Eine geradezu dafür geschaffene Mischung ist der *Motivationsduft*. Er tut auch allen gut, die erkrankte Personen betreuen. Die ätherischen Öle der glücklich machenden Grapefruit, des feurigen Ingwers, des aromatischen Korianders und der warmholzigen Atlaszeder harmonieren hervorragend mit dem krautigen **Rosmarin**. Der Duft des Rosmarinöls wirkt konzentrationsfördernd und anregend, seine durchblutungsfördernde Wirkung ist hier ebenfalls willkommen. Dass beim Rosmarin auf bestimmte Chemotypen geachtet werden muss, können Sie in Kapitel 10.2 (S. 279) nachlesen.

Eine einfache, aber hervorragende Ergänzung zum *Motivationsduft* ist *Rosmarinhydrolat*. Hydrolate sind unaufwendig in der Anwendung, weil sie nur aufgesprüht werden. Diese »Nebenprodukte« der Destillation (siehe Kap. 1.3.2, S. 60 f.) werden immer beliebter, denn sie hinterlassen keine Fettölflecken, weder auf der Kleidung noch in der Handtasche, und sie sind preiswert. Vor allem im Sommer werden sie geschätzt, denn das Pflanzenwasser auf der Haut sorgt für eine angenehme Erfrischung. Zudem enthält *Rosmarinhydrolat* noch den typischen Rosmarinduft, weil Rosmarinöl einen relativ hohen hydrophilen, also »wasserliebenden« Anteil aufweist, der bei der Destillation zum Teil ins Hydrolat übergeht (bei den meisten anderen Hydrolaten weicht die Duftnote dagegen von der des Öls mehr oder weniger stark ab.) Für ambulante Pflegefachkräfte, die unterwegs von Hausbesuch zu Hausbesuch oder im Nachtdienst mit einem kleinen Durchhänger kämpfen, ist das *Rosmarinhydrolat* also ebenfalls ein sehr guter Tipp.

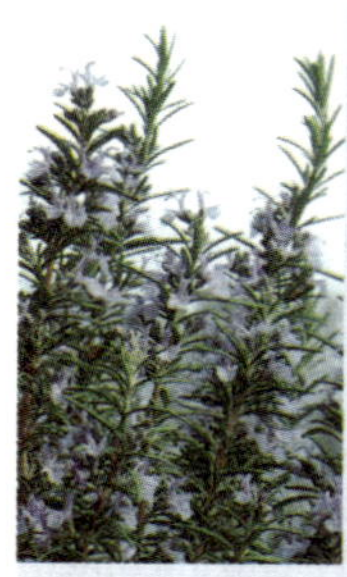

Rosmarinhydrolat

Der krautige und erfrischende Duft von ***Rosmarinhydrolat*** hat eine wunderbar belebende Wirkung. Er fördert die Konzentration, steigert die Kreislauffunktion und erfrischt so ganz nebenbei alle müden Geister. All das kann dazu beitragen, dass auch die Gedächtniszellen aktiviert werden. Nur am Abend sollte Zurückhaltung geübt werden, denn dann kann es zu Einschlafschwierigkeiten führen, weil alle Zellen noch »online« sind.

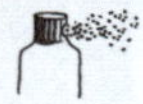

Morgens und zwischendurch die Beine mit *Rosmarinhydrolat* körperaufwärts, also zum Herz hin, einreiben. Oder jeweils einen Sprühstoß auf die Fußsohlen, in die Kniekehlen und/oder Ellbeugen und in den Nacken geben.
Ideal ist, die Haut damit zu befeuchten, bevor Sie ein Körperöl anwenden.

Allgäuer-Föhn-Öl

Lavendel, Myrte, Pfefferminze; Sesamöl; Jojobawachs

Die krautig-minzige Ölmischung bietet bei Konzentrationsschwäche eine angenehme leichte Erfrischung. Bei Föhnfühligkeit hat sie sich vielfach bewährt und wird auch gerne vom Pflegepersonal oder den pflegenden Angehörigen benutzt.

Bei Bedarf 1 Tr. auf die Schläfen oder den Nacken auftragen.

Motivationsduft

Atlaszeder, Grapefruit, Ingwer, Koriander, Rosmarin (Naturparfüm in Jojobawachs)

Der frische und anregende Duft der Aromamischung ermöglicht an tristen und müden Tagen frische Motivation, fördert die Konzentration und weckt alle Hirnzellen auf. Auch Pflegende benutzen das Öl an anstrengenden Arbeitstagen gerne selbst.

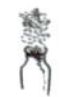

Bei Bedarf am Fläschchen des reinen ätherischen Öls wie auch des Naturparfüms riechen.

Je nach Raumgröße 5–7 Tr. reine ätherische Ölmischung in die Duftlampe oder einen Vernebler geben.

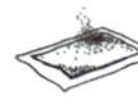

1 TL des Naturparfüms mit 1 EL fettem Pflanzenöl für eine temperierte Ölkompresse. Diese einige Stunden lang oder über Nacht auf den Brustkorb oder Bauch auflegen.

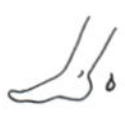

12–15 Tr. in 50 ml nativem Pflanzenöl vermischen und damit eine anregende Fußsohleneinreibung durchführen.

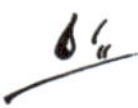

Das Naturparfüm punktuell auf den Handpuls, hinters Ohr oder im Nacken auftragen.

15.7 Schlafstörungen

Ist die wichtigste Erholungszeit für Körper und Geist – der Nachtschlaf – dauerhaft gestört, hat dies ernsthafte Konsequenzen für den gesamten Organismus. Dabei können die Ursachen für die Einschlaf- und Durchschlafschwierigkeiten sehr verschieden sein.

Zum einen können Störungen der Hormon- oder Organfunktionen zu Schlaflosigkeit führen, weil beide Systeme einem bestimmten Tages- und Nachtrhythmus folgen. Kommt dieser aus dem Takt, so hat das auch Auswirkungen auf das Schlafvermögen.

Zum anderen gibt es Erkrankungen wie Angststörungen, Depressionen, Asthma, Herz-Kreislauf-Erkrankungen, Hormonstörungen usw., zu deren Wesensmerkmal die Schlaflosigkeit gehört. Wieder andere Krankheiten werden von Beschwerden begleitet, die die Nachtruhe zwangsläufig stören, wie Schmerzen, Harndrang oder das Restless-Legs-Syndrom (engl.: ruhelose Beine, siehe Kap. 15.7.1, S. 441–444).

15

Ganzheitliche Empfehlungen

Die beste Erholung finden die meisten Menschen, wenn sie ihrem Organismus eine **Nachtruhe vor 23.00 Uhr** gönnen. Zwar gibt es sogenannte Chronotypen, die in Lerchen (Frühaufsteher), Eulen (Spätaufsteher) und Normalschlaftypen eingeteilt werden – und liegen keine Schlafstörungen vor, kann sich auch jede Person gerne nach ihrem individuellen Rhythmus richten –, dennoch liegt unsere biologische Tiefschlafphase zwischen Mitternacht und 3.00 Uhr. Diese Zeit sollte bei Schlafproblemen möglichst eingehalten werden. Denn hier schaltet unser Nervensystem auf Ruhe, jede Arbeit wird zur doppelten Anstrengung. Die Organe nutzen die Zeit für den Stoffwechsel, insbesondere die Leber ist unser nachtaktivstes Organ. Sollten Sie z.B. regelmäßig zwischen 2.00 und 4.00 Uhr wach liegen, sollten Sie über Ihre Ernährung nachdenken. Schon der Verzicht auf Alkohol und Fett beim Abendessen kann hier helfen.

Eine Kunst ist es manchmal, am Abend einfach ab- und **in den »Ruhemodus« umzuschalten.** Dann hilft es, spätestens eine Stunde vor dem Zubettgehen sämtliche Ablenkungen zu ignorieren und Handy, Fernseher und Radio auszumachen. Ziehen Sie sich zurück, gehen Sie in Gedanken den Tag noch mal durch und beenden alles ganz bewusst. Gehen Sie ein paar Minuten an die frische Luft, falls möglich. Eine ebenso entspannende Wirkung bringt ein **warmes Bad** und/oder eine Tasse **entspannender Kräutertee** – mehr nicht, denn sonst wird Sie die Blase mitten in der Nacht wieder wecken.

Gezielte **Atemübungen** sind ebenfalls hilfreich: Im Bett liegend die Hände flach auf den Bauch legen, diese bewusst wahrnehmen und gezielt in den Bauch atmen, während die Füße von einer Bettflasche gewärmt werden. Dann nachspüren, wie der Atem von der Nase über die Lunge bis in den großen Bauchraum führt und den Körper dann den gleichen Weg zurück über den Mund wieder verlässt.

Bei der Pflege zu Hause können wir für die uns anvertrauten Menschen auch eine CD einlegen und sie mit einer **Meditationsreise** und einem wohlduftenden Kräuterkissen (siehe unten) zu Bett bringen. In so mancher Einrichtung werden solche Wünsche von der diensthabenden »Nachteule« bestimmt auch erfüllt.

Für sogenannte »nestelnde Patienten«, deren Unruhe sich über die Hände bemerkbar macht, sind mit Kirschkernen oder Kräutern gefüllte Kissen eine gute Möglichkeit, der Unruhe ein Ventil zu geben. Für ein beruhigendes **Kräuterkissen** werden 50–150 g einer entsprechenden Kräutermischung, z.B. mit Hopfenzapfen, Johanniskraut, Lavendel, Melisse, Orangenblüten, Passionsblume, in ein Baumwollsäckchen gefüllt (Bezugsadresse für Fertigprodukte siehe Anhang). Die Kräuter können auch in Rohwolle eingeknetet und in einen Kissenbezug gegeben werden, der dann neben das Kopfkissen gelegt wird oder bei Unruhe in die Hände genommen werden kann.

Eine sehr hilfreiche und ebenso bewährte Methode gegen Schlafstörungen sind **Schlafsocken nach Pfarrer Kneipp.** Dazu wird zunächst ein warmes Fußbad mit einer ausgewählten Aromamischung bereitet oder die Füße werden nach dem Fußbad mit einem der auf den folgenden Seiten aufgeführten Öle eingerieben. Zum Abschluss werden Baumwollsocken in das Wasser getaucht, diese gut ausgewrungen und noch feucht angezogen. Darüber kommen Socken aus reiner Wolle, die etwas größer sind und deren Beinabschluss höher als jener der Baumwollsocken liegt, damit die Feuchtigkeit in den Socken bleibt und nicht mit der Bettwäsche in Verbindung kommt. So bestrumpft geht es ins Bett. Dort ist der Organismus dann damit beschäftigt, die Füße zu trocknen und der Kopf kann abschalten. Irgendwann mitten in der Nacht werden die Socken trocken sein und können bei Bedarf abgestreift werden. Der große Pluspunkt dieser Anwendung: Die Füße werden wunderbar warm und bieten keinen Grund mehr, schlecht einzuschlafen.

Aromapflege

Kranken ist es nicht immer möglich, am Abend ein entspannendes Aromabad zu nehmen. Hier helfen dann ein gut gelüftetes Zimmer, nach Belieben entweder eine Duftlampe mit einem beruhigenden Lieblingsöl oder wenige Tropfen des Lieblings-Naturparfüms sowie Fußeinreibungen und gezielte Atemübungen.

Sind keine frischen Kräuter zur Hand oder das vorhandene Kräuterkissen (siehe links) hat seinen Duft verloren, so können auch einige Tropfen einer entspannenden ätherischen Ölmischung auf einem Stück Schafwolle oder Baumwolltüchlein als Auffrischung dienen.

Zu empfehlen ist insbesondere die Aromamischung *Schlafmütze.* Sie enthält unter anderem das Öl der Narde, das, wie schon auf S. 431 beschrieben, zu den besonders entspannenden und gleichzeitig auch schlaffördernden Ölen zählt. Ergänzt wird dessen Wirkung von der des indischen **Weihrauch,** dessen ätherisches Öl aus dem Harz des Weihrauchbaums gewonnen wird. Beim reinen ätherischen Einzelöl streiten sich die Geister, ob es angenehme oder unangenehme Erinnerungen auslöst. Das liegt sicher daran, dass es viele Menschen mit dem Weihrauch-Räuchern in der Kirche verbinden. Nichtsdestotrotz beruhigt und entspannt der weiche, harzige Geruch des Weihrauchöls, seine Tendenz zum Süßlichen verbindet sich gut mit dem Duft der Honigwabe und der herben Immortelle, die ebenfalls in der *Schlafmütze* zu finden sind. Zu dominant kann der Weihrauch in dieser Mischung ohnehin nicht werden, das lässt die immer wieder in den Vordergrund drängende Narde nicht zu.

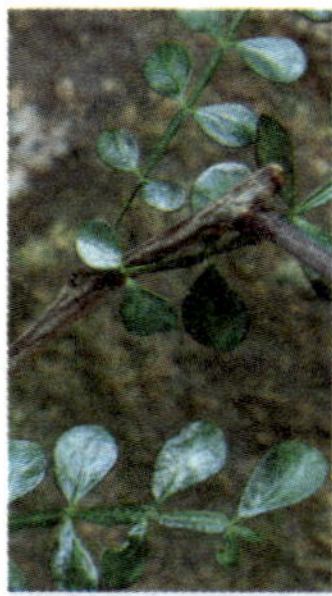

Schlafmütze

Honig, Immortelle, Narde, Palmarosa, **Weihrauch;** Sesam-, Sonnenblumenöl; Jojobawachs.

Der angenehm balsamische, honigartige Duft der Aromamischung lässt sofort ausatmen und entspannen, er hilft abzuschalten und im Hier und Jetzt zu sein. Ob als Naturparfüm, Auflage oder Einreibung: die Aromamischung fördert nicht nur das Ein- und Durchschlafen, sondern stabilisiert auch, erdet und gibt Vertrauen.

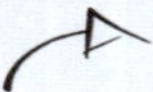

Anwendungen siehe Kap. 15.5, S. 432.

Geborgenheit

Benzoe Siam, Iris, Jasmin, Lemongras, Melisse, Orange, Vanille (Naturparfüm in Jojobawachs)

Ein blumiger, samtig einhüllender und lieblicher Duft lässt die beruhigende Wirkung dieser Ölmischung sofort erahnen. Sie vermittelt Ruhe und – wie ihr Name schon sagt – Geborgenheit. Der Duft entspannt und gleicht aus, wenn der Betroffene unter Unruhe und Schlafstörungen leidet, deren Ursache Heimweh und ein Bedürfnis nach Nähe sind.

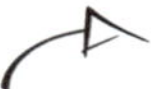

Anwendungen siehe Kap. 15.5, S. 432 f.

Ruheoase

Atlaszeder, Muskatellersalbei, Neroli, Sandelholz, Tonkabohne, Vetiver, Weihrauch (Naturparfüm in Jojobawachs)

Balsamisch bis würzig und doch zart-krautig: Die entspannende Duftmelodie hilft vielen Menschen beim Abschalten, sie können somit besser einschlafen. Die Aromamischung ist insbesondere dann hilfreich, wenn Menschen Lavendel ablehnen oder einfach nicht mehr riechen können.

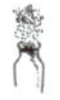

Bei Bedarf am Fläschchen des Öls oder einem Riechstift riechen. Letzterer muss alle paar Tage frisch beduftet werden.

Je nach Raumgröße 5–7 Tr. der ätherischen Ölmischung in die Duftlampe oder einen Vernebler geben und wenn möglich eine halbe Stunde vor der Zubettgehzeit den Raum beduften.

Naturparfüms als Einschlafhilfe

Wählen Sie Ihren Lieblingsduft (Duftbeschreibungen der einzelnen Öle siehe Kap. 1.3.1, S. 51–60) oder eine 10 %ige Jojobawachs-Verdünnung von Lavendel, Melisse, Neroli oder Rose 1 %.

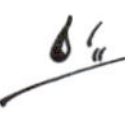

1 Tr. des Naturparfüms punktuell an der Schläfe, auf die Handgelenke und Pulsstellen auftragen und sanft einreiben. Ältere Menschen lieben die zusätzliche Umhüllung des Handgelenks mit einem Pulswickel.

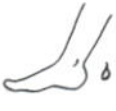

5–7 Tr. Naturparfüm mit 1 EL Jojobawachs verdünnen und Hände und Füße damit ausstreichen. Bei Bettlägerigen kann auch eine harmonisierende Nacken- oder Rückeneinreibung hilfreich sein, damit der Körper wieder entspannter im Bett liegen kann.

15.7.1 Restless-Legs-Syndrom (RLS)

Das Restless-Legs-Syndrom (engl.: Syndrom der ruhelosen Beine) ist eine neurologische Erkrankung, die den sogenannten schlafbezogenen Bewegungsstörungen zugeordnet wird. Sobald die Betroffenen sich hinlegen, hindert ein unangenehmes Kribbeln und Ziehen in den Beinen sie am Einschlafen. Die Beschwerden treten vor allem abends und nachts auf, wenn der Körper zur Ruhe kommt, und bessern sich häufig erst, wenn die Betroffenen wieder aufstehen und sich bewegen bzw. umhergehen. Legen sie sich wieder hin, beginnen die Störungen oft von Neuem. Der Nachtschlaf wird auf diese Weise immer wieder unterbrochen, die Folgen sind chronische Müdigkeit und ständige Erschöpfung. Weitere Begleitsymptome des RLS sind nächtliche Muskelzuckungen oder heftige Bewegungen der Gliedmaßen im Schlaf.

Die Ursachen sind bisher nicht eindeutig geklärt. Als Auslöser werden sowohl eine erbliche Veranlagung vermutet wie auch andere Grunderkrankungen (beispielsweise Stoffwechsel- oder Schilddrüsenstörungen oder Eisenmangel). Auch Medikamente können RLS auslösen oder verstärken.

Ganzheitliche Empfehlungen

Die Deutsche Restless Legs Vereinigung empfiehlt in leichteren Fällen **kalte Fußbäder, Massieren und Bürsten der Beine** sowie **Kniebeugen** oder **Fahrradfahren.** Auch sollten **Faktoren, die das RLS verstärken** können, wie z.B. Kaffee, Alkohol (besonders Weißwein), Stauungswärme, schwere körperliche Arbeit oder Stress, **vermieden** werden.

Verzichten Sie bei Ihrer Ernährung konsequent auf **Glutamat,** denn viele Menschen sehen hier einen Auslöser ihrer Beschwerden. Achten Sie außerdem auf einen ausgeglichenen **Säure-Basen-Haushalt.**

Auch die **Homöopathie** kann zu Rate gezogen werden. Vor allem die Mittel Rhus toxicodendron oder Zincum metallicum bieten sich bei RLS an. Wenn Sie bereits über Grundlagenwissen in der Homöopathie verfügen, vergewissern Sie sich in entsprechender Literatur, ansonsten lassen Sie sich von Fachleuten beraten.

Aromapflege

Als Aromapflege bietet sich hier eine Einreibung oder Massage mit dem ausgleichenden und entspannenden *Massageöl beruhigend* an, das unmittelbar vor dem Zubettgehen angewendet wird.

Ihre entspannende Wirkung verdankt die hautpflegende Aromamischung den ätherischen und fetten Pflanzenölen, die dafür ausgewählt wurden. Die ätherischen Öle sind reich an Linalool, das zu den Monoterpen-Alkoholen zählt, sowie Wirkstoffen aus der Gruppe der Monoterpen-Ester. Beide besitzen eine entspannende, ja sogar als sedierend beschriebene und sehr ausgleichende Wirkung. Um diese Wirkstoffe aber über die Haut in den Organismus zu transportieren, werden sogenannte Trägeröle, wie die fetten Pflanzenöle gerne bezeichnet werden, benötigt. Sie nehmen die duftenden Öle quasi huckepack und befördern sie ins tiefere Gewebe, von wo aus sie dann in die Blutbahn gelangen. Für das *Massageöl beruhigend* wurden Aprikosenkern-, Mandel-, sowie **Sonnenblumen**öl als Trägeröle gewählt.

Wie in anderen Aromamischungen, so dient auch hier das Sonnenblumenöl als Grundlage für die ätherischen Öle, die sich in dem milden aromatischen Pflanzenöl gut entfalten können. Außerdem eignet es sich hervorragend zur Massage. Seine Herkunftsregionen sind Osteuropa und Russland, ebenso die Mittelmeerländer sowie Nord- und Südafrika. Das fette Öl, das mittels Kaltpressung aus Sonnenblumenkernen gewonnen wird, ist reich an Omega-6- und Omega-9-Fettsäuren, also ungesättigten

Fettsäuren, die in der Hautpflege als regenerierend bezeichnet werden. Insbesondere der Gehalt an hautpflegender Linolsäure, die zu den Omega-6-Fettsäuren zählt, steigt umso mehr, je wärmer das Klima im Anbaugebiet ist. Mehr zum Sonnenblumenöl finden Sie in dem Buch »Pflanzenöle« von Ruth von Braunschweig (siehe Literaturverzeichnis [2]).

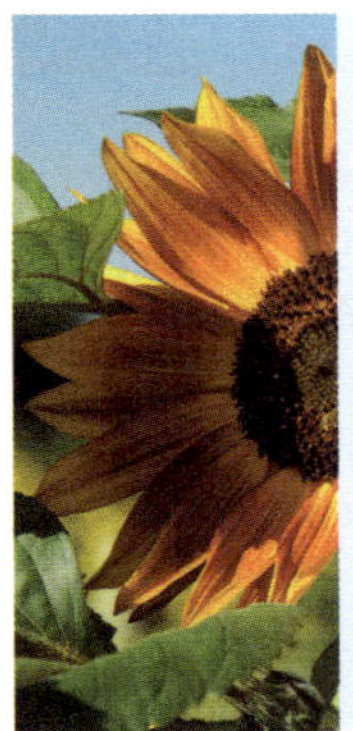

Massageöl beruhigend

Ho-Sho, Kamille römisch, Lavendel, Majoran, Rosenholz; Sesam-, **Sonnenblumenöl**; Jojobawachs

Ein frisch-krautiger, klarer Duft dominiert diese Ölmischung, die die Muskeln entspannt, und bei krampflösenden Maßnahmen beruhigend wirkt. Je nach Bedürfnis der betroffenen Person kann vor allem bei Kälteempfinden und Durchblutungsstörungen eine körperwarme Anwendung hilfreich sein. Achten Sie auch darauf, dass Bettdecke und Bettwäsche atmungsaktiv und temperaturausgleichend sind.

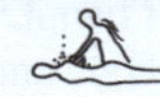

Abends eine Einreibung auf der nassen Haut mit vom Körper wegführenden Strichen.

2–3 EL der Ölmischung in Honig, Sahne oder neutrale Seifenbasis einmischen. Das Bad am besten vor dem Schlafengehen nehmen.

Nach einem Ölbad kann der Körper leicht ölig sein – es besteht Rutschgefahr.

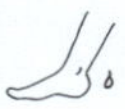

1–2 EL in Honig, Sahne oder neutrale Seifenbasis einmischen und für ein abendliches Fußbad ins lauwarme Wasser geben.

Massageöl Marula

Lavendel, Majoran, Mandarine, Neroli, Rosmarin, Thymian; Borretschsamen-, Mandel-, Marula-, Nachtkerzensamenöl

Wenn Sie einen herb-krautigen Duft bevorzugen, dann greifen Sie zu diesem Hautpflegeöl auf der Basis des afrikanischen Marulaöls. Seine ätherischen Öle wirken zum einen sanft anregend, zum anderen ausgleichend und entspannend.

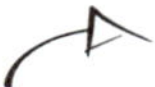
Anwendungen siehe *Massageöl beruhigend*.

Nicht bei intensiver Sonneneinstrahlung anwenden, da die Mischung Zitrusöl enthält.

Pflegeöl HFS

Immortelle, Palmarosa, Rose; Johanniskraut in Olivenöl;
Borretsch-, Hanf-, Nachtkerzensamenöl

Das leicht herbe und doch krautig frische Pflegeöl kann bei sehr empfindlicher, gereizter und kribbelnder Haut eingesetzt werden. Am besten wird es auf die mit einem Hydrolat befeuchtete Haut aufgetragen.

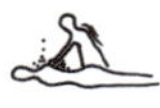
1–2 Mal täglich die betroffenen Hautareale oder die Füße intensiv mit der Aromamischung einreiben. Idealerweise vorher *Melissen-* oder *Rosenhydrolat* aufsprühen.

2–3 TL der Aromamischung, eingemischt in Honig, als Zusatz für ein kühlendes Teil- und Fußbad bzw. 3–4 EL für ein Vollbad. Ebenso können Sahne oder neutrale Seifenbasis als Emulgator benutzt werden. Die Aromamischung mit warmem Wasser ansetzen und dann so lange kaltes Wasser nachlaufen lassen, bis es kühl ist.

Nach einem Ölbad kann der Körper leicht ölig sein – es besteht Rutschgefahr.

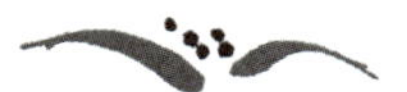

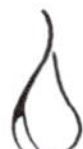

16 Palliativ- und Sterbebegleitung

Bei schweren, lebensbedrohlichen Krankheiten kommt irgendwann der Moment der Erkenntnis: die Krankheit ist nicht mehr heil- und auch nicht mehr therapierbar. Die Aufgabe der Medizin, Gesundheit wiederherzustellen, Leben zu erhalten, ist am Ende ihrer Möglichkeiten angelangt. Die kurative (heilende) wird zur palliativen (lindernden) Medizin, die das Sterben als eine wichtige Phase des Lebens begreift und es weder hinauszögert noch verkürzt. Ihre Aufgabe ist vielmehr, den unheilbar Kranken wie mit einem Mantel schützend zu umhüllen (lat. palliare: mit einem Mantel bedecken) und dafür zu sorgen, dass trotz den Beschwernissen der Krankheit so viel Lebensqualität wie möglich erhalten bleibt. Der Übergang von der kurativen zur palliativen Medizin und dann zur Sterbebegleitung ist fließend.

16.1 Palliativ-Medizin/Palliative Care/SAPV

Menschen mit der Diagnose »unheilbar, lebensbedrohlich krank« oder »die chronische Krankheit schreitet lebensbedrohlich fort« haben nicht mehr nur das Sterben vor sich, sondern sie haben die Möglichkeit einer palliativen Begleitung, während derer sie bis zum Schluss weiterhin medizinisch optimal versorgt werden. Diese Begleitung kann über Jahre gehen oder auch nur Monate, Wochen oder Tage dauern. In dieser letzten Lebensphase ist der Kampf gegen die Krankheit ausgefochten, vielmehr ist eine gute Lebensqualität trotz Krankheit das Ziel.

Im Mittelpunkt steht das Wohlbefinden des betroffenen Menschen, sowohl in körperlicher wie auch in seelischer, geistiger und spiritueller Hinsicht. Es gilt, ihn bestmöglich zu versorgen und seinen Wünschen entgegenzukommen. Das heißt auch, dass er an dem Ort gepflegt wird, den er für seine letzte Lebensphase gewählt hat. Ein Team von Fachleuten versorgt und pflegt den Kranken, egal ob jung oder alt, ambulant daheim oder im Wechsel zwischen zu Hause und einer Einrichtung, damit auch die Angehörigen mal eine »Verschnaufpause« haben oder weil bestimmte pflegerische Maßnahmen zu Hause nicht optimal umgesetzt werden können. Manche Menschen leben dann trotz aller gegenteiligen Prognosen oftmals noch eine unerwartet lange Zeit, aus diesem Grund wird auch nicht von der Pflege Sterbender gesprochen, sondern »austherapierter« Menschen.

Begründet wurde die Palliative Care und Hospizbewegung von der englischen Ärztin und Krankenschwester Cicely Saunders (1918– 2005). Von ihr stammt der Leitgedanke der Palliativmedizin: »Es geht nicht darum, dem Leben mehr Tage zu geben, sondern den Tagen mehr Leben.« Der Schwerkranke soll so lange wie möglich aktiv bleiben und nicht auf seinen Tod warten. Er soll, so er denn kann und möchte, am Alltagsleben seiner Familie teilhaben und möglichst selbst über seinen Tagesablauf bestimmen.

Die Palliativbetreuung ist ambulant, teilstationär oder für wenige Tage oder gar nur Stunden stationär möglich. In vielen Städten sind Palliativstationen in Kliniken integriert oder stehen Hospizeinrichtungen zur Verfügung. Die sogenannte spezialisierte ambulante Palliativversorgung (SAPV) ist in Deutschland seit 2008 gesetzlich geregelt und ermöglicht eine intensive Palliativbetreuung auch in den eigenen vier Wänden. Sie umfasst eine individuelle Therapie und Pflege durch ein multidisziplinäres Team aus Palliativärzten, Palliativ-Pflegefachkräften, Physiotherapeuten, Psychologen, Sozialarbeitern, Seelsorgern u.a., das rund um die Uhr in Bereitschaft ist.

Die Palette der therapeutischen und pflegerischen Anwendungen und Hilfen reicht von Atemtherapie, Aromatherapie und -pflege über Physiotherapie, Lymphdrainage und Fußreflexzonenmassage bis zur Musik- und Kunsttherapie sowie vielem anderem mehr. Leider lernen viele Menschen erst in ihrer letzten Lebensphase die Bandbreite möglicher komplementärer Methoden und ganzheitlicher Hilfen kennen. »Ich genieße das Leben, anstatt zu sterben«, freute sich eine Palliativpatientin, wie der Schweizer Geriater und Palliative-Care-Arzt Dr. Roland Kunz in einem Vortrag berichtete (siehe Literaturverzeichnis [16]). Werden die Kosten für diese Art der Unterstützung von den Kassen nicht getragen, werden sie oft über Spendengelder finanziert oder vom Betroffenen selbst übernommen.

16.1.1 Selbstpflege mit Aromapflege

Palliativpflege ist eine Herausforderung besonderer Art, für Fachleute und die Angehörigen. Es ist daher wichtig, sich ebenso selbst Gutes zu tun. Die Aromapflege bietet sich auch für die Pflegenden selbst ebenfalls an, ob Riechstift oder Aromabad oder eine wohlriechende Einreibung. Lesen Sie in den entsprechenden Kapiteln nach.

Lernen Sie, sich rechtzeitig zu helfen, denn so schnell wird sich niemand finden lassen, der Sie ersetzt. Für Angehörige kommt die Entlastung erst, wenn die liebe Person die Welt verlassen kann. Als Partner:in werden sie den Satz bei Ihrer Trauung jetzt deutlich verstehen: bis dass der Tod euch scheidet. Als Kind werden Sie spüren, wie schwer die Verantwortung auf Ihnen lastet, ein Elternteil ans Lebensende zu begleiten. Sie haben nun die Chance zurückzugeben, was Sie als Kind von Ihren Elternerhalten haben – Zeit und Zuwendung. Palliativ zu begleiten, ist auch Geburt: Warten, Vertrauen und Loslassen. Den Schmerz einer geliebten Person mitzutragen, mit auszuhalten. Nicht einfach, aber leistbar.

16.1.2 Die letzte Lebensphase: Palliative Care oder Sterbebegleitung?

Palliativbetreuung und Sterbebegleitung unterscheiden sich insofern, als dass der Palliative Care eine Krankheit vorausgegangen ist bzw. eine chronisch fortschreitende Krankheit vorliegt, die nicht mehr geheilt werden kann, während in der Sterbebegleitung auch Menschen begleitet und betreut werden, die aus Altersgründen oder infolge eines Unfalls oder einer sehr akut auftretenden unheilbaren Erkrankung sterben.

In unserer heutigen Zeit sterben nur noch wenige Menschen an einer chronischen Krankheit wie Diabetes oder an chronischen Herz- und Nierenerkrankungen oder aber an einer angeborenen oder durch einen Unfall eingetretenen Behinderung. Dank medizinischer und medikamentöser Hilfe können chronisch Erkrankte sogar Jahrzehnte mit ihrer Krankheit leben. Zwar mehr oder weniger eingeschränkt, mit wenig oder mehr intensivmedizinischer Unterstützung, aber sie werden mit ihrer Diagnose alt, um dann letztendlich vielleicht sogar an einer gar relativ »banalen« Infektion zu sterben.

Anders sieht es bei Krebserkrankungen aus: Diese nehmen stetig zu und die Diagnose lautet nicht selten »nicht mehr heilbar«. Hier dauert die letzte Lebensphase häufig nur wenige Monate, wenige Wochen oder manchmal gar nur Tage, die Palliativbegleitung geht oft in kürzester Zeit fließend über in eine Sterbebegleitung.

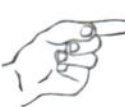

Für den gesamten Zeitraum der palliativen Pflege finden Sie entsprechende Informationen und praktische Tipps in den vorangehenden Kapiteln dieses Buches.

In den folgenden Kapiteln stehen die finalen Lebensthemen im Mittelpunkt und mit ihnen die Begleitung beim Sterben.

16.2 Die letzte Lebensphase – Sterbebegleitung

»Eine gute Sterbebegleitung hängt in erster Linie von den Umständen ab, denn nicht jeder Mensch stirbt still und leise und mit sich im Reinen. Deshalb sollten sich auch spirituelle Begleiter von der Illusion befreien, dass sie alles klären und lösen könnten.
Man kann nur gute Bedingungen schaffen, nicht mehr, aber auch nicht weniger.«
(Gudrun Huber, Christina Casagrande in: »Komplementäre Sterbebegleitung«, siehe Literaturverzeichnis [11])

Die letzte Lebensphase ist die schwierigste – so glauben wir oder haben es vielleicht bei uns anvertrauten Mitmenschen oder lieben Weggefährtinnen und -gefährten schon erlebt. Der Tod ist in unserem Kulturkreis mit Trauer und unsäglichem Leid verbunden. Einen Menschen in seiner allerletzten Lebensphase zu begleiten und für immer zu verabschieden, ist eine Herausforderung. Wir wissen zwar, dass das Leben mit dem Tod endet, aber was dies tatsächlich bedeutet, wird uns erst bewusst, wenn wir ihm begegnen und erkennen müssen: mit dem Tod ist das Leben unwiederbringlich verloren.

Für manche kommt der Tod ohne Ankündigung, ohne Abschied – ein plötzliches Geschehen mitten im Leben mit endgültigem Ausgang. Für andere kündigt sich das Sterben schon sehr lange Zeit vorher an. Seinen allerletzten Weg muss jeder Sterbende allein gehen, es ist nicht vorhersehbar, was kommt. Sterben ist ein individueller Prozess. Andere können zwar da sein, ihn halten und begleiten, aber mehr nicht. Trotzdem gibt es auf diesem Weg viele Möglichkeiten, das Leiden zu lindern.

Menschen, die nicht plötzlich, sondern im Verlauf einer Krankheit sterben, können sich meist auf den Tod vorbereiten. Das Sterben kann mit ihnen besprochen und gestaltet werden. Gelingt der Übergang vom Schwerkrank-Sein zum Sterbeprozess, verliert der Tod oft seinen Schrecken. Die Krankheit tritt in den Hintergrund und das zu Ende gehende Leben, diese Einmaligkeit, kann bewusst wahrgenommen werden.

Die Sterbeforscherin Elisabeth Kübler-Ross hat bei Menschen, die sich mit dem eigenen Tod konfrontiert sehen, verschiedene Reaktionsphasen beobachtet, die jedoch nicht linear hintereinander folgen, sondern mehrfach durchlebt werden, manche Phasen fallen mitunter auch ganz weg (siehe Literaturverzeichnis [14], [15]). So gibt es Zeiten des Verleugnens, der Wut und Aggressivität, des Verhandelns und Haderns mit Gott und der Medizin sowie depressive Phasen, bis schließlich der Moment und die Zeit kommt, das Unvermeidliche anzunehmen.

Wie ausgeprägt die jeweiligen Reaktionen sind, hängt auch damit zusammen, wie die sterbende Person in ihrer aktiven Zeit mit Verlust und Schmerz umging. Wenn Sie als Angehörige also deren Biographie kennen, können Sie sich darauf einstellen und möglicherweise sogar daraus lernen, indem Sie Ihre eigenen Verhaltensmuster überprüfen und das Annehmen eines So-Seins vielleicht noch einige Male im Leben üben.

Die letzten Stunden des Lebens sind ein prägendes Erlebnis für die Angehörigen, sie werden noch lange danach davon sprechen. Das begleitende Fachpersonal wird alles tun, um Sie als nahestehenden Menschen miteinzubinden und Sie bei der Begleitung des Sterbenden zu unterstützen. Was nun kommen wird, ist unabänderlich. Sie können jedoch angenehme Rahmenbedingungen schaffen, im besten Fall jene, die der Sterbende sich gewünscht hat.

16.2.1 Das Leiden am Ende des Lebens

Der Mensch leidet in seiner letzten Lebensphase, allerdings weniger im medizinischen Sinn. Vielmehr betrifft das Leiden den ganzen Menschen, also Körper, Geist und Seele. Den meisten macht das Sterben Angst, mehr noch als der Tod.

Ob der Mensch geboren wird, gebären darf oder muss, oder ob er sterben muss oder darf – die meisten erleben eine intensive Emotionalität, ein ganzheitliches Geschehen, in dem es keine Trennung der Ebenen Geist, Seele, Körper mehr gibt.

Die letzten Tage des Lebens (die sogenannte Terminalphase) sind meist von Schwäche, Schlafbedürfnis, Angst, Unruhe, Schmerzen, Atemnot und Verwirrtheit geprägt. In den letzten Lebensstunden (Sterbe- oder Finalphase) befinden sich zwei Drittel der Sterbenden in einer Bewusstlosigkeit, die ca. 48 Stunden vor dem Tod beginnt. Spätestens in der letzten Stunde tritt diese bei beinahe allen Menschen ein. Nur wenige sind bis zur letzten Minute klar und bewusst und ansprechbar.

Der klinische Tod tritt mit einem Atem- und Kreislaufstillstand ein, die Pupillen werden starr und weit. Auf den Ausfall des Zentralen Nervensystems folgt dann der biologische Zelltod. Wichtig zu wissen ist, dass noch bis zu 30 Minuten nach dem biologischen Tod eine Schnappatmung und Muskelzuckungen auftreten können. Die Totenstarre mit den charakteristischen dunkelvioletten Totenflecken entsteht nach ca. zwei Stunden.

16.2.2 Sinneswahrnehmungen in den letzten Stunden

Das Sinnesempfinden ist während des Sterbeprozesses möglicherweise gesteigert und der Sterbende reagiert schon auf leichte Reize. Andere wiederum nehmen ihr Umfeld überhaupt nicht mehr wahr und befinden sich in einer Art Dämmerschlaf.

Das Hören kann z.B. besonders sensibel sein und auch der Riechsinn. So werden Menschen, die seit Stunden oder gar Tagen nicht mehr auf Ansprache reagieren, plötzlich unruhig und solche, die von Schmerzen geplagt sind, auf einmal ruhig, wenn eine geliebte Person sich zu ihnen setzt, auch wenn dies ohne Worte geschieht. Begleitende Menschen haben beobachtet, dass der Sterbende, der zwar oftmals seine Umgebung nicht mehr wahrnimmt, dennoch spürt, wenn diese eine wichtige, geliebte Person in seinem Leben gekommen und nun da ist. Sie erzählen: »Er hat gewartet, bis diese eine Person noch kommt, er hat es wohl gerochen, dass sie jetzt anwesend war und konnte dann die Augen für immer schließen.« Deshalb müssen sich alle, die im Sterbezimmer anwesend sind, darüber klar sein, dass der Sterbende bis zum Schluss noch Dinge mitbekommt und es immer besser ist, *mit* ihm anstatt über ihn zu sprechen – oder besser ganz zu schweigen.

Die körperliche Sensibilität nimmt in der Sterbephase ebenfalls zu. Berührungen können sich wohltuend auswirken, sie müssen aber behutsam sein. Der sterbende Mensch soll in keiner Weise von dem Weg zurückgehalten werden, den er nun gehen muss. Festes Anfassen ist deshalb sicher nicht gut, aber ein zu oberflächliches ebenso wenig. Ersteres gleicht einem Festhalten und Letzteres überträgt die Unsicherheit und Ängste der Zurückbleibenden. Die Hand des Sterbenden sollte, wenn sie gehalten wird, immer oben liegen, also in der Hand der begleitenden Person, und nicht umgekehrt.

Manche Menschen sind überzeugt, dass in der Sterbephase ein Fenster geöffnet sein sollte, damit die Seele den Raum verlassen kann. Werden solche Wünsche geäußert, gilt es, diese einfach anzunehmen und zu respektieren, ohne sie zu hinterfragen.

16.2.3 Der emotionale Sterbeprozess

Alle Frauen, die geboren haben, und alle Männer, die die Geburt ihrer Kinder miterleben konnten, werden diese besonderen Momente mit all ihren Emotionen sicher nie vergessen. Dieses prägende Erlebnis gibt aber gleichzeitig einen Eindruck davon, was »am anderen Ende« auf uns zukommt, wenn wir die Welt wieder verlassen müssen. Heftige Schmerzen, Angst, Wut, Sorge, Verzweiflung, Weinen – all diese Gefühle sind beim Sterbenden möglich und für andere im Raum wahrnehmbar. Das Loslassen zu ertragen kostet sehr viel Kraft und Sterbende dann ihre letzte Lebenskraft.

Wie bei Gebärenden ergreift der Schmerz bei manchen mit Macht die Oberhand: der Körper ist mit sich selbst beschäftigt und nicht mehr unter Kontrolle. Verbunden ist das Geschehen mit lauten Tönen im Wechsel mit langen intensiven Atemzügen, Seufzen, Schreien, Stöhnen. Dieser schmerzhafte Prozess dauert unterschiedlich lang und ist individuell verschieden.

Wie beim Gebären ist die Möglichkeit der Schmerzbekämpfung auch im Finalstadium möglich, greift aber nicht immer so wie gewünscht – oder der Sterbende lehnt es ganz ab. Der Körper gibt Stück für Stück seine Funktionen auf, sodass eine Schmerzbekämpfung eventuell gar nicht mehr möglich ist.

Mal tut eine liebevolle Berührung gut, mal reißt der Sterbende sich aus dem Halt los. Mal hilft es, das Empfinden des Sterbenden zu teilen, also einzustimmen in das laute oder stöhnende Atmen und Schreien, mal ist es besser, still zu sein. Da diese Gratwanderung bei der Sterbebegleitung meist nur Hospizbegleiterinnen erlernen, ist es gut, solche Fachfrauen an der Seite zu haben. Es wird nicht immer richtig sein, was die Anwesenden tun, meist aber reicht es schon, einfach da zu sein.

Die Sterbende wird dann von dieser Welt gehen, wenn sie soweit ist. Wenn sie dabei allein sein will, dann wird sie eben dann das letzte Mal ausatmen, wenn ihre Angehörigen gerade kurz das Sterbezimmer verlassen, um »mal schnell« auf die Toilette zu gehen, die Parkuhr zu füttern oder ihre Handynachrichten zu checken. Es kommt, so wie es kommt, und das muss dann auch so akzeptiert werden, auch wenn es allen wehtut, es zuzulassen. Dieses letzte Loslassen kann kein Mensch vorher üben.

Selbstverständlich gibt es auch Menschen, die einfach einschlafen und nicht mehr aufwachen. Das Leben kommt und geht, wie es will – aber eben diese Machtlosigkeit dem Leben gegenüber strengt uns als Sterbebegleiter und Zurückbleibende so an.

Seit einigen Jahrzehnten schon gebe ich jungen Eltern den Wahlspruch mit auf den Weg: »Nimm es an in seinem So-Sein.« Vielleicht hilft er auch am Ende des Lebens, dann, wenn der Kreis sich schließt.

Ist der Tod eingetreten, müssen alle, die zurückbleiben, auch für sich selbst einen Weg und eine Lösung finden, das Erlebte zu verarbeiten, ob allein, mit der Familie oder mit Freunden.

16.3 Wohlriechende Begleitung in der letzten Lebensphase

Ätherische und fette Öle sowie Pflanzenwässer sind bestens geeignet, um Menschen in der letzten Lebensphase mit Aromapflege ganzheitlich zu begleiten. Aromapflege unterstützt sanft, aber wirksam und trägt so zu einer Besserung oder zumindest einer Akzeptanz der Gesamtbefindlichkeit bei. Sie ist immer als begleitende Maßnahme zu verstehen und ersetzt keine medizinische Behandlung. Darüber hinaus können ausgewählte Aromamischungen das emotionale Befinden unterstützen, indem sie ausgleichend, beruhigend und angstlösend wirken und Schutz geben. Dieser Schutz kann z.B. darin bestehen, dass der Duft des gewählten Öls den Raum erfüllt und Besucher oder Betreuungspersonal mit mehr Achtsamkeit und Ehrfurcht den Raum betreten lässt. Gerade dann, wenn Angst, Unsicherheit und Verzweiflung den letzten Weg schwer machen, kann für den Sterbenden wie auch für die Angehörigen eine achtsame Zuwendung durch geeignete Düfte eine seelische Wohltat sein. Bei starken körperlichen Beschwerden können ätherische Öle symptommildernd eingesetzt werden.

Während in der **Palliative Care** noch reichlich Öle für die tägliche Körperpflege benötigt werden, um eine gute Lebensqualität zu ermöglichen und möglichst viele zusätzliche Beschwerden zu verhindern, wie z.B. Wundliegen, trockene Schleimhäute, üble Körpergerüche etc., wird in der **Sterbephase** meistens weniger Öl benötigt.

Grundsätzlich gilt bei der Dosierung der Öle in der letzten Lebensphase: »Weniger ist mehr«. Es kann sein, dass ein Duft, der eigentlich nur zur Verbesserung der Raumatmosphäre gedacht war oder unangenehme Körper- bzw. Krankheitsgerüche z.B. bei offenen Tumoren überdecken sollte, bei dem Sterbenden einen erneuten Reiz auslöst, da das sensible Riechsystem noch aktiv ist und somit das zentrale Nervensystem aufs Neue aktiviert wird. Auch sollten in den allerletzten Stunden keine Wasseranwendungen mehr stattfinden, denn dadurch kann ebenfalls eine erneute Aktivierung in jeder Zelle ausgelöst werden, obwohl der Körper diese eigentlich einstellen wollte. Aus diesem Grund werden ja auch alle Infusionen entfernt.

Was den Einsatz von Aromamischungen in der Sterbephase anbelangt, so gibt es keine speziellen Empfehlungen. Entscheiden Sie am besten aus dem Moment heraus und folgen Sie Ihrem Gefühl.

16.3.1 Bei Angst, Unruhe, Schlafstörungen

Angst, an einer schweren Krankheit sofort zu sterben, Angst vor dem Alleinsein, Angst zu ersticken – Angst ist ein raumgreifendes Thema in der letzten Lebensphase, gepaart mit Schlaflosigkeit und einer Überempfindlichkeit aller Sinne. Bei Palliativpatienten wie auch bei Sterbenden kommt es je nach Stadium, in dem sie sich befinden, zu Angstschüben. Hinzu kommen häufig noch die Ängste der Angehörigen.

Aromapflege

Sanft streichende Hand- und Fußmassagen sowie eine Raumbeduftung mit beruhigenden Aromamischungen können die Stimmung deutlich entspannen. Alles was beruhigt, lindert auch die Angst. Lassen Sie sich als Angehörige die sanften Massagegriffe von den Palliativschwestern oder Hospizbegleiterinnen zeigen. An den Reaktionen des Pflegeempfängers – auch wenn diese kaum wahrnehmbar sein mögen –, ist zu erkennen, was ihm wirklich gut tut. Erleichternd sind auch Herzkompressen und Pulswickel. Falls sich die Menschen in diesem Zustand berühren lassen möchten, sind auch warme Öleinreibungen angenehm.

Rosenöl passt für die Anwendungen meist am besten. Der edle Duft der alten Damaszenerrose zählt zu den wertvollsten ätherischen Ölen. Es verbreitet selbst in einer zarten Dosierung von 1 % noch immer einen wunderbaren und feinen Duft. Gerade in Stunden des Gehens, wenn wir meinen sehen zu können, wie der Seele Flügel wachsen, wären intensive oder starke Duftnoten eher störend und hemmend.

Weitere gute Wegbegleiter sind Melisse und Iris. Zusammen mit der Rose vereint sich dieses Trio der drei kostbarsten ätherischen Öle in der Aromamischung *Sprachlos* zu einer idealen Duftkomposition für Lebensphasen, in denen uns die Worte fehlen. Das Öl der **Melisse** mit ihrer zitronenartigen, frisch-krautigen Duftnote trägt in meinem Buch »Bewährte Aromamischungen« die Botschaft: »Klarheit und Gelassenheit auch in schweren Lebenszeiten«. Die Rose mit ihrem blumigen schweren Geruch ist

»die Königin der Düfte« und die fein-blumig elegante und leicht pudrige Iris will »der Seele Frieden schenken«. Lassen Sie *Sprachlos* wirken, anstatt vergeblich nach Worten für das Unaussprechliche zu suchen. Setzen Sie sich als nahestehender Mensch dazu, lassen Sie den geliebten Menschen los und erlauben Sie seiner Seele davonzufliegen, damit Körper und Geist von allen Leiden und Schmerzen befreit werden. Das Einzige, was Sie nun brauchen, ist Zeit und viel Vertrauen. Nutzen Sie die letzte Gelegenheit, um dem sterbenden Menschen spätestens jetzt noch von Herzen zu Herzen mitzuteilen, was es auch ohne Worte noch zu vermitteln gibt und halten Sie selber inne, um trotz der aufgewühlten Welt in Ihrem Innern Frieden in den Raum zu holen.

Ein Mann, dessen junge Frau in seinen Armen liegend starb, bedankte sich bei mir für den Duft: »Noch lange hat *Sprachlos* uns beide auch nach ihrem Tod in Verbindung gehalten. Das Einzige, was mir geblieben war, war die Flasche, an der ich riechen konnte, und das war so wertvoll.«

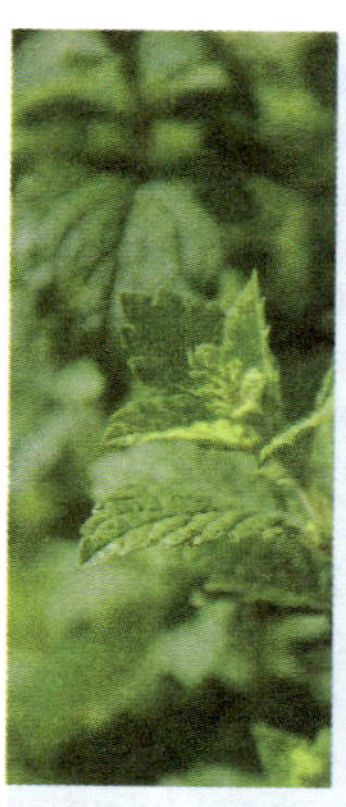

Sprachlos

Iris, **Melisse**, Rose; Jojobawachs

Die wertvollen ätherischen Öle mit ihren einzigartigen kostbaren Duftnoten vereinen sich zu einem einhüllenden, schützenden und beruhigenden Duft für schwierige Lebenssituationen – immer dann, wenn Ihnen die richtigen Worte fehlen, wenn es den Anschein hat, dass Ihnen der Boden unter den Füßen weggezogen wird, wenn Sie eine Situation überfordert und hilflos macht. Die Ölmischung hilft, »es« zuzulassen. Schenken Sie es den Sterbenden, den Trauernden und denen, die einfach nicht mehr können, es wird sie wie eine Schutzhülle umgeben.

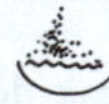

In der Duftlampe 3–5 Tr. verdampfen.

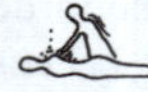

1 Tr. punktuell an den Handgelenken und/oder Schläfen auftragen oder, wenn gewünscht, sanft einreiben. Solange die oder der Betroffene es zulässt oder gar wünscht, bieten Pulswickel eine beruhigende zusätzliche Umhüllung.

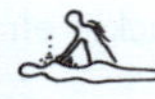

1–2 Tr. mit 1 TL Jojobawachs für beruhigende Hand- und Fußausstreichungen verdünnen. Für eine Ganzkörperpflege 5–7 Tr. in 1–2 EL Jojobawachs vermischen, wenn möglich, leicht erwärmt anwenden.

5–7 Tr. in Honig, Sahne oder neutrale Seifenbasis einmischen und ins Waschwasser geben. Die wohltuende Waschung beruhigt und entspannt.

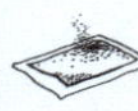

2–3 TL Öl für eine temperierte Ölkompresse. Diese einige Stunden lang oder über Nacht auf den Solarplexus auflegen.

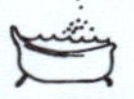

7–9 Tr., eingemischt in 1–2 EL Honig, Sahne oder neutrale Seifenbasis, ins Badewasser geben für ein abendliches Aromabad, um nächtliche Ängste im Schach zu halten.

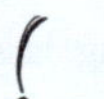

Nach einem Ölbad kann der Körper leicht ölig sein – es besteht Rutschgefahr.

Geborgenheit

Benzoe Siam, Iris, Jasmin, Lemongras, Melisse, Orange, Vanille (Naturparfüm in Jojobawachs)

Ein blumiger, samtig einhüllender und lieblicher Duft lässt die beruhigende Wirkung dieser Ölmischung sofort erahnen. Sie vermittelt Schutz und, wie der Name sagt, Geborgenheit. Der Duft entspannt und gleicht aus, wenn der Betroffene unruhig und ängstlich ist.

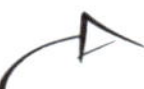

Anwendungen des Naturparfüms siehe *Sprachlos*.

Rosen-Körperöl

Rose, Rosengeranie; Sesam-, Wildrosenöl; Jojobawachs

Das blumige zart rosige und leicht sinnliche Körperöl mit seinem ausgleichenden Duft eignet sich zur liebevollen Hautpflege von Schwerstkranken und Sterbenden.

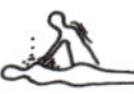

1–2 Tr. punktuell an den Handgelenken und/oder Schläfen auftragen oder, wenn gewünscht, sanft einreiben. Solange die

Betroffene es zulässt oder gar wünscht, bieten Pulswickel eine beruhigende zusätzliche Umhüllung.

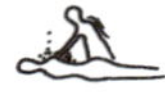

1 TL für beruhigende Hand- und Fußausstreichungen. Für eine Ganzkörperpflege entsprechend mehr. Das Öl sollte immer zimmertemperiert sein – oder in einer Schale im Wasserbad erwärmt anwenden.

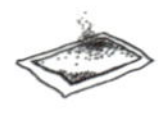

Anwendung siehe *Sprachlos.*

Schlafmütze

Honig, Immortelle, Narde, Palmarosa, Weihrauch; Sesam-, Sonnenblumenöl; Jojobawachs.

Der angenehm balsamische, honigartige Duft der Aromamischung lässt sofort ausatmen und entspannen, er hilft abzuschalten und im Hier und Jetzt zu sein. Ob als Naturparfüm, Auflage oder Einreibung: die Aromamischung fördert nicht nur das Ein- und Durchschlafen, sondern stabilisiert auch, erdet und gibt Vertrauen.

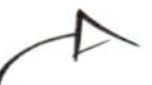

Anwendungen des Naturparfüms siehe *Sprachlos.*

Trennungsschmerz

Atlaszeder, Benzoe Siam, Grapefruit, Iris, Melisse, Sandelholz, Schafgarbe, Zirbelkiefer (Naturparfüm in Jojobawachs)

Der krautige, leicht blumige, erdige Duft mit seinem balsamischen Hintergrund beruhigt, spendet Geborgenheit, hüllt ein und hilft seelischen Schmerz zu lindern. Die Duftnoten der enthaltenen ätherischen Öle reichen von anregend-frisch bis tiefgründig-schwer und geben damit alle Stimmungslagen des Lebens wieder.

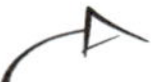

Anwendungen des Naturparfüms siehe *Sprachlos.*

Ätherische Öle in Jojobawachs

Naturparfüms – Verdünnungen ätherischer Öle in Jojobawachs – sind gute Begleiter in der letzten Lebensphase. Besonders empfehlenswert sind:

- Iris 1 %
- Lavendel 10 %
- Melisse 10 %
- Neroli 10 %
- Rose 1 %

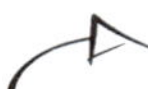

Anwendungshinweise siehe *Sprachlos*.

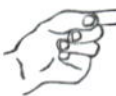

Für ein beruhigendes **Kräuterkissen** 50–150 g einer beruhigenden Kräutermischung, z. B. Hopfenzapfen, Melisse, Lavendel, Passionsblüten oder Orangenblüten, in ein Baumwollsäckchen füllen (Bezugsadresse für Fertigprodukte siehe Anhang). Die Kräuter können auch in Rohwolle eingeknetet und dann in einen Kissenbezug gegeben werden, der dann neben das Kopfkissen gelegt wird oder bei Unruhe in die Hände genommen werden kann.

16.3.2 Bei schwindender Lebenskraft

In der letzten Phase des Lebens wird der Körper immer schwächer. Bedingt durch eine verminderte Nahrungs- und Flüssigkeitsaufnahme sowie eine eingeschränkte Organtätigkeit steht dem Organismus ohnehin weniger Energie zur Verfügung. Die wenige Lebenskraft wird von Schmerz- und Angstzuständen sowie evtl. vorhandenen, noch immer wachsenden Tumoren aufgebraucht. Dieser körperliche Zustand ist belastend für die Betroffenen, da sie für die einfachsten Verrichtungen Hilfe benötigen.

Aromapflege

Aromamischungen mit frischen und wohlriechenden ätherischen Ölen können für die Begleitpersonen, also Fachpersonen wie Angehörige, hilfreich sein. Nur wenigen Patienten ist noch ein Gefühl von Stärke und Kraft zu vermitteln, im Gegenteil: In der Finalphase bitte nicht mehr benutzen, denn dann geht es darum, loszulassen. Die folgenden Hinweise sind deshalb insbesondere für die Begleitpersonen gedacht.

Das im *Motivationsduft* enthaltene **Grapefruit**öl (siehe Beschreibung S. 419 f.) gibt dem eher würzig-aromatischen Koriander, dem krautig-frischen Rosmarin und dem scharfen Ingweröl eine fröhliche, frische Duftnote, die gleich beim ersten Riechen wahrnehmbar ist. Diese Fröhlichkeit mag auf den ersten Blick nicht mehr so richtig zu dieser letzten Lebensphase passen. Aber es gibt Menschen, die noch einmal alle Kräfte mobilisieren, um aufzustehen, einen Blick in die lebendige Welt zu tun, sich noch einmal an Blumen zu erfreuen oder um sich einfach noch einmal selbst am Wasserhahn zu erfrischen.

Zudem geht es aber auch darum, dass die Anwesenden durchhalten können. Stunden werden plötzlich zu gefühlten Tagen oder zu einigen tatsächlich sehr langen Tagen. Bei Sitzwachen braucht es mitunter eine Portion Motivation, um eine weitere Nacht durchzuhalten. Hier trägt dann Riechen am Fläschchen der frischen Grapefruit dazu bei, dass dies gelingt.

Die Grapefruit stammt übrigens aus einer Kreuzung der Pampelmuse *(Citrus maxima)* mit der Orange *(Citrus sinensis)*. In der Umgangssprache wird jedoch meist nicht zwischen Pampelmuse und Grapefruit unterschieden. Die im Gegensatz zur Pampelmuse weniger bittere, sondern meist süße Grapefruit gibt es erst seit Ende des 19. Jahrhunderts. Übersetzt bedeutet ihr Name »Traubenfrucht«, da sie nicht einzeln am Baum wächst wie die anderen Zitrusfrüchte, sondern eng aneinandergereiht wie Trauben.

Die folgenden Aromamischungen für die letzte Lebensphase sind nur so lange als anregende Maßnahme für den Sterbenden angebracht, wie er es möchte. Wichtig ist, den Augenblick zu erkennen, ab dem es gilt, die anregenden und auch feuchten Anwendungen zu beenden, weil das Finalstadium beginnt. Kann sich der Betroffene nicht mehr verbal äußern, muss auf seine Körpersprache geachtet werden. Ist diese ablehnend, dann muss das bitte akzeptiert werden.

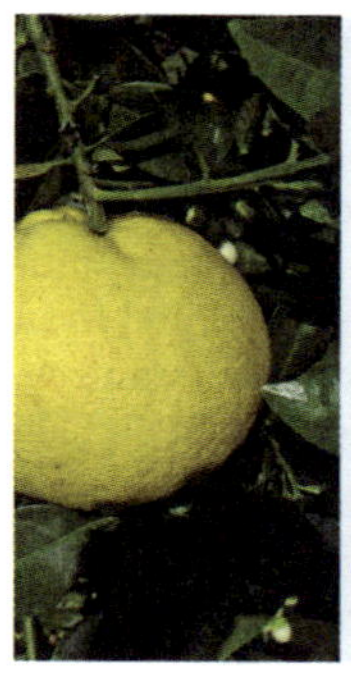

Motivationsduft

Atlaszeder, **Grapefruit**, Ingwer, Koriander, Rosmarin (Naturparfüm in Jojobawachs)

Der frische und anregende Duft bringt in den letzten Tagen und Stunden den Begleitenden frische Motivation. Wenn Sie als Fach- oder Begleitperson die anregende Mischung zum Durchhalten benötigen, dann wenden Sie diese im Bereich Ihrer Füße oder Unterschenkel an, so ist der Duft fast nicht mehr in Nasennähe des Sterbenden wahrnehmbar.

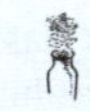
Bei Bedarf am Fläschchen des reinen ätherischen Öls wie auch des Naturparfüms riechen.

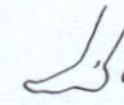
2–5 Tr. mit 1 TL nativem Pflanzenöl vermischen und damit eine anregende Fußsohlen- oder Unterschenkeleinreibung durchführen. So können sich vor allem die Begleitpersonen in einer Pause des Wachens und Sitzens gegenseitig stärken.

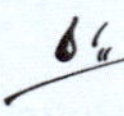
Das Naturparfüm punktuell auf den Handpuls, hinters Ohr, im Nacken an den Kniekehlen oder Fußsohlen auftragen.

Hallo-Wach-Öl

Angelikawurzel, Karottensamen, Limette, Litsea, Rosmarin, Wacholderbeere

Der interessante, frisch-krautige und doch herbe Duft der ätherischen Ölmischung wirkt anregend und aufmunternd. Geprägt wird er von der dominanten aromatischen Angelikawurzel und dem intensiv würzigen Karottensamen. Der Duft eignet sich gut, wenn der Sterbende noch mal in die »Gänge zu kommen« will. Denn manche möchten aufstehen und umhergehen bis zum Schluss. Sterben muss nicht immer im Bett stattfinden. Dieses Öl hilft danach, die letzten Schritte zu gehen.

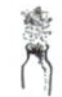
Bei Bedarf am Fläschchen des reinen ätherischen Öls riechen.

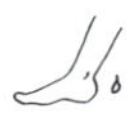
2–5 Tr. mit 1 TL nativem Pflanzenöl vermischen und damit eine Fußsohleneinreibung durchführen. So können sich vor allem die Begleitpersonen in einer Pause des Wachens und Sitzens gegenseitig stärken.

Hallo-Wach-Bad

Angelikawurzel, Limette, Rosmarin, Wacholderbeere; Jojobawachs; Meersalz

Die krautige Mischung dieses anregenden und stärkenden Badesalzes kann sehr vielseitig angewendet werden. Sie empfiehlt sich als Waschzusatz für eine Teil- oder Ganzkörperwaschung, die nur dann durchgeführt wird, wenn der Mensch aufstehen möchte.

Für eine anregende Waschung 1 TL auf 1 Liter temperiertes Wasser geben. Die Waschung wird mit Streichungen von der Peripherie zum Herzen und von unten nach oben ausgeführt.

Körperöl kräftigend

Atlaszeder, Grapefruit, Muskatellersalbei, Myrte, Neroli; Ringelblumen in Olivenöl; Aprikosenkern-, Sonnenblumenöl

Das herb-frisch und krautig riechende Körperöl erhält seine Duftnote hauptsächlich von Muskatellersalbei und Myrte, während Grapefruit und Neroli ihm Frische verleihen. Das ebenfalls enthaltene Öl der Atlaszeder steht für Kraft und seelische Stütze. Muskatellersalbei verleiht der Seele Flügel und hilft Grenzen zu überwinden, also ein ideales Öl für diese Zeit, wenn es, wie hier in der Mischung, sparsam dosiert ist.

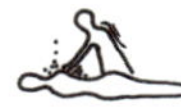

Zur Hautpflege auf die nasse Haut auftragen. Zur Hautbefeuchtung eignen sich *Rosen-* oder *Melissenhydrolat*. Das Körperöl zur Hautpflege nur noch abwärts einölen, und auch nur, solange der Sterbende wirklich noch eine stärkende Einreibung wünscht. Ist er nicht mehr ansprechbar, endet diese Anwendung.

Hydrolate

Die erfrischenden Pflanzenwässer eignen sich hervorragend in Situationen, in denen leichte und zarte Erfrischungen und Einreibungen besser angebracht sind als Einölen, Baden, Waschen. Ideal während des Finalstadiums, um die zwar minimale, aber immer noch erforderliche Pflege ausüben zu können. Geeignet sind:

- Rosenhydrolat
- Melissenhydrolat
- Weihrauchhydrolat

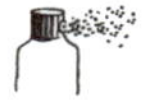

1–2 Sprühstöße immer wieder auf die Haut geben.

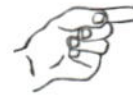

Pfefferminz- und Rosmarinhydrolat eignen sich auch für die Begleitpersonen. Die krautig-frisch duftenden Pflanzenwässer kühlen und erfrischen. An heißen Sommertagen sind sie eine Wohltat für die Pflegenden außerhalb des Sterbezimmers bzw. bevor sie es betreten.

16.3.3 Bei Atemnot und Atembeschwerden

Atemnot und Atembeschwerden können Symptome einer weit fortgeschrittenen schweren Erkrankung sein, in deren Folge die Lungenfunktion stark einschränkt wird und so zu starker Atemnot führt. Ursache können auch bösartige Tumore sein, die das Lungengewebe zerstören, oder deren Metastasen, die ein Lungenödem hervorrufen. Auch eine chronisch obstruktive Lungenerkrankung (siehe Kap. 9.6, S. 267–270) verursacht quälende Atemstörungen.

Eine dann sehr verlangsamte Atmung kündigt den Tod an. Die Atemfrequenz kann in der eigentlichen Sterbephase sehr variieren. Es sind sowohl schnelle und tiefe Atemzüge wie auch eine langsame und oberflächliche Atmung möglich. Die sogenannte »Rasselatmung«, die in den letzten Stunden oftmals auftritt, wird von Angehörigen und Begleitenden meist als starke Belastung empfunden. Trotzdem bleibt nichts anderes, als die Atemgeräusche einfach auszuhalten.

Der Sterbende wird, was vielleicht bis zu diesem Moment immer wieder erforderlich war, jetzt nicht mehr abgesaugt, denn er ist in dieser Phase nicht mehr ansprechbar und befindet sich in einer Art Dämmerschlaf, da das Kohlendioxid in seinem Körper nicht mehr abgeatmet werden kann (natürliche CO_2-Narkose). Irgendwann hört der Sterbende dann einfach auf zu atmen.

Aromapflege

Bei herzbedingter (kardialer), lungenspezifischer (pulmonaler) oder psychisch bedingter Atemnot haben sich beruhigende und entkrampfende Aromamischungen als Einreibung auf Brust und Rücken bewährt, solange der Sterbende es möchte oder zu erkennen ist, dass er es als angenehm empfindet. Wohltuend kann auch ein entspannender Brustwickel sein. Regelmäßiges Lüften und ein gutes Raumklima gehören ebenso dazu. Hierfür eignen sich Duftlampe oder ein Vernebler sowie das Aufhängen von feuchten Tüchern, die mit einer Aromamischung getränkt sind.

Die Ölmischung *Allgäuer Atemöl* verrät bereits in ihrem Namen, dass sie ideal ist für Anwendungen, die das Atmen erleichtern und unterstützen. Sie enthält das frische, fast scharfe ätherische Öl von **Ravintsara,** ist aber dennoch mild und gut verträglich. Ebenfalls eingemischt sind Alant, Cajeput und Zirbelkiefer. Im Zusammenspiel verleiht das Duftquartett der Aromamischung einen krautig-frischen Geruch.

Wie bereits in Kapitel 3.5 auf Seite 105 beschrieben, stammt das ätherische Öl von Ravintsara aus Madagaskar. Mit jedem Tropfen des Öls aus den Blättern des Kampferbaums können wir nicht nur Gutes tun, indem wir die Atemnot von Kranken lindern, sondern wir sichern auch die Existenz von Kleinbauern auf Madagaskar. Das Ravintsara-Anbau- und Destillationsprojekt dort wird von einer namhaften Schweizer Firma mit viel Engagement sowie Liebe zu Land, Leuten und den Pflanzen der tropischen Insel betreut. So sorgen alle von der Produktion über den Handel bis zur Anwendung dafür, dass hilfreiche Öle zur Verfügung stehen, die nachhaltig, fair und ökologisch hergestellt werden. (Mehr zu Ursprung und Nachhaltigkeit von ätherischen Ölen können Sie regelmäßig in der Fachzeitschrift F.O.R.U.M. nachlesen, siehe Literaturverzeichnis [7].)

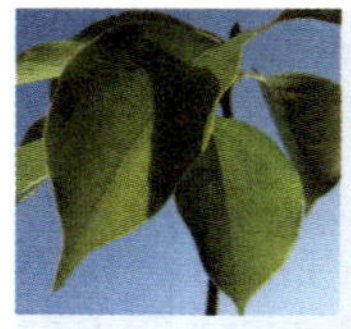

Allgäuer Atemöl für Erwachsene

Alant, Cajeput, Ravintsara, Zirbelkiefer; Jojobawachs

Diese krautig-frisch riechende Aromamischung eignet sich ganz besonders für atemstimlierende Einreibungen. Der Duft regt das tiefe Durchatmen an.

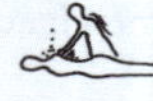

1–2 TL für eine Rückeneinreibung, die bei Bedarf wiederholt werden kann, wenn die Atemnot zunimmt und eine Pflegemaßnahme erfordert.

1 TL in 1 EL Honig, Sahne oder neutrale Seife vermischen für ein Waschung.

Erkältungsöl wärmend

Benzoe Siam, Ho-Sho, Lavendel, Lavendelsalbei, Melisse, Ravintsara, Salbei, Thymian (Raumspray: Myrten-, Rosenhydrolat; Ethanol)

Die balsamisch duftende, wärmende und schleimlösende ätherische Ölmischung ist ideal für Personen in der letzten Lebensphase. Ihr Duft ist nicht zu anregend frisch und wirkt angenehm befreiend auf die Atemwege sowie wohltuend.

Zur Befeuchtung und Anreicherung der Raumluft mit ätherischen Ölen etwa 1,5 Liter heißes Wasser in eine Schüssel geben und je nach Raumgröße 7–9 Tropfen der ätherischen Ölmischung, vermischt mit einer Prise Salz oder Zucker, hinzufügen und im Zimmer aufstellen.

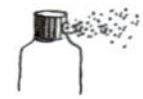

1–2 Sprühstöße des Raumsprays ca. 20 cm von der Nase des Bettlägerigen entfernt in den Raum oder auf die Bettdecke geben.

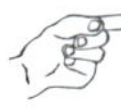

Stehen Ihnen die Aromamischungen *Thymian-Myrte-Balsam, Thymian-Myrte-Bad* oder *Erkältungsöl befreiend* zur Verfügung, so können diese ebenfalls zur Anwendung kommen (Anwendungshinweise siehe Kap. 9.5, S. 261–267).

16.3.4 Bei angegriffener Haut

Die Haut von Schwerkranken und Sterbenden ist häufig sehr strapaziert, trocken und auch von Juckreiz geplagt. Ursachen für den allgemeinen Juckreiz sind eine Austrocknung der Haut sowie die Nebenwirkungen von Medikamenten, wie z. B. starke Schmerzmittel und Opiate. Sind Leber oder Nieren geschädigt, werden sogenannte harnpflichtige Substanzen, also Stoffwechselprodukte, die den Körper über den Urin verlassen, nicht mehr ausgeschieden, was sehr häufig zu quälendem Hautjuckreiz und zu einem gänzlich veränderten und auch belastenden Körpergeruch führen kann. Die Haut nimmt nun eine starke Gelbfärbung an, da das Bilirubin, der rote Blutfarbstoff, nicht mehr ausgeschieden wird. Dieser physiologische Ikterus steht somit am Anfang wie am Ende des Lebens: Ist er beim Neugeborenen eine Folge der noch unreifen Leber, signalisiert er beim Sterbenden sicht- und riechbar, dass die Organtätigkeit eingestellt wird.

Für die Angehörigen ist es eine große Unterstützung, wenn sie auf dieses Geschehen vorbereitet wurden, denn es kann für sie extrem schwierig und belastend werden, die geliebte Person so übelriechend zu erleben. Dieser Geruch kann sie in den Tagen nach dem Tod geradezu verfolgen. So berichtete eine Frau, die ihren Mann beim Sterben begleitet hatte: »Am schlimmsten war der Körpergeruch meines Mannes. Dabei duftete er zu gesunden Zeiten immer so rosig und angenehm. Einen gut gepflegten und wohlriechenden Körper zu haben, war ihm immer sehr wichtig. Ihn nun so erleben zu müssen, war entsetzlich, zudem ich mich selbst schon als übel riechend wahrnahm, weil ich mich ja im selben Raum aufgehalten und die

Luft eingeatmet hatte. Selbst nach seinem Tod muss ich jetzt immer wieder noch innehalten und schnell vor die Türe gehen, um frische Luft zu schnappen. Es wäre so schön, wenn ein Windstoß alles mitnähme und die rosigen Gerüche wieder kämen.«

Die Dufterinnerung ist übrigens oft der Grund, warum Trauernde Kleidung des Verstorbenen aus dem Schrank holen, um daran zu schnuppern oder sie im Bett neben sich zu legen: So können sie die geliebte Person wenigstens noch ein kleines bisschen riechen. Das kann auch helfen, die Sterbegerüche wieder zu verdrängen und die schönen und gemeinsamen Erlebnisse in Erinnerung zu behalten.

Aromapflege

Sanftes Einölen der Haut dient in diesem Stadium der allgemeinen Entspannung. Ist abzusehen oder zu erahnen, dass der Sterbeprozess sich noch über Tage hinziehen wird, tut ein nasses Einölen bestimmt gut und lindert den Juckreiz. Wichtig ist, in dieser allerletzten Lebensphase beim Sterbenden grundsätzlich keine Reize mehr mit aktivierenden Duftmischungen zu setzen. Deshalb sind die zart riechenden Hydrolate besonders gut geeignet für eine achtsame Hautpflege.

Blumig-zart duftende und wohltuende Aromamischungen sind ebenfalls wie geschaffen für eine liebevolle Pflege von Schwerstkranken und Sterbenden. Hier sei auch der Vergleich mit einem Baby erlaubt: Beide mögen sanfte, aber sichere Berührungen und beide spüren Liebe ohne Worte (was nicht bedeutet, dass die Pflege still ablaufen muss). Aber beide hören sehr gut und reagieren auf Geräusche wie auch auf Berührungen besonders empfindlich. Auch beobachten Hospizbegleiterinnen und Angehörige, dass bei manchen Sterbenden das Geruchsvermögen wieder zunimmt. Sollte der Sterbende ansprechbar sein und nur zarte Gerüche wünschen, dann ist es sinnvoll, ein Körperpflegeöl, das bereits im Einsatz ist, wie z.B. *Pflegeöl angegriffene Haut, Pflegewohlöl, Körperöl Harmonia* oder *Körperöl Lavendel* 1:1 mit einem anderen fetten Pflanzenöl nach Wahl (siehe Kap. 1.3.3.2, S. 66–70) zu verdünnen.

Die Fachfrau Birgit Schneider berichtet, dass Hydrolate in der Terminalphase genutzt werden zur sanften Kühlung, Juckreizminderung, zur Geruchsminderung der Haut und als Atemerleichterung. So kann die Symptomlast gesenkt werden. Patienten, die Linderung durch Hydrolate erfahren haben, fordern diese Hilfestellungen oft sogar ein. Hydrolate sind in den letzten Lebensphasen nicht nur hilfreich, sondern vielleicht sogar als Genuss zu bezeichnen, so die Aussage eines Patienten: »Sie erleichtern mir das Annehmen von allem, was mich belastet, und duften so mild.«

Zu empfehlen sind Rosen-, Melissen-, Neroli- und besonders **Weihrauch**hydrolat.

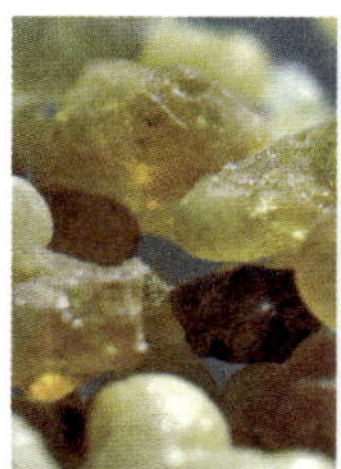

Weihrauchhydrolat

Der krautig-herbe und doch frische Duft von Weihrauchhydrolat bietet eine zarte Erfrischung. Ideal ist es in Kombination mit einem der folgenden Körperöle, sofern noch Hautpflege stattfindet.

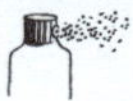

Oftmals genügt in dieser Endphase nur ein zartes Einreiben der Gesichtshaut mit Hydrolat. Bei Verwendung eines Körperpflegeöls ermöglicht Weihrauchhydrolat ein rasches Einziehen.

Körperöl Harmonia

Cistrose, Lavendel, Myrte, Tonkabohne; Aprikosenkern-, Mandel-, Sonnenblumenöl

Das eher krautig-herbe, aber dennoch weich duftende Körperöl eignet sich für eine liebevolle Einölung. In Kombination mit einem Hydrolat spendet es Feuchtigkeit bei sehr trockener und zu Juckreiz neigender Haut.

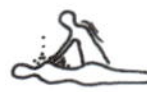

Bei Bedarf möglichst in Kombination mit einem Hydrolat die Haut achtsam einölen, solange Flüssigkeitszufuhr noch sinnvoll ist. In der Finalphase dann kein Hydrolat mehr benutzen.

Körperöl Lavendel

Douglasfichte, Lavendel, Palmarosa; Aprikosenkern-, Sesam-, Sonnenblumenöl; Jojobawachs

Zur Ganzkörperpflege für Lavendelliebhaber. Das Körperöl mit dem frisch-krautigen Duft wirkt ausgleichend, es verwöhnt und beruhigt strapazierte und juckende Haut. Hier passt *Lavendelhydrolat* gut zur Hautbefeuchtung, aber auch andere Hydrolate sind geeignet.

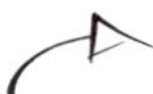

Anwendungen siehe *Körperöl Harmonia.*

Pflegewohl-Öl

Cistrose, Immortelle, Lavendel, Manuka; Johanniskraut in Olivenöl; Calophyllum-inophyllum-, Mandelöl

Das krautig, zart lavendelig duftende Massage- und Körperpflegeöl wird sowohl zur Hautpflege von Bettlägerigen wie Schwerkranken und auch Sterbenden benutzt.

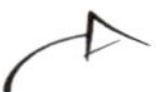

Anwendungen siehe *Körperöl Harmonia.*

Pflegeöl angegriffene Haut

Kamille römisch, Rose; Borretsch-, Nachtkerzensamenöl, Ringelblumen in Mandel-, Sonnenblumenöl

Ein äußerst zart und sanft weich duftendes Körperöl, das empfindlicher, gereizter Haut in allen Lebenslagen gut tut und die Sinne besänftigt.

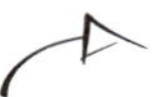

Anwendungen siehe *Körperöl Harmonia.*

Hydrolate

Die zart duftenden Wässer eignen sich für eine achtsame Hautpflege, solange diese noch durchgeführt werden kann und soll. Sie haben die Wahl zwischen:

- Pfefferminzhydrolat
- Melissenhydrolat
- Weihrauchhydrolat
- Rosenhydrolat
- Nerolihydrolat

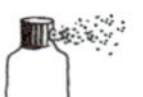

Das Hydrolat auf die Haut aufsprühen.

Pfefferminzhydrolat nur anwenden bei Personen, die tatsächlich ein Bedürfnis nach Kühlung haben. Der Körper kann in der letzten Lebensphase seine Temperatur nicht mehr selbst regulieren.

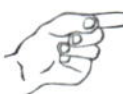

Waschungen mit einer Milch-Öl-Mischung lindern den Hautjuckreiz ebenfalls. Dazu werden 50 ml Milch mit 2 EL Mandel- oder anderem Pflanzenöl in Honig oder Sahne eingemischt. Bei Bedarf 1–2 Tr. Lavendel- oder *Rosenöl 1 %* oder *Melisse 10 %* hinzufügen.

16.3.5 Bei Lymphödemen

Ödeme bilden sich durch Störungen in den Flüssigkeitsbewegungen zwischen Kapillargefäßen und Zwischengewebe (siehe Kap. 6.5, S. 208 f.). Sie entstehen meist durch veränderte Druckverhältnisse in den Kapillargefäßen, z.B. durch Eiweißverlust oder durch Behinderung des Lymphabflusses, oder wenn infolge von Entzündungsreaktionen die Gefäßdurchlässigkeit zunimmt.

Aromapflege

Aromamischungen werden bei Ödemen und Lymphdrainagen in Form von Einreibungen eingesetzt. Die verwendeten ätherischen Öle sollen dabei unterstützen, den Lymphfluss anzuregen und das Bindegewebe zu entstauen. Auch hier muss gut überlegt sein, wie viele anregende Maßnahmen bis zu welchem Zeitpunkt angebracht sind.

Die Aromamischung *Palmarosa Lymphöl* enthält neben hautpflegendem, süß-herb duftendem Immortellenöl sowie lymphflussanregendem, blumig-grasigen Palmarosaöl und holzig-herbem Zypressenöl auch das holzig-fruchtige Öl der Wacholderbeere, das den Entgiftungsprozess unterstützt. Das Öl der **Cistrose,** das in der Mischung ebenfalls enthalten ist, riecht dagegen eher gewöhnungsbedürftig warm-würzig, fast ledrig-klebrig. Die Cistrosenpflanze fühlt sich tatsächlich klebrig an, wenn wir sie mit den Händen durchstreifen. Sie ist auch unter dem botanischen Namen Labdanum-Cistus bekannt, das Labdanumharz der Cistrose war bereits in der Antike bekannt und beliebt. Die Bezeichnung geht auf syrisch-phönizische Parfümeure zurück. Sie nannten die Pflanze »Ladan« – auf Deutsch: »klebriges Kraut«.

Der Duft des Einzelöls ist nicht jedermanns und -fraus Sache, in Mischungen aber entfaltet er sich angenehm zart-blumig. Die hautpflegende und entzündungshemmende Eigenschaft des Cistrosenöls findet durch die Trägeröle Ringelblumen- und Sanddornfruchtfleischöl im *Palmarosa Lymphöl* eine hervorragende hautpflegende Ergänzung.

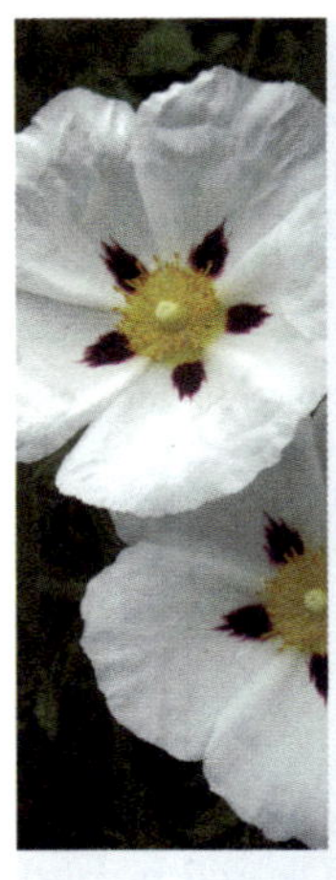

Palmarosa Lymphöl

Cistrose, Immortelle, Palmarosa, Wacholderbeere, Zypresse; Ringelblumen in Olivenöl; Mandel-, Sanddornfruchtfleischöl

Die frisch-krautige und auf der Haut dann leicht herb duftende Aromamischung ist angenehm hautpflegend. Bitte beachten: Das enthaltene Sanddornöl kann weiße Wäsche färben und unschöne Flecken verursachen. Hat der Sterbende – was in der Endphase des Lebens häufig vorkommt – aufgrund des nachlassenden Leber- und Gallestoffwechsels eine gelbe Haut, fällt die gelbe Farbe des Öls nicht mehr auf. Und blasse Haut erhält einen angenehmen Teint, was als besonders angenehm empfunden werden kann.

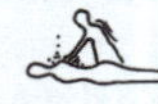

Bei Bedarf einreiben. Wenn noch erwünscht, die Haut zuvor mit *Rosen-* oder *Immortellenhydrolat* befeuchteten oder besser in einer Schale 1:1 mischen.

16.3.6 Bei der Mundpflege

Bei verstärkter Mundatmung, die im Finalstadium eintreten wird, wenn überhaupt, muss auf feuchte Mundpflege geachtet werden. Es wird meist nur noch mit entsprechenden Schaumstoffstäbchen oder Watteträgern befeuchtet, manchmal mit einer Sprühflasche. Fachfrauen empfehlen auch, aus den Lieblingsgetränken Eiswürfel herzustellen, kleinzuhacken, in eine Stoffserviette (oder ein Seidentuch) geben und den Sterbenden daran saugen zu lassen, solange er bei Bewusstsein ist. Werden die Atemzüge hörbar weniger, endet auch diese befeuchtende und liebevolle Pflege.

Aromapflege

Zur Mundpflege haben sich die Aromamischungen *Mundpflegeöl St. Elisabeth* und das *Mundpflegeöl Sanddorn* schon vielfach bewährt. Viele Einrichtungen möchten die Öle nicht mehr missen. In beiden Ölen findet sich neben entzündungshemmenden und pflegenden ätherischen Ölen das Öl der *Rosa damascena.* Dessen blumiger und einzigartiger Duft passt zu allen Situationen rund um den Sterbeprozess. Er hüllt die Seele ein und hilft dem

Körper, den Schmerz zu ertragen, egal ob es sich um das schwere **Rosen**öl aus Bulgarien, das etwas zarter duftende aus der Türkei oder das fein und doch vollblumige Rosenöl aus dem Iran oder Afghanistan handelt.

In den Mundpflegeölen trägt der Rosenduft außerdem zu einer Verbesserung des Mundgeruchs bei. Denn dieser wird in dieser letzten Lebensphase aufgrund von Krankheit und dem Nachlassen sämtlicher Stoffwechselfunktionen immer unangenehmer – vor allem für die Angehörigen und Pflegenden. Wie gut, dass Rosenöl auch in zarten Dosierungen seinen Duft entfaltet und somit trotz seines hohen Handelspreises in diesen Mischungen enthalten sein kann.

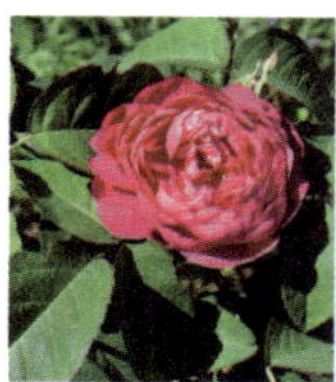

Mundpflegeöl Sanddorn

Immortelle, Lavendel, Rosengeranie, Neroli, **Rose;**
Mandel-, Sanddornfruchtfleischöl

Ein wohltuendes, krautig-blumig riechendes Mundöl mit einem praktischen Sprühaufsatz speziell für die Mundpflege.

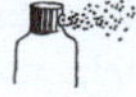

Je nach Zustand der Mundhöhle 2–3 Tropfen auf die Zunge träufeln oder 1 Sprühstoß des Öls ebenfalls auf die Zunge geben und im Mund verteilen – bei Bedarf mit Hilfsmitteln wie Tupfer oder Watteträger.

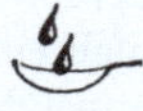

Bei bewusstseinseingeschränkten Patienten ohne Abwehrhaltung empfiehlt sich das regelmäßige Auswischen der Mundhöhle. Hierzu schlingen sich die Pflegenden einen unsterilen Tupfer oder eine ES-Kompresse um den Zeigefinger der behandschuhten Hand, feuchten diesen mit Kochsalzlösung oder Mineralwasser an, besprühen ihn intensiv mit dem Öl und fahren vorsichtig über die gesamte Schleimhaut der Mundhöhle. Im Bereich der Zunge ist darauf zu achten, dass die Wischbewegungen nicht zu nahe an den Rachen gelangen, weil es sonst zum Würgereiz kommen kann. Die Zunge kann mit einer weichen Zahnbürste gereinigt werden.

Mundpflegeöl St. Elisabeth

Nelkenknospe, Rose, Zitrone; Mandelöl

Ein würzig-frisches und wohltuendes Mundöl für Pflegebedürftige, das ideal zur Pflege der Mundschleimhaut bei Borkenbildung im Mundbereich ist. Die Pflegefachkraft und Heilpraktikerin Gabi Dorner hat dieses Öl speziell für diesen Zweck entwickelt.

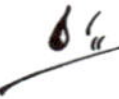

Zur Ablösung von Borken und Belägen auf der Zunge wird die Zunge zunächst direkt besprüht oder mit einem satt getränkten Watteträger eingeölt und anschließend mit einer weichen Zahnbürste sanft gebürstet.

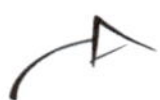

Anwendungen siehe *Mundpflegeöl Sanddorn*.

16.3.7 Bei Schmerzzuständen und Verspannungen

In der letzten Lebensphase können aus vielerlei Ursachen Schmerzen auftreten, teils durch gestörte Organfunktionen, teils durch Immobilität. Bei Letzterem entstehen vor allem Schmerzen im Bereich von Muskeln und Sehnen (myofasziale Schmerzen).

Schmerzen können auch durch eine Nervenerkrankung (neuropathisch) bedingt sein, beispielsweise aufgrund von Läsionen im Bereich des zentralen oder peripheren Nervensystems, wie etwa durch einen Schlaganfall, eine Tumorerkrankung oder schmerzhafte Polyneuropathien (Taubheitsgefühl, Ameisenlaufen, Missempfinden, Berührungsschmerzen auf der Haut in Armen und Beinen) und andere Krankheiten, wobei die Diagnosen nun keine große Rolle mehr spielen. Eventuell muss einfach noch einmal die Schmerzmittelmedikation erhöht werden.

Aromapflege

Myofasziale Schmerzen erfahren Linderung durch alles, was erwärmend und entspannend wirkt, wie z.B. beruhigende Waschungen mit einer warmen Lavendel-Öl-Mischung oder mit dem *Massageöl wärmend*. Aber auch feuchtwarme Kompressen und erwärmende Einreibungen sind angenehm.

Die erwärmende Wirkung des *Massageöls wärmend* ist auf die durchblutungsfördernden Eigenschaften des würzig-feurigen Ingweröls sowie der kräftig warm-würzigen Öle von Nelkenknospe, **Pfeffer** und Zimtrinde zurückzuführen, die darin enthalten sind. Die zitronenartige, fein-krautige Duftnote von Eisenkraut Anden verleiht der Mischung dennoch ein leichteres, zitroniges Bouquet.

So manche Nase wartet bei dieser Aromamischung bestimmt auf die Schärfe von Ingwer und Pfeffer. Jedoch geht von den Scharfstoffen weder das Gingerol des Ingwers noch das Piperin der schwarzen Pfefferkörner in das ätherische Öl über, da sie nicht wasserdampfflüchtig sind. Pfefferöl ist reich an dem Inhaltsstoff beta-Caryophyllen, das stark entspannend wirkt. Seine leicht hautreizende Wirkung wird von den Fettsäuren der fetten Pflanzenöle in der Aromamischung aufgehoben, nämlich den Mazeraten aus Arnika sowie Johanniskraut und dem Tamanuöl, das besser als Calophyllum-inophyllum-Öl bekannt ist.

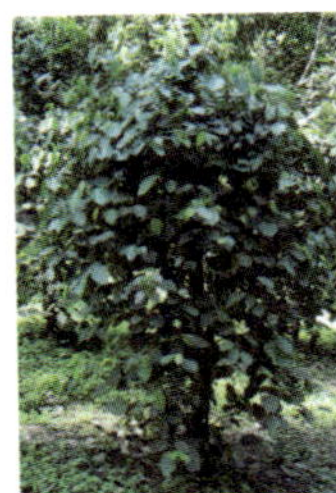

Massageöl wärmend

Eisenkraut Anden, Ingwer, Nelkenknospe, Pfeffer, Zimtrinde; Arnika in Oliven-, Johanniskraut in Olivenöl; Calophyllum-inophyllum-Öl

Das würzig-warm duftende Massageöl eignet sich als wärmendes Öl bei starker Anspannung und bei kalten Gliedmaßen, um diese zu erwärmen und so wenigstens eine kleine Linderung zu verschaffen.

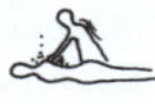

Mit 1–2 TL Öl den Sterbenden mit sanften Streichungen von oben nach unten bzw. vom Körper weg über die Arme zu den Händen und dann über die Beine zu den Füßen einölen. Dazu die Hände vorher anwärmen. Idealerweise wird auch das Öl in eine Schale gegeben, um es in einem Heißwasserbad zu erwärmen.

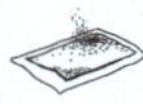

1–3 TL je nach Muskelgröße auf eine ES-Kompresse geben, diese in Kombination mit einem erwärmten Gel-, Kräuter- oder Moorkissen auflegen. Die Kompresse nimmt sofort die Wärme des Kissens an. Diese Methode ist einfach und schnell umsetzbar.

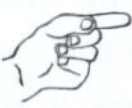

Die schmerzende Körperregion mit erwärmtem Johanniskrautöl oder dem *Massageöl wärmend* einölen und ein erwärmtes Roh- oder Heilwollekissen auflegen. Das tut der

Seele wohl und liegt nur leicht auf. Manchen Schwerstkranken oder Sterbenden ist jede Form von Zudecke am Hauptschmerzgeschehen zu schwer. Vielleicht gibt es auch eine leichte Kuscheldecke, die die sterbende Person schon immer liebte, um am Abend zu entspannen. Nun bricht der letzte Abend an, holen Sie dieses Lieblingsstück.

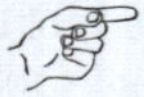

Ein mit Heublumen gefülltes Leinensäckchen wird über Wasserdampf erhitzt und direkt auf die schmerzende Stelle aufgelegt.

Lavendel 10 %

Lavendel; Jojobawachs

Ein krautiger, typisch lavendeliger Duft entweicht der Flasche. Lavendel eignet sich in allen Lebenslagen, auch beim Sterben. Der Duft vermittelt Klarheit und Realität, seine angstlösende Wirkung wurde wissenschaftlich bestätigt und eignet sich somit sehr gut für diese letzte Wegstrecke. Vielleicht bietet so ein Duftmoment auch die letzte Chance, noch das eine oder andere zu klären oder zu sagen, und sei es nur adieu.

20 Tr. in Honig, Sahne oder neutrale Seifenbasis einmischen und in temperiertes (ca. 40 °C) Waschwasser geben. Mit einem feuchtwarmen Waschhandschuh vom Rumpf zu den Armen und dann zu den Beinen langsam und sanft ausstreichen. Darauf achten, dass der Mensch nicht friert, und die jeweils gewaschene Körperregion sofort mit einem warmen Handtuch zudecken. Bei Sterbenden sinkt die Hauttemperatur, weil der Körper langsam, aber sicher sämtliche Funktionen aufgibt.

16.3.7.1 Vernichtungsschmerz

Eine weitere Schmerzursache können auch viszerale, also die Eingeweide betreffende Schmerzen sein. Diese durch Entzündungen bedingten, äußerst starken Dauerschmerzen treten wellenförmig oder gar kolikartig auf. Auch Durchblutungsstörungen lösen Schmerzen aus und können rasch in einen Vernichtungsschmerz münden, d.h. stärkste Schmerzen, die absolut unerträglich sind. Wer sie erleidet, fühlt sich ausgeliefert, hilflos und dem Tod näher als dem Leben. Eine entsprechend gute Schmerzmedikation mit Morphin ist in diesem Fall unerlässlich. Allerdings kann diese in den letzten Stunden trotzdem versagen.

Aromapflege

Bei viszeralen Schmerzen können Aromamischungen begleitend zur Schmerzmedikation in Form von Baucheinreibungen und insbesondere wärmenden Auflagen und Wickeln zur Anwendung kommen. Voraussetzung ist wie immer, dass die betroffene Person dies sichtlich als hilfreich empfindet. Sobald sie nicht mehr auf Sprache reagiert, gilt es, auf den Hautturgor und leichte Veränderungen in der Mimik zu achten. War der Sterbende zunächst sehr agitiert (unruhig) und wird unmittelbar nach einer wärmenden Auflage ruhig, so wird die Anwendung vermutlich als wohltuend empfunden. Aber auch das Gegenteil kann eintreten, aus innerer Abwehr wird eine äußere, weil der Sterbende nichts mehr auf dem Körper ertragen kann.

So gibt es Sterbende, die beginnen, sich die Kleider vom Leib zu reißen, was oft als Schmerzhandlung angesehen wird. Dies muss aber nicht so sein, es kann einfach nur ein großes Bedürfnis sein, sich der Kleider zu entledigen. Ein Kirchenmann schrieb einmal vor einigen Jahrhunderten: »Nackt werden wir alle geboren, nackt sterben wir.« Dieses Verhalten kann sehr befremdend wirken, muss aber akzeptiert werden.

Starke Schmerzen können mit ätherischen Ölen niemals gänzlich reduziert werden. Vielmehr bieten Aromamischungen hier nur eine lindernde Unterstützung, die aber den Vorteil hat, dass die Begleitpersonen nicht untätig oder hilflos zuschauen müssen, sondern aktiv werden können. Sie können Zuwendung zeigen und der Sterbende, sofern er es will und ertragen kann, wird angefasst.

In dem oben bereits beschriebenen *Massageöl wärmend* erfüllen die Gewürzöle nicht nur eine spasmolytische, sondern auch eine schmerzlindernde Wirkung. Solange das zentrale Nervensystem seine Aufgabe noch erfüllt und die Reize von der Haut zum Gehirn weitergeleitet werden, erfährt der Mensch mit jeder Berührung eine vermehrte Ausschüttung an schmerzlindernden Botenstoffen. Allein dies sollte schon Anlass sein, den Sterbenden zu berühren und ihm Gutes zu tun. Es ist gut möglich, dass die Person die bloße Hand nicht mag, aber eine einölende und somit sanft auf der Haut gleitende Hand als sehr wohltuend empfindet.

Das **Zimt**rindenöl im *Massageöl wärmend* zählt zu den beliebten Gewürzölen. Auf dem Markt wird es in zwei Varianten angeboten, die leider oft gepanscht werden: zum einen das billige Cassiaöl aus China und zum anderen das teurere und besser hautverträgliche Zimtrindenöl aus Ceylon. Es versteht sich von selbst, dass für die *Stadelmann®-Aromamischungen* nur Ceylon-Zimtöl verwendet wird. Die Hautverträglichkeit ist wie beim Nelkenknospen-, so auch beim Zimtrindenöl von der richtigen Dosierung in der Mischung abhängig sowie von den benutzen Trägerölen. Sind diese ebenfalls aus guter Qualität, also aus nativer Pressung, können Sie das Öl getrost anwenden.

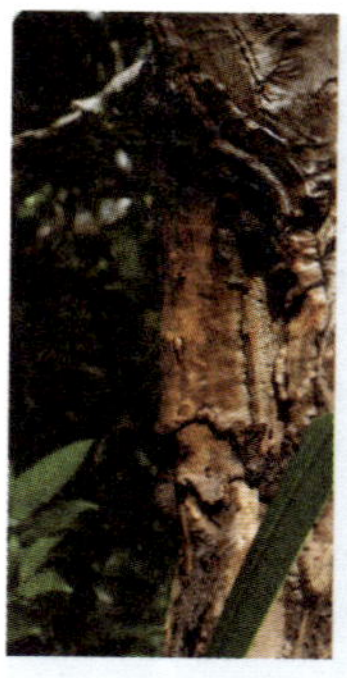

Massageöl wärmend

Eisenkraut Anden, Ingwer, Nelkenknospe, Pfeffer, **Zimtrinde;** Arnika in Oliven-, Johanniskraut in Olivenöl; Calophyllum-inophyllum-Öl

Das würzig-warm duftende Massageöl eignet sich, wenn eine schmerzlindernde und erwärmende Einreibung gefragt ist. Es wärmt den kalten Körper und löst so Verkrampfungen. In Kombination mit warmen Auflagen lindert es und vermittelt gleichzeitig Geborgenheit, vor allem, wenn das endgültige Sterben noch auf sich warten lässt.

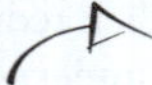

Anwendung siehe Kap. 16.3.7, S. 471 f.

Sprachlos

Iris, Melisse, Rose; Jojobawachs

Die wertvollen ätherischen Öle mit ihren einzigartigen kostbaren Duftnoten vereinen sich zu einem einhüllenden, schützenden und beruhigenden Duft für schwierige Lebenssituationen. Er hat sich in der Sterbebegleitung schon vielfach bewährt.

Die Aromamischung hilft den Begleitern, wenn der Schmerz beim Sterbenden nicht mehr zu behandeln ist, die Schmerzmedikation doch nicht greift oder Anwendungen jedweder Art nicht mehr infrage kommen. Das Öl hilft auch, wenn die richtigen Worte fehlen, wenn es den Anschein hat, dass einem der Boden unter den Füßen weggezogen wird, wenn eine Situation überfordert und hilflos macht. Die Ölmischung hilft, »es« zuzulassen, nämlich dass geschieht, was unweigerlich geschehen wird, und der Sterbende hoffentlich bald von seinem unsäglichen Schmerz befreit wird.

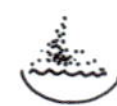

5–7 Tr. in der Duftlampe verdampfen.

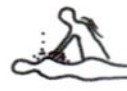

1–2 Tr. punktuell an den Handgelenken und/oder Schläfen auftragen oder, wenn gewünscht, sanft einreiben. Solange der Betroffene es zulässt oder gar wünscht, bieten Pulswickel eine zusätzliche beruhigende Umhüllung.

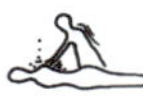

1–2 Tr. mit 1 TL Jojobawachs für beruhigende Hand- und Fußausstreichungen verdünnen. Für eine Ganzkörperpflege 7–10 Tr. in 1–2 EL Jojobawachs vermischen, wenn möglich, leicht erwärmt anwenden.

7–12 Tr. in Honig, Sahne oder neutrale Seifenbasis einmischen und ins Waschwasser geben. Die wohltuende Waschung beruhigt und entspannt.

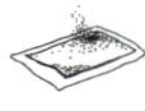

2–3 TL Öl für eine temperierte Ölkompresse, die einige Stunden lang oder über Nacht auf den Solarplexus aufgelegt wird.

16.3.8 Bei Übelkeit (Nausea) und Erbrechen (Emesis)

Häufig sind opiathaltige Schmerzmittel Auslöser von heftiger Übelkeit. Auch Hirntumore oder Metastasen im Gehirn sowie Erkrankungen der Niere und des Magen-Darm-Trakts können Übelkeit und Erbrechen verursachen. In den letzten Tagen (Terminalphase) kann es auch zum Bluterbrechen (Hämatemesis) kommen, was oftmals wie Kaffeesatz aussieht und zusätzliche Ängste auslöst. Fachpersonal wird dann beruhigend zur Seite stehen.

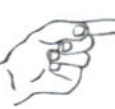

Brechreizlindernd wirken **Teemischungen** aus Pfefferminze, Kamille, Melisse und Ingwer. Diese werden im Finalstadium nur noch schluckweise oder in Form von Lutschkompressen, siehe S. 468, verabreicht.

Aromapflege

Bei Übelkeit und Erbrechen muss mit ätherischen Ölen behutsam umgegangen werden. Manche Betroffenen lehnen in diesem Zustand jeglichen Duftreiz ab, andere wiederum empfinden bestimmte Düfte als sehr erleichternd und beruhigend. Eine einfache Anwendung von *Pfefferminzhydrolat* kann hier schon hilfreich sein. Als Favorit zeigt sich jedoch das *Lemongras-Ingwer-Öl.* Die frischen, zitronenartigen ätherischen Öle von Ingwer, Lemongras und Neroli bestimmen den Duft und tun in diesem Zustand einfach gut. Das ebenfalls enthaltene, kräftig-aromatische ätherische Öl aus der **Angelikawurzel** ist wegen seines herb-erdigen Geruchs als Einzelöl oft unbeliebt. Im *Lemongras-Ingwer-Öl* ist es nur gering dosiert, hält aber die leichtflüchtigen, frischen Düfte fest und verleiht der Aromamischung eine besondere Note.

Der Pflanzenname Angelika stammt vom griechischen »angelos« und bedeutet »Engel«. Deshalb trägt die Pflanze auch den Namen Engelwurz. Ihr werden zahlreiche, mitunter kaum für möglich gehaltene Heilwirkungen nachgesagt. Auch wenn diese nicht immer wissenschaftlich bestätigt wurden, so ist unbestritten, dass die Pflanze hilft. Vielleicht auch, weil ihr Name bei manchen Menschen die Spiritualität anspricht. Der Glaube versetzt bekanntlich Berge und hilft sehr vielen Menschen in dieser anstrengenden Situation. Sowohl Sterbende wie Angehörige finden oftmals Halt im Glauben, was ihnen vielleicht bis dahin gar nicht so deutlich bewusst war.

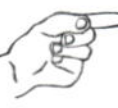

Zur Waschung und Reinigung empfiehlt es sich, dunkle Handtücher zu benutzen, damit das Auge nicht so stark unter dem eventuellen Bluterbrechen mitleidet.

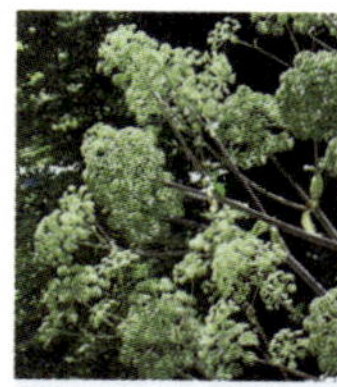

Lemongras-Ingwer-Öl

Angelikawurzel, Ingwer, Lemongras, Neroli; Jojobawachs

Die fruchtig-würzige Mischung wirkt unterstützend bei Übelkeit. Sie hat sich bewährt, wenn das Sterben von Übelkeit und Brechreiz begleitet wird.

Die Ölmischung tut als Riechfläschchen gute Dienste und wird nach Bedarf angewendet.

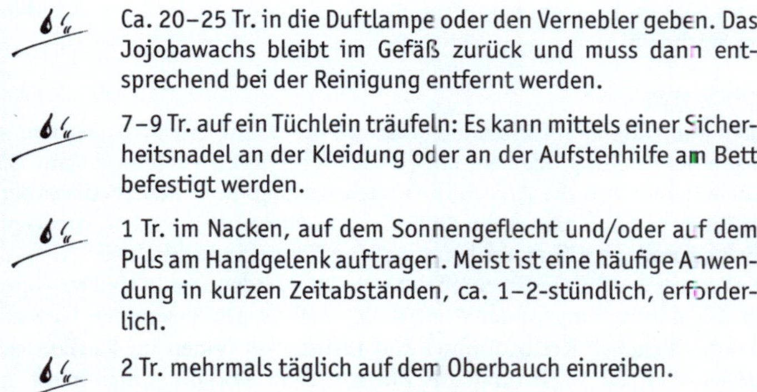

Ca. 20–25 Tr. in die Duftlampe oder den Vernebler geben. Das Jojobawachs bleibt im Gefäß zurück und muss dann entsprechend bei der Reinigung entfernt werden.

7–9 Tr. auf ein Tüchlein träufeln: Es kann mittels einer Sicherheitsnadel an der Kleidung oder an der Aufstehhilfe am Bett befestigt werden.

1 Tr. im Nacken, auf dem Sonnengeflecht und/oder auf dem Puls am Handgelenk auftragen. Meist ist eine häufige Anwendung in kurzen Zeitabständen, ca. 1–2-stündlich, erforderlich.

2 Tr. mehrmals täglich auf dem Oberbauch einreiben.

Für ein Waschung 1 TL mit 1 EL Honig oder neutralem Duschgel mischen.

Pfefferminzhydrolat

Ist ein frischer und anregender, dennoch zarter Duft erwünscht, passt die Pfefferminze immer. Das Hydrolat erfrischt auch bei Übelkeit und Erbrechen.

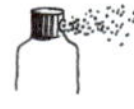

Nach Bedarf mehrmals täglich auf den Hals- und Gesichtsbereich (Augen schließen!), den Nacken oder auf den Pulsbereich am Handgelenk aufsprühen oder ein paar Sprühstöße in die Nähe des Bettes geben.

16.3.9 Bei Verdauungsbeschwerden

In der letzten Lebensphase bzw. in der Sterbephase wird der Mensch meist mit Verstopfung konfrontiert, Durchfall findet eher selten statt.

Die Obstipation wird durch mangelnde bis oftmals nicht mehr stattfindende Bewegung, Flüssigkeitsmangel und opiathaltige Schmerzmittel verursacht. Hier wird nur bei Beschwerden mittels Klistier oder manueller Hilfe durch das Pflegepersonal Abhilfe geschaffen.

Appetit auf Essen ist häufig schon länger nicht mehr vorhanden. Wobei es auch andere Erfahrungen gibt. Im Allgäu sagt der Volksmund: »Der Tod geht nicht hungrig.« Bisweilen verlangt die sterbenskranke Person noch ein letztes Mal nach Essen, genießt dieses auch und legt oder setzt sich dann zum Sterben hin.

Aromapflege

Auch wenn keine abführenden Maßnahmen mehr ergriffen werden, so kann eine Einölung oder ein entspannender Wickel wohltuend sein. Wie immer richtet sich die Anwendung nach der Situation. Manchen Sterbenden tut es gut und gibt es ein Gefühl der Geborgenheit, andere wiederum möchten weder berührt werden noch eine Anwendung erhalten.

Wenn es erwünscht ist, empfiehlt sich der »Verdauungs-Klassiker« unter den Aromamischungen, das *Fenchel-Kümmel-Öl*. Die bekannten Gewürzöle Anis, Fenchel, Kreuzkümmel und Liebstöckel finden im **Koriander**öl eine wunderbare Ergänzung. Als Einzelöl zählt Koriander, das meist aus Russland oder Frankreich stammt, für viele Nasen alles andere als zu den angenehmen Duftnoten. Es riecht kräftig warm-aromatisch und hat eine animalische Note im Abgang. Werden einige Tropfen in einem kleinen Raum frei, so liegen diese unangenehm lange im Raum und hinterlassen einen Eindruck, als ob eine Schar schwitzender Menschen sich darin aufgehalten hätte. Trotzdem wird der Duft auch als aphrodisisch bezeichnet, vor allem für Männer. Aber Goethe roch ja auch gerne am Mieder seiner Frau und Napoleon schrieb seiner Gemahlin: »Wasch dich nicht mehr, ich komme bald zurück!« In der Aromamischung ist der Duft des Korianders jedoch so gut eingebunden in die anderen Gewürzöle, dass Sie sich hier keine Sorgen machen müssen.

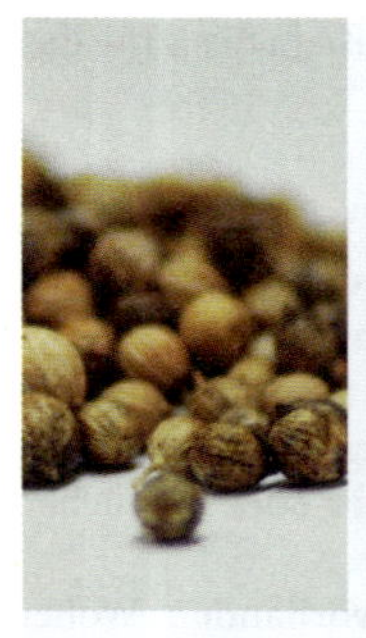

Fenchel-Kümmel-Öl

Anis, Fenchel, **Koriander,** Kreuzkümmel, Liebstöckel; Borretschsamen-, Mandel-, Nachtkerzensamenöl

Die Würze von Anis, Fenchel, Kümmel und Koriander, eingemischt in fette Pflanzenöle, ist wohltuend bei Blähungen, Verstopfungen und damit verbundenem Völlegefühl und Spannungen im Bauchraum. Die Einreibungen werden mit so viel Intensität durchgeführt wie sie die Person toleriert, und wie immer nur im Uhrzeigersinn.

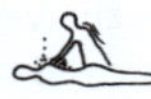

2–3 EL Öl für eine wohltuende Baucheinreibung mit kreisenden Bewegungen und warmen Händen. Anschließend den Bauch mit einem warmen Wolltuch o.Ä. umhüllen.

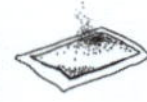

Die Wirkung der Aromaeinreibung kann mit einem feuchtwarmen Wickel oder einer feuchtwarmen Auflage intensiviert werden, sofern dies noch erwünscht wird.

Bei starkem Körpergeruch eignet sich die Aromamischung *Weihrauch-Zitrone* als Geruchsbinder. Sie kann als Haut- wie auch als Raumspray wiederholt zum Einsatz kommen und tut allen Anwesenden gut. Die Duftmischung wird dominiert von den frischen Noten des Citronella-, Zitronen- und Litseaöls. **Weihrauch**öl enthält wie Zitronenöl reichlich Monoterpene, das sind frisch duftende und sich schnell verflüchtigende Inhaltsstoffe. Die wenigen schwereren und langsamer flüchtigen balsamisch-rauchigen Duftstoffe im Weihrauch werden in der Mischung mit Myrten- und Rosenhydrolat in Alkohol zunächst eher unterdrückt, sie kommen erst nach wenigen Minuten angenehm zart zur Geltung, wenn die frischen Noten sich verflüchtigt haben.

16.3.10 Bei Körper-, Tumor- oder Wundgeruch

Am Lebensende kommt es oft zu starkem Körpergeruch, der belastend werden kann, meist mehr für die Angehörigen und das Personal, denn der Sterbende ist oft nicht mehr bei Bewusstsein. Hier eignet sich die Aromamischung *Weihrauch-Zitrone* als Geruchsbinder. Sie kann als Haut- wie auch als Raumspray wiederholt zum Einsatz kommen und tut allen Anwesenden gut. Idealerweise wird sie bereits beim oder vor dem Betreten des Zimmers benutzt, dann fallen der letzte Besuch und die letzten Pflegemaßnahmen nicht mehr so schwer, zumindest nicht wegen der befremdlichen Gerüche.

Auch bei Wunden hat sich der der Fokus verändert, er liegt nun nicht mehr auf dem Heilungsprozess, sondern auf einer palliativen Versorgung. Das heißt, die Wunden sollen fachgerecht abgedeckt und möglichst geruchsfrei gehalten werden, was bei offenen Tumoren und den von ihnen ausgehenden Gerüchen nicht einfach ist (siehe auch Kap. 5.3, S. 174–176). Die Versorgung von riechenden Tumorwunden (ulzerierendes Tumorgewebe) stellt für alle Beteiligten eine besondere Herausforderung dar. Diese sehr unangenehmen Krankheitsgerüche sind oft der Grund dafür, dass sich die Angehörigen von dem Sterbenden abwenden und fernhalten – zur Verzweiflung aller. Viele weigern sich, ihn noch einmal zu besuchen, weil sie die Person so in Erinnerung behalten wollen, wie sie sie an gesunden Tagen erlebt haben.

Aromapflege

Dem Pflegepersonal oder den Hospizbegleiterinnen verlangen insbesondere die riechenden Tumore ebenso viel ab, denn sie werden jeden Tag mit dem Geruch konfrontiert. Deshalb stehen in diesem Kapitel tatsächlich die Personen im Vordergrund, die den Sterbenden pflegen und bei ihm Sitzwache halten, um ihn nicht allein zu lassen.

Wund- und Tumorgerüche erfüllen oft den ganzen Raum und stellen eine enorme Belastung dar. Duftmischungen können hier als Geruchsbinder für eine enorme Erleichterung sorgen. Sie werden entweder zur Wundabdeckung oder einfach als Raumspray benutzt. Eine noch relativ neue, aber bereits beliebte Aromamischung ist *Weihrauch-Zitrone*. Sie ist aus dem Wunsch von Pflegefachfrauen entstanden, einen frischen Geruchsbinder zur Verfügung zu haben. Die Aufgabe war allerdings eine gewisse Herausforderung, denn die beliebten Zitrusdüfte duften zwar angenehm frisch, aber sie binden nicht – stattdessen überdecken sie den Geruch im Raum nur kurz. Um aber eine geruchsbindende Wirkung zu erzielen, sind etwas schwerere Duftnoten erforderlich, in diesem Fall Weihrauch und Vetiver.

Die Frische in *Weihrauch-Zitrone* liefern Citronella, Zitrone und **Litsea.** Letzeres ist das Öl aus den Früchten des in China und Vietnam beheimateten Litseabaums. Dieser bis zu 20 m große, in Europa unbekannte Baum verwandelt seine zauberhaften weiß-gelben Blüten in ca. 5 cm große lilafarbene Früchte, aus denen ein fruchtig-frisches, zitronenähnliches Öl gewonnen wird. In den Hintergrund der angenehm leichten Frische der Litsea drängt sich alsbald eine klebrige Schwere, die von den Inhaltsstoffen Citral, Neral und Geranial bestimmt wird, und hält so die leichten Öle von Zitrone und Citronellgras etwas länger fest. Die Duftwirkung verdankt sich letztlich dem kongenialen Zusammenspiel von verschiedenen Ölen, in der Wissenschaft auch Synergie-Effekt genannt.

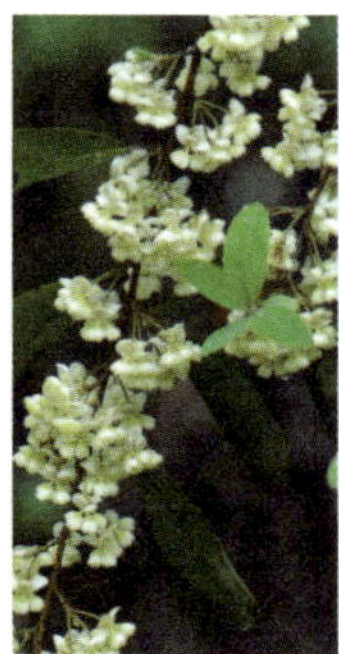

Weihrauch-Zitrone

Litsea, Citronella, Zitrone, Weihrauch, Vetiver; Myrten-, Rosen-, Weihrauchhydrolat; Ethanol

Das herbholzig und zitronig duftende Spray dient zur Verbesserung der Luft in Räumen, die mit Krankheitsgeruch erfüllt sind. Möglich ist auch immer eine Beduftung vor der Türe, ehe der Raum betreten wird. So wird der Sterbende nicht beeinträchtigt und die Besucher und Pflegepersonen betreten den Raum mit Wohlgeruch, indem sie durch einen Duftvorhang schreiten.

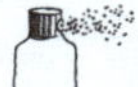

2–3 Sprühstöße am Eingang des Zimmers und/oder am gewünschten Platz im Raum verteilen, z.B. am, vor und über dem Bett.

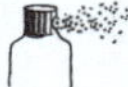

Je nach Größe 1–3 Sprühstöße auf den Wundverband aufsprühen. Oder auf eine Kompresse geben und diese zusätzlich auf die Wundauflage legen.

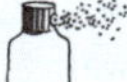

1–2 Sprühstöße auf eine Kompresse oder eine hübsche Filzblume sprühen und diese in Kopfnähe des Sterbenden legen oder so platzieren, wie es den Angehörigen lieb ist. Oder in den Raum geben und/oder auch die Bettwäsche besprühen.

Diese geruchsbindenden Maßnahmen werden bei Bedarf (evtl. stündlich) individuell angewendet und wiederholt.

Raumduft Iris-Weihrauch

Benzoe, Iris, Rose, Weihrauch; Myrten-, Weihrauchhydrolat; Ethanol

Der rosig-herbe Duft verbindet die wertvollen Düfte der Aromatherapie Rose und Iris mit Weihrauch. Das Harz der Benzoe besitzt die Fähigkeit der Geruchsbindung. Insbesondere für Sterbende die diese wertvollen ätherischen Öle liebten, wird der Raumspray einen wohlriechenden Abschied ermöglichen. Für die Angehörigen wird der Blütenduft das Abschiednehmen erleichtern und dem Prozess des Sterbens ein ehrfurchtvolles Geschehen ermöglicht.

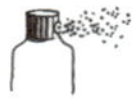

Anwendungen siehe *Weihrauch-Zitrone.*

Waldfrische

Atlaszeder, Douglasfichte, Edeltanne sibirisch, Lärche, Sandelholz, Weißtanne, Zirbelkiefer (Raumspray: Weißtannenhydrolat; Ethanol)

Eine frisch-klärende Duftnote erobert den Raum. Sie vermittelt auf dem letzten Weg, durch einen Wald zu gehen.

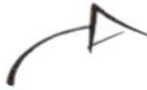

Anwendungen siehe *Weihrauch-Zitrone.*

Waldspaziergang

Atlaszeder, Douglasfichte, Eichenmoos, Johanniskraut, Latschenkiefer, Tonkabohne, Weißtanne (Hautspray: Myrten-, Rosenhydrolat; Ethanol. Naturparfüm in Jojobawachs)

Eine intensiv erdig, holzig und leicht krautig duftende Mischung. Der intensive Duft wirkt entspannend, ausgleichend und atmungserleichternd. Er hat sich bereits vielfach als Geruchsbinder bei störenden Gerüchen bewährt.

Je nach Raumgröße und Befindlichkeit 5–7 Tr. des reinen ätherischen Öls in der Duftlampe oder im Zerstäuber verdampfen.

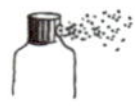

Anwendungen siehe *Weihrauch-Zitrone.*

16.4 Trauerbegleitung für Angehörige

Der Tod eines nahestehenden Menschen bedeutet eine Trennung für immer und endgültigen Verlust. Das Ausmaß des Trauerschmerzes hängt davon ab, in welcher Beziehung der Trauernde zu dem Verstorbenen gestanden hat und wie wichtig dieser Mensch für sein eigenes Wohlbefinden war.

Trauer erscheint oft unfassbar, meist unüberwindbar. Schmerzhafte Verlustgefühle brauchen ihren Raum und der Trauernde muss die Möglichkeit haben, sie in ihrer Vielfalt auszudrücken. Bei den meisten Menschen entwickeln sich bereits wenige Stunden oder Tage nach dem Tod eines nahen Menschen physische Symptome, die als normal und angemessen betrachtet werden können. Die häufigsten körperlichen Symptome sind: Appetitlosigkeit, Atemnot, Erschöpfung, Hitzegefühl, Herzrasen, Magen-Darm-Beschwerden, Schlaflosigkeit, Temperaturschwankungen, Verwirrtheitsgefühle.

Die Symptome können mehrere Monate andauern. Immer wieder wird beobachtet, dass die Trauerphasen und -beschwerden in Dreimonatsrhythmen ablaufen und nach neun Monaten in eine Versöhnung mit dem Geschehenen übergehen. Laut der Psychologin Verena Kast (siehe Literaturverzeichnis [12]) folgt auf eine anfängliche Phase des Leugnens und Nicht-wahr-haben-Wollens eine zweite mit intensiv aufbrechenden Emotionen, während die dritte Phase eine Zeit des Suchens, Findens und Loslassens ist. Schließlich beginnt die Zeit der Akzeptanz und des Neuanfangs – der Versöhnung. Diese Phasen können selbstverständlich auch gänzlich anders verlaufen, sehr schnell oder viel langsamer und in unterschiedlicher Reihenfolge, es kann auch sein, dass jemand diese Phasen gar nicht durchlebt. Trauer ist etwas sehr individuelles und lässt sich letztendlich nicht in Schemen stecken, denn jede Person trauert anders.

Auch der Trauerschmerz wird von jedem Mensch anders empfunden. Selbst wenn der Trauernde sich inzwischen mit der Situation versöhnt hat (siehe oben), so ist die Trauer am Jahrestag des Todes meist wieder schmerzhaft präsent, auch wenn der Schmerz nach einem Jahr eher seelischer Natur ist. Trotzdem kann es immer wieder zu heftigen psychosomatischen Beschwerden kommen.

Aromapflege

Aromamischungen können helfen, das psychische und emotionale Befinden zu unterstützen, indem sie ausgleichend, beruhigend sowie angstlösend wirken und Schutz geben. Zunächst werden vermutlich vor allem *Sprachlos* oder *Trennungsschmerz* hilfreiche Begleiter sein. Später kann *Iris 1 %* zum geliebten Schutzparfüm werden.

Das in jeder Hinsicht kostbare ätherische Öl der **Iris,** das in Bayern aus den Rhizomen gewonnen und als Irisbutter bezeichnet wird, ist wie geschaffen für schwierige Lebenssituationen wie die Trauer. Sein Duft schwingt von fein-blumig bis zart-wurzelig. In meinem Buch »Bewährte Aromamischungen« habe ich es mit der Botschaft »der Seele Frieden schenken« versehen. Genau das ist hier angebracht: Frieden machen mit all dem, was so unwiederbringlich geschehen ist.

Egal, welche der folgenden Aromamischungen Sie zur Hand haben, nutzen Sie sie immer dann, wenn Sie meinen, Ihre Situation nicht ertragen zu können. Hüllen Sie sich ein mit dem Duft und tun Sie sich selbst etwas Gutes, wenn Sie das Gefühl haben, niemand kann Ihren Schmerz, Ihre Einsamkeit und Ihr Leid verstehen, So, wie der geliebte Mensch zuvor den Weg in den Tod für sich selbst gehen musste, so müssen Sie nun den Weg der Trauer alleine gehen.

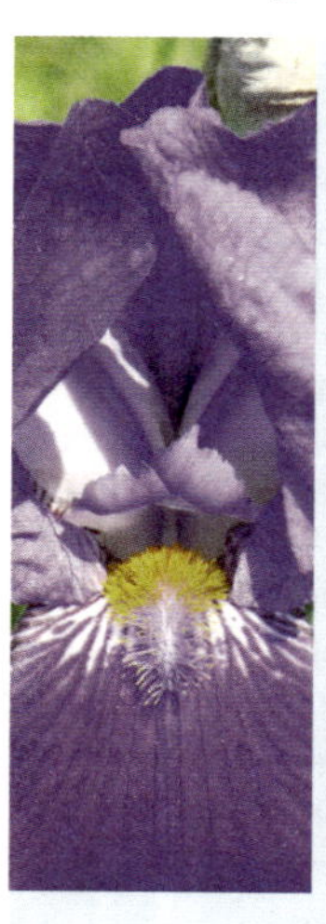

Sprachlos

Iris, Melisse, Rose; Jojobawachs

Die wertvollen ätherischen Öle mit ihren einzigartigen kostbaren Duftnoten vereinen sich zu einem einhüllenden, schützenden und beruhigenden Duft für schwierige Lebenssituationen – immer dann, wenn Ihnen die richtigen Worte fehlen, wenn es den Anschein hat, dass Ihnen der Boden unter den Füßen weggezogen wird, wenn Sie eine Situation überfordert und hilflos macht. Die Ölmischung hilft, »es« zuzulassen. Schenken Sie sie den Trauernden und denen, die einfach nicht mehr können, der Duft wird sie wie eine Schutzhülle umgeben.

Wurde *Sprachlos* bereits in der Sterbebegleitung benutzt, kann es für den Trauernden eine Verbindung über den Tod hinaus darstellen.

10–15 Tr. in die Duftlampe geben.

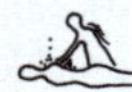

1–2 Tr. punktuell an den Handgelenken und/oder Schläfen auftragen oder sanft einreiben.

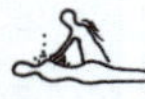

3–5 Tr. für beruhigende Hand- und Fußausstreichungen in 1 TL Jojobawachs verdünnen. Für eine Ganzkörperpflege 7–10 Tr. in 1–2 EL Jojobawachs vermischen. Wenn möglich, leicht erwärmt anwenden.

7–12 Tr. in Honig, Sahne oder neutrale Seifenbasis einmischen und ins Waschwasser geben. Die wohltuende Waschung beruhigt und entspannt.

Iris 1 %

Iris; Jojobawachs

Das ätherische Öl der Irisbutter mit seinem fein-blumigen, pudrig-herben Duft zählt zu den kostbarsten Ölen. Es hilft, die Trauer in einen schützenden Duftmantel zu hüllen. Die Iris verbindet Himmel und Erde und verleiht Trauernden, die zurückbleiben müssen, die notwendige Erdenschwere.

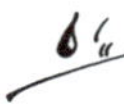

Mehrmals täglich nach Bedarf 1–2 Tr. des Naturparfüms hinters Ohr oder aufs Dekolletée geben oder wo immer Sie es mögen.

Raumduft Iris-Weihrauch

Benzoe, Iris, Rose, Weihrauch; Myrten-, Weihrauchhydrolat; Ethanol

Der rosig-herbe Duft verbindet die wertvollen Düfte der Aromatherapie Rose und Iris mit Weihrauch. Das Harz der Benzoe hält den Duft im Raum. Nach dem Tod des Familienmitglieds oder der befreundeten Person ermöglicht es die Verbindung mit dem Duft noch eine zeitlang aufrechtzuerhalten und dann das Unwiederbringliche aber geschehen zu lassen.

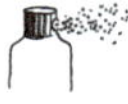

Anwendungen siehe *Weihrauch-Zitrone*.

Trennungsschmerz

Atlaszeder, Benzoe Siam, Grapefruit, Iris, Melisse, Sandelholz, Schafgarbe, Zirbelkiefer (Naturparfüm in Jojobawachs)

Der krautige, leicht blumige, erdige Duft mit seinem balsamischen Hintergrund beruhigt, spendet Geborgenheit und hüllt ein. Die Duftnoten der enthaltenen ätherischen Öle reichen von ermunternd-frisch bis tiefgründig-schwer und geben damit alle Stimmungslagen der kommenden Trauerphasen wieder.

5–7 Tr. in die Duftlampe geben.

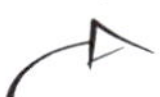

Anwendungen für das Naturparfüm siehe *Sprachlos*.

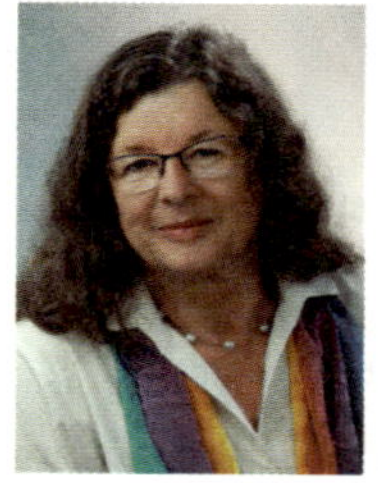

Ingeborg Stadelmann ist Hebamme mit langjähriger Homöopathieerfahrung, zertifiziert vom Deutschen Zentralverein homöopathischer Ärzte, und Aromatherapeutin mit Heilpraktikerausbildung. Zudem absolvierte sie die zertifizierte Fortbildung »Phytotherapie« für Ärzte und Therapeuten am Universitätsklinikum der Ruhr-Universität Bochum und bietet gemeinsam mit der Bahnhof-Apotheke Kempten Ausbildungen zu diesen komplementären und integrativen Methoden an. Die phytotherapeutische Ausbildung ist zertifiziert von der deutschen Gesellschaft für Phytotherapie, die aromatherapeutische Ausbildung ist zertifiziert vom Verein FORUM ESSENZIA e. V., dem Ingeborg Stadelmann mehr als 20 Jahre als Präsidentin vorgestanden hat und dessen Ehren- und Kuratoriumsmitglied sie heute ist.

Ihre Themen sind: natürliche Geburtshilfe, Pflanzenheilkunde, Homöopathie, Aromatherapie.

Als Autorin veröffentlichte sie die Ratgeber *Die Hebammen-Sprechstunde, Aromamischungen für Mutter und Kind, Bewährte Aromamischungen, Homöopathische Haus- und Reiseapotheke* und *Homöopathie für den Hebammenalltag,* neben diversen Publikationen in verschiedenen Fachzeitschriften.

Sie hat 1994 den Stadelmann-Verlag gegründet, der zu ganzheitlichen Gesundheitsthemen publiziert und den nun ihr Sohn Thomas leitet. 2009 eröffnete sie Stadelmann-Natur, den Online-Shop mit Ladengeschäft für Naturtextilien, die von der Tochter Sonja und der Schwiegertochter Verena weitergeführt werden.

Literaturnachweis

[1] Aromatherapie in Wissenschaft und Praxis. Hrsg. Wolfgang Steflitsch/Dietmar Wolz/Gerhard Buchbauer/Eva Heuberger/Ingeborg Stadelmann. 3. Aufl. Stadelmann Verlag, Wiggensbach 2024.

[2] Braunschweig, Ruth von: Pflanzenöle. Qualität, Anwendung und Wirkung. 8., aktualisierte Aufl. Stadelmann Verlag, Wiggensbach 2023.

[3] Bühring, Ursula/Sonn, Annegret: Heilpflanzen in der Pflege. 2. Aufl. Verlag Hans Huber, Bern 2013.

[4] Dorfinger, Gerda/Dorfinger, Karl: Aromatherapie bei Harnwegsinfekten. In: F·O·R·U·M Nr. 41/2013, 15–18.

[5] Dorner, Gabi: Ganzheitlich wohltuende Mundpflege. In: F·O·R·U·M Nr. 34/2009, 15–17.

[6] F·O·R·U·M für Aromatherapie und Aromapflege. Nr. 1/1992–28/2005. Hrsg. Forum Essenzia e.V., München u.a.

[7] F·O·R·U·M Aromatherapie – Aromapflege – Aromakultur. Nr. 29/ 2006. Hrsg. Forum Essenzia e.V., Wiggensbach.

[8] Frühsammer, Rainer: Ätherische Öle statt Amputation. In: F·O·R·U·M Nr. 32/2008, 25–27.

[9] Germann, Peter: Synergistische Wirkung von Aromatherapie, Homöopathie und Phytotherapie. In: F·O·R·U·M Nr. 23/2003, 19.

[10] Häringer, Erwin: Hahnemann und das Riechen. In: F·O·R·U·M Nr. 5/ 1994, 20 f.

[11] Huber, Gudrun/Casagrande, Christina: Komplementäre Sterbebegleitung. Karl F. Haug Verlag, Stuttgart 2011.

[12] Kast, Verena: Trauern. Phasen und Chancen des psychischen Prozesses. Neuausg. Kreuz Verlag, Stuttgart 2002.

[13] Koula-Jenik, Heide/Holzhauer, Peter: Anwendungsbeobachtung zum präventiven Potenzial von Hanföl beim Capecitabin-induzierten Hand-Fuß-Syndrom. In: Deutsche Zeitschrift für Onkologie. 2/2010, 80–84.

[14] Kübler-Ross, Elisabeth: Leben bis wir Abschied nehmen. 3. Aufl. Gütersloher Verl.-Haus Mohn, Gütersloh 1991.

[15] Kübler-Ross, Elisabeth: Interviews mit Sterbenden. 6. Aufl. Kreuz Verlag, Stuttgart 2014.

[16] Kunz, Roland: Palliativmedizin. Medizinische Begleitung im Sterbeprozess. Vortrag. Aromakongress 30 Jahre Farfalla, Zürich, 6.–7. Juni 2015.

[17] Kwieciński, Jakub et al.: Effects of tea tree (Melaleuca alternifolia) oil on Staphylococcus aureus in biofilms and stationary growth phase. In: International Journal of Antimicrobial Agents Nr. 33/2009, 343–347.

[18] Layer, Monika (Hrsg.): Praxishandbuch Rhythmische Einreibungen nach Wegmann/Hauschka. 2. Aufl. Hans Huber Verlag, Bern 2014.

[19] Luft, Bernhard: Lavendel und Niaouli bei Strahlentherapie. In: F·O·R·U·M Nr. 42/2013, 24–28.

[20] Luft, Bernhard: Infizierte Wunden ohne Antibiotika behandeln. In: F·O·R·U·M Nr. 44/2014, 11–17.

[21] Pohl, Sabine: Das Ölbuch. Pflanzenöle kompakt erklärt. Neuaufl. Stadelmann Verlag, Wiggensbach 2015.

[22] Reichling, Jürgen/Schnitzler, Paul: Antivirale Wirkung von ätherischen Ölen gegen Lippenherpes. In: F·O·R·U·M Nr. 37/2011, 29–35.

[23] Reichling, Jürgen: Neuere wissenschaftliche Erkenntnisse zur antimikrobiellen Wirkung von ätherischen Ölen und ihren Inhaltsstoffen. Vortrag. Kongress ÖGwA/ÖGPhyt, Wien, 21.–22. Februar 2015.

[24] Rosenzauber. F·O·R·U·M Nr. 20/2001.

[25] Schempp, Christoph M.: Johanniskraut – eine wichtige Pflanze für die Haut. In: F·O·R·U·M Nr. 37/2011, 19–22.

[26] Schilcher, Heinz/Kammerer, Susanne/Wegener, Tankred: Leitfaden Phytotherapie. 4. Aufl. Elsevier, München 2016.

[27] Schilcher, Heinz: Hinweis. In: Aromatherapie in Wissenschaft und Praxis, 286.

[28] Schwärzler, Susanne: Beckenboden – die Kraft von innen. Basis-Buch mit Hör-CD. Eigenverlag, Kempten 2010.

[29] Schwärzler, Susanne: Beckenboden – die Kraft von innen. Übungsbuch. Eigenverlag, Kempten 2010.

[30] Stadelmann, Ingeborg: »Hahnemann und das Riechen« heute: Freund oder Feind? In: F·O·R·U·M Nr. 33/2008, 33 ff.

[31] Stadelmann, Ingeborg: Bewährte Aromamischungen. 6. Aufl. Stadelmann Verlag, Wiggensbach 2009.

[32] Stadelmann, Ingeborg: Homöopathische Haus- und Reiseapotheke. 4. Aufl. Stadelmann Verlag, Wiggensbach 2023.

[33] Steflitsch, Wolfgang: Problemkeim MRSA. In: F·O·R·U·M Nr. 39/2012, 23–27.

[34] Steflitsch, Wolfgang: Herpes-simplex-Virus-I/II-Infektionen, Varicella-Zoster-Infektionen. In: Aromatherapie in Wissenschaft und Praxis, 208–214, 268f..

[35] Steflitsch, Wolfgang: Rezepturvorschläge. In: Aromatherapie in Wissenschaft und Praxis, 259.

[36] Steflitsch, Wolfgang: Infektiologie und Immunologie. In: Aromatherapie in Wissenschaft und Praxis, 243–293.

[37] Steflitsch, Wolfgang: Ätherische Öle bei Übelkeit und Erbrechen. In: Aromatherapie in Wissenschaft und Praxis, 374.

[38] Steflitsch, Wolfgang: Ätherische Öle für die Behandlung des Haarausfalls. In: Aromatherapie in Wissenschaft und Praxis, 378.

[39] Steflitsch, Wolfgang: Inhalationsmischung. In: Aromatherapie in Wissenschaft und Praxis, 145.

[40] Steflitsch, Wolfgang: Inhalationen mit ätherischen Ölen bei obstruktiven und infektiösen Atemwegserkrankungen. In: F·O·R·U·M Nr. 44/ 2014, 5–7.

[41] Steflitsch, Wolfgang: Rezeptur bei MRSA im Magen-Darm-Trakt. Unveröffentl. Seminarunterlagen.

[42] Uhlemayr, Ursula: Wickel & Co. – Bärenstarke Hausmittel für Kinder. 25., komplett überarbeitete Aufl. Urs-Verlag, Oy-Mittelberg 2019.

[43] Uhlemayr, Ursula/Wolz, Dietmar: Wickel und Auflagen: Beratung, Auswahl und Anwendung. Deutscher Apotheker Verlag, Stuttgart 2015.

Ergänzte Literatur 2020

[44] F·O·R·U·M Nr. 48/2016, 50/2017, 52/2018: [Diverse Beiträge zum Thema Hydrolate].

[45] F·O·R·U·M Nr. 53/2019: Schwerpunkt: Wissenschaft und Pflege.

[46] Gawlas-Zahn, Gabriele: Hydrolate in der Therapie bei Lichen sclerosus und Vulvitis. F·O·R·U·M Nr. 52/2018, 22–24.

[47] Stadelmann, Ingeborg: Aromatherapie in der Frauenheilkunde – ein unerkanntes Potenzial? F·O·R·U·M Nr. 52/2018, 8–15.

Weitere Literatur

Bahlmann, Birgitt (Hrsg.): Pflege daheim. … ganzheitlich von Mensch zu Mensch aktiv gestalten. Salumed Verlag, Berlin 2010.

Baumgartner, Luitgard/Kirstein, Reinhard/Möllmann, Rainer (Hrsg.): Häusliche Pflege heute. Urban & Fischer, München 2003.

Bausewein, Claudia/Roller, Susanne/Voltz, Raymond: Leitfaden Palliative Care. Palliativmedizin und Hospizbetreuung. 5. Aufl. Urban & Fischer, München 2015.

Brückel, Ines/Deman-Metschies, Catharina: WALA Pflege Kompendium. WALA Heilmittel GmbH, Bad Boll 2007.

Deutsches Arzneibuch 2012 (DAB 2012) und Europäisches Arzneibuch 11.0 Amtliche deutsche Ausgabe. Deutscher Apotheker Verlag, Stuttgart, und Govi-Verlag – Pharmazeutischer Verlag, Eschborn 2015.

Dingermann, Theodor: Kompendium Phytopharmaka. 7., überarbeitete Aufl. Deutscher Apotheker Verlag 2015.

Engelhardt, Gerlinde/Wolz, Dietmar: Untersuchungen zur oxidativen Empfindlichkeit von Teebaumöl. In: F·O·R·U·M Nr. 30/2007, 34–39.

Engelhardt, Gerlinde: Leserbrief zum Titelthema »Hydrolate«. In: F·O·R·U·M 34/2009, 55–59.

Engelhardt, Gerlinde: Fenchelvarietäten für Phyto- und Aromatherapie. In: F·O·R·U·M Nr. 35/2010, 11–18.

Hagers Handbuch der Pharmazeutischen Praxis. 6 Bände. Springer, Berlin und Heidelberg 1993.

Hammelmann, Iris: Kneipp kurz & bündig. Verstehen – anwenden – wohlfühlen. Haug Verlag, Stuttgart 2007.

Hänsel, Rudolf/Sticher, Otto: Pharmakognosie – Phytotherapie. 7. Aufl. Springer-Verlag, Berlin u.a. 2004.

Hatt, Hanns: Die Welt der Düfte. In: F·O·R·U·M Nr. 16/1999, 5–14.

Hummel, Christine: Metabolismus von lipophilen Substanzen. In: F·O·R·U·M 37/2011, 41–45.

Jänicke, Christof/Grünwald, Jörg/Brendler, Thomas: Handbuch Phytotherapie. Wissenschaftliche Verlagsgesellschaft, Stuttgart 2003.

Krist, Sabine: Lexikon der pflanzlichen Fette und Öle. Springer Verlag, Wien 2013.

Lis-Balchin, Maria: Aromatherapy Science: A guide for healthcare professionals. Pharmaceutical Press, London 2006.

Teuscher, Eberhard/Melzig, Matthias/Lindequist, Ulrike: Biogene Arzneimittel. 6. Aufl.Wissenschaftliche Verlagsgesellschaft, Stuttgart 2004.

Tisserand, Robert B./Young, Rodney: Essential Oil Safety. Churchill Livingstone, London 2014.

Wabner Dietrich/Beier, Christiane (Hrsg.): Aromatherapie. 2. Aufl. Urban & Fischer, München 2012.

Wichtl, Max: Teedrogen und Phytopharmaka. 6., komplett überarbeitete Aufl. Wissenschaftliche Verlagsgesellschaft, Stuttgart 2016.

Wolz, Dietmar: Mikrobiologische Untersuchungen von fetten Pflanzenölen – Qualitätsprüfung in der Apotheke. In: F·O·R·U·M Nr. 30/2007, 15–16.

Zimmermann, Eliane: Aromatherapie für Pflege- und Heilberufe. 5. Aufl. Haug, Stuttgart 2011.

Literaturempfehlungen

Adler, Susanne/Volger, Eberhard/Brinkhaus, Benno: Kursbuch Naturheilverfahren, für die ärztliche Weiterbildung: Elsevier, München 2012.

Bauer, Gerald et al.: Komplementärmedizin für die Kitteltasche. Beratungsempfehlungen für die Selbstmedikation. Deutscher Apotheker Verlag, Stuttgart 2011.

Braunschweig, Ruth von: Das große Buch für die gesunde Haut. Stadelmann Verlag, Wiggensbach 2022.

Homöopathie

Eisele, Matthias et al.: Homöopathie für die Kitteltasche. Indikations- und wirkstoffbezogene Beratungsempfehlungen. Deutscher Apotheker Verlag, Stuttgart 2009.

Murphy, Robin: Klinische Materia Medica. Narayana, Kandern 2008.

Murphy, Robin: Klinisches Repertorium der Homöopathie. 2. Aufl. Narayana, Kandern 2008.

Revers-Schmitz, Ingrid: Homöopathie – fundiert und für die ganze Familie. Hrsg. Ingeborg Stadelmann. Stadelmann Verlag, Wiggensbach, vsl. Anfang 2025.

Pflanzenheilkunde

Bühring, Ursula: Lehrbuch der modernen Heilpflanzenkunde. Grundlagen – Anwendung – Therapie. 6., erweiterte Aufl. Haug Verlag, Stuttgart 2020.

Fintelmann, Volker/Weiss, Rudolf Fritz: Lehrbuch der Phytotherapie. 12. Aufl. Hippokrates, Stuttgart 2009.

Gehrmann, Beatrice et al.: Arzneidrogenprofile für die Kitteltasche. Beratungsempfehlungen für die pharmazeutische Praxis. 2. Aufl. Deutscher Apotheker Verlag, Stuttgart 2011.

Schilcher, Heinz/Stadelmann, Ingeborg/Herb, Christian: Duft- und Heilpflanzen sehen, verstehen, anwenden. 4. Aufl. Stadelmann Verlag, Wiggensbach 2023.

Bach-Blütentherapie

Scheffer, Mechthild: Bach-Blütentherapie. Das Lehrbuch für die therapeutische Praxis. Urban & Fischer, München 2008.

Scheffer, Mechthild: Die Original Bachblütentherapie für Einsteiger. Die Blüten – Die Anwendung – Die Wirkung. 2. Aufl. Irisiana Verlag, München 2014.

Trauerarbeit

Borasio, Gian Domenico: Über das Sterben. Was wir wissen. Was wir tun können. Wie wir uns darauf einstellen. 3. Aufl. dtv, München 2014.

Borasio, Gian Domenico: Selbst bestimmt sterben. Was es bedeutet. Was uns daran hindert. Wie wir es erreichen können. C.H.Beck Verlag, München 2014.

Canacakis, Jorgos: Ich sehe deine Tränen. Lebendigkeit in der Trauer. Die Grundlagen des Lebens- und Trauerwandlungsmodells. Neuausgabe, Kreuz Verlag, Freiburg/Br. 2011.

Canacakis, Jorgos: Ich begleite dich durch deine Trauer: Förderliche Wege aus dem Trauerlabyrinth. Neuausg. Kreuz Verlag, Stuttgart 2013.

Kast, Verena: Vom Sinn der Angst. 7. Aufl. Herder Verlag, Freiburg 2014.

Internet

https://arzneipflanzenlexikon.info/
https://www.heilpflanzen-atlas.de
https://phytotherapie.de/de/
https://www.homoeopathie-online.info/

Bildnachweis

Die Bildmotive werden im Text, der jeweils rechts von jeder Abbildung steht, durch eine halbfette Hervorhebung gekennzeichnet.

91 Chau Phuoc Minh / 95 Johanna Köppl / 102 Harald Berger http://commons.wikimedia.org/wiki/File:Pinus_cembra20080705.jpg / 106 Taoasis GmbH / 118 Sophia Keyserlingk, ENC / 136 J.M. Garg http://en.wikipedia.org/wiki/File:Bursera_citronella_%28syn_B_delpichiana%29_fruits_%26_ / 151 Fotolia.com © Elenathewise / 164 Reinhard Büchner / 184 Chau Phuoc Minh / 210 Daniel Dillenseger / 215 Kenneth Bosma http://commons.wikimedia.org/wiki/File:Jojoba.jpg / 227 By Maša Sinreih [CC BY-SA 3.0 (http://creativecommons.org/licenses/by-sa/3.0) via Wikimedia Commons / 241 Tinofrey http://commons.wikimedia.org/wiki/File:Syzygium_aromaticum_on_tree.jpg / 243 Adobe Stock / 257 Christian Herb / 269 Dr. Gerhard Nitter http://www.gerhard.nitter.de/Steckbriefe/Dittrichia-graveolens.html / 275 Jean-Claude Richard / 286 Anke Klaar, Lörrach / 289 John Delano of Hammond, Indiana, https://upload.wikimedia.org/wikipedia/commons/a/a1/Gaultheria_procumbens.JPG / 316 Fotolia.com © zeljko77 / 327 Lala Jagdish Prasad & Company http://www.lalaessentialoils.com / 332 Fotolia.com © Axel Gutjahr / 334 Jaroslaw Grudinski / 342 L. Shyamal http://commons.wikimedia.org/wiki/File: SantalumAlbum Sapling.jpg / 372 Denise Sasaki © RBG Kew / 395 Adobe Stock / 494 Wickel & Co® / 495 Fotolia.com ©Sebastian Kaulitzki / 496 Fotolia.com ©Sebastian Kaulitzki / 497 Fotolia.com © Randall Reed / 498 Fotolia.com © eveleen007

Nützliche Adressen

Deutsche Gesellschaft für Palliativmedizin e. V. (DGP)
www.dgpalliativmedizin.de

Deutsche Gesellschaft zum Studium des Schmerzes e. V. (DGSS)
www.dgss.de

Deutsche Krebshilfe e. V.
www.krebshilfe.de

Deutsche Seniorenliga e. V.
www.deutsche-seniorenliga.de

Deutscher Hospiz- und Palliativverband e. V. (DHPV)
www.hospiz.net

FORUM ESSENZIA e. V.
Gemeinnütziger Verein für Förderung, Schutz und Verbreitung der Aromatherapie, Aromapflege, Aromakultur
www.forum-essenzia.org

Kneipp-Bund e. V.
www.kneippbund.de

Station 24
Praxis – Wissen – Pflege
(Onlineportal für Pflegefachkräfte)
www.station24.de

ZAEN – Zentralverband der Ärzte für Naturheilverfahren e. V.
www.zaen.org

Bezugsquellen

Bahnhof-Apotheke Kempten

Apotheker Dietmar Wolz e.K.
www.bahnhof-apotheke.de
Tel. 00 49 (0) 831/5 22 66 11

- *Original-Stadelmann®-Aromamischungen* (Klinikpackungen)
- Individual-Aroma-Rezepturen
- Öle von Primavera, Farfalla
- Wickel & Co.®, Moorkissen
- Teemischungen, Kräuterkissen
- Phytotherapie, Homöopathie
- *Aufbaumittel Stadelmann®*

Stadelmann Natur

www.stadelmann-natur.de
Tel. 00 49 (0) 8370/20 90 69

- Naturtextilien aus Baumwolle, Hanf, Leinen, Seide, Wolle (Hüftwärmer)
- *Original-Stadelmann®-Aromamischungen*
- Kräuterkissen, Lagerungskissen
- Literatur

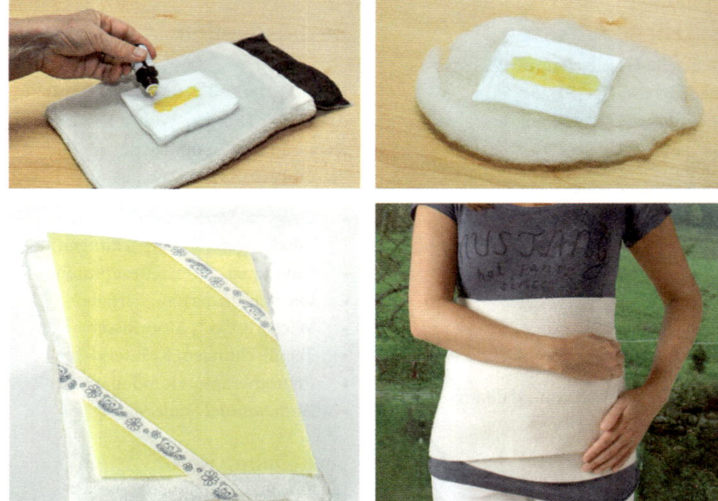

Oben links: Ölkompresse mit Moorkissen im Stoffbezug aus Baumwolle
Oben rechts: Salbenkompresse auf Heilwolle
Unten links: Bienenwachsplatte auf Wärmekissen (gefüllt mit Heilwolle)
Unten rechts: Woll-Fühl®-Bauchwickel

Original-Stadelmann®-Aromamischungen
Das Qualitätssiegel ʃ), d. i. ʃ = Stadelmann,) = Ingeborg, garantiert, dass in einer Flasche auch wirklich »Stadelmann« drin ist. Diese werden in Zusammenarbeit mit der Autorin nur in der Bahnhof-Apotheke in Kempten hergestellt.
Die *Original-Stadelmann®-Aromamischungen* können Sie sowohl in der Bahnhof-Apotheke wie auch in vielen Naturkostläden und über Ihre Apotheke am Wohnort beziehen.

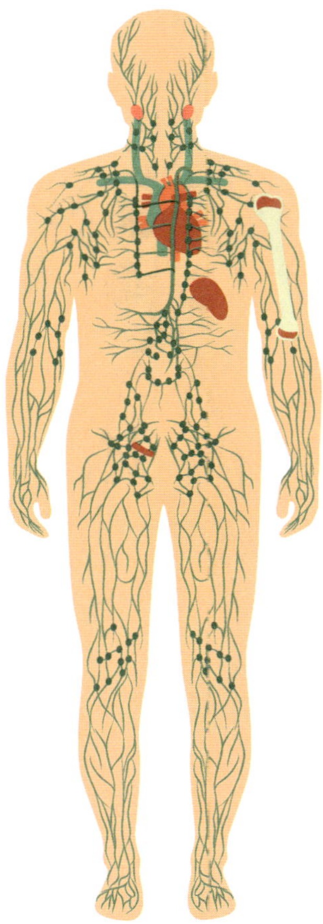

Der Mensch und sein Lymphgefäßsystem

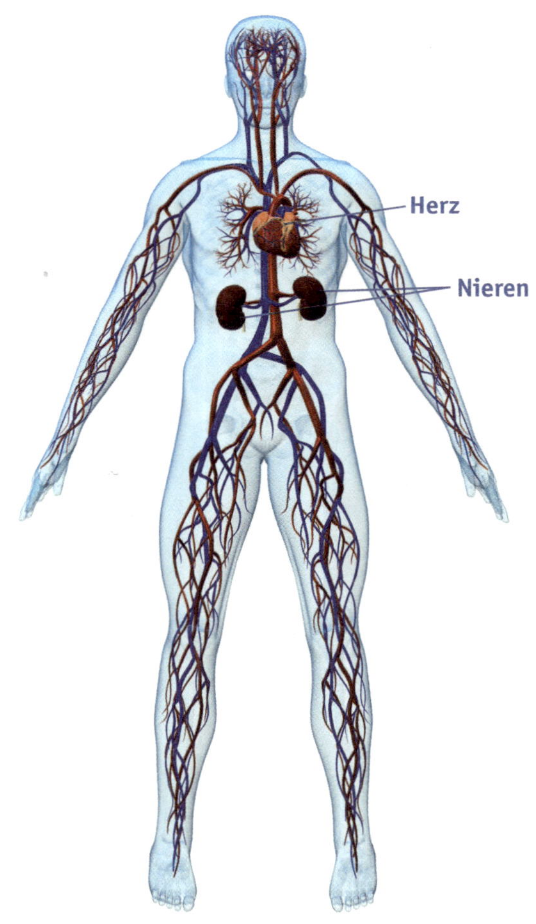

Rot: arterielles Gefäßsystem
Blau: venöses Gefäßsystem

Der Mensch und sein Herz-Kreislauf-System

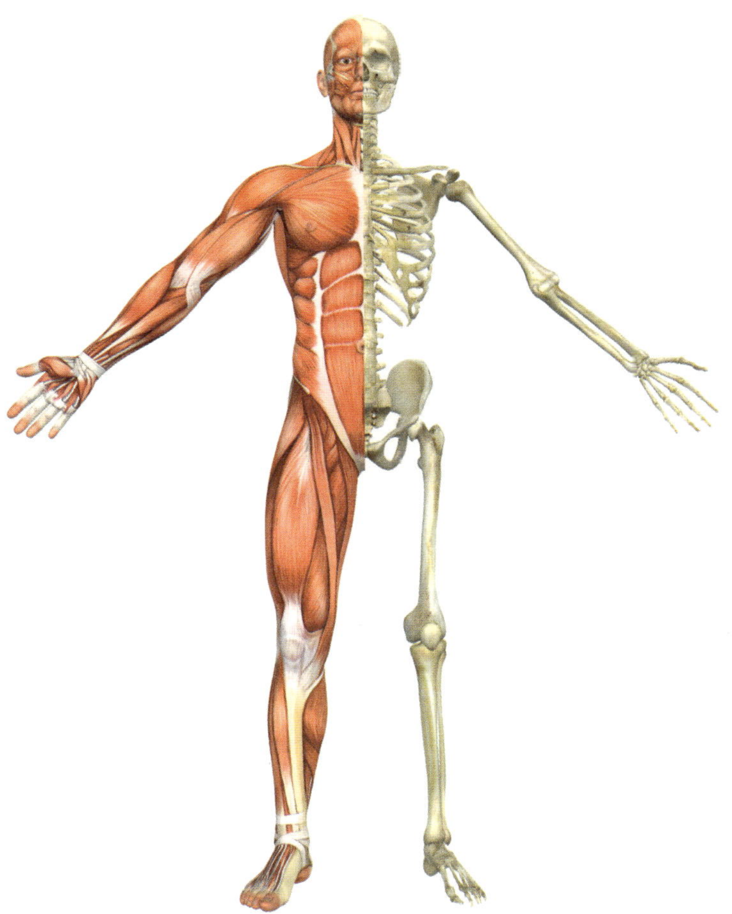

Der Mensch, seine Muskulatur (linke Bildhälfte) und sein Skelett (rechte Bildhälfte)

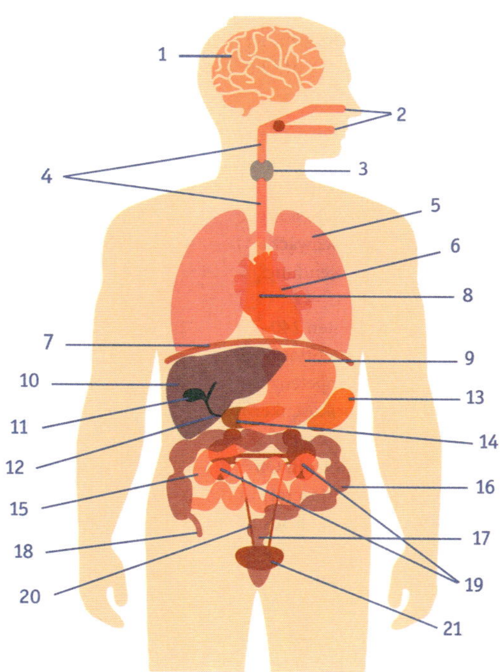

1 Gehirn
2 Nasen-, Mund-, Rachenraum
3 Kehlkopf
4 Luftröhre, Bronchien
5 Lunge
6 Herz
7 Zwerchfell
8 Speiseröhre
9 Magen
10 Leber
11 Gallenblase
12 Gallenblasengang
13 Milz
14 Bauchspeicheldrüse
15 Dünndarm
16 Dickdarm
17 Enddarm
18 Blinddarm
19 Nieren
20 ableitende Harnwege
21 Harnblase

Der Mensch und seine Anatomie (schematische Darstellung)

Register

Original-Stadelmann®-Aromamischungen sind *kursiv* geschrieben, **fett** gedruckte Seitenzahlen verweisen auf Ölpflanzenporträts mit Abbildungen.